首都医科大学附属北京友谊医院

心内疑难与典型病例解析

Analysis of Cardiovascular Intractable Diseases and Typical Cases in Beijing Friendship Hospital, Capital Medical University

主　　编　李虹伟　陈　晖　邱　惠

副 主 编　李卫萍　彭　晖　沈爱东

编 委 会　（按姓氏汉语拼音排序）

陈　晖	陈丽竹	崔贺贺	邸北冰	丁晓松	高红丽	高翔宇
公绪合	何晓全	胡成平	化　冰	黄榕翀	蓝迪慧	李东宝
李虹伟	李佳玉	李晟羽	李卫萍	梁思文	梁　拓	刘　辉
刘　磊	刘锐锋	刘霄燕	马国栋	彭　晖	邱　惠	沈爱东
孙志军	王　刚	王　萍	王永亮	武　星	杨延坤	姚道阔
叶智帅	于善栋	张鹤萍	赵　灿	赵慧强	周　力	朱　超
左　波						

编写秘书　李佳玉　李晟羽

北京大学医学出版社

SHOUDU YIKE DAXUE FUSHU BEIJING YOUYI YIYUAN XINNEI YINAN YU DIANXING BINGLI JIEXI

图书在版编目（CIP）数据

首都医科大学附属北京友谊医院心内疑难与典型病例解析 / 李虹伟，陈晖，邱惠主编 . —北京：北京大学医学出版社，2023.4

ISBN 978-7-5659-2842-0

Ⅰ.①首… Ⅱ.①李…②陈…③邱… Ⅲ.①心脏血管疾病－疑难病－病案 Ⅳ.① R54

中国国家版本馆 CIP 数据核字（2023）第 013342 号

首都医科大学附属北京友谊医院心内疑难与典型病例解析

主　　编：李虹伟　陈　晖　邱　惠
出版发行：北京大学医学出版社
地　　址：（100191）北京市海淀区学院路 38 号　北京大学医学部院内
电　　话：发行部 010-82802230；图书邮购 010-82802495
网　　址：http://www.pumpress.com.cn
E-mail：booksale@bjmu.edu.cn
印　　刷：北京信彩瑞禾印刷厂
经　　销：新华书店
责任编辑：董　梁　　责任校对：靳新强　　责任印制：李　啸
开　　本：889 mm×1194 mm　1/16　印张：23.5　字数：670 千字
版　　次：2023 年 4 月第 1 版　2023 年 4 月第 1 次印刷
书　　号：ISBN 978-7-5659-2842-0
定　　价：185.00 元

前　言

心血管疾病是我国人群的首位死亡原因。随着心血管疾病患病率的不断升高，现代医学也在日新月异地发展，而临床医生也面临着巨大的挑战。如何在诊治过程中，检查完备、诊断明确、治疗得当、观察细致，积累宝贵的临床经验显得至关重要。受病有浅深，使药有重轻。他山之石，可以攻玉，对病例的思考与总结是临床医生提高对疾病的认识和诊治能力的重要途径。

本书精选首都医科大学附属北京友谊医院心内科的疑难、典型、少见以及多学科交叉病例，重点体现对疾病的临床思维剖析过程，以及规范化的诊治流程。通过对每一个病例的讲解，我们对每一类疾病的特点进行总结，以提高广大心内科医师对心血管疾病的诊治和处理能力。本书按照病例涉及疾病的类型分为7章，共计56个病例，分别为：心肌病、心肌炎及感染性心内膜炎、结构性心脏病、冠心病、起搏电生理类疾病、高血压和异常解剖及其他类疾病。每个病例均由三部分组成：病例重现、病例解析和要点提示。病例重现完整地展现患者的临床表现及诊治过程；病例解析对疾病的诊治过程进行剖析，对疾病的特点进行梳理，体现临床思维，突出知识点；要点提示起到画龙点睛的作用，对该疾病的临床经验、教训进行总结。

当读者拿起本书时，4个显著特点将会令您手不释卷：

1. 涵盖面广：主要疾病涵盖几乎所有心内科亚专业，包括冠心病、起搏、电生理、心力衰竭、高血压、心肌病等，并涉及肾脏、感染、神经、血液、风湿免疫、影像等多个学科。

2. 突出临床思维：每个病例精挑细选，或疑难、或典型、或少见，从临床表现入手，结合病史、体格检查、剥丝抽茧、有针对性地逐步进行辅助检查、鉴别诊断直至明确诊断。规范诊治流程，总结临床特点，部分病例还通过长期的随访，完整地体现了疾病的转归，更好地体现出结合病例学习疾病的初衷。

3. 图文并茂：文中除了详尽的文字描述，还尽量提供病例完整的心电图、影像图、病理图，以及某些疾病的诊断流程图，力求更加全面、多角度、直观地展示病例的特点，增强读者对病例所涉及疾病的理解和记忆。

4. 贴近指南，关注新技术：如何从指南过渡到实践，是每一个临床医师的困惑。本书通过典型病例的诊治过程，结合文中描述的指南相关推荐，体现了个体化治疗与指南的良好结合。同时本书精选的病例，还关注近年来心内科各个亚专业操作技术及器械的新进展，包括经导管主动脉瓣置换术、肥厚型心肌病室间隔消融、卵圆孔未闭封堵、左心耳封堵、生理性起搏和左束支起搏优化的心脏再同步治疗等，均通过典型病例得到全面的体现，可供广大心内科临床医师参考借鉴。

夫医者，非仁爱之士，不可托也；非聪明理达，不可任也。43位敬业仁爱、求真务实的临床医生参加了本书的编写，相关领域专家对每个病例从筛选、初稿、修改到定稿逐一把关，有效确保了本书的质量。同时，受病例当时诊治条件和认识水平的制约，以及作者水平和学识所限，相关诊疗和解析过程难免存在不完美与疏漏，我们怀着诚恳的心情，期盼与广大同仁加强沟通与交流，共同提高对心血管疾病的认识、理解与诊治水平。

李虹伟

本书由科技创新 2030——"新一代人工智能"重大项目（2021ZD0111000）资助。

缩 略 语

缩略语	中文对照	缩略语	中文对照
AA	非免疫性淀粉蛋白	ARNI	血管紧张素受体脑啡肽酶抑制剂
ABE	实际碱剩余	AS	主动脉瓣狭窄
AC	免疫性轻链蛋白	ASO	抗链球菌溶血素 O
ACC	美国心脏病学会	AST	谷草转氨酶
ACEI	血管紧张素转化酶抑制剂	AT-Ⅲ	抗凝血酶Ⅲ
ACL	抗心磷脂抗体	ATP	三磷酸腺苷
ACR	白蛋白 - 肌酐比率	AV	主动脉瓣
ACS	急性冠脉综合征	AVB	房室传导阻滞
ACT	全血激活凝血时间	BARC	出血学术研究联合会
AEI	类降钙素蛋白	BD	白塞病
AF	心房颤动	BE	碱剩余
AFP	甲胎蛋白	bid	每日 2 次
AHA	美国心脏协会	BLD	隐血
ALB	白蛋白	BMI	体重指数
AlbU	尿微量白蛋白	BOARD	（Bromocriptine，溴隐亭；Oral heart failure drugs，口服抗心衰药物，包括 β 受体阻滞剂、ACEI/ARB、醛固酮受体拮抗剂；Anticoagulation，抗凝药物；Relaxants，血管扩张剂；Diuretics，利尿药物）方案
ALT	谷丙转氨酶		
ALVC	致心律失常性左室心肌病		
AMI	急性心肌梗死		
AMY	淀粉酶		
ANA	抗核抗体		
ANCA	抗中性粒细胞胞质抗体		
ANP	心房利尿钠肽	BP	血压
AP	前后位	BUN	血尿素氮
Apache Ⅱ 评分	急性生理和慢性健康状况 Ⅱ 评分	C3	补体成分 3
APTT	活化部分凝血活酶时间	Ca	钙
AR	主动脉瓣反流	CA125	糖类抗原 125
ARB	血管紧张素受体阻滞药	Ca²⁺	钙离子
		CABG	冠状动脉旁路移植术
		CAG	冠状动脉造影
ARC-HBR	高出血风险学术研究联合会	CCB	钙通道阻滞剂
		CCU	冠心病监护病房

缩略语	中文对照	缩略语	中文对照
CD	分化抗原	E/e'	舒张早期二尖瓣流速峰值/舒张早期二尖瓣环运动峰值
CEA	癌胚抗原	EACTS	欧洲心胸外科协会
CFR	冠状动脉血流储备	EBV	EB 病毒
CHD	冠状动脉性心脏病	ECG	心电图
CHE	胆碱酯酶	ECMO	体外膜氧合器
CHOL	胆固醇	EDD	舒张末期内径
CIN	对比剂肾病	EDV	舒张末期容积
CK	肌酸激酶	eGFR	估算的肾小球滤过率
CKD	慢性肾病	EHRA	欧洲心律学会
CK-MB	肌酸激酶同工酶	EMF	心内膜心肌纤维化
Cl	氯	ENA	抗可溶性抗原抗体
CMR	心脏大血管磁共振成像	EO	嗜酸性粒细胞
CMV	巨细胞病毒	ERCP	内镜逆行胰胆管造影术
CMVD	冠状动脉微循环障碍	ESC	欧洲心脏病学会
CMV-DNA	巨细胞病毒 DNA	ESD	内镜黏膜下剥离术
Cr	肌酐	ESH/ESC	欧洲高血压学会及欧洲心脏病学会
CR	计算机 X 射线摄影	ESR	红细胞沉降率
CRAF	中国心房颤动注册研究	EULAR	欧洲抗风湿病联盟
CRBBB	完全性右束支传导阻滞	Fbg	纤维蛋白原
CRP	C 反应蛋白	FDA	美国食品药品监督管理局
CRT	心脏再同步化治疗	FDG	氟代脱氧葡萄糖
CRT-P	心脏再同步起搏器	FDP	纤维蛋白降解产物
CS 电位	冠状窦电位	Fe	铁
CT	计算机断层成像	FEV1	第 1 秒用力呼气容积
CTA	计算机体层血管成像	FFR	血流储备分数
CVD	心血管疾病	FGFR1	纤维细胞生长因子受体 1
CYFR	细胞角蛋白 19 片段	FS	左心室短轴缩短率
d	远段	FT_3	游离 T_3
D1	第一对角支	FT_4	游离 T_4
D-BIL	直接胆红素	FVT	分支型室性心动过速
DDD	全自动起搏器	GLS	心肌整体纵向应变
D-dimer	D- 二聚体	GLU	葡萄糖
DIC	弥散性血管内凝血	GR	中性粒细胞
DNA	脱氧核糖核酸	h-CRP	超敏 C 反应蛋白
DRT	装置相关血栓	HB	血红蛋白
DSP	桥粒斑蛋白	HbA1c	糖化血红蛋白
e'	舒张早期二尖瓣环运动峰值		

缩略语	中文对照	缩略语	中文对照
HBeAg	乙型肝炎 e 抗原	K	钾
HBP	希氏束起搏	KDIGO	改善全球肾病预后组织
HBsAb	乙型肝炎表面抗体	KI-67	细胞核相关抗原
HBsAg	乙型肝炎表面抗原	LA	左心房 / 反流性食管炎
HCG	人绒毛膜促性腺素	LAAC	左心耳封堵术
HCM	肥厚型心肌病	Lac	乳酸
HCO_3^-	碳酸氢根离子	LAD	左前降支
HCY	同型半胱氨酸	LAO	左前斜位
HDL-C	高密度脂蛋白胆固醇	LBBAP	左束支区域起搏
HE	苏木精 - 伊红	LBBB	左束支传导阻滞
HES	高嗜酸性粒细胞增多综合征	LCX	回旋支
HF	心力衰竭	LDH	乳酸脱氢酶
HFrEF	射血分数降低型心力衰竭	LDL-C	低密度脂蛋白胆固醇
HGB	血红蛋白	LGE	心肌延迟强化
Holter	动态心电图	LM	左主干
HPF	高倍镜视野	LOT-CRT	左束支区域起搏优化心脏再同步化治疗
HPS	希氏束 - 浦肯野系统	LV	左心室
HR	心率	LVCO	左心室输出量
HRS	美国心律协会	LVEDD	左心室舒张末期内径
IABP	主动脉内球囊反搏	LVEDP	左心室舒张末压
I-BIL	间接胆红素	LVEF	左室射血分数
ICD	植入型心律转复除颤器	LVOTG	左心室流出道压力阶差
ICM	植入式心电事件监测器	LY	淋巴细胞
ICU	重症监护病房	m	中段
IE	感染性心内膜炎	max	最大值
If	起搏电流	MB	心肌桥
IgG	免疫球蛋白 G	MCA	大脑中动脉
IgM	免疫球蛋白 M	MCHC	平均红细胞血红蛋白浓度
ih	皮下注射	MCS	机械辅助循环
IL-5	白细胞介素 -5	MCV	平均红细胞体积
IL-6	白细胞介素 -6	MHC	主要组织相容性复合体
ILR	植入式循环记录仪	MIBG	间碘苄胍
INR	国际标准化比值	MIC	最小抑菌浓度
IPMN	导管内乳头状黏液性肿瘤	MINOCA	冠状动脉非阻塞性心肌梗死
irAEs	免疫相关不良反应	MPI	心肌灌注显像
IVUS	血管内超声成像	MRA	盐皮质激素受体拮抗剂 / 磁共振血管成像
JACC	美国心脏病学会杂志	MRCP	磁共振胰胆管成像

缩略语	中文对照	缩略语	中文对照
MRI	磁共振成像	PPD	结核菌素纯蛋白衍生物
Myo	肌红蛋白	PPI	起搏后间期
Na	钠	PPI-TCL	起搏后间期心动过速周长
NO	一氧化氮	PRO	蛋白质
NOAC	新型口服抗凝药	PS	蛋白 S
NSE	神经元特异性烯醇化酶	PSCK	前蛋白转化酶枯草溶菌素
NSTEMI	非 ST 段抬高心肌梗死	P-SIMV	压力控制同步间歇指令通气
NSVT	非持续性室性心动过速	PSV	压力支持通气
NT-proBNP	氨基末端脑钠肽前体	PT	凝血酶原时间
NYHA	美国纽约心脏病协会	PTA	凝血酶原活性
o	开口	PTCA	经皮腔内冠状动脉成形术
OB	隐血试验	qd	每日一次
OCT	光学相干断层扫描	qn	每晚一次
OGTT	口服葡萄糖耐量试验	qod	隔日一次
OM	钝缘支	R	呼吸
p	近段	RAAS	肾素-血管紧张素-醛固酮系统
P	脉搏	RAO	右前斜位
PAD	外周动脉疾病	RAS	肾动脉狭窄
PAS	过碘酸希夫染色	RBBB	右束支传导阻滞
PASP	肺动脉收缩压	RBC	红细胞
PC	蛋白 C	RCA	右冠状动脉
PCI	经皮冠脉介入术	RCT	随机对照试验
PCO_2	二氧化碳分压	RF	类风湿因子
PCT	降钙素原 / 血小板压积	RI	阻力指数
PD-1	程序性死亡受体 1	RLS	右向左分流
PDGFRA	血小板源性生长因子受体 A	RNA	核糖核酸
PDGFRB	血小板源性生长因子受体 B	RNP	核糖核蛋白
PD-L1	程序性死亡受体配体 1	ROS	活性氧
PET-CT	正电子发射计算机体层显像	RV	右心室
PF	血小板因子	S1	第一心音
PFO	卵圆孔未闭	SA	老年性淀粉样变的血浆前蛋白
pH	酸碱值	SAM	收缩期前向活动
pigtail	猪尾管	SAVR	外科主动脉瓣置换术
PLA	左室后侧支	SBE	标准碱剩余
PLT	血小板	SCAD	自发性冠状动脉夹层
PO	经口	SCD	心脏性猝死
PO_2	血氧分压	SGLT2	钠-葡萄糖协同转运蛋白 2

缩略语	中文对照	缩略语	中文对照
SO_2/SaO_2/SpO_2	血氧饱和度	TNF	肿瘤坏死因子
SOFA	脓毒症相关性器官功能衰竭评价	TnI	肌钙蛋白 I
SPAP	肺动脉收缩压	TnT	肌钙蛋白 T
SPECT	单光子发射计算机断层成像	TPO	血小板生成素
ST	支架内血栓	TPOA	抗甲状腺过氧化物酶抗体
STEMI	ST 段抬高心肌梗死	TPSA	总前列腺特异性抗原
STS 评分	美国外科医师协会评分	TrfU	尿转铁蛋白
T	体温	TSH	促甲状腺素
T_3	三碘甲腺原氨酸	TTDE	经胸多普勒超声心动图
TAVR	经导管主动脉瓣置换术	TTE	经胸超声心动图
TCD	经颅多普勒超声	TTS	Takotsubo 综合征
TDI	多普勒组织成像	UA	尿酸
TdP	尖端扭转型室性心动过速	UCG	超声心动描记术
TEE	经食管超声心动图检查	UREA	尿素
TEVAR	主动脉夹层腔内修复术	VC	肺活量
TG	甘油三酯	VF	心室颤动
TGA	大动脉转位	VT	室性心动过速
TIA	短暂性脑缺血发作	WBC	白细胞
TIBC	总铁结合力	WPW 综合征	预激综合征
TI-RADS	甲状腺影像报告和数据系统	抗 Jo-1 抗体	抗合成酶抗体
tid	每日三次	α1-MU	α1- 微球蛋白
TIMI	心肌梗死溶栓治疗		

参考值范围

英文缩写	化验项目名称	单位	参考值范围
血常规＋C反应蛋白			
WBC	白细胞	10^9/L	3.5～9.5
GR	中性粒细胞绝对值	10^9/L	1.8～6.3
LY	淋巴细胞绝对值	10^9/L	1.1～3.2
MO	单核细胞绝对值	10^9/L	0.1～0.6
EO	嗜酸性粒细胞绝对值	10^9/L	0.02～0.52
BASO	嗜碱性粒细胞绝对值	10^9/L	0～0.06
GR%	中性粒细胞百分比	%	40～75
LY%	淋巴细胞百分比	%	20～50
MO%	单核细胞百分比	%	3～10
EO%	嗜酸性粒细胞百分比	%	0.4～8
BASO%	嗜碱性粒细胞百分比	%	0～1
RBC	红细胞	10^{12}/L	女性3.8～5.1 男性4.3～5.8
HGB	血红蛋白	g/L	女性115～150 男性130～175
HCT	红细胞压积	%	女性35～45 男性40～50
MCV	平均红细胞体积	fl	82～100
MCH	平均红细胞血红蛋白含量	pg	27～34
MCHC	平均红细胞血红蛋白浓度	g/L	316～354
RDW-CV	红细胞体积分布宽度	%	0～14
PLT	血小板	10^9/L	125～350
PDW	血小板体积分布宽度	fl	0～17
MPV	平均血小板体积	fl	7～13
PCT	血小板压积	%	0.18～0.22
CRP	C反应蛋白	mg/L	0～8
尿沉渣流式＋尿干化学			
RBC	红细胞	/μl	0～17

英文缩写	化验项目名称	单位	参考值范围
WBC	白细胞	/μl	0～28
WBCC	白细胞团	/μl	0～2
BACT	细菌	/μl	0～7
UNCX	未分类结晶	/μl	0～28
SQEP	鳞状上皮细胞	/μl	0～28
NSE	非鳞状上皮细胞	/μl	0～6
HYAL	透明管型	/μl	0～1
UNCC	病理管型	/μl	0～1
BYST	酵母	/μl	0～1
MUCS	黏液丝	/μl	0～28
URO	尿胆原		阴性
BIL	胆红素		阴性
KET	酮体		阴性
BLD	隐血		阴性
PRO	蛋白质		阴性
NIT	亚硝酸盐		阴性
LEU	白细胞酯酶		阴性
GLU	葡萄糖		阴性
SG	比重		1.003～1.030
pH	酸碱值		5.5～8.0
mALB	微白蛋白		阴性
便常规＋隐血			
	性状		黄褐色成形便
OB	隐血试验		阴性
生化 P2＋P3＋AMY			
ALT	谷丙转氨酶	U/L	7～40
AST	谷草转氨酶	U/L	13～35
TP	总蛋白	g/L	65～85
ALB	白蛋白（溴甲酚绿法）	g/L	40～55
GLB	球蛋白	g/L	20～40
A/G	白球比		1.2～2.4
T-BIL	总胆红素	μmol/L	3.42～21.0
D-BIL	直接胆红素	μmol/L	0～6.84
I-BIL	间接胆红素	μmol/L	0～14.16
Urea	尿素	mmol/L	3.1～8.8
Cr	肌酐（酶法）	μmol/L	41～111
Ca	钙	mmol/L	2.11～2.52

英文缩写	化验项目名称	单位	参考值范围
GLU	葡萄糖	mmol/L	3.92～6.16
Na	钠	mmol/L	137～147
K	钾	mmol/L	3.5～5.3
Cl	氯	mmol/L	99～110
CO_2	二氧化碳	mmol/L	20～31
AG	阴离子间隙	mmol/L	8～16
OSM	渗透压	mosm/L	275～305
CK	肌酸激酶	U/L	40～200
LDH	乳酸脱氢酶	U/L	120～250
CK-MBmass	肌酸激酶同工酶（质量）	ng/ml	0～6.6
TnI	肌钙蛋白 I	ng/ml	0～0.03
AMY	淀粉酶	U/L	35～135
LPS	脂肪酶	U/L	1～60
DIC 初筛			
PT	凝血酶原时间	s	9.6～13.5
PTA	凝血酶原活性	%	80～120
INR	国际标准化比值		0.8～1.2
APTT	活化部分凝血活酶时间	s	21～34
AT- Ⅲ	抗凝血酶Ⅲ	%	75～125
Fbg	纤维蛋白原	g/L	1.7～4.0
FDP	纤维蛋白降解产物	μg/ml	0～5
D-dimer	D- 二聚体	μg/ml	0～0.55
生化 C21 ＋载脂蛋白 A1、载脂蛋白 B、载脂蛋白 E ＋脂蛋白 a			
ALT	谷丙转氨酶	U/L	7～40
AST	谷草转氨酶	U/L	13～35
AST/ALT	谷草 / 谷丙		0.8～1.5
ALP	碱性磷酸酶	U/L	50～135
TP	总蛋白	g/L	65～85
ALB	白蛋白（溴甲酚绿法）	g/L	40～55
GLB	球蛋白	g/L	20～40
A/G	白球比		1.2～2.4
T-BIL	总胆红素	μmol/L	3.42～21.0
D-BIL	直接胆红素	μmol/L	0～6.84
I-BIL	间接胆红素	μmol/L	0～14.16
CHE	胆碱酯酶	KU/L	5.4～13.2
Urea	尿素	mmol/L	3.1～8.8
Cr	肌酐（酶法）	μmol/L	41～111

英文缩写	化验项目名称	单位	参考值范围
GLU	葡萄糖	mmol/L	3.92～6.16
Ca	钙	mmol/L	2.11～2.52
P	磷	mmol/L	0.85～1.51
UA	尿酸	μmol/L	178～416
GA	糖化白蛋白	%	11.0～17.0
LA	乳酸	mmol/L	0.5～2.22
CHOL	总胆固醇	mmol/L	3.9～5.2
TG	甘油三酯	mmol/L	0.57～1.7
HDL-C	高密度脂蛋白胆固醇	mmol/L	1.04～1.56
LDL-C	低密度脂蛋白胆固醇	mmol/L	2.34～3.12
ApoA1	载脂蛋白 A1	g/L	0.9～1.6
ApoB	载脂蛋白 B	g/L	0.6～1.0
ApoE	载脂蛋白 E	mg/dl	2.4～7.2
LPa	脂蛋白 a	mg/L	0～300
h-CRP	超敏 C 反应蛋白	mg/L	0～3
Na	钠	mmol/L	137～147
K	钾	mmol/L	3.5～5.3
Cl	氯	mmol/L	99～110
CO_2	二氧化碳	mmol/L	20～31
AG	阴离子间隙	mmol/L	8～16
OSM	渗透压	mosm/L	275～305
生化 C1			
AST	谷草转氨酶	U/L	13～35
CK	肌酸激酶	U/L	40～200
LDH	乳酸脱氢酶	U/L	120～250
α-HBDH	α 羟丁酸脱氢酶	U/L	44～148
CK-MBmass	肌酸激酶同工酶（质量）	ng/ml	0～6.6
TnI	肌钙蛋白 I	ng/ml	0～0.03
肌钙蛋白 T（快速法）			
TnT	肌钙蛋白 T	ng/ml	0.01～0.017
BNP			
NT-proBNP	氨基末端脑钠肽前体	pg/ml	0～450
抢救血气			
pH	酸碱值		7.35～7.45
PCO_2	二氧化碳分压	mmHg	35～45
PO_2	血氧分压	mmHg	80～108
tHb	总血红蛋白浓度	g/dl	11.3～13.6

英文缩写	化验项目名称	单位	参考值范围
SO_2	血氧饱和度	%	95～100
O_2Hb	氧合血红蛋白百分含量	%	94～98
COHb	碳氧血红蛋白百分含量	%	0～1.5
RHb	脱氧血红蛋白百分含量	%	0～6
MetHb	高铁血红蛋白百分含量	%	0.2～0.6
HCT	红细胞压积	%	38～46
K^+	钾离子	mmol/L	3.5～5.4
Na^+	钠离子	mmol/L	136～145
Ca^{2+}	钙离子	mmol/L	1.18～1.38
Cl^-	氯离子	mmol/L	95～106
GLU	血糖	mmol/L	3.61～5.28
Lac	乳酸	mmol/L	0.4～2.2
pH（t）	实际体温血浆 pH		7.35～7.45
PCO_2（t）	实际体温血浆二氧化碳分压	mmHg	35～45
PO_2（t）	实际体温血浆血氧分压	mmHg	80～108
tO_2	血浆总氧含量	ml/dl	16～20
$PA-aO_2$	肺泡-动脉血氧分压差	mmHg	5～10
a/ApO_2e	动脉/肺泡氧分压比值	%	75～100
HCO_3^-	血浆碳酸氢根	mmol/L	22～26
SBC	标准碳酸氢根	mmol/L	22～26
tCO_2	血浆总二氧化碳	mmol/L	21～27
ABE	全血碱剩余	mmol/L	±3
SBE	标准碱剩余	mmol/L	±3
HG	阴离子间隙	mmol/L	8～16
糖化血红蛋白			
HbA1c	糖化血红蛋白	%	4.27～6.07
尿蛋白四项			
IgGU	免疫球蛋白 G	mg/dl	0～0.85
TrfU	转铁蛋白	mg/dl	0～0.22
AlbU	微量白蛋白	mg/dl	0～3
α1-MU	α1- 微球蛋白	mg/dl	0～1.2
血清同型半胱氨酸测定			
HCY	同型半胱氨酸	μmol/L	7～14
甲状腺系列			
TU	甲状腺摄取率	%	32～48
T_3	三碘甲腺原氨酸	ng/dl	66～161
T_4	甲状腺素	ng/ml	54.4～118.5

英文缩写	化验项目名称	单位	参考值范围
FT$_3$	游离 T$_3$	pg/ml	2.14～4.21
FT$_4$	游离 T4	ng/dl	0.59～1.25
TSH	促甲状腺素	μIU/ml	0.49～4.91
肿瘤标志物			
AFP	甲胎蛋白（化学发光法）	ng/ml	0～15
CEA	癌胚抗原（化学发光法）	ng/ml	0～5
CA125	糖原蛋白 125	U/ml	0～35
CA199	糖类抗原 199	U/ml	0～35
CA153	糖原蛋白 153	U/ml	0～31.3
CYFRA211	细胞角蛋白片段 211	ng/ml	0～3.3
NSE	神经元特异性烯醇化酶	ng/ml	0～18
SCC	鳞状上皮细胞癌相关抗原	ng/ml	0～1.5
HE4	人附睾分泌蛋白	pmol/L	0～140
CA-50	糖类抗原 50	U/ml	0～30
CA-242	糖类抗原 242	U/ml	0～25
CA724	糖类抗原 724	U/ml	0～8.2
PCT＋IL-6			
PCT	降钙素原	ng/ml	0～0.5
IL-6	白介素 -6	pg/ml	0～5.5
艾梅乙丙感染项目			
HIV-Ab	人类免疫缺陷病毒抗体（化学发光法）	S/CO	0.0～1.0
Anti TP	梅毒螺旋体抗体（化学发光法）	S/CO	0～1
HBsAg	乙型肝炎表面抗原（化学发光法）	IU/ml	0.0～0.05
HBsAb	乙型肝炎表面抗体（化学发光法）	mIU/ml	0.0～10.0
HBeAg	乙型肝炎 e 抗原（化学发光法）	S/CO	0.0～1.0
HBeAb	乙型肝炎 e 抗体（化学发光法）	S/CO	＞1
HBcAb	乙型肝炎核心抗体（化学发光法）	S/CO	0.0～1.0
HCV-Ab	丙型肝炎抗体（化学发光法）	S/CO	0～1
呼吸道病毒 IgM 九联检			
	嗜肺军团菌		阴性
	肺炎支原体		阴性
	Q 热立克次体		阴性
	肺炎衣原体		阴性
	腺病毒		阴性
	呼吸道合胞病毒		阴性
	流感病毒 A 型 IgM 抗体		阴性
	流感病毒 B 型 IgM 抗体		阴性

英文缩写	化验项目名称	单位	参考值范围
	副流感病毒 1、2、3 型		阴性
病毒四项			
CMV IgMAb	巨细胞病毒 IgM 抗体	U/ml	阴性＜ 18.00；阳性≥ 22.00
Toxo IgMAb	弓形虫 IgM 抗体	AU/ml	阴性＜ 6.00；阳性≥ 8.00
RBV-IgMAb	风疹病毒 IgM 抗体	AU/ml	阴性＜ 20.00；阳性≥ 25.00
HSV Ⅰ＋Ⅱ-IgMAb	单纯疱疹病毒 Ⅰ＋Ⅱ 型 IgM 抗体		阴性＜ 0.90；阳性≥ 1.10
真菌 G/GM 试验			
	1,3-β-D- 葡聚糖	pg/ml	＜ 60 阴性
红细胞沉降率			
ESR	红细胞沉降率	mm/h	0 ～ 20
类风湿因子＋抗链球菌溶血素 O			
ASO	抗链球菌溶血素 O	IU/ml	0 ～ 230
RF	类风湿因子	kIU/L	0 ～ 15.9
抗中性粒细胞胞质抗体谱			
IF-ANCA	抗中性粒细胞胞质抗体		阴性
MPO IgG	抗髓过氧化物酶 IgG 抗体	U/ml	＜ 20
PR-3 IgG	抗蛋白酶 3 IgG 抗体	U/ml	＜ 20
抗核抗体谱 21 项			
	间接免疫荧光法抗核抗体		＜ 1：80
dsDNA	间接免疫荧光法双链 DNA		＜ 1：10
dsDNA	酶免法双链 DNA	IU/ml	＜ 300
	间接免疫荧光法抗线粒体抗体		＜ 1：80
	间接免疫荧光法抗平滑肌抗体		＜ 1：80
	间接免疫荧光法抗胃壁细胞抗体		＜ 1：80
	间接免疫荧光法抗着丝点抗体		＜ 1：80
	间接免疫荧光法抗肝肾微粒体抗体		＜ 1：80
	免疫印迹法抗 Sm 抗体		阴性
	免疫印迹法抗 RNP 抗体		阴性
	免疫印迹法抗 SSA52 抗体		阴性
	免疫印迹法抗 SSA60 抗体		阴性
	免疫印迹法抗 SSB 抗体		阴性
	免疫印迹法抗 SCL-70 抗体		阴性
	免疫印迹法抗 Jo-1 抗体		阴性
	免疫印迹法抗核糖体抗体		阴性
	免疫印迹法抗 PM-Scl 抗体		阴性
	免疫印迹法抗核小体抗体		阴性
	免疫印迹法抗增殖细胞核抗原抗体		阴性

英文缩写	化验项目名称	单位	参考值范围
	免疫印迹法抗组蛋白抗体		阴性
抗 ENA 抗体谱			
	免疫斑点法抗 Sm 抗体		阴性
	免疫斑点法抗 RNP 抗体		阴性
	免疫斑点法抗 SSA52 抗体		阴性
	免疫斑点法抗 SSA60 抗体		阴性
	免疫斑点法抗 SSB 抗体		阴性
	免疫斑点法抗 SCL-70 抗体		阴性
	免疫斑点法抗 Jo-1 抗体		阴性
	免疫斑点法抗核糖体抗体		阴性
免疫球蛋白＋补体			
IgG	免疫球蛋白 G	mg/dl	700 ～ 1600
IgA	免疫球蛋白 A	mg/dl	70 ～ 400
IgM	免疫球蛋白 M	mg/dl	40 ～ 230
C3	补体成分 3	mg/dl	90 ～ 180
C4	补体成分 4	mg/dl	10 ～ 40
结核感染 T 细胞检测			
	混合淋巴细胞培养＋干扰素测定	SCFs/2.5×10⁵PBMC	＜ 11
EB 病毒基因荧光探针检测			
	EB 病毒拷贝数	copies/ml	＜ 500
CMV 病毒核酸检测			
	CMV 病毒拷贝数	copies/ml	＜ 250
TGA ＋ TPOA			
TGA	甲状腺球蛋白抗体定量	U/ml	0 ～ 4
TPOA	甲状腺过氧化物酶抗体定量	U/ml	0 ～ 9
血清皮质醇			
	皮质醇 0PM	μg/dl	0 ～ 6
	皮质醇 4PM	μg/dl	3 ～ 11
	皮质醇 8AM	μg/dl	6 ～ 23
OGTT			
GLU	空腹血糖	mmol/L	3.92 ～ 6.16
2 hGLU	餐后 2 h 血糖	mmol/L	3.92 ～ 7.8
醛固酮＋肾素＋ ACTH（上午立位）			
Aldo	血浆醛固酮（立位）	ng/dl	3 ～ 35.3
PRC	直接肾素（立位）	μIU/ml	4.4 ～ 46.1
ACTH	促肾上腺素皮质激素 8AM	pg/ml	4.7 ～ 48.8
醛固酮＋肾素（卧位）			

英文缩写	化验项目名称	单位	参考值范围
Aldo	血浆醛固酮（卧位）	ng/dl	3～23.6
PRC	直接肾素（卧位）	μIU/ml	2.8～39.9
贫血系列全			
FE	血清铁	μmol/L	10.6～36.7
TIBC	总铁结合力	μmol/L	48.3～68
UIBC	未饱和铁结合力	μmol/L	27.8～53.7
Ferritin	铁蛋白	ng/ml	24～336
FA	叶酸	ng/ml	3.1～19.9
B12	维生素 B12	pg/ml	＜190 有意义
血氨			
NH_3	血氨	μmol/L	0～45
蛋白 S			
PS	蛋白 S 活性	%	55～130
蛋白 C			
PC	蛋白 C 活性	%	70～140

目　录

第一篇

心肌病

家族性肥厚型心肌病与肾移植——法布里病一例

一、病例重现

患者女性，73岁，主因"晕厥18年，胸闷、喘憋11年余，再发伴加重1月余"于2022-4-8入院。患者18年前（2004年）于朝阳医院探视病人时突发晕厥伴小便失禁，行心肺复苏、电除颤成功，后转入我院检查提示梗阻性肥厚型心肌病、窦性心动过缓、病窦综合征、二度房室传导阻滞、完全性右束支传导阻滞、左前分支传导阻滞，遂行双腔起搏器植入术。11年前活动时出现胸闷、喘憋、背痛，无头晕、黑矇、晕厥，无恶心、呕吐，休息后可缓解，当时未予特殊诊治。后患者活动耐量逐渐下降，平地步行100米左右即可出现憋气加重，并逐渐出现夜间呼吸困难，不能平卧，后于我院住院治疗后好转出院。出院后患者仍间断有胸闷、憋气症状。9年前患者受凉后出现咳嗽、咳痰、发热，胸闷、憋喘症状加重，不能平卧，就诊于我院诊断

为肥厚型心肌病、心功能不全、心房颤动（简称房颤）、肺部感染，予利尿、平喘、化痰、抗感染等药物对症治疗后好转出院。8年前因为类似情况住院，对症治疗好转后出院。6年前（2016年）因起搏器电池耗竭行起搏器更换术。近4～5年患者体力活动明显受限，上一层楼即明显气喘，休息后缓解，并出现平卧后憋气加重至夜间不能平卧。5个月前患者出现双侧足肿，1个月前喘憋加重，夜间不能平卧，伴双侧小腿肿胀，患者就诊于我院门诊，为求进一步诊治收入我科。

患者发病以来，神清、精神稍弱，睡眠可，食欲可，二便如常，体重无明显变化。

既往史： 慢性肾小球肾炎病史55年，33年前（1989年）出现无尿后行血液透析治疗，31年前（1991年）行肾移植术（心电图见图1-1），肾移植4年后（1995年）门诊复查血肌酐及血尿素氮升高，

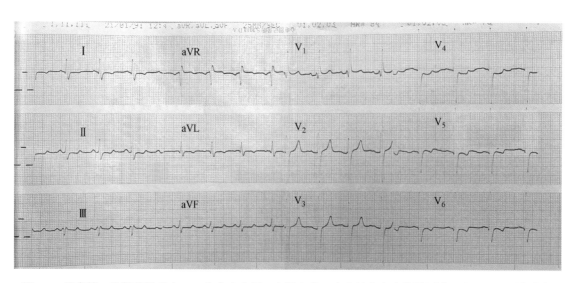

图1-1　患者第一次肾移植时（1991年）心电图： 窦性心律，完全性右束支传导阻滞，左心室肥厚伴劳损

考虑为移植肾慢性排异反应，再次行肾移植术，目前二次肾移植术后已27年，口服环孢素早25 mg、晚50 mg及咪唑立宾50 mg qn抗排异治疗，血肌酐水平均正常；高血压史33年，血压最高220/140 mmHg，现服用酒石酸美托洛尔片（倍他乐克）25 mg bid、盐酸地尔硫䓬缓释胶囊（Ⅱ）（合贝爽）90 mg qd治疗，血压控制可。7年前、5年前、4年前多次脑梗死病史，遗留言语不利；高尿酸血症病史9年，未服用降尿酸药物；脑动脉硬化、颈部动脉硬化、右侧锁骨下动脉起始处斑块形成4年；扁桃体切除术、骨质疏松病史多年；否认糖尿病等其他病史；曾因肾移植输血；对头孢类抗生素过敏；否认吸烟及饮酒史。

家族史：患者于28岁结婚，爱人体健，育有1子，儿子35岁左右因肾炎、尿毒症行肾移植后去世；父亲33岁去世，原因不详；母亲70岁左右死于脑出血；妹妹2人，一妹妹体健，另一妹妹57岁因尿毒症行血液透析，58岁于外地行肾移植治疗，并于外院诊断为肥厚型心肌病（心电图见图1-2），该妹妹无子女。

入院查体：血压88/71 mmHg（左上肢），116/70 mmHg（右上肢），体温36.3℃，脉搏68次/分，呼吸18次/分，SpO$_2$：90%～93%（未吸氧），体重68 kg，身高167 cm，BMI 24.38 kg/m^2，腹围100 cm。发育正常，营养尚可，神志清楚，表情自然。左侧半卧位，查体配合。全身皮肤黏膜无黄染，左、右下腹可见斜行手术瘢痕，全身浅表淋巴结无肿大，眼睑无水肿，结膜轻度水肿，巩膜无明显黄染，双侧瞳孔等大等圆，对光反射灵敏。颈软无抵抗，未见颈静脉怒张及颈动脉异常搏动，气管居中，甲状腺不大，颈部血管未闻及杂音。两侧胸廓不对称，左侧胸廓偏小，左肺呼吸幅度欠佳，左侧呼吸音弱，右下肺呼吸音弱，可闻及少量湿啰音，未闻及胸膜摩擦音。心前区无异常隆起及凹陷，心尖搏动可触及，心尖搏动位于胸骨左侧第5肋间锁骨中线外1.0 cm，各瓣膜区未触及震颤，叩诊心界左侧扩大，律不齐，第一心音强弱不等，各瓣膜听诊区未闻及病理性杂音及额外心音，无心包摩擦音。腹部平坦，腹软，无明显压痛、反跳痛及肌紧张，肝脾未触及，墨菲征（－），腹部叩诊鼓音，肝肾区无叩痛，肠鸣音3次/分。脊柱侧弯，无压痛及叩痛，双侧股动脉可触及，双下肢中下段及足踝部可触及凹陷性水肿，皮温凉，双足背动脉搏动未触及，左侧前臂皮下轻度水肿，左侧肘部可见鸡蛋大小囊性包块，左侧桡动脉搏动未触及，右侧桡动脉搏动好。

辅助检查：

● 实验室检查：血常规：大致正常；生化：肝肾功能及血电解质正常，尿酸326.3 μmol/L，总胆固醇3.44 mmol/L，低密度脂蛋白胆固醇1.90 mmol/L；DIC初筛：凝血酶原时间20.1 s，凝血酶原活性47.3%，国际标准化比

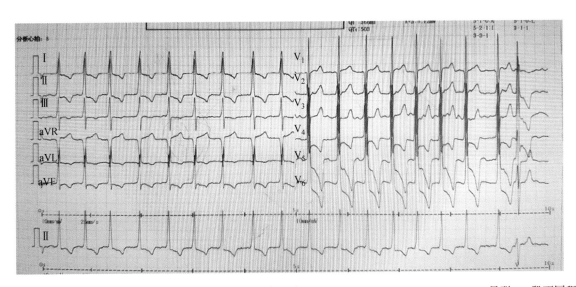

图1-2　患者妹妹心电图（外院，2016年左右）：快速心房颤动，Ⅰ、Ⅱ、Ⅲ、aVL、aVF、V$_4$～V$_6$导联ST段不同程度压低，T波倒置；胸导联R波明显增高

值 1.88；心肌损伤标志物：TnT 0.044 ng/ml，TnI 0.073 ng/ml，CK-MB 2.80 ng/ml；动脉血气分析：pH 7.417，二氧化碳分压 36.8 mmHg，血氧分压 60.5 mmHg，血氧饱和度 90.7%；NT-proBNP：27 040 pg/ml；糖化血红蛋白：正常；便常规＋隐血：正常；尿常规：隐血 1＋，蛋白质 2＋。

- 心电图（图 1-3）：心房颤动、间断起搏心律，完全性右束支传导阻滞，Ⅰ、aVL 导联呈 qR 型，Ⅱ、Ⅲ、aVF 导联呈 QS 型，V₄～V₆ 导联呈 QS 型。

- 双下肢动脉超声：双下肢动脉硬化伴多发斑块形成，右侧胫后动脉慢性闭塞性病变。

- 双下肢静脉超声：双下肢深静脉血流通畅。

- 超声心动图（图 1-4）：双房、左心室内径增大（左心房 6.34 cm，左心室 5.6 cm），右心室内径正常，左室射血分数 55.8%；左心室壁明显增厚（1.7～2.67 cm），室间隔基底段增厚（2.76 cm），致左心室流出道狭窄，内径 1.46 cm，左心室整体室壁运动略

减弱，升主动脉内径增宽，下腔静脉内径约 2.32 cm，吸气塌陷率＜50%，心包腔内可见液性暗区：左心室后壁 0.56 cm，左心室侧壁 0.66 cm；彩色多普勒可见左心室流出道呈明亮血流流束，最高流速 179 cm/s，压差 13 mmHg，三尖瓣、二尖瓣中度反流，估测肺动脉压 58.56 mmHg，肺动脉瓣轻中度反流。

- 胸部 CT 平扫：①心脏起搏器植入术后，二尖瓣区高密度灶，大致同前；②心脏增大，大致同前，心包积液，较前增多；③双肺磨玻璃密度影，局部呈"马赛克"表现，小气道病变可能，吸气不足导致不除外，大致同前，双肺炎症并间质改变，大致同前；④双侧胸腔积液，较前增多，伴双下肺膨胀不全。

初步诊断：肥厚型心肌病、慢性心功能不全急性加重、心功能Ⅳ级（NYHA 分级）、心律失常、非瓣膜性持续性房颤、双腔永久起搏器植入术后、高血压 3 级（很高危）、双侧胸腔积液、心包积液、

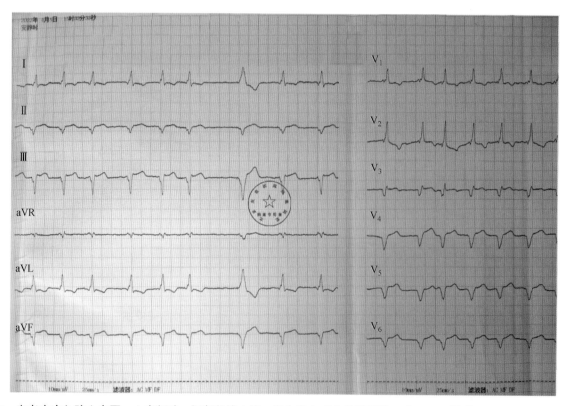

图 1-3 患者本次入院心电图：心房颤动、间断起搏心律，完全性右束支传导阻滞，Ⅰ、aVL 导联呈 qR 型，Ⅱ、Ⅲ、aVF 导联呈 QS 型，V₄～V₆ 导联呈 QS 型

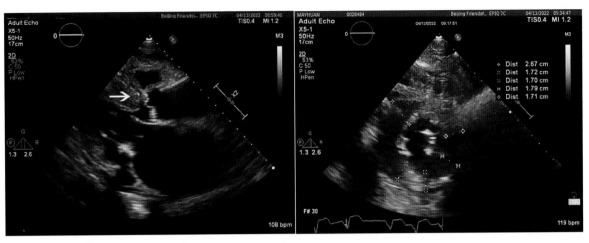

图 1-4　患者二维超声心动图：可见室间隔明显增厚（白色箭头）（左图）；室间隔及左心室各壁不同程度增厚（1.70～2.67 cm，星号所示）（右图）

血脂代谢异常、陈旧性脑梗死、症状性癫痫、脑动脉硬化改变、颈部动脉硬化改变、右侧锁骨下动脉起始处斑块形成、双侧颈动脉硬化、双下肢动脉硬化、右侧胫后动脉慢性闭塞性病变、慢性肾功能不全、异体肾移植术后、双肾萎缩、高尿酸血症、重度骨质疏松、左肘部皮下占位。

入院后诊疗经过：入院后行胸部超声示双侧胸腔积液，右侧胸腔积液深约 3.6 cm，左侧胸腔积液深约 2.2 cm，行右侧胸腔置管引流共 500 ml 并送检：外观黄色，李凡他试验阴性，总蛋白 19.5 g/L，葡萄糖、乳酸脱氢酶、腺苷脱氨酶均正常，涂片未找到抗酸杆菌，未发现肿瘤细胞，提示为漏出液。左上肢动脉超声：左侧桡动脉中远段闭塞可能，左侧尺动脉慢性闭塞性改变，左上肢动脉硬化伴多发斑块形成。左上肢静脉超声：左上肢深静脉血流通畅。肝胆胰脾超声：未见明显异常。左侧肘关节超声：左肘部皮下软组织层见一个低回声实性占位，大小 4.5 cm×2.8 cm，倾向良性。

2022-4-13 凌晨 2 点患者出现谵妄，一过性肢体抖动，可自行言语，对答不切题，头部 CT 检查结果回报：脑桥左侧缺血灶较前范围减小、边界清楚，余多发脑梗死及软化灶形成同前。结合神经内科会诊意见考虑谵妄，后患者精神症状逐渐好转。

治疗方面：①改善心衰：沙库巴曲缬沙坦钠片早 100 mg，晚 50 mg，袢利尿剂利尿（开始静脉并逐渐过渡到口服），螺内酯 20 mg qd；②控制心室率：倍他乐克 37.5 mg bid，合贝爽 90 mg qd；③预防血栓：利伐沙班片 15 mg qd；④保护胃黏膜：泮托拉唑钠肠溶片 40 mg qd；⑤降脂：瑞舒伐他汀钙片 10 mg qn；⑥控制癫痫：左乙拉西坦片 0.5 bid；⑦抗排异：环孢素早 25 mg、晚 50 mg 及咪唑立宾 50 mg qn。患者喘憋症状较前好转，双下肢水肿消退。

患者为老年女性，明确诊断肥厚型心肌病、持续性心房颤动、心功能不全、多次脑梗死，其儿子因尿毒症行肾移植，妹妹因尿毒症行肾移植并于外院诊断肥厚型心肌病，其肥厚型心肌病及肾移植具有明显家族性倾向，以一元论解释，应高度怀疑该家系存在遗传因素。法布里病（Fabry disease）是一种遗传性疾病，为 α- 糖苷酶基因突变，导致异常物质在全身多个器官沉积，导致相应器官功能障碍或衰竭。大多数法布里病患者仅存在蛋白尿、脑卒中、心肌肥厚，也有一定比例的患者出现终末期肾衰竭或需要透析。结合该患者于我院进行的心肌灌注显像检查，2004 年第一次心肌灌注显像可见左心室下后壁及侧壁不同程度放射性稀疏改变，2017 年心肌灌注显像可见左心室壁明显增厚，同时存在下壁及侧壁的灌注减低（图 1-5），这和法布里病累及心肌时的磁共振成像表现是很相似的[1-2]。法布里病可通过检测血浆 α- 糖苷酶活性或进行基因检测明确诊断。此外，该患者可行冠脉造影检查明确是否存在冠心病，术中可行心肌活检及左心导管检查。患者肾移植术后肾功能长期保持相对稳定，冠脉造影检查前后注意水化，降低对比剂

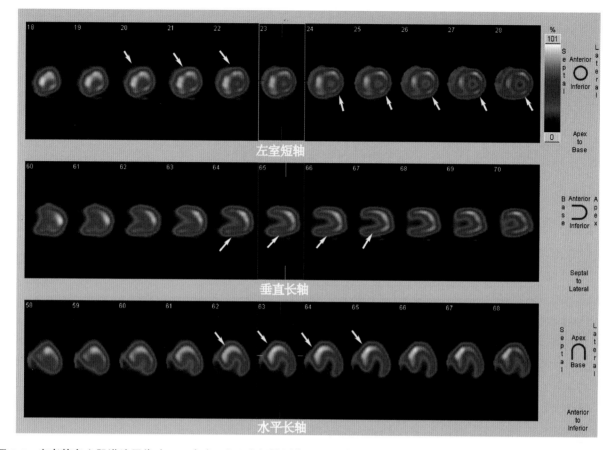

图 1-5　患者静息心肌灌注显像（2017 年）：左心室短轴图像可见：前壁心肌肥厚（上方白色箭头所示），下壁、后侧壁心肌灌注减低（下方白色箭头所示）；垂直长轴图像可见：下壁心肌灌注减低（白色箭头所示）；水平长轴图像可见：室间隔心肌肥厚（白色箭头所示）

肾损伤风险。

经沟通，患者及家属同意行冠脉造影及心肌活检，但因患者脊柱侧弯畸形及心功能欠佳不能保持平卧姿势，又经过 1 周的心功能进一步调整后仍无法配合冠脉造影及心肌活检，故未行此项检查。

对患者外周血进行了基因检测，基因检测结果示 GLA 基因杂合突变，在染色体位置 ChrX：100653470 出现 887 号核苷酸由胸腺嘧啶变为胞嘧啶（c.887T ＞ C）的杂合突变，导致第 296 号氨基酸由甲硫氨酸变为苏氨酸（p.M296T），为致病性突变。至此，该患者法布里病诊断明确。

患者经治疗好转后出院，出院 1 个月后随访病情尚稳定。

二、病例解析

1. 从肥厚型心肌病、肾移植家族史的角度

发现法布里病诊断线索，进一步进行基因检测，从而确诊该病

法布里病，又称"Anderson-Fabry病"，1898 年分别由两位皮肤科医生 William Anderson（德国）和 Johannes Fabry（英国）最早报道，由此得名。该病是一种罕见的 X 染色体连锁隐性遗传性溶酶体贮积病，发病率为 1/117 000，本质为 X 染色体（Xq22.1）的 α - 糖苷酶 A（GLA）基因变异，导致 α - 糖苷酶 A 缺乏或活性下降，使得鞘糖脂降解受阻（主要是球三酰神经酰胺和球三糖基鞘氨醇），从而在肾、心脏、神经、皮肤等大量贮积，引发相应的器官功能障碍[3]。

法布里病特征性病理表现为光镜下可见相应的组织细胞（肾小球足细胞、肾小管上皮细胞、血管内皮细胞、平滑肌细胞、心肌细胞、神经束衣细胞及皮肤汗腺）空泡改变，电镜下可见上述组织细胞中充满嗜锇"髓样小体"。通常在童年时出现首发

症状，中年时出现各种威胁生命的并发症，多数为男性发病，且男性起病早于女性，病情重于女性，其中肾及心脏受累是患者最主要的死亡原因。法布里病按临床表现分为经典型和迟发型，迟发型多见于女性，以成年后发病为主，多在 40～70 岁发病，主要为心脏、肾受累[4]。

法布里病缺乏特异性症状，容易漏诊、误诊，患者出现症状至明确诊断时间平均为 14.8 年。诊断需结合临床表现、α-GLA 活性、生物标志物水平（球三酰神经酰胺和球三糖基鞘氨醇）、组织病理学和基因检测[5]。法布里病累及心脏的常见发病年龄为 40～50 岁，临床表现：左心室肥厚、多种心律失常、冠脉微血管功能失调、瓣膜退行性病变和心力衰竭。法布里病累及肾的常见发病年龄为 10～20 岁，约 30% 的患者在 30 岁左右进展至终末期肾病，临床表现为：血尿，蛋白尿，部分表现为肾病综合征；夜尿增多，肾小管酸中毒等肾小管病变；肾小球滤过率下降，慢性肾病。法布里病累及脑时表现为：脑白质病变、卒中或短暂性脑缺血性发作，且以后循环受累多见。该患者同时存在肥厚型心肌病、肾病家族史，多次脑梗死发作，应高度怀疑法布里病。该患者通过外周血基因检测最终确定 GLA 基因杂合突变，明确法布里病诊断。

2. 法布里病可以累及肾、心脏、神经、皮肤等多个系统，酶替代药物治疗和对症治疗是主要措施

法布里病的治理目标在于延缓疾病进展，降低相关并发症的发病率，改善生活质量，延长患者生存期。因此，在对患者受累脏器初步评估的基础上，需制订合适的个体化治疗方案。治疗以酶替代治疗和对症治疗为主。其中酶替代治疗主要通过外源性补充 α-GLA，替代患者体内活性降低或完全缺乏的 α-GLA，促进鞘糖脂代谢，以阻止或延缓多系统病变发生。目前酶替代药物包括阿加糖酶 α 和阿加糖酶 β，及早启动治疗，患者获益更大[6]。

治疗方面考虑如下：①肾方面：该患者慢性肾功能不全、二次肾移植术后已 27 年，血肌酐水平相对稳定，考虑移植肾未受累及或累及程度较轻；②心力衰竭方面：患者多次超声心动图检查评估，提示左心室腔大小、室壁厚度、左心室流出道宽度及左室射血分数无明显进展，继续予药物改善心力衰竭治疗；③房颤方面：患者 CHA$_2$DS$_2$-VASc 评分为 6 分，HAS-BLED 评分为 3 分，为高卒中风险及高出血风险人群，住院调整抗凝药为新型口服抗凝剂利伐沙班，在有效抗凝的同时降低出血风险；④心室率控制方面：法布里病患者有发展为缓慢性心律失常及房室传导阻滞的风险，患者已植入永久起搏器，故选择 β 受体阻滞剂及二氢吡啶类钙离子拮抗剂。该患者住院期间经优化药物治疗，喘憋及水肿较前好转，但长期预后仍然欠佳。

三、要点提示

- 在同时合并肥厚型心肌病及肾病的患者中，需注意筛查法布里病，尤其有家族史的患者更是高危人群，建议积极进行 α-GLA 活性测定及基因检测以明确诊断。
- 法布里病往往伴有多脏器受累，治疗方面需多学科合作参与治疗和管理，早期发现、早期干预会有更大获益，综合对症治疗亦必不可少。

参考文献

[1] MOON J C, SHEPPARD M, REED E, et al. The histological basis of late gadolinium enhancement cardiovascular magnetic resonance in a patient with Anderson-Fabry disease. J Cardiovasc Magn Reson, 2006, 8（3）: 479-482.

[2] MOON J C, SACHDEV B, ELKINGTON A G, et al. Gadolinium enhanced cardiovascular magnetic resonance in Anderson-Fabry disease. Evidence for a disease specific abnormality of the myocardial interstitium. Eur Heart J, 2003, 24（23）: 2151-2155.

[3] AERTS J M, GROENER J E, KUIPER S, et al. Elevated globotriaosylsphingosine is a hallmark of Fabry disease. Proc Natl Acad Sci USA, 2008, 105（8）: 2812-2817.

［4］中国法布雷病专家协作组 . 中国法布雷病诊疗专家共识（2021 年版）. 中华内科杂志，2021，60（4）：321-330.

［5］LINHART A，GERMAIN DP，OLIVOTTO I，et al. An expert consensus document on the management of cardiovascular manifestations of Fabry disease. Eur J Heart Fail，2020，22（7）：1076-1096.

［6］GERMAIN DP，ALTARESCU G，BARRIALES-VILLA R，et al. An expert consensus on practical clinical recommendations and guidance for patients with classic Fabry disease. Mol Genet Metab，2022，137（1-2）：49-61.

（马国栋　杨延坤）

病例 2

肥厚型心肌病伴左心室心尖部室壁瘤一例

一、病例重现

患者女性，71岁，于2022年3月收入院，入院1周前患者无明显诱因出现胸骨后刺痛，放射至背部、左肩及左臂，持续约20 min不缓解；无心悸、胸闷、喘憋，无头晕、头痛、黑矇等伴随症状；自行服用速效救心丸4粒，约10 min后症状缓解；此后未再发作胸痛，平时活动耐力无明显下降。患者既往有高血压、糖尿病，一直规律服药，血压及血糖控制较好；20年前曾患重症心肌炎，于外院治疗，行冠脉造影未见异常，心脏超声提示有室间隔肥厚1.3 cm及局部心肌运动减弱，好转后出院；否认家族性遗传疾病。

入院查体：神志清楚，心率63次/分，血压135/72 mmHg，BMI 29.4 kg/m²；颈静脉无充盈；双肺未闻及干湿啰音。心界扩大，心尖搏动位于胸骨左侧第5肋间锁骨中线外1.57 cm，心律齐，P2＝A2，未闻及病理性杂音及额外心音，无心包摩擦音。腹软，肝脾肋下未触及，双下肢无水肿，双侧足背动脉搏动正常。

辅助检查：
- 心肌损伤标志物：TnI 0.055 ng/ml，TnT 0.010 ng/ml；NT-proBNP 1260 ng/L。
- 酸碱、电解质水平均正常。
- 心电图：窦性心律，完全性右束支传导阻滞（RBBB），Ⅲ、aVF导联ST段抬高0.1 mV（图2-1）。
- 外周血管彩超：双下肢动脉硬化伴多发斑块形成。

初步诊断：冠状动脉粥样硬化性心脏病？不稳定心绞痛？心功能分级Ⅰ级（NYHA分级），心律失常，完全性右束支传导阻滞，高血压3级，2型糖尿病。

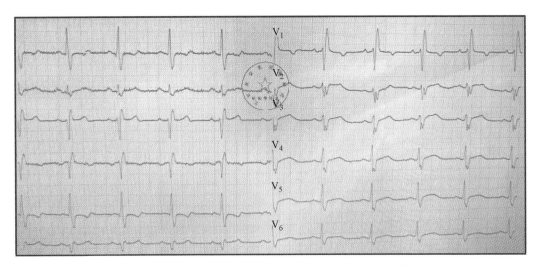

图 2-1　入院心电图：窦性心律，RBBB，Ⅲ、aVF导联ST段抬高0.1 mV

入院后诊疗经过：患者因胸痛就诊，含服速效救心丸缓解，结合心电图下壁导联 ST 段略有抬高，TnI 0.055 ng/ml，既往高血压、糖尿病、外周血管动脉粥样硬化斑块形成，初步考虑冠状动脉粥样硬化性心脏病（冠心病）可能性大。入院后行心脏超声检查，显示左心房、左心室舒张末期内径（5.46 cm）增大，室间隔增厚（中间段 1.7 cm），左室射血分数减低（LVEF 42.1%），左心室整体室壁运动减弱，左心室心尖圆隆，心肌变薄，呈瘤样突出，瘤体大小 34 mm×21 mm，提示左心室心尖

室壁瘤形成。室壁瘤形成的原因首先不除外心肌缺血所致，遂行冠状动脉造影检查。

冠脉造影结果未见异常，心室造影显示左心室心尖部收缩期向外膨出，其余室壁运动协调，未见左心室到主动脉压力阶差；由此可以排除冠心病心肌梗死导致室壁瘤形成。患者此次入院心脏超声提示室间隔中部明显增厚（与 20 年前比较），是否存在肥厚型心肌病及其所致室壁瘤？随后患者完善核素心肌灌注显像（图 2-2）和 CMR（图 2-3）。两者结果一致明确左心室中部及心尖肥厚型心肌病伴

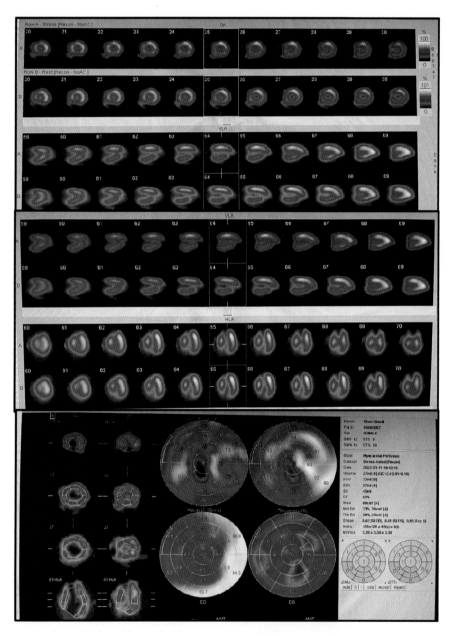

图 2-2 核素心肌灌注显像：室间隔增厚，左心室心尖部、室间隔室壁运动明显减弱，左心室心肌弥漫性运动减弱，各室壁机械收缩同步性差

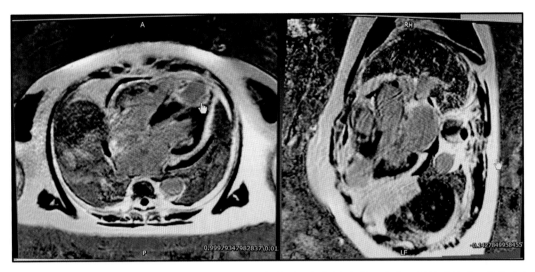

图 2-3　CMR：左心室中部及心尖部心肌肥厚，左心室心尖部前壁、间隔壁变薄、膨出，呈矛盾运动，并伴有心内膜下局部透壁性延迟强化

心尖部室壁瘤形成，并修正诊断。

转归：明确室壁瘤形成、心功能减退都与肥厚型心肌病有关，遂给予沙库巴曲缬沙坦、β 受体阻滞剂、螺内酯、达格列净等药物改善心功能并控制血压及血糖，他汀类药物调血脂、改善斑块。患者动态心电图提示频发多形性室性早搏，考虑肥厚型心肌病伴心尖部室壁瘤预后差，室性心律失常致猝死风险高，建议植入长时程心电监测器，以便及时发现可能的恶性心律失常，但患者拒绝。病情平稳后出院。1 个月短期随访无不良心血管事件发生。

二、病例解析

肥厚型心肌病（hypertrophic cardiomyopathy，HCM）是由编码心肌肌小节蛋白基因突变所致的常染色体显性遗传性心肌病，心脏形态学及临床表现均具有高度异质性[1]。既往认为心尖室壁瘤是冠心病心肌梗死的并发症之一，但 Maron 等[2]和 Rowin 等[3]报道，室壁瘤发生率约占全部 HCM 的 2.2%，预后较差，不良心血管事件发生率高。

目前有关 HCM 伴发左心室心尖部室壁瘤的机制尚不清楚，认为多种因素均可导致，包括左心室中部梗阻造成左心室心尖部长期压力负荷增大及室壁张力增加、冠状动脉灌注压减低及心尖部耗氧量增加[2]。而本患者无梗阻，不存在压力阶差，有学者提出"Burning off"理论，认为肥厚的心尖部心肌失代偿后由肥厚转而变薄，继而发展为心尖部室壁瘤。

多数研究表明，HCM 伴左心室心尖部室壁瘤患者 CMR 测得的延迟强化量较单纯 HCM 患者高；同样，本患者也表现出明显的透壁性延迟强化，可能由心尖部慢性缺血导致心肌纤维化所致；而且，HCM 伴左心室心尖部室壁瘤患者延迟强化与预后密切相关[2-3]，由于室壁瘤形成及心内膜瘢痕容易诱发折返性室速，导致心脏性猝死，临床工作中需要给予高度重视。另外，也进一步说明了 CMR 在 HCM 伴左心室心尖部室壁瘤患者评估中的重要作用。

值得注意的是，本患者以胸痛入院，下壁导联 ST 段轻度抬高，且 TnI 略升高，首先考虑冠状动脉疾病，但冠脉造影未见动脉狭窄，多次复查心电图提示下壁导联 ST 段持续轻微抬高且无动态演变，不支持冠心病诊断，进一步通过超声心动图、核素心肌灌注显像及 CMR 检查明确诊断为 HCM 合并心尖部室壁瘤形成。既往研究表明，心电图下侧壁导联 ST 段持续抬高提示心尖部室壁瘤形成[4]。因此，临床上对于心电图表现为下壁或者前侧壁 ST 段持续抬高，除外冠心病后，应积极完善影像学检查以明确诊断，优化治疗策略，改善患者预后。

三、要点提示

- 心尖部室壁瘤是冠心病心肌梗死的并发症之一，但 HCM 也可伴发左心室心尖部室壁瘤形成，且不良心血管事件发生率高。
- CMR 对 HCM 伴左心室心尖部室壁瘤患者的风险评估非常重要，可用于猝死高危人群的筛查。
- 对于胸痛患者心电图表现为下壁或者前侧壁 ST 段持续抬高，除外冠心病后，应积极完善影像学检查以明确是否存在 HCM 合并心尖部室壁瘤。

参考文献

[1] MARON B J, MARON M S. Hypertrophic cardiomyopathy. Lancet, 2013, 381（9862）: 242-255.

[2] MARON M S, FINLEY J J, BOS J M, et al. Prevalence, clinical significance, and natural history of left ventricular apical aneurysms in hypertrophic cardiomyopathy. Circulation, 2008, 118（15）: 1541-1549.

[3] ROWIN E J, MARON B J, HAAS T S, et al. Hypertrophic cardiomyopathy with left ventricular apical aneurysm: implications for risk stratification and management. J AmColl Cardiol, 2017, 69（7）: 761-773.

[4] OZEKE O, ERTAN C, KESKIN G, et al. Association of ST elevation with apical aneurysm in hypertrophic cardiomyopathy. Indian Heart J, 2015, 67（5）: 434-439.

（彭晖）

肥厚型心肌病合并冠心病、高血压一例

一、病例重现

患者男性，57 岁，主因"间断胸痛 8 年，加重 1 天。"于 2022-2-22 入院。患者 8 年余前活动后（快速步行）出现胸骨后闷痛，无放射痛，无心悸、大汗，无咯血、呼吸困难，无头晕、黑矇、晕厥等不适，减慢步速 5 ～ 10 min 后缓解，曾就诊于外院，诊断"冠心病、不稳定型心绞痛"，行冠脉计算机体层血管成像（CTA）检查提示异常（具体不详），未进一步行冠脉造影检查或 PCI 治疗。出院后规律口服阿司匹林抗血小板，他汀类降脂稳定斑块治疗，仍反复出现胸骨后闷痛。5 年前患者再次就诊于外院，考虑冠心病，行冠脉 CTA 检查提示异常（具体不详），未进一步行冠脉造影检查。出院后规律口服阿司匹林抗血小板，他汀类降脂稳定斑块治疗，仍反复出现胸骨后闷痛。1 天前患者夜间休息时自觉心前区不适，程度较前加重，持续不缓解，伴胸闷、心悸、恶心，呕吐 1 次，为胃内容物，无头晕、黑矇等，就诊于我院急诊，查心电图提示 I 、 II 、 aVL、 aVF、 V_4 ～ V_6 导联 ST 段压低 0.1 ～ 0.2 mV，aVR 导联 ST 段抬高 0.1 mV（图 3-1），心肌酶正常，测血压 183/116 mmHg，考虑冠心病、不稳定型心绞痛，现为行进一步诊治收入院。患者自发病以来，精神好，睡眠、食欲好，大小便正常，近期体重无明显变化。

既往史及个人史：高血压史 20 年，血压最高 190/110 mmHg，规律口服盐酸阿罗洛尔 10 mg bid，硝苯地平控释片 30 mg qd，平时血压 140/90 mmHg 左右。监测不规律，近两年波动大（波动于 90 ～ 180/50 ～ 100 mmHg）。2 型糖尿病病史 15 年，现精蛋白锌重组人胰岛素混合注射液（优泌林 30）早 30 IU、晚 28 IU 皮下注射，阿卡波糖 50 mg 三餐中口服，二甲双胍 0.5 g 三餐前口服降糖，空腹血糖 9 ～ 10 mmol/L，未监测餐后血糖。血脂代谢异常病史 8 年。肺结节病史 2 年。甲状腺结节病史半年。吸烟史 30 年，20 支 / 天，饮酒史 30 年，白酒 5 两 / 天，近 10 年减至白酒 2 两 / 天。否认家族中类似病史。

入院查体：体温 36℃，脉搏 87 次 / 分，呼吸 18 次 / 分，SpO_2 99%（未吸氧），血压：左上肢 177/109 mmHg，右上肢 163/103 mmHg。BMI 28.1 kg/m²，腹围 115 cm。神志清、精神可；未闻及颈部血管杂音；双肺呼吸音粗，双肺未闻及干、湿啰音，无胸膜摩擦音。心前区无异常隆起及凹陷，心尖搏动位于胸骨左侧第 5 肋间锁骨中线内 0.5 cm，各瓣膜区未触及震颤，叩诊心界不大，心率 87 次 / 分，律齐，P2 ＝ A2，第一心音正常，各瓣膜听诊区未闻及病理性杂音及额外心音，无心包摩擦音。腹软，无明显压痛、反跳痛及肌紧张，肝脾未触及，墨菲征（－），腹部叩诊鼓音，肝肾区无叩痛，肠鸣音 3 次 / 分。双下肢轻度凹陷性水肿，双侧足背动脉搏动正常对称。

辅助检查：

- 入院心电图：窦性心律，I 、 II 、 aVL、 aVF、V_4 ～ V_6 导联 ST 段压低 0.1 ～ 0.2 mV，aVR 导联 ST 段抬高 0.1 mV（图 3-1）。
- 胸部 CT 平扫：①右肺下叶前基底段磨玻璃密度结节，考虑恶性不除外，建议密切观察并胸外科会诊；②双肺多发实性微结节，建议观察；③局限性肺气肿；④主动脉及冠状动脉粥样硬化改变。

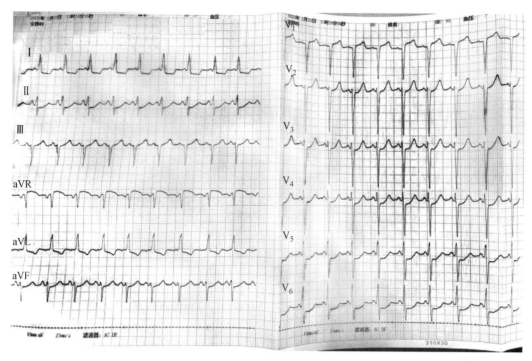

图 3-1 患者入院心电图

初步诊断： 胸痛待查，冠状动脉粥样硬化性心脏病，不稳定型心绞痛，心功能 II 级（NYHA 分级），高血压 3 级（很高危），2 型糖尿病，血脂代谢异常，反流性食管炎，肺结节（恶性？），甲状腺结节。

入院后诊疗经过： 入院后完善常规化验，血常规＋C 反应蛋白大致正常：WBC $6.49×10^9$/L，GR% 75.9%，HGB 170 g/L，PLT $174×10^9$/L，CRP 5.27 mg/L。尿常规、便常规＋隐血正常。尿蛋白 4 项：IgGU 23.00 mg/dl ↑，TrfU 17.80 mg/dl ↑，AlbU 343.00 mg/dl ↑，α 1-MU 15.70 mg/dl ↑。生化：ALT 50 U/L ↑，Cr 101.7 μmol/L ↑，UA 457.9 μmol/L ↑，CHOL 6.64 mmol/L ↑，TG 2.10 mmol/L ↑，LDL-C 4.23 mmol/L ↑，Na 136.9 mmol/L ↓，K 2.79 mmol/L ↓，Cl 95 mmol/L ↓。eGFR：68.17 ml/（min · 1.73 m²）↓。心肌酶谱正常。糖化血红蛋白：6.70% ↑，甲状腺功能正常。

患者入院血压高（175/110 mmHg 左右），予即刻卡托普利 25 mg 舌下含服，并予硝苯地平控释片 30 mg qd、替米沙坦 80 mg qd 降压治疗。次日午间，患者无诱因突发心前区不适，伴心悸、大汗、面色潮红，测血压明显升高，193/113 mmHg（当日患者已口服硝苯地平控释片 30 mg qd、替米

沙坦 80 mg qd，晨起血压 154/96 mmHg），心率 108 次/分，测血糖 14.5 mmol/L，行心电图较入院时无明显动态变化，先后予硝酸甘油 2 片舌下含服，患者症状不能缓解，可持续数小时；当日测血钾 2.79 mmol/L 偏低，共予 15% 氯化钾溶液 50 ml 温水稀释后口服补钾治疗。当晚患者症状缓解后血压降至 108/59 mmHg，心率 100 次/分。

第 3 日患者血压明显下降，最低至 88/56 mmHg，心率 108 次/分，遂停用所有影响血压的药物。监测患者血压逐渐回升，至第 5 日患者血压逐渐升至 140/90 mmHg，予加用盐酸阿罗洛尔 5 mg bid、单硝酸异山梨酯缓释片 30 mg qd，当日测血钾 3.55 mmol/L。至第 7 日监测血压升至 178/108 mmHg，心率 78 次/分，在前一日药物基础上又加用硝苯地平控释片 30 mg qd 降压，当日测血钾 3.91 mmol/L。第 8 日患者血压降至 119/60 mmHg，故再次调整降压方案为氯沙坦 50 mg qd、盐酸阿罗洛尔 5 mg bid，同时继续口服单硝酸异山梨酯缓释片 30 mg qd，监测患者血压稳定在 130/80 mmHg 左右。

上述监测血压期间，予完善 24 h 动态血压监测（入院第 6 日，当日服用盐酸阿罗洛尔 5 mg bid、单硝酸异山梨酯缓释片 30 mg qd）结果为：全天平均血压 163/89 mmHg，白天平均血压 160/87 mmHg，

夜间平均血压 172/94 mmHg，基本处于偏高水平，未见较大波动，完善该检查期间患者未诉不适。

Holter：窦性心律，平均心率 79 次 / 分（59～108 次 / 分），未见大于 2.0 s 的停搏。房性早搏 35 个，1 阵成对，1 阵房速。室性早搏 16 个，1 阵室速（3 个连发）。ST-T 改变。

因患者无诱因发作心悸、大汗症状，血压波动大合并低钾血症，为除外内分泌疾病（主要为嗜铬细胞瘤、原发性醛固酮增多症、库欣综合征）所致继发性高血压，故予患者完善醛固酮，肾素，皮质醇节律，24 h 尿钾、尿钠、尿氯以及血、尿儿茶酚胺及其代谢产物检查，上述结果均正常。同时完善 I-MIBG 显像结果提示双侧肾上腺见多发结节状稍低密度影，但未见显像剂摄取增高（图 3-2），未见明确嗜铬细胞瘤或副神经节瘤。结合上述检查结果，以及患者经补钾治疗后血钾可恢复正常（考

虑患者出现低钾血症可能与摄入不足或出汗后排出过多所致），可基本除外嗜铬细胞瘤 / 副神经节瘤、原发性醛固酮增多症、库欣综合征等继发因素。

超声心动图：LA 4.0 cm，LVEDD 5.39 cm，EF 62.2%，室间隔增厚，最厚处约 2.01 cm（图 3-3），心肌内呈斑片状强回声反射。彩色多普勒提示运动试验后左心室流出道收缩期最高流速 212 cm/s，最大压差 18 mmHg。结果考虑符合肥厚型心肌病改变。

CMR：①符合肥厚型心肌病表现，左心室流出道可见高速血流，建议超声进一步检查；②左心室基底部水平前间壁心外膜下及心肌中层、下间隔壁可见斑片状延迟强化（图 3-4）；③左心室异常肌束；④右心房增大；⑤二尖瓣反流。

冠脉造影：三支血管病变（累及 LAD、LCX、RCA）；左主干，狭窄程度＜30%，TIMI Ⅲ级，

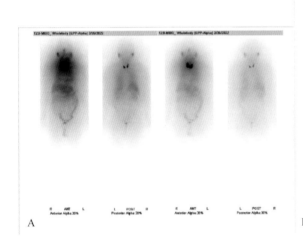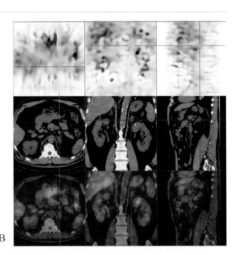

图 3-2　I-MIBG 显像：A. 全身显像剂摄取分布；B. 双侧肾上腺区多发低密度结节

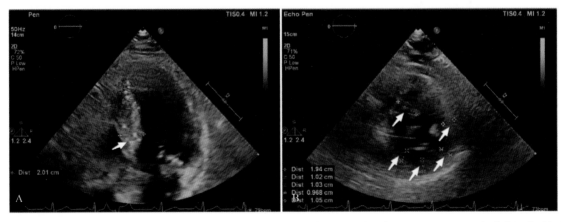

图 3-3　超声心动图：A. 心尖四腔切面舒张末期室间隔基底段明显增厚，最厚处约 2.01 cm；B. 左心室乳头肌水平短轴切面测量左心室各壁均增厚

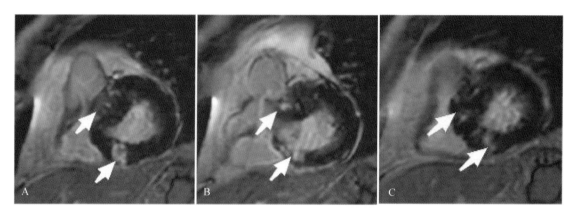

图3-4 CMR：A、B、C：左心室基底部水平前间壁及下间隔壁斑片状延迟强化

无钙化；左前降支中段，狭窄程度70%～90%，病变呈弥漫性，TIMI Ⅲ级，有钙化；钝缘支，狭窄程度70%～90%，病变呈管状性，TIMI Ⅲ级，

无钙化；右冠状动脉中段，狭窄程度50%～70%，病变呈管状性，TIMI Ⅲ级，无钙化；于LAD及LCX（OM）行药物球囊扩张（图3-5）。

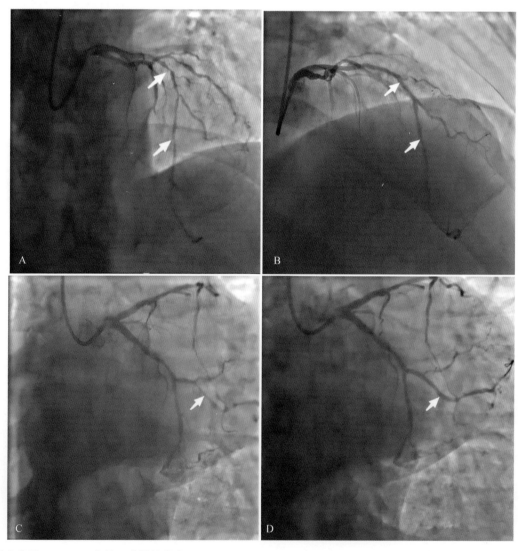

图3-5 冠脉造影：A. LAD术前，弥漫性狭窄70%～90%；B. LAD术后；C. LCX（OM）术前表现，狭窄70%～90%；D. LCX（OM）术后

予患者阿司匹林、氯吡格雷抗血小板，瑞舒伐他汀联合依折麦布强化降脂、稳定斑块，氯沙坦钾降压，盐酸阿罗洛尔控制心率，单硝酸异山梨酯缓释片扩冠治疗。患者出院后规律服药，未再发作活动后胸痛，血压控制可。

二、病例解析

1. 肥厚型心肌病是以特异性左心室非对称性肥厚为特征的遗传性疾病，其诊断主要依靠左心室壁厚度，可表现为劳力性胸痛即呼吸困难，临床上需注意与高血压左心室肥厚、冠心病心绞痛症状的鉴别

肥厚型心肌病（hypertrophic cardiomyopathy，HCM）是一种遗传性心血管疾病，其特征是无法有继发因素解释的左心室肥厚，且无左心室扩张及射血分数下降。左心室肥厚通常表现为非对称性，主要累及主动脉瓣下的室间隔基底段，偶尔局限于其他心肌区域，如心尖部、中部以及左心室后壁。

在成年人中，超声心动图或其他成像技术显示左心室舒张末期壁厚度 > 13 mm，可以诊断 HCM[1]。而为提高诊断特异性，欧洲心脏病学会指南建议使用左心室壁厚度 ≥ 15 mm 为诊断标准[2]。本病例中，超声心动图及 CMR 结果所见非对称性心室壁肥厚均符合上述标准。需注意的是，该患者同时合并多年高血压史，应鉴别 HCM 与单纯高血压左心室肥厚。大多数高血压左心室肥厚患者的最大室间隔厚度 < 15 mm（除在黑人患者尤其慢性肾病患者中可至 15 ～ 20 mm）且为左心室对称性肥厚，单纯高血压患者心电图常无明显异常且经过 6 ～ 12 个月血压控制达标（< 130/80 mmHg）后左心室肥厚可逆转；HCM 患者常有家族史，CMR 中钆延迟强化常在心肌最厚处表现，重症患者可有非常严重的左心室舒张功能障碍[2]。

HCM 虽存在心肌肥厚，但临床症状常较轻，常见的表现有左心室舒张功能障碍导致劳累性呼吸困难、运动耐量下降及外周水肿，严重的左心室流出道梗阻导致劳累时晕厥。心肌氧供需失衡所致劳力性胸痛，表现为典型或不典型的心绞痛症状以及包括室上性心动过速、室性异搏、室性心动过速、心房颤动、心室颤动在内的各类心律失常[3]。该

患者主要表现为无诱因胸痛，未见明确心功能下降表现，因既往合并冠心病，且合并心电图改变，故容易将症状误认为心绞痛（虽患者既往外院冠脉CTA 结果不明确，但此后予患者完善冠脉造影证实的确存在冠脉严重狭窄）；但患者胸痛持续时间长，含服硝酸甘油不缓解，症状发作时心电图较前无明显动态变化，查心肌酶正常，不能用冠脉狭窄解释。且患者心电图改变为常见 HCM 患者异常心电图，即左心室肥厚所致左心室高电压、继发多导联 ST-T 改变，临床上应注意识别。但目前 Holter 检查提示仅有少量室性及房性早搏，未见严重心律失常。

区分伴有或不伴有左心室流出道梗阻的 HCM 具有重要的临床意义，它决定了不同的治疗策略。超声心动图提示静息时收缩期左心室心尖部心腔与流出道压力阶差 > 30 mmHg 定义为左心室流出道梗阻。其形态学特征是二尖瓣收缩期前向运动，在 M 型超声心动图中呈 "SAM" 征表现。约 1/3 的 HCM 患者静息状态下存在流出道梗阻，另外 1/3 可诱发[3]。而该患者 CMR 及运动负荷下超声心动提示左心室流出道血流流速增快，暂未发现明确梗阻证据。

综上所述，该患者考虑诊断非梗阻性肥厚型心肌病。

2. 筛查嗜铬细胞瘤 / 副神经节瘤相关继发性高血压，通常包括相关激素的化验作为定性诊断及影像学检查作为定位诊断

高血压继发因素的筛查，在较年轻（低于 40 岁）、既往慢性稳定的高血压突然波动、合并多种高血压靶器官损害的患者中十分重要[4]。常见继发因素包括内分泌疾病、肾源性疾病、肾血管性高血压、阻塞性睡眠呼吸暂停、主动脉狭窄、医源性高血压等。结合该患者症状，血压波动特点，且入院时合并低钾血症，我们主要筛查了内分泌疾病中的嗜铬细胞瘤 / 副神经节瘤、原发性醛固酮增多症及库欣综合征。而通过口服补钾后可纠正的低钾血症以及肾素、醛固酮、皮质醇节律和 24 h 尿钾、尿钠、尿氯结果正常，我们首先排除了后两者疾病的可能。

关于嗜铬细胞瘤 / 副神经节瘤，有 80% ～ 85%

的嗜铬细胞性肿瘤是嗜铬细胞瘤，15%～20%是副神经节瘤，它们均起源于神经外胚层嗜铬组织的肿瘤并有相似的临床表现。其位于肾上腺者占80%～90%，且多为一侧性；肾上腺外的肿瘤主要位于腹膜外、腹主动脉旁。该病常见的临床表现有持续或阵发性高血压、心悸和心动过速、头痛、出汗、焦虑和惊恐发作、恶心、呼吸困难、头晕等[5]。疑似病例的化验检查包括症状发作时的血儿茶酚胺水平或安静状态下的血、尿中游离去甲肾上腺素和肾上腺素水平（儿茶酚胺代谢产物）可作为定性诊断，腹盆增强 CT 或 MRI 检查可作为定位诊断。而 CT 及 MRI 虽可提供良好的形态影像学证据，对于嗜铬细胞瘤的特异性却不佳，且即使在 CT 和 MRI 显影正常的情况下，也不能排除功能异常而形态学尚未发生可见改变的早期或者微小病灶可能。而 I-MIBG（碘代间碘苄胍）是去甲肾上腺素的生理类似物，可被摄取和贮存于嗜铬细胞瘤内，经核素 ^{131}I 标记后，能显示瘤体——具有较高的特异性及敏感性，且可扫描全身影像，明确或排除异位或多灶肿瘤。

本病例中患者完善上述检查均为阴性，暂不考虑诊断嗜铬细胞瘤 / 副神经节瘤继发性高血压。

三、要点提示

- 肥厚型心肌病是以特异性左心室非对称性肥厚为特征的遗传性疾病，当患者同时合并冠心病、高血压时，注意从症状及辅助检查上与高血压左心室肥厚、冠心病心绞痛进行鉴别。超声心动图有助于明确患者是否存在流出道梗阻，以制订不同治疗方案。
- 在较年轻（低于 40 岁）、既往慢性稳定的高血压突然波动、合并多种高血压靶器官损害的患者中，高血压继发因素的筛查十分重要，对于嗜铬细胞瘤 / 副神经节瘤的诊断，通常包括儿茶酚胺及其代谢产物的化验作为定性诊断及影像学检查作为定位诊断。而 I-MIBG 检查具有较高的特异性及敏感性，可扫描全身影像，明确或排除异位或多灶肿瘤。

参考文献

[1] MARON B J, GARDIN J M, FLACK J M, et al. Prevalence of hypertrophic cardiomyopathy in a general population of young adults. Echocardiographic analysis of 4111 subjects in the cardia study. Coronary artery risk development in (young) adults. Circulation, 1995, 92 (4): 785-789.

[2] Authors/Task Force members, ELLIOTT P M, ANASTASAKIS A, et al. 2014 ESC guidelines on diagnosis and management of hypertrophic cardiomyopathy: The task force for the diagnosis and management of hypertrophic cardiomyopathy of the European Society of Cardiology (ESC). Eur Heart J, 2014, 35 (39): 2733-2779.

[3] MARIAN A J, BRAUNWALD E. Hypertrophic Cardiomyopathy: Genetics, Pathogenesis, Clinical Manifestations, Diagnosis, and Therapy. Circ Res, 2017, 121 (7): 749-770.

[4] WILLIAMS B, MANCIA G, SPIERING W, et al. 2018 ESC/ESH guidelines for the management of arterial hypertension. Eur Heart J, 2018, 39 (33): 3021-3104.

[5] ROSSI G P, BISOGNI V, ROSSITTO G, et al. Practice Recommendations for Diagnosis and Treatment of the Most Common Forms of Secondary Hypertension. High Blood Press Cardiovasc Prev, 2020, 27 (6): 547-560.

（李晟羽）

高龄 Takotsubo 综合征一例

一、病例重现

患者女性，88岁，于2018年5月16日入院。患者入院前2天，无明显诱因出现胸痛，疼痛位于胸骨后，为压榨样，伴大汗、恶心及呕吐，先后呕吐4次胃内容物，无放射痛，无发热、咳嗽及咯血。症状持续15 h自行缓解。入院前1天就诊于社区医院，查心电图提示：窦性心律，$V_2 \sim V_5$ 导联T波倒置，建议转至上级医院进一步就诊。入院当天就诊于我院门诊，复查心电图显示：窦性心律，除aVR外其余导联T波均倒置，以胸前导联为著（图4-1）。

既往30余年前上消化道出血病史，具体病因及诊治不详。高脂血症病史1年，未服药治疗。否认高血压、糖尿病及肺部慢性疾病病史。否认吸烟及饮酒嗜好。

入院查体： 体温36.0℃，呼吸18次/分，脉搏85次/分，血压130/60 mmHg，BMI 18.0 kg/m²。神清、一般状态良好。肺部查体无异常。心界无扩大，心率85次/分，心律齐，心音偏低，A2＞P2，未闻及病理性杂音。

辅助检查：
- 实验室检查：肌酸激酶784 U/L，肌酸激酶同工酶12.9 ng/ml，肌钙蛋白T 2.037 ng/ml，氨基末端脑钠肽前体（NT-proBNP）22 075 pg/ml；

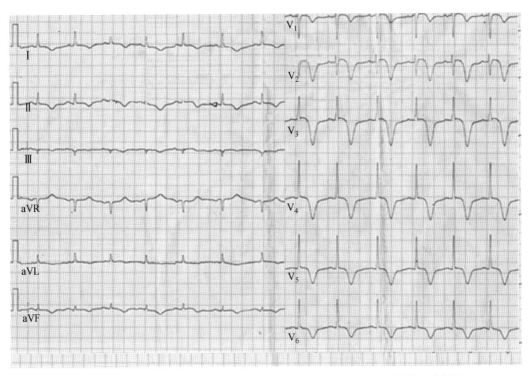

图4-1 入院心电图：窦性心律，Ⅰ、Ⅱ、aVL、aVF、$V_1 \sim V_6$ 导联T波倒置

血常规：白细胞 $10.58×10^9/L$，中性粒细胞 $8.2×10^9/L$，血红蛋白及血小板计数正常范围；电解质均在正常范围内。C 反应蛋白 4 mg/L。

- 超声心动图（入院当天）：左心房内径 38 mm，左心室舒张末期内径 49 mm，左心室收缩末期内径 39 mm，右心室内径 19 mm，左室射血分数（LVEF）为 44%，左心室前壁、前间隔中段及心尖段运动减弱，左心室心尖部运动显著减弱（图 4-2）。

入院后诊疗经过：结合患者临床症状、心电图、心肌酶学指标及超声心动图改变，初步考虑患者为冠状动脉粥样硬化性心脏病（冠心病）、急性非 ST 段抬高心肌梗死可能。于入院第 7 天行选择性冠状动脉造影检查，结果显示心外膜冠状动脉未见明显狭窄病变，未见明显血栓及夹层影像表现，排除冠心病可能。入院第 8 天行 CMR 检查，结果显示：左心室远端及心尖部无运动，收缩期左心室心尖部呈球形，增强扫描未见明显延迟强化，LVEF 39%（图 4-3）。入院第 9 天行单光子发射计算机断层成像（SPECT）检查，结果显示：左心室前壁近心尖、心尖、部分下壁可见放射性缺损区，左心室收缩期末呈球形改变，LVEF 为 33%（图 4-4）。住院期间监测患者心肌酶学指标仅轻度增高，NT-proBNP 升高明显，心电图广泛 ST-T 改变及室壁运动异常范围超出单个心外膜血管分布，但在发病前无感染前驱症状，且各项炎症指标均在正常范围，也可排除重症心肌炎的可能。影像学检查提示左心室收缩期末呈球形改变，室壁运动异常，心脏功能受损，而冠状动脉造影正常，不除外 Takotsubo 综合征（Takotsubo syndrome，TTS）的可能。给予阿司匹林 100 mg，每日 1 次；琥珀酸美托洛尔 23.75 mg，每日 1 次；普伐他汀 20 mg，每晚 1 次。患者病情平稳后出院。

转归及随访： 出院 1 个半月复查心电图，各导联 T 波倒置较前明显恢复（图 4-5），复查超声心动图显示左心室整体室壁运动基本协调，LVEF 58%（图 4-2）。基于上述特点，该患者符合 TTS 的诊断。电话随访 2 年，患者一般情况良好，无明显胸闷及胸痛。

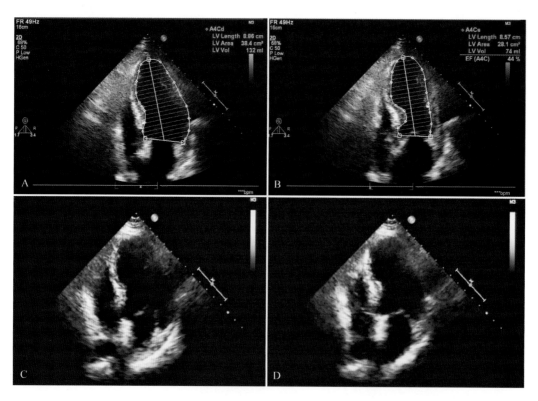

图 4-2　超声心动图：A、B 分别为入院后左心室舒张期末和收缩期末；**C、D** 分别为出院后 1 个月复查时心尖四腔心切面舒张期和收缩期

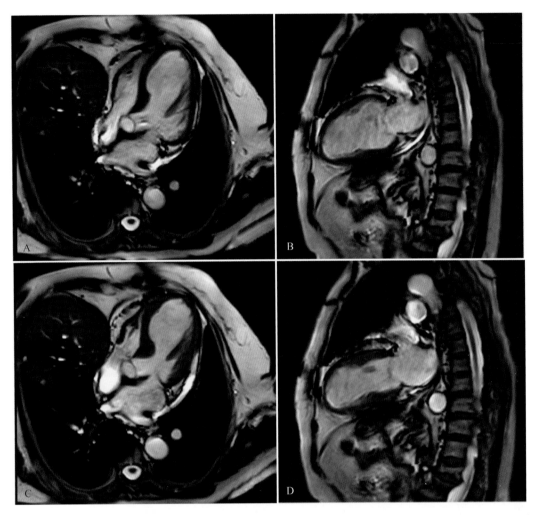

图 4-3　CMR：**A.** 心尖四腔心切面左心室舒张期末；**B.** 左心室长轴切面舒张末期；**C.** 心尖四腔心切面左心室收缩期末呈球形改变；**D.** 左心室长轴切面收缩期末呈球形改变

二、病例解析

1. 高龄女性人群也可能发生 Takotsubo 综合征，症状可能不典型

既往对于 TTS 的诊断无统一的全球共识，新近发布的 2018 年 ESC 国际专家共识的诊断标准[1]包括：①短暂性左心室运动功能障碍，表现为心尖球囊样改变或心室中部、基底或局灶性室壁运动异常，可能存在右心室受累，而且所有类型之间都可以存在相互转化。室壁运动异常范围通常超出单个心外膜血管分布，然而，在少数情况下，可能会在单个冠状动脉对应的供血心肌区域中出现局部室壁运动异常（局灶性 TTS）。② TTS 发病前可以存在情绪、身体或综合的诱发因素，但这不是必须的。③神经系统疾病（例如蛛网膜下腔出血，卒中／短暂性脑缺血发作或癫痫发作）以及嗜铬细胞瘤可能是 TTS 的诱因。④有新的 ECG 异常（ST 段抬高、压低，T 波倒置和 QTc 延长）；但是，极少数情况下心电图没有任何变化。⑤在大多数情况下，血浆心脏生物标志物（肌钙蛋白和肌酸激酶）的水平轻度升高，而脑钠肽显著升高。⑥在 TTS 患者中可以存在明显的冠状动脉疾病。⑦患者无感染性心肌炎的证据。⑧主要见于绝经后女性患者。同时，该共识推荐运用 CMR 来确定 TTS 的诊断，TTS 主要表现为心肌细胞水肿而非延迟强化现象。与 2015年 ESC 共识[2]比较，更新的 2018 年国际专家共识的诊断依据最大变化在于两点：其一，强调室壁运动异常范围通常超过单一冠状动脉的供血范围，但亦可以见于单个冠状动脉对应的供血心肌区域中出现局部室壁运动异常（局灶性 TTS），而且不同

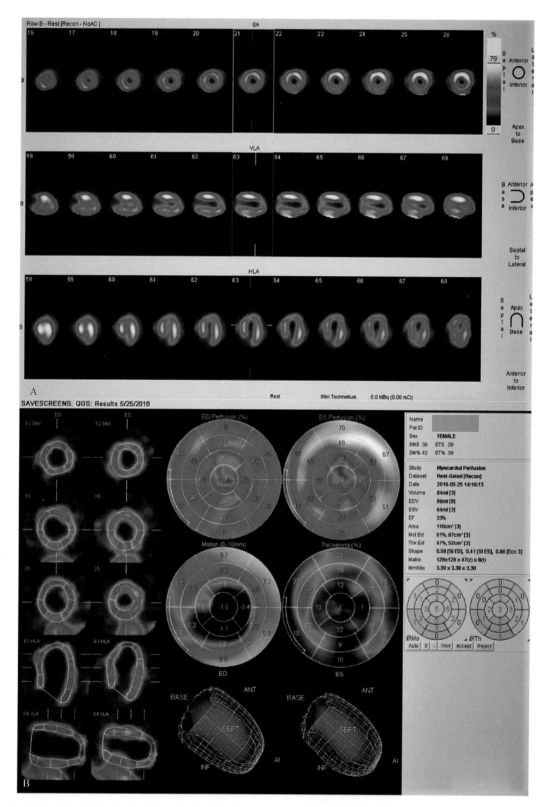

图 4-4 门控静息单光子发射计算机断层成像：左心室前壁近心尖、心尖、部分下壁可见放射性缺损区，左心室收缩期末呈球形改变。A. 分别从左心室短轴、垂直长轴及水平长轴观察；B. 为靶心图显示心尖部无运动，收缩期末呈球形

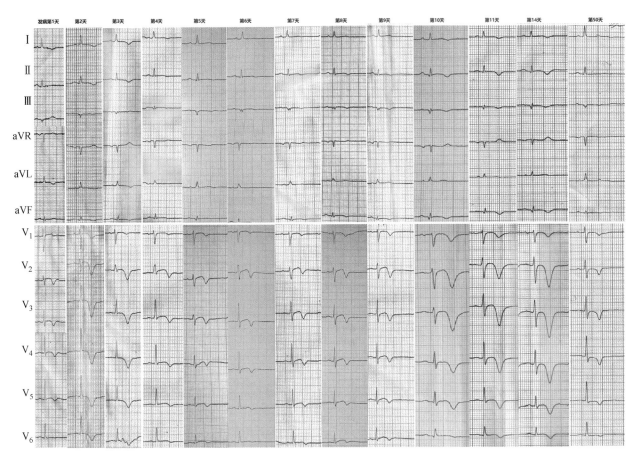

发病第1天　第2天　第3天　第4天　第5天　第6天　第7天　第8天　第9天　第10天　第11天　第14天　第50天

图 4-5　发病到随访 1 个半月心电图变化

类型之间可以出现转化；其二，TTS 患者可以存在明显的冠状动脉疾病，特别是删掉了之前强调的缺乏冠状动脉粥样硬化性罪犯血管证据。

文献报道大约 90% 的 TTS 患者为女性，发病年龄多为 55～84 岁，平均 60～70 岁[1-2]。文献报道国外人群 TTS 患者最大年龄为 95 岁[1]，我国报道最大发病年龄为 82 岁[3]。本例患者为 88 岁高龄女性，为目前文献报道国人发病年龄最大的患者。通过本例患者的诊治，笔者体会到，在高龄患者中诊断急性心肌梗死时也应考虑到 TTS 的可能。

TTS 的特点之一是发病前有应激因素，最初，大多数报道的触发因素为情感创伤。随着对 TTS 的认识逐渐深入，临床中观察到躯体应激情况下也可以发生 TTS，甚至比情感刺激更为普遍[4-5]。近年的研究发现，部分 TTS 患者发病前没有明显的压力事件证据[4-5]。文献报道在男性 TTS 患者中，100% 存在诱发因素且均为躯体应激；在女性患者中，50 岁以上患者的情感应激比例增加，同时无明显应激因素的比例增加（占 29.8%）[5]。文献报道，年龄在 75 岁以上的患者中，女性的比例更高，没有精神心理应激因素患者的比例更高[6]。本例患者发病前无明确的应激因素，符合老年女性的特点。

2. 高龄 Takotsubo 综合征患者恢复时间可能较长

TTS 患者的长期预后研究结论存在争议。一项荟萃分析显示与长期死亡率显著相关的 3 个因素包括年龄较大、躯体应激诱发和非典型球囊样改变。研究者推测在更脆弱的患者（如老年人）中发生的更强的触发因素（例如躯体应激）可能导致更高程度的心肌损伤，进而可能导致急性左心室整体性心肌顿抑（例如非典型球囊样改变）并最终导致长期更差的结果[7]。本例患者的一个特点是血浆脑钠肽显著升高，心电图 T 波倒置及室壁运动异常持续时间较长，与文献报道相符，提示高龄 TTS 患者病情可能较重，应引起关注。

本病确切病理生理机制尚不明确，交感神经刺激是其发病机制的关键[4, 8]。增强的交感刺激潜在病理生理效应包括：斑块破裂、多支心外膜冠状动脉痉挛、微循环功能障碍、儿茶酚胺的心肌毒性以及心肌存活途径的激活等[4]。另外，较高的雌激素浓度可能发挥了抗动脉粥样硬化的作用，使应激反应转向TTS而非急性心肌梗死[9]。目前关于本病的治疗缺乏前瞻性随机临床试验的证据，主要根据临床经验和专家共识为指导，急性期以对症治疗为主。长期治疗主要是服用血管紧张素转换酶抑制剂或血管紧张素受体拮抗剂[1]。最初认为，TTS患者的预后较好，但近年来的大样本研究发现，总体而言，TTS患者的长期预后与年龄和性别匹配的急性冠脉综合征患者无显著性差异，对于因躯体应激诱发的TTS患者预后甚至较急性冠脉综合征患者更差[10-11]。因此，对TTS患者的研究也越来越引起临床医生的重视。

三、要点提示

- 高龄女性人群也可能发生Takotsubo综合征，症状可能不典型，存在诱发因素的比例较低。
- 高龄Takotsubo综合征患者恢复时间可能较长，需要延长随访观察。

参考文献

[1] GHADRI J R, WITTSTEIN I S, PRASAD A, et al. International Expert Consensus Document on Takotsubo Syndrome (Part I): Clinical Characteristics, Diagnostic Criteria, and Pathophysiology. Eur Heart J, 2018, 39 (22): 2032-2046.

[2] TEMPLIN C, GHADRI J R, DIEKMANN J, et al. Clinical features and outcomes of Takotsubo (stress) cardiomyopathy. N Engl J Med, 2015, 373 (10): 929-938.

[3] 胡剑威，张学红，张兆奎，等.应激性心肌病与急性心肌梗死临床特点比较.中国老年学杂志，2017，37（8）：2048-2049.

[4] LYON A R, BOSSONE E, SCHNEIDER B, et al. Current state of knowledge on Takotsubo syndrome a Position Statement from the Taskforce on Takotsubo Syndrome of the Heart Failure Association of the European Society of Cardiology. Eur J Heart Fail, 2016, 18 (1): 8-27.

[5] PATEL S M, CHOKKA R G, PRASAD K, et al. Distinctive clinical characteristics according to age and gender in apical ballooning syndrome (Takotsubo/stress cardiomyopathy): an analysis focusing on men and young women. J Card Fail, 2013, 19 (5): 306-310.

[6] CAMMANN V L, SZAWAN K A, STÄHLI B E, et al. Age-Related Variations in Takotsubo Syndrome. J Am Coll Cardiol, 2020, 75 (16): 1869-1877.

[7] PELLICCIA F, PASCERI V, PATTI G, et al. Long-Term Prognosis and Outcome Predictors in Takotsubo Syndrome: A Systematic Review and Meta-Regression Study. JACC Heart Fail, 2019, 7 (2): 143-154.

[8] 高翔宇，郭春燕，杨吉刚，等.Takotsubo综合征一例.中华心血管病杂志，2017，45（9）：805-806.

[9] BRENNER R, WEILENMANN D, MAEDER M T, et al. Clinical characteristics, sex hormones, and long-term follow-up in Swiss postmenopausal women presenting with Takotsubo cardiomyopathy. Clin Cardiol, 2012, 35 (6): 340-347.

[10] GHADRI J R, KATO K, CAMMANN V L, et al. Long-Term Prognosis of Patients With Takotsubo Syndrome. J Am Coll Cardiol, 2018, 72 (8): 874-882.

[11] HAN P L, YANG Z G, DIAO K Y, et al. Comparison of clinical profiles between Takotsubo syndrome and acute coronary syndrome: a systematic review and meta-analysis. Heart Fail Rev, 2020, 25 (5): 847-860.

（高翔宇）

病例 5

伤心真的很"伤心"——反复发作的 Takotsubo 综合征

一、病例重现

患者老年女性，76 岁，主因"间断胸痛 19 年，加重 3 h"于 2019-10-12 入院。19 年前患者情绪激动时突发心前区疼痛，伴大汗、恶心、呕吐，含服硝酸甘油不缓解，疼痛持续几小时，以急性心肌梗死收住院，行冠脉造影未见明显狭窄。15 年前患者再次因情绪激动出现心前区疼痛，伴心悸、大汗，持续 30 min，吸氧休息后缓解。2 年前患者出现间断活动后心前区疼痛，伴心悸、出汗，含服硝酸甘油缓解，诊断为不稳定型心绞痛收住院，行冠脉造影，LADm 50% ～ 60% 节段性狭窄，LCXd 40% ～ 50% 狭窄，RCAm 60% ～ 70% 狭窄，未干预。此后规律服阿司匹林 100 mg qd、阿托伐他汀 10 mg qd。3 h 前患者情绪激动后出现剑突下闷痛，伴大汗、恶心、呕吐、头晕，无黑矇及晕厥，持续不缓解，就诊于我院急诊，心电图示下壁导联 ST 段抬高 0.1 mV，V_3 ～ V_6 导联 ST 段抬高 0.1 ～ 0.2 mV，T 波高尖，TnI 0.765 ng/ml，TnT 0.25 ng/ml，诊断为急性心肌梗死收住院。

既往史：高血压史 12 年，血压最高 190/100 mmHg，长期口服厄贝沙坦 150 mg qd，琥珀酸美托洛尔 23.75 mg qd，血压波动于 110 ～ 120/60 ～ 70 mmHg。血脂代谢异常史 19 年，长期口服阿托伐他汀 10 mg qn。支气管扩张史 5 年，未系统诊治，间断咳嗽、咳痰。近 2 周腹胀、纳差，消化科门诊诊治考虑为消化不良、肠道菌群失调，给予复方阿嗪米特肠溶片（泌特）、莫沙必利、双歧三联活菌（培菲康）治疗。13 岁及 14 岁时因胆道蛔虫 2 次行开腹手术。3 年前行牙龈肿物切除术。

入院查体：体温 36.4℃，呼吸 18 次 / 分，血压 140/75 mmHg，BMI 22.5 kg/m²，腹围 92 cm，A2 ＝ P2，心界不大，各瓣膜听诊区未闻及杂音，双下肢无水肿。

辅助检查：

- 急诊冠脉造影：LADp-m 50% ～ 70% 狭窄，D_1 70% ～ 90% 狭窄，LCXp 50% ～ 70% 狭窄，OMd 50% ～ 70% 狭窄，RCAp-m 50% ～ 70% 狭窄。
- 左心室造影：左心室前壁中段、心尖段运动消失，LVEF 60%。
- OCT 检查：LADp-m 最大管腔直径 1.87 mm，最小管腔直径 1.51 mm，最小管腔面积 2.14 mm²，纤维斑块、脂质斑块。RCAp-m 纤维斑块，最大管腔直径 2.04 mm，最小管腔直径 1.71 mm，最小管腔面积 2.71 mm²。

初步诊断：患者冠脉病变为稳定斑块，无斑块破裂、出血及夹层，故急性心肌梗死诊断不成立。诊断为应激性心肌病——心尖球囊综合征（Takotsubo 综合征），心功能 Ⅱ 级，高血压 3 级，血脂代谢异常。

入院后诊疗经过、随访、转归：给予患者阿司匹林、氯吡格雷、琥珀酸美托洛尔、尼可地尔、阿托伐他汀、曲美他嗪治疗。入院后动态观察 TnT、TnI、NT-proBNP 变化趋势（图 5-1）、既往 ECG 和此次住院期间 ECG、随访时 ECG 变化（图 5-2）。2019-10-12 入院第一次胸痛 3 h ECG 示胸前导联及下壁导联 ST 段抬高，T 波高尖；2019-10-13 入院第 2 天 ECG 示胸前导联及下壁导联 ST 段回到等电位线，T 波倒置；2019-10-15 患者情绪激动后再次出现胸痛，心电图示 V_2 ～ V_6 导联 ST 段再次抬高，T 波高尖；2019-11-5 ECG 示胸前导联 T 波

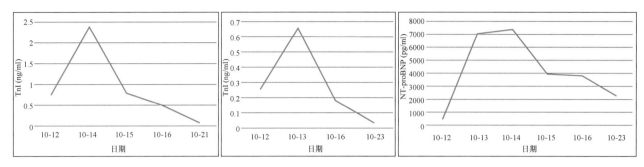

图 5-1　TnI、TnT 及 NT-proBNP 变化趋势

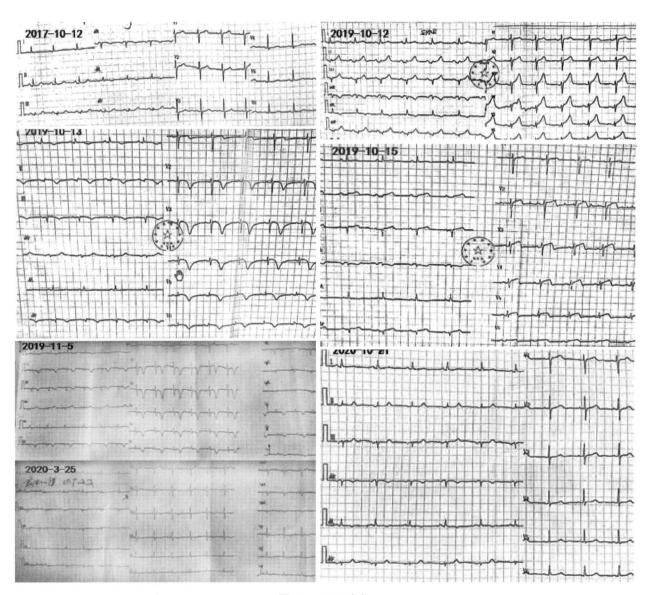

图 5-2　ECG 变化

深倒置；2020-3-25 随访 ECG 示 V$_3$ ～ V$_6$ T 波浅倒置；2020-10-21 随访 ECG 示胸前导联 T 波直立。双肾上腺 CT：未见异常。2019-10-15 心肌核素显像（图 5-3）示：左心室心尖部圆隆，心尖部、各

壁心尖段血流灌注减低。

2019-10-13 入院第 2 天 UCG：LA 3.5 cm，EDD 5.0 cm，LVEF 63%，左心室前壁、侧壁、下壁、后壁中间段、心尖段运动幅度减低，心尖部圆隆，无

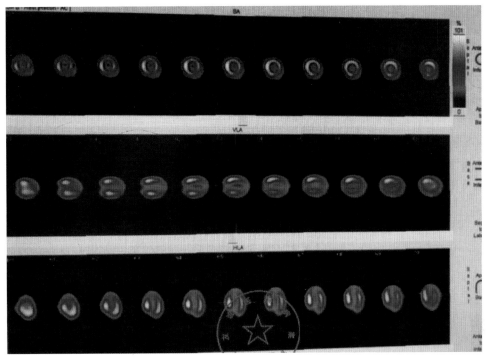

图 5-3 心肌核素显像

运动。2019-10-16 入院第 7 天 UCG：LA 3.23 cm，EDD 4.6 cm，LVEF 59%，室间隔、左心室心尖部运动减弱。2020-3-25 随访时 UCG：LA 3.29 cm，EDD 4.75 cm，LVEF 64%，左心室室间隔内膜回声增强，左心室后壁心尖部运动欠协调。2020-10-21 随访时 UCG：LA 3.23 cm，EDD 4.5 cm，LVEF 67.4%，左心室前壁及室间隔内膜回声增强，室壁运动协调。

2019-10-16 CMR（图 5-4A）示左心室稍大，左心房前后径 43 mm，左心室舒张末期横径 45 mm，长径 81 mm。略呈章鱼套样改变，心尖部肌壁运动减弱。2020-3-25 CMR（图 5-4B）示各室壁运动正常。

根据患者症状、冠脉造影所见冠脉病变特点、心电图变化、心脏超声及 CMR 所见室壁运动变化，确定诊断为应激性心肌病——Takotsubo 综合征。

随访 1 年，患者未再发生胸痛。

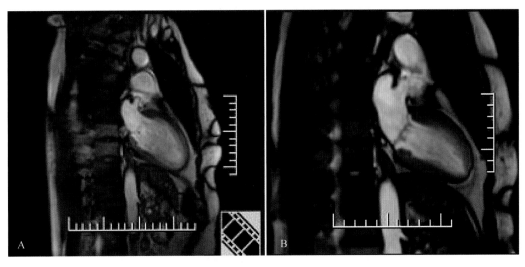

图 5-4 CMR。A. 2019-10-16；B. 2020-3-25

二、病例解析

1991年，日本学者第一次描述了Takotsubo综合征[1]。情绪应激、身体不适、药物因素[2]（多巴胺、多巴酚丁胺、肾上腺素、去甲肾上腺素、麻醉剂等）会诱发Takotsubo综合征。90%的Takotsubo综合征患者是女性，绝经期女性尤为多见。雌激素的缺乏可能是绝经期女性易感的原因[3]。本例患者第一次出现Takotsubo综合征的表现也是在绝经期后。然而，在日本，男性更容易发生Takotsubo综合征，其原因尚不明了，可能与种族基因以及应激的环境相关。Takotsubo综合征的确切发病机制仍不清楚。目前公认的Takotsubo综合征发病机制是：①应激因素联合遗传易感性导致中枢神经系统和自主神经系统的激活，儿茶酚胺水平升高诱发心肌损伤。心底部与心尖部、心室中部β受体信号转导途径不同[4]，这可以解释为什么Takotsubo综合征患者心尖和心室中部运动减弱，而心底部运动增强。②儿茶酚胺作用于血管内皮的α_1和α_2肾上腺素受体，导致内皮功能障碍，微血管痉挛。③糖脂代谢失调导致钙代谢紊乱[5]、炎症和重塑途径的过度表达也可能参与Takotsubo综合征发病。④氧化应激产物ROS的增加导致冠脉及外周动脉内皮细胞损伤[6]，继而引起心肌收缩功能异常。PI3K/AKT/mTOR途径在这一过程中发挥重要作用。⑤心肌局部炎症和全身炎症[7]可能在Takotsubo综合征的发生、发展过程中发挥重要作用。对于Takotsubo综合征易感基因的研究也有一些探索，但是目前还确定不了其易感基因。应激因素和遗传易感性可以导致Takotsubo综合征在一个患者身上反复发生。本例患者发作3次Takotsubo综合征，都是在情绪应激状态下发生的。

Takotsubo综合征被看作是应激性心肌病的一种，存在心肌损伤，但不是心肌梗死。Takotsubo综合征的诊断标准包括[8]：①急性发作的胸痛；②心电图的动态变化，变化可持续数周或数月；③心肌坏死标志物升高；④非闭塞性的冠状动脉狭窄；⑤典型的心尖和左心室中段室壁运动减弱，心底部室壁运动增强。室壁运动的异常在数天或数月恢复。Takotsubo综合征患者也可能出现心力衰竭、心律失常、心包炎等并发症，有一些患者甚至出现致命性并发症，4%～5%的Takotsubo综合征患者因心源性休克、心脏破裂和心脏停搏而死亡[9-10]。本例患者存在典型Takotsubo综合征表现，但没有出现并发症。

有41%的Takotsubo综合征患者存在非闭塞性冠脉狭窄，Takotsubo综合征与急性冠脉综合征同时存在并不少见，这时候Takotsubo综合征诊断困难。区别于急性心肌梗死的冠脉表现，Takotsubo综合征患者冠脉没有斑块破裂、夹层和血栓的表现。CMR非常有助于鉴别诊断急性心肌梗死和Takotsubo综合征[11]。特征性的室壁运动异常、心肌水肿及不存在延迟强化是Takotsubo综合征的典型CMR表现[12]，而急性心肌梗死存在不可逆的心肌损伤，所以CMR会表现延迟强化。CMR是诊断Takotsubo综合征右心室受累[13]或双心室受累的金标准。如果出现右心室受累或双心室[14]受累，Takotsubo综合征的患者预后较差。

Takotsubo综合征的治疗目前没有指南可供参考。根据Takotsubo综合征的可能发病机制，β受体阻滞剂、钙拮抗剂、ACEI/ARB类药对于发作急性期的Takotsubo综合征治疗有益，出现并发症时针对并发症治疗。对于Takotsubo综合征患者，是否需要长期服用β受体阻滞剂目前存在争议，因为一项研究显示：β受体阻滞剂不能有效地防治Takotsubo综合征再次发作[15]。本例患者存在冠脉狭窄，因此给予规范的冠心病二级预防治疗，其中包括β受体阻滞剂等药物。

三、要点提示

- Takotsubo综合征临床表现类似急性心肌梗死，结合冠脉造影结果、CMR表现、心脏超声室壁运动的特征可以区别Takotsubo综合征和急性心肌梗死。

- 大多数Takotsubo综合征患者的室壁运动在数天或数月完全恢复正常。但是，也有一部分患者出现致死性并发症。Takotsubo综合征急性期治疗原则是保护心肌、预防并发症；如果出现并发症，应尽快治疗。

参考文献

[1] DOTE K, SATO H, TATEISHI H, et al. Myocardial stunning due to simultaneous multivessel coronary spasms: a review of 5 cases. J Cardiol, 1991, 21 (2): 203-214.

[2] PELLICCIA F, KASKI J C, CREA F, et al. Pathophysiology of Takotsubo Syndrome. Circulation, 2017, 135 (24): 2426-2441.

[3] LYON A R, CITRO R, SCHNEIDER B, et al. Pathophysiology of Takotsubo Syndrome: JACC State-of-the-Art Review. J Am Coll Cardiol, 2021, 77 (7): 902-921.

[4] PAUR H, WRIGHT P T, SIKKEL M B, et al. High levels of circulating epinephrine trigger apical cardiodepression in a β 2-adrenergic receptor/Gi-dependent manner: a new model of Takotsubo cardiomyopathy. Circulation, 2012, 126 (6): 697-706.

[5] GODSMAN N, KOHLHAAS M, NICKEL A, et al. Metabolic alterations in a rat model of Takotsubo syndrome. Cardiovasc Res, 2022, 118 (8): 1932-1946.

[6] MÜNZEL T, TEMPLIN C, CAMMANN V L, et al. Takotsubo Syndrome: Impact of endothelial dysfunction and oxidative stress. Free Radic Biol Med, 2021, 169: 216-223.

[7] CIUTAC A M, DAWSON D. The role of inflammation in stress cardiomyopathy. Trends Cardiovasc Med, 2021, 31 (4): 225-230.

[8] NAPP L C, BAUERSACHS J. Takotsubo syndrome: between evidence, myths, and misunderstandings. Herz, 2020, 45 (3): 252-266.

[9] GILI S, CAMMANN V L, SCHLOSSBAUER S A, et al. Cardiac arrest in Takotsubo syndrome: results from the InterTAK Registry. Eur Heart J, 2019, 40 (26): 2142-2151.

[10] DI VECE D, CITRO R, TEMPLIN C. Response by Di Vece et al to Letter Regarding Article, "Outcomes Associated With Cardiogenic Shock in Takotsubo Syndrome: Results From the International Takotsubo Registry". Circulation, 2019, 139 (25): e1044-e1045.

[11] JENSCH P J, STIERMAIER T, EITEL I. Takotsubo Syndrome-Is There a Need for CMR? Curr Heart Fail Rep, 2021, 18 (4): 200-210.

[12] EITEL I, VON KNOBELSDORFF-BRENKENHOFF F, BERNHARDT P, et al. Clinical characteristics and cardiovascular magnetic resonance findings in stress (Takotsubo) cardiomyopathy. JAMA, 2011, 306 (3): 277-286.

[13] SCALLY C, AHEARN T, RUDD A, et al. Right Ventricular Involvement and Recovery After Acute Stress-Induced (Takotsubo) Cardiomyopathy. Am J Cardiol, 2016, 117 (5): 775-780.

[14] EITEL I, SCHULER G, GUTBERLET M, et al. Biventricular stress induced (Takotsubo) cardiomyopathy with left midventricular and right apical ballooning. Int J Cardiol, 2011, 151 (2): e63-e64.

[15] Madias J E. Takotsubo Cardiomyopathy: Current Treatment. J Clin Med, 2021, 10 (15): 3440.

（王萍）

致心律失常性左心室心肌病一例

一、病例重现

患者老年女性，主因"乏力 4 年，间断喘憋 2 年，加重 1 个月"于 2021-12-31 入院。患者 4 年前在外游玩时无明显诱因突发乏力，伴大汗，不伴胸痛、背痛等，外院就诊，自述心肌酶升高，诊断为"急性非 ST 段抬高心肌梗死"，行冠脉造影未见冠状动脉明显狭窄，予阿司匹林 100 mg qd、阿托伐他汀钙片 20 mg qd 治疗。3 年前就诊于阜外医院，完善 PET-CT 检查提示：心尖部、前侧壁心肌部分冬眠；下侧壁心肌以梗死为主；左心室心腔增大，心尖部、外侧壁、下后壁运动减弱，LVEF：39%。完善动态心电图提示：室性早搏（5 个），未见室性心动过速，未见明显 ST-T 动态改变。2 年前再次就诊于阜外医院，完善 CMR 提示：左心扩大伴左心功能减低，左心室心肌纤维脂肪组织浸润，考虑非缺血性心肌病，致心律失常性心肌病累及左心室可能性大。2 年前患者无明显诱因出现喘憋，夜间偶尔憋醒，坐起症状可缓解，活动及情绪激动后症状加重。不伴胸痛、背痛、下颌紧缩感，不伴腹痛、黑便等。近 1 个月患者喘憋加重，伴全身乏力、头晕，体位改变时头晕加重，无天旋地转感，无黑矇。伴右上肢无力，间断后背部出冷汗，未予特殊治疗。现患者为行进一步诊治收入我科。自发病以来，患者精神较差，饮食可，睡眠正常，大小便如常，体重无明显下降。

既往史及个人史： 高血压史 20 余年，血压最高可达 150/105 mmHg，规律服用阿利沙坦酯 1 片 240 mg qd，比索洛尔 2.5 mg qd。甲状腺功能减退，规律服用左甲状腺素钠片 100 μg qd。左脚湿疹，自行外用丹皮酚软膏。反流性食管炎近 4 年。慢性鼻炎 50 余年。鼻窦炎近 2 年，慢性咽炎近 10 年，间断咳嗽、咳痰，为白痰。左下肢肌间静脉血栓形成病史。诉既往曾诊断"睡眠呼吸暂停综合征、双眼视网膜动脉硬化、双眼白内障、脂肪肝"。否认糖尿病、脑血管病、精神疾病史。50 余年前确诊肺门淋巴结结核，自诉已治愈。否认肝炎史、疟疾史。既往曾因胆囊结石行胆囊切除术，因甲状腺结节行甲状腺右叶切除术。无过敏史、输血史、预防接种史、传染病史。其他系统回顾无特殊。个人史及家族史无特殊。

入院查体： 体温 36℃，脉搏 70 次 / 分，呼吸 16 次 / 分，血压 121/78 mmHg，SpO₂ 99%（未吸氧），体重 97.5 kg，身高 170 cm，BMI 33 kg/m²，腹围 110 cm。双肺未闻及干湿啰音，无胸膜摩擦音。心前区无异常隆起及凹陷，心尖搏动可，心尖搏动位于胸骨左侧第 5 肋间锁骨中线内 0.5 cm，各瓣膜区未触及震颤，叩诊心界不大，心率 70 次 / 分，心律齐，P2 ＝ A2，第一心音正常，各瓣膜听诊区未闻及病理性杂音及额外心音，无心包摩擦音。腹稍膨隆，无腹壁静脉曲张，腹软，无明显压痛、反跳痛及肌紧张，肝脾未触及，墨菲征（－），腹部叩诊鼓音，肝肾区无叩痛，肠鸣音 3 次 / 分。双下肢无水肿，双侧足背动脉搏动可。

辅助检查：
- 2018-7-2 外院静息心肌灌注显像（SPECT）＋心肌代谢显像（PET）：①心肌活力评价：心尖部、前侧壁心肌部分冬眠（冬眠心肌约占左心室的 12%）；下侧壁心肌以梗死为主（梗死心肌约占左心室的 11%）；其余心肌节段血流灌注 / 代谢正常。②左心室功能评价：左心室心腔增大，心尖部、外侧壁、下后壁运动减弱，LVEF 39%。

- 2019-4-17 外院 CMR 常规＋增强：左心扩大伴左心功能减低，左心室心肌纤维脂肪组织浸润，考虑非缺血性心肌病，致心律失常性心肌病累及左心室可能性大。心功能监测值：LVEF 34%，CO 4.7 L/min，EDV 197.4 ml。
- 2019-9-12 我院右下肢动静脉血管彩超：右下肢动脉血流通畅，右小腿肌间静脉血栓形成。
- 2021-12-13 我院甲状腺系列＋TGA＋TPOA：促甲状腺素（TSH）12.08 mIU/L，游离 T_3（FT_3）4.75 pmol/L，游离 T_4（FT_4）9.26 pmol/L，甲状腺过氧化物酶抗体定量（ATPO）26.20 U/ml。
- 2021-12-21 我院胸部 CT 平扫对比 2021-9-12 胸部 CT：①双肺慢性炎症可能，大致同前；②双肺多发微小结节，同前，建议年度复查；③双侧胸膜稍厚；④胸部 CT 平扫未见明确急性炎症，请结合临床。
- 2021-12-9 我院超声心动图：左房、左心室增大，节段性室壁运动异常，LVEF 正常低限，小房间隔缺损（继发孔型）。

初步诊断：致心律失常性心肌病（左心室型）可能，陈旧性心肌梗死，室性早搏，左心房、左心室增大，房间隔缺损（继发孔型），高血压 2 级（很高危），甲状腺功能减退，桥本甲状腺炎，反流性食管炎，脂肪肝，双肺慢性炎症可能，双肺多发微小结节，双侧胸膜稍厚，鼻窦炎，慢性鼻炎，慢性咽炎，睡眠呼吸暂停综合征，双眼视网膜动脉硬化，双眼白内障，左足湿疹，两侧乳房腋下副乳，左小腿肌间静脉血栓，肺门淋巴结结核病史，胆囊切除术后，甲状腺右叶切除术后。

入院后诊疗经过：入院后监测生命体征：血压 110～130/60～80 mmHg，心率 60～70 次/分。无不适主诉。完善常规化验：血常规、肝肾功能、尿便常规、血脂水平、电解质水平、心肌损伤标志物、NT-proBNP 等均未见明显异常。冠脉 CTA 未见异常。

CMR 示：右心房前后径 63 mm，左右径 45 mm；左心房前后径 48 mm，左右径 36 mm；左心室短径：58 mm；右心室左右径 49 mm。心肌厚度：基底部前壁 6.2 mm，前间隔 11.5 mm，下间隔 10.1 mm，下壁 9.1 mm，下侧壁 5.0 mm，前侧壁 6.3 mm；乳头肌水平前壁 6.2 mm，前间隔 7.6 mm，下间隔 11.5 mm，下壁 7.4 mm，下侧壁 5.8 mm，前侧壁 5.3 mm；心尖前壁 7.1 mm，间隔壁 11.5 mm，下壁 7.6 mm，侧壁 7.4 mm。右心房增大，左心室稍增大，左心室基底部至乳头肌水平部分游离壁略薄。左心室乳头肌稀疏变薄。T2 压脂像左心室基底核至乳头肌水平侧壁条带状低信号（图 6-1）。延迟强化：左心室基底部前壁、侧壁见心外膜为主延迟强化；乳头肌水平前壁、侧壁、部分下壁及心尖部部分前壁、侧壁、下壁见心肌全层延迟强化（图 6-2）。右心室心尖部前壁可疑心肌延迟强化。心包见少量积液。瓣膜：未见反流征象。描述：左心室乳头肌水平前侧壁及下侧壁心肌无运动，右心室三尖瓣下区域似见收缩期局部膨凸，右室流出道增宽，宽径约 3.6 cm；左心室流出道未见狭窄或增宽。EF 35%，CO 4.4 L/min，SV 84.4 ml。检查诊断：①考虑左心室心肌纤维 & 脂肪浸润，致心律失常性心肌病（左心室型）可能；②左心功能不全；③右心房、右心室增大，右心室流出道增宽，请结合临床综合评价；④心包少量积液。

药物治疗：①苯磺酸氨氯地平片 5 mg 口服，每日一次。②利伐沙班片 20 mg 口服，每日一次。

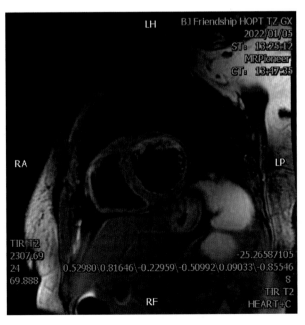

图 6-1　MRI T2 压脂像

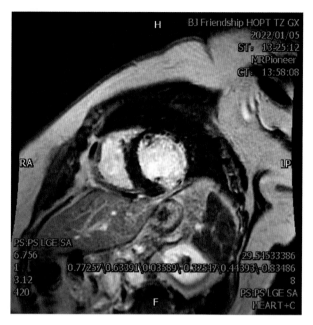

图 6-2 延迟强化

③沙库巴曲缬沙坦钠片 100 mg 口服，每日 2 次。
④左甲状腺素钠片 100 μg 口服，早餐前 10 min。
⑤盖三淳软胶囊 0.25 μg 口服，早餐前 10 min。
⑥阿托伐他汀钙片 20 mg 口服，每晚一次。⑦比索洛尔 2.5 mg 口服，每日一次。

二、病例解析

2011 年由美国心律协会（HRS）和欧洲心律学会（EHRA）正式提出致心律失常性心肌病（arrhythmogenic cardiomyopathy）的定义[1]。目前有学者将致心律失常性心肌病分为 3 个亚型，即右心室型、左右心室型和左心室型[2]。左心室受累的致心律失常性心肌病（ALVC）流行病学研究不多，临床特征主要表现为左心室起源的室性心律失常，早期可能只有心电学的改变，左心室结构无明显异常，磁共振检查可见左心室延迟增强等影像学异常，临床预后比单纯累及右心室更差，心源性猝死发生率高。而且 ALVC 患者因左心室结构受损、左心室功能障碍等，可造成体循环灌注不足，进而导致心力衰竭的发生。但临床诊断 ALVC 时，因右心室结构、功能几乎正常，左心室功能减退，极易被诊断为心肌梗死、扩张型心肌病等。

1. 症状及心电图表现

ALVC 的临床表现多样，如胸痛、持续心悸、劳力性呼吸困难、晕厥等左心室功能损伤的相关症状，少部分患者无明显症状。一项研究报道，心悸与劳力性呼吸困难是最常见的症状。心律失常类型主要为右束支阻滞型的频发室性早搏或室性心动过速。心电图特征表现为：侧壁导联（V_5、V_6、伴/不伴 V_4、I 和 aVL）或下壁导联（II、III、aVF）可出现 T 波倒置和 epsilon 波，可出现左束支阻滞，电轴左偏[2-4]。该患者临床表现为劳力性呼吸困难，心电图可见 V_4、V_5、V_6、I 和 aVL 导联 T 波低平或倒置表现（图 6-3）。动态心电图可见右束支阻滞型的室性早搏（图 6-4）。以上均符合 ALVC 的表现。目前该患者尚无发生室性心动过速的临床表现及依据。

2. 病理及影像学表现

在病理上以左心室被纤维脂肪组织替代为特征，在心源性猝死患者的尸检中被发现，左心室纤维脂肪组织经常以环形发生在心肌外 1/3 和室间

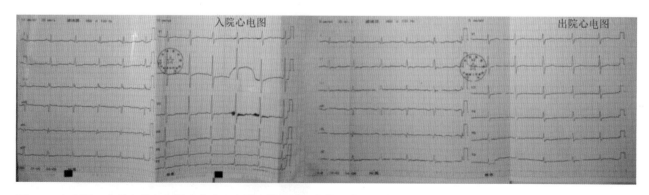

图 6-3 心电图：患者入院心电图和出院心电图比较无明显变化，表现为窦性心律，可见 V_4、V_5、V_6、I 和 aVL 导联 T 波低平或倒置

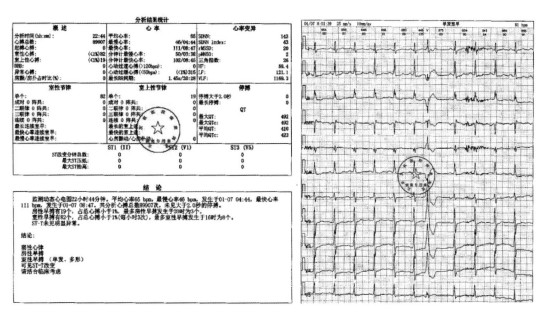

图 6-4 动态心电图

隔的右心室侧[5]。影像学检测是致心律失常心肌病诊断的重要依据。ALVC 的超声心动图（表 6-1）可表现为 LVEF 轻微下降或正常，左心室舒张末容积增加和左心室室壁运动异常。磁共振检查主要表现为左心室局限性扩张，室壁运动障碍，左心室室壁瘤，左心室致密化不全，左心室心外膜下或中层心肌延迟增强等[6-7]。该患者的超声心动图表现为左心室增大，节段性室壁运动异常，LVEF 正常低限，磁共振检查表现 T2 压脂像左心室基底核至乳头肌水平侧壁条带状低信号（图 6-1），左心室基底部前壁、侧壁见心外膜为主延迟强化，乳头肌水平前壁、侧壁、部分下壁及心尖部部分前壁、侧壁、下壁见心肌全层延迟强化（图 6-2），考虑左心

室心肌纤维及脂肪浸润。符合 ALVC 影像学表现。

此外，该患者 4 年前出现无明显诱因乏力伴大汗，心肌酶升高，外院诊断为"急性非 ST 段抬高型心肌梗死"，行冠脉造影未见冠脉狭窄及闭塞征象，后完善 PET-CT 检查提示：心尖部、前侧壁心肌部分冬眠；下侧壁心肌以梗死为主，CMR 也表现为心尖部部分前壁、侧壁、下壁见心肌全层延迟强化。应该注意到，ALVC 部分病例存在有节段性室壁运动异常容易误诊为扩张型心肌病或缺血性心肌病（慢性心肌梗死），鉴别在于 ALVC 主要从心外膜到心内膜受累，而心肌梗死恰恰相反（从心内膜到心外膜受累），而该患者的 CMR 示左心室基底部前壁、侧壁见心外膜为主延迟强化，符

表 6-1 超声心动图

日期	EDD（mm）	ESD（mm）	EF（%）	FS（%）	结论
2010-2	60	41	58	31	左心大，节段性室壁运动异常，主动脉瓣关闭不全（轻度），二尖瓣关闭不全（轻度）
2017-2-7	54	38	58		节段性室壁运动异常，左心增大，主动脉瓣反流（轻度），二尖瓣反流（中度），三尖瓣反流（轻度），左心室舒张功能减低，心包积液（少量）
2020-3-27	60	40	62	34	左心室增大，节段性室壁运动异常
2020-9-14	61	40	61	34	先天性心脏病，房间隔缺损（继发孔型），左心房、左心室增大，节段性室壁运动异常
2021-12-29	61	43	54		左心房、左心室增大，节段性室壁运动异常，LVEF 正常低限，小房间隔缺损（继发孔型）

合 ALVC 的表现。但该患者既往曾出现心肌酶的升高，PET-CT 提示下侧壁心肌以梗死为主，CMR 也可见下壁心肌全层延迟强化，因此不除外合并冠脉造影阴性的心肌梗死可能。需要注意的是目前文献报道缺少 PET-CT 对心肌病诊断的相关研究，这可能是该患者 PET-CT 未能考虑 ALVC 的一个原因。

3. 致病基因

目前关于 ALVC 的致病基因国内外相关研究报道较少。近年来报道的 ALVC 可能的致病基因和突变，主要集中在五个桥粒基因，还有两个非桥粒基因 *TMEM43* 和 *PLN*，目前报道最常见的致病相关基因突变是 *DSP* 基因[4]。目前基因突变筛查并不能作为临床诊断和分型的依据，只能作为临床诊断的补充提示。遗憾的是，该患者未能完善基因筛查。

4. 治疗及预后

关于 ALVC 治疗及预后资料目前较少，但左心室的结构和功能决定了累及左心室的心肌病较单纯累及右心室更加预后不良。左心室结构和功能受损容易导致体循环灌注不足继而导致心力衰竭，增加恶性心律失常事件和猝死风险。甚至，有些

ALVC 患者在心律失常事件发生时，左心室结构和功能无异常，在临床上容易被忽略。目前治疗上主要为针对心衰及心律失常的治疗，必要时可行心脏再同步治疗、射频消融、植入 ICD 甚至心脏移植等治疗。目前治疗及预后方面无大规模临床试验数据，尚待进一步研究证实。国内关于 ALVC 的流行病学、临床预后和发病机制尚需要进一步研究。

三、要点提示

- ALVC 流行病学研究不多，临床预后比单纯累及右心室更差，心源性猝死发生率高。临床诊断 ALVC 时，因右心室结构、功能几乎正常，左心室功能减退，极易被诊断为心肌梗死、扩张型心肌病等。综合分析患者的临床表现、心电图、影像学表现、基因筛查以及心肌活检可以帮助我们明确诊断。

- 关于 ALVC 治疗及预后资料目前较少，目前对于 ALVC 的治疗主要为针对心衰及心律失常的治疗，必要时可行心脏再同步治疗、射频消融、植入 ICD 甚至心脏移植等治疗，预防恶性心律失常事件和猝死风险。

参考文献

[1] ACKERMAN M J, PRIORI S G, WILLEMS S, et al. HRS/EHRA expert consensus statement on the state of genetic testing for the channelopathies and cardiomyopathies: this document was developed as a partnership between the Heart Rhythm Society (HRS) and the European Heart Rhythm Association (EHRA). Europace, 2011, 13 (8): 1077-1109.

[2] SEN-CHOWDHRY S, SYRRIS P, WARD D, et al. Clinical and genetic characterization of families with arrhythmogenic right ventricular dysplasia/cardiomyopathy provides novel insights into patterns of disease expression. Circulation, 2007, 115 (13): 1710-1720.

[3] SEN-CHOWDHRY S, SYRRIS P, PRASAD S K, et al. Left-dominant arrhythmogenic cardiomyopathy: an under-recognized clinical entity. J Am Coll Cardiol, 2008, 52 (25): 2175-2187.

[4] MATTESI G, CIPRIANI A, BAUCE B, et al. Arrhythmogenic Left Ventricular Cardiomyopathy: Genotype-Phenotype Correlations and New Diagnostic Criteria. J Clin Med, 2021, 10 (10): 2212.

[5] DE PASQUALE C G, HEDDLE W F. Left sided arrhythmogenic ventricular dysplasia in siblings. Heart, 2001, 86 (2): 128-130.

[6] TE RIELE A S, TANDRI H, BLUEMKE D A. Arrhythmogenic right ventricular cardiomyopathy (ARVC): cardiovascular magnetic resonance update. J Cardiovasc Magn Reson, 2014, 16 (1): 50.

[7] MANOLE S, PINTICAN R, POPA G, et al. Diagnostic Challenges in Rare Causes of Arrhythmogenic Cardiomyopathy-The Role of Cardiac MRI. J Pers Med, 2022, 12 (2): 187.

（刘辉　王永亮）

脓毒性心肌病一例

一、病例重现

患者青年女性，29 岁，公司职员，因"间断发热 7 天，胸闷、憋气 4 天"于 2022-1-4 入院。患者 7 天前（2021-12-28 晨）劳累（熬夜数天）后出现咽痛，右侧为著，傍晚出现发热，体温 37.3℃，后逐渐上升，最高达 38℃，伴有畏寒、寒战，伴有头晕、恶心，全身肌肉、关节酸痛，无咳嗽、咳痰，无喷嚏、流涕，无尿频、尿急、尿痛，无腹痛、腹泻，无胸痛、胸闷，无喘憋、气促、呼吸困难，无皮疹等，自行口服"复方氨酚烷胺片"1 片，未见明显好转。6 天前（2021-12-29）患者仍有发热，体温约 38℃，晨口服布洛芬 1 片后体温降至正常，7～8 h 后体温再次升高，最高达 39.8℃，伴有畏寒、寒战，伴有全身肌肉、关节酸痛，伴有周身皮疹（起初为双臂及腹部后逐渐蔓延至下肢，为紫红色斑丘疹，大小形状不一，边界清楚，无瘙痒、疼痛）（图 7-1），无胸痛、胸闷，无喘憋、气促、呼吸困难等不适，自行口服"头孢地尼"后未见明显好转；遂于 5 天前（2021-12-30）就诊于外院，完善新冠病毒核酸检测阴性；肺 CT 未见明显异常；血常规：WBC 10.1×10⁹/L，GR% 92.9%，CRP 101.70 mg/L；考虑"细菌感染"，予"头孢噻肟舒巴坦 3 g bid"静脉滴注 2 天，患者仍有发热，体温达 39℃以上，口服布洛芬后可降至 37℃左右，傍晚后体温再次升高。4 天前（2021-12-31）夜间患者出现胸闷、憋气，伴有心悸、气喘、胸部压迫感，无明显胸痛及肩背部放射性疼痛，无夜间憋醒，无双下肢水肿，无尿量减少等不适，间断出现腹泻，为黄色稀水样便，无明显腹痛，于 2022-1-1 就诊于我院急诊，测体温 39.7℃，收缩压 76 mmHg，

完善血常规：WBC 14.65×10⁹/L，GR% 96.9%，CRP 262.80 mg/L。心肌标志物：TnT 0.430 ng/ml，TnI 5.454 ng/ml，NT-proBNP 6682.0 pg/ml。胸部 CT 示双肺炎症，双肺下叶为著。双侧胸腔少量积液，双肺下叶膨胀不全。心包少量积液。完善心电图示窦性心动过速，心率 123 次/分，肢体导联低电压。超声心动图示房室内径正常，左心室整体室壁运动略减弱，左室射血分数减低（Simpson 法 46.3%）。予患者补液、去甲肾上腺素［0.2 µg/（kg·min）］升压，左氧氟沙星抗感染治疗。同时完善病原学检查示：肺炎支原体检测 1∶160 阳性，EB 病毒壳抗原 IgG 抗体 171.00 U/ml，EB 病毒核抗原 IgG 抗体 376.00 U/ml，抗生素调整为泰能（亚胺培南西司他丁钠）0.5 g q8 h，口服阿奇霉素 0.25 g qd，同时辅酶 Q10 1 片 tid 营养心肌等治疗。患者腹泻、右下腹压痛，完善腹盆平扫 CT 提示：阑尾异常增粗，急性阑尾炎不除外，予禁食水、补液、抗感染等治疗。患者现体温正常，现为进一步诊治收入院。

患者自发病以来，神清，精神弱，睡眠欠佳，禁食水状态，近 1 周体重增加约 5 kg。

既往史：患者 2 个月余前因心悸于同仁医院就诊，完善动态心电图示窦性心动过速（平均心率 103 次/分），窦性心律不齐，不完全右束支传导阻滞，室上性早搏。超声心动图未见明显异常，未予特殊诊治。发现多囊卵巢综合征 3 年余，曾口服炔雌醇环丙孕酮 3 个月治疗。否认高血压、心脏病、脑血管病史。其他系统回顾无特殊，规律体检。

个人史：吸烟史 5 年余，4～5 支/天，未戒烟。

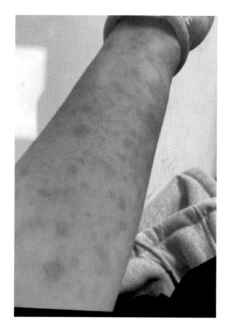

图 7-1 2021-12-29 上肢皮疹

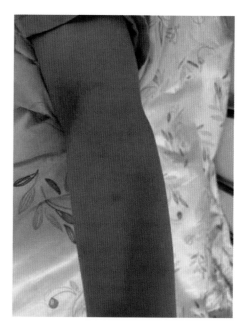

图 7-2 2022-1-4 入院时上肢皮疹

聚会性饮酒。

家族史：母亲健在，父亲 50 岁左右因急性心肌梗死去世，无兄弟姐妹，否认家族中类似病史、传染病史、遗传病史及肿瘤史。

入院查体：血压 85/64 mmHg（左），90/58 mmHg（右），脉搏 89 次/分，呼吸 20 次/分，SpO2 99%（未吸氧）。体重 86 kg，身高 160 cm，BMI 33.59 kg/m²，腹围 96 cm。神清，扁桃体 Ⅱ 度肿大，无充血及脓性分泌物，双侧颌下可触及肿大淋巴结，无压痛，余浅表淋巴结未触及；全身多发淡红色皮疹，大小不一，边界模糊（图 7-2）。无颈静脉怒张，未闻及颈部血管杂音；双肺呼吸音粗，未闻及明显干湿啰音；心前区无异常隆起及凹陷，心尖搏动位于锁骨中线内 0.5 cm，各瓣膜区未触及震颤，叩诊心界不大，心率 89 次/分，心律齐，P2＞A2，心音正常，各瓣膜听诊区未闻及病理性杂音，无心包摩擦音，无奇脉；腹膨隆，右上腹有压痛，无反跳痛、肌紧张，麦克伯尼点无压痛、反跳痛，肠鸣音 3 次/分，右侧锁骨中线肋缘下可触及肝缘；双下肢无水肿。

辅助检查：

- 血常规＋CRP（2021-12-30，外院）：WBC 10.1×10⁹/L ↑，GR% 92.9% ↑，CRP 101.70 mg/L ↑。

- 血常规＋CRP（2022-1-4，我院）：WBC 10.52×10⁹/L ↑，GR% 87.2% ↑，HGB 105 g/L ↑，PLT 219×10⁹/L，CRP 143.87 mg/L ↑。

- 生化＋PCT（2022-1-4，我院）：ALB 28.8 g/L ↓，ALT 28 U/L，Cr 58.5 μmol/L，K 3.46 mmol/L ↓，PCT（血浆）1.13 ng/ml ↑，乳酸 2.14 mmol/L。

- NT-proBNP（2022-1-4，我院）：6083.0 pg/ml ↑。

- NT-proBNP（2022-1-5，我院）：1929 pg/ml ↑。

- NT-proBNP（2022-1-9，我院）：133 pg/ml ↑。

- TnT（2022-1-4，我院）：0.100 ng/ml ↑。

- TnI（2022-1-4，我院）：0.129 ng/ml ↑。

- 肝功能：ALT 25 U/L，AST 19.5 U/L，ALB 26.3 g/L ↓，CHE 3.69 kU/L。

- 肾功能：Cr 53.5 μmol/L，Urea 3.53 mmol/L，eGFR 108.96 ml/（min·1.73 m²）。

- 凝血功能：PTA 63.4%，PT 16.3 s，APTT 42.4 s，D-二聚体 2.90 μg/ml ↑。

- 脂代谢：CHOL 2.76 mmol/L ↓，TG 1.41 mmol/L，LDL-C 1.64 mmol/L ↓，HDL-C 0.40 mmol/L ↓。

- 尿蛋白 4 项：IgGU 0.91 mg/dl，余阴性。

- 血气（吸氧）：pH 7.49，PO2 122.00 mmHg ↑，SO2 98.40%，HCO3⁻ 20.20 mmol/L，PCO2 27.10 mmHg。

- 甲状腺功能：T3 45.85 ng/dl，FT3 1.92 pg/ml，

余阴性。

- 尿常规、便常规、肿瘤标志物、糖化血红蛋白、同型半胱氨酸阴性。
- 肺炎支原体检测：1∶160 阳性↑。
- EB 病毒组合：EB 病毒壳抗原 IgG 抗体 171 U/ml↑，EB 病毒核抗原 IgG 抗体 376.0 U/ml↑。
- 艾梅乙丙：HBsAb 247.73 mIU/ml↑。
- CMV-DNA、呼吸道九联检、腺病毒、柯萨奇病毒、病毒四项、甲乙流感抗原：阴性。
- 抗链球菌溶血素 O 试验、类风湿因子：阴性。
- 免疫球蛋白＋补体：IgM 237.0 mg/dl↑，C3 88 mg/dl↑。
- 血培养、衣原体 IgG、EBV 核酸、ANA、ENA、ANCA：阴性。
- 胸部 CT（图 7-3）：双肺炎症，双肺下叶为著。双侧胸腔少量积液，双肺下叶膨胀不全。心包少量积液。
- 心电图（图 7-4）：窦性心动过速，心率 123 次/分，肢体导联低电压。
- 超声心动图（图 7-5）：房室内径正常，左

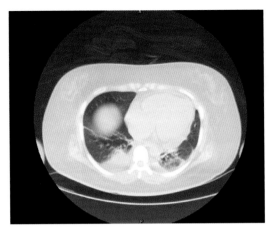

图 7-3 胸部 CT

心室整体室壁运动略减弱，左室射血分数减低（Simpson 法 46.3%）。

- 腹盆平扫 CT（图 7-6）：阑尾异常增粗，急性阑尾炎不除外。

入院诊断：脓毒症，脓毒症休克，脓毒性心肌病？暴发性心肌炎？射血分数中间值的心力衰竭，心功能Ⅲ级（NYHA 分级），细菌性肺炎，支原体肺炎，双侧胸腔积液，心包积液（少量）急性阑尾炎，多囊卵巢综合征。

入院后诊疗经过：患者青年女性，劳累后出现咽痛、高热、腹泻，伴有畏寒、寒战、皮疹，查

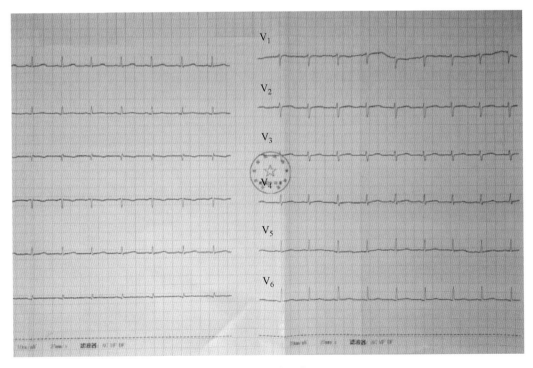

图 7-4 入院心电图

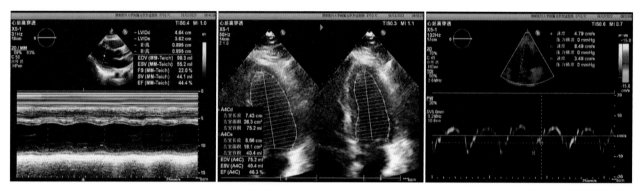

图 7-5　超声心动图

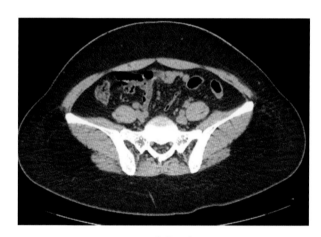

图 7-6　腹盆平扫 CT

体扁桃体肿大，右腹部压痛，化验提示白细胞、中性粒细胞百分比、中性粒细胞绝对值、PCT 升高为主，影像学提示存在双下肺炎、阑尾炎。从症状、体征及辅助检查结果来看，考虑符合细菌感染表现。但感染相关皮疹主要以病毒感染多见，因此结合该患者病史，考虑病程初期为上呼吸道病毒侵入感染，后继发肺部、肠道细菌

感染。同时患者病程中出现低血压，最低收缩压 76 mmHg，需要应用血管活性药物维持，SOFA 评分＞2 分，故"脓毒症、脓毒症休克"诊断明确。其间给予患者禁食水、补液、根据病原学检查抗感染治疗。

患者 2 个月余前，因心悸完善超声心动检查，结构及功能未见明显异常，无基础心脏疾病。此次病程期间出现胸闷、憋气，化验结果示 TnI、TnT、NT-proBNP 升高，超声心动图提示左心室整体室壁运动减弱，左室射血分数减低（EF 43.6%），考虑患者合并有心肌损伤、心功能不全。

患者脓毒症诊断明确，合并有血流动力学不稳定，心肌酶升高，心功能的下降，经抗感染、补液等治疗后，心功能逐渐恢复。考虑脓毒性心肌病可能性大。为进一步明确诊断，完善静息心肌核素显像（图 7-7）检查，可见左心室各室壁显像剂分布不均，呈"花斑样"改变，符合"心肌损伤"表现。同时完善 CMR（图 7-8）可见左心室多发心肌水肿，运动减弱，少许延迟强化，考虑左心室多发心肌损伤。

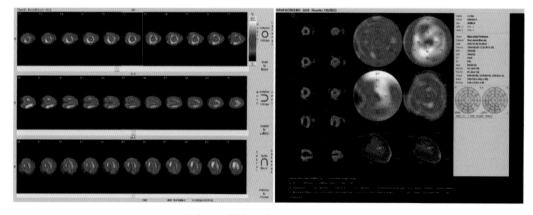

图 7-7　静息心肌核素显像（2022-1-5，起病 8 天）

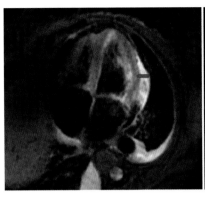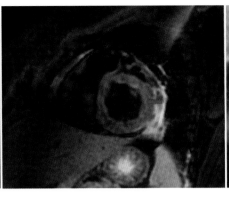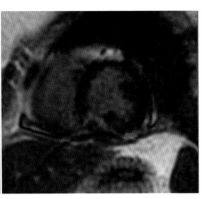

图 7-8　**CMR**（2022-1-6，起病 9 天）

因此，诊断脓毒性心肌病。但需与以下疾病相鉴别：

感染后出现心肌损伤标志物指标的升高，首先考虑病毒性心肌炎，同时出现低血压、休克表现，要考虑暴发性心肌炎可能。但患者完善病原学检查仅 EB 病毒 IgG 抗体、肺炎支原体检测阳性，其余 CMV-DNA、呼吸道九联检、腺病毒、柯萨奇病毒、病毒四项、甲乙流感抗原均为阴性，白细胞、中性粒细胞百分比明显升高，病原学检查不支持病毒感染。患者仅经抗感染治疗，短期内心功能迅速恢复，诊断暴发性心肌炎依据不足。

另外患者心肌酶升高，还需排除心肌梗死可能。患者虽然有吸烟、肥胖、家族史等冠心病危险因素，但患者为青年女性，未绝经，无胸痛、放散痛等症状，心电图无明显 ST 段改变及动态演变过程，心脏彩超未见明显节段性室壁运动异常，故不考虑

"心肌梗死"诊断。同时完善 ANA、ENA、ANCA、抗链球菌溶血素 O 试验、类风湿因子及免疫球蛋白＋补体，无明显异常，除外风湿免疫系统疾病。

入院后给予泰能＋阿奇霉素抗感染治疗，患者体温正常，WBC 明显下降后（表 7-1），调整为拉氧头孢联合阿奇霉素抗感染，同时予孟鲁司特改善气道高反应，强力枇杷露止咳等治疗。患者合并急性阑尾炎，因考虑患者合并心功能不全等，外科医生建议保守治疗。予禁食水、抗感染、补液等治疗后，患者腹部症状、体征消失，逐渐恢复饮食。患者心功能不全，其间给予呋塞米减轻容量负荷，能气朗（辅酶 Q10）营养心肌，伊伐布雷定控制心室率，小剂量应用沙库巴曲缬沙坦（后因血压不耐受停用）等治疗后，胸闷、憋气症状明显改善减轻（起病 11 天），心电图肢导低电压（起病 13

表 7-1　患者起病及住院期间体温、WBC、TnI、NT-proBNP、EF 变化过程

	2022-1-1	2022-1-2	2022-1-3	2022-1-4	2022-1-5	2022-1-6	2022-1-7	2022-1-8	2022-1-9	2022-1-10
体温峰值（℃）	39.7	36.6	38.2	37.1	—	—	—	—	—	—
WBC（×10⁹/L）	14.65	12.97	12.10	10.52	6.53	—	5.3	—	—	6.06
CR（mg/L）	262	242	91	143	112	—	25.27	—	—	4.29
TnI（ng/ml）	5.454	0.633	0.496	0.129	0.042	—	0.010	—	—	0.004
CK-MB（ng/ml）	5.10	1.80	0.40	0.30	0.40	—	0.20	—	—	0.30
NT-proBNP（pg/ml）	6682	3809	8602	6083	1929	—		—	—	133
EF（%）	—	46.3	—	52.3	—	—		—	—	55.7
抗生素治疗	左氧氟沙星	左氧氟沙星，泰能	泰能，阿奇霉素	—	—	—	拉氧头孢，阿奇霉素	—	—	—

天）较前改善（图 7-9），TnI 降至正常（图 7-10），NT-proBNP 由 1929 pg/ml 降至 133 pg/ml。复查超声心动图 LVEF 恢复至 55.7%（表 7-1）。

随访：患者口服头孢地尼、阿奇霉素 1 周后停用。继续伊伐布雷定控制心室率，能气朗营养心肌，血压允许的情况下，逐渐加用倍他乐克（酒石酸美托洛尔，12.5 mg bid）及沙库巴曲缬沙坦（逐渐滴定至 50 mg bid）。1 个月后复查超声心动图（图 7-11），心脏结构及功能正常（EDD 4.8 cm，EF 63.3%），室壁运动协调。3 月后复查 CMRI（图 7-12）：左心室多发心肌水肿较前消失，运动减低较前明显好转，左心室乳头肌水平下壁条片状延迟强化未再显示。5 个月后复查心肌核素（图 7-13）：左心室心尖段、前壁中段及下侧壁中段显像剂分布稀疏缺损（约 8%），较前面积减少、显像剂分布增高。心脏 EF 66%，各室壁心肌运动未见明显异常。

二、病例解析

1. 脓毒症

脓毒症是由机体因感染而失控的宿主反应所致的危及生命的器官功能障碍[1]。目前脓毒症的诊断继续沿用《第三版脓毒症与感染性休克定义的国际共识》定义[2]，即脓毒症＝感染＋SOFA（脓毒症相关序贯器官衰竭评分）≥ 2（表 7-2）[3]。脓毒症最常累及的器官系统为心血管、呼吸、神经、血液系统、肾、和肝。此患者感染后，很快出现左心室收缩和舒张功能障碍，需要应用血管活性药物来维持血流动力学稳定，因此考虑脓毒性心肌病。目前由于缺乏统一定义和诊断标准，文献报道脓毒性心肌病的患病率不等，为 10% ～ 70%[4]。虽然没有明确的共识定义，但大多数综述文章和专家意见都同意其具备以下基本特征[5-6]：①急性起病和可逆性，发病后 7 ～ 10 天逐渐恢复正常；②全心或双心室收缩和（或）舒张功能障碍；③左心室扩张；④对液体复苏和儿茶酚胺类药物反应不佳；⑤除外急性冠状动脉狭窄所致的心肌缺血。

2. 脓毒性心肌病的发生机制

脓毒性心肌病的发生机制复杂[7]：内毒素、肿瘤坏死因子 α、白介素 1 等炎症因子导致 NO 过量释放、心肌细胞对 Ca^{2+} 的敏感性下降、补体系统和脂多糖参与心肌抑制、Toll 样受体和核因子 κB 信号通路的激活、β 肾上腺素能受体表达

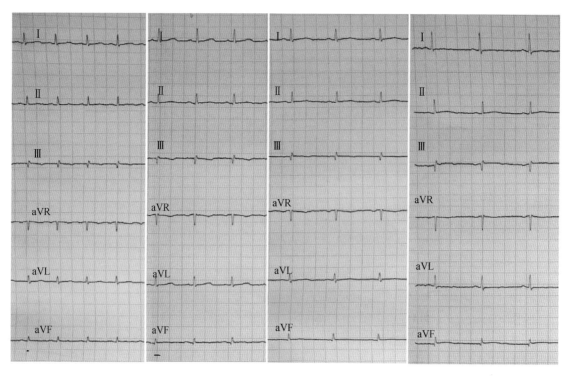

图 7-9　心电图动态变化：**A.** 2022-1-3；**B.** 2022-1-4；**C.** 2022-1-5；**D.** 2022-1-11

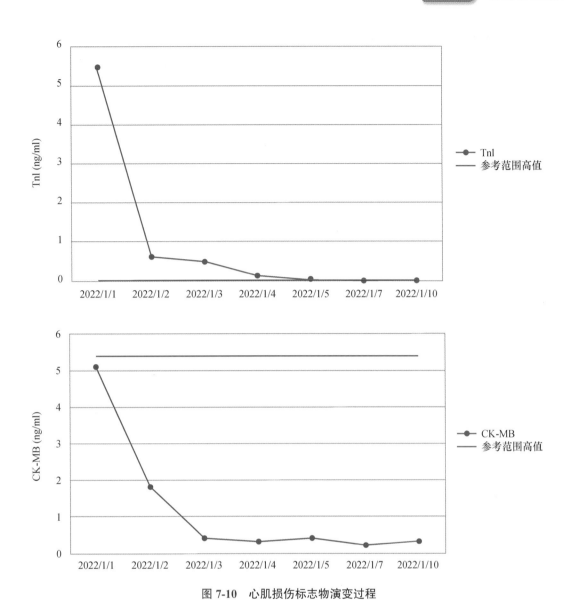

图 7-10 心肌损伤标志物演变过程

图 7-11 超声心动图（2022-2-21，起病 1 个月余）

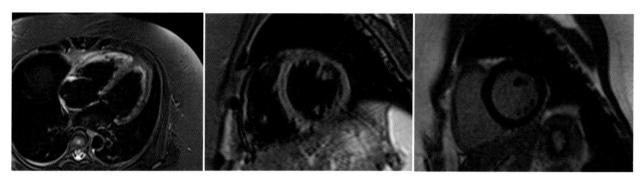

图 7-12　CMR（2022-4-22，起病 3 个月余）

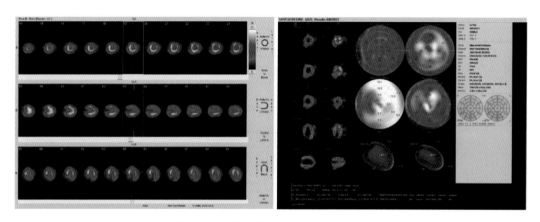

图 7-13　静息心肌核素显像（2022-6-20，起病 5 个月余）

表 7-2　SOFA 评分标准[3]

系统	0	1	2	3	4
呼吸系统					
PaO₂/FiO₂ mmHg（kPa）	≥ 400（53.3）	< 400（53.3）	< 300（40）	< 200（26.7）＋机械通气	< 200（26.7）＋机械通气
血液系统					
血小板（×10³/μl）	≥ 150	< 150	< 100	< 50	< 20
肝					
胆红素 mg/dl（μmol/l）	< 1.2（20）	1.2 ~ 1.9（20 ~ 32）	2.0 ~ 5.9（33 ~ 101）	< 6.0 ~ 11.9（102 ~ 204）	≥ 12.0（204）
心血管系统	平均动脉压≥ 70 mmHg	平均动脉压< 70 mmHg	多巴胺< 5 或多巴酚丁胺（任何剂量）ᵃ	多巴胺 5.1 ~ 15 或肾上腺素 0.1 或去甲肾上腺素 0.1ᵃ	多巴胺> 15 或肾上腺素> 0.1 或去甲肾上腺素> 0.1ᵃ
中枢神经系统					
GCS 评分（分）ᵇ	15	13 ~ 14	10 ~ 12	6 ~ 9	< 6
肌酐 mg/dl（μmol/L）	< 1.2（110）	1.2 ~ 1.9（110 ~ 170）	2.0 ~ 3.4（171 ~ 299）	3.5 ~ 4.9（300 ~ 400）	> 4.9（440）
尿量（ml/d）				< 500	< 200

ᵃ 儿茶酚胺类药物给药剂量单位为 μg/（kg·min），给药至少 1 h。
ᵇ GCS 评分为 3 ~ 15 分，分数越高代表神经功能越好。

的下调，心肌细胞中的外泌体引起血管细胞凋亡以及心肌抑制线粒体功能障碍均与脓毒性心肌病的发生相关[8]。其中，线粒体功能障碍在心肌功能障碍的发生、发展和预后中起着至关重要的作用。线粒体肿胀、内囊泡形成等超微结构的异常、线粒体DNA损伤、分裂、融合和生物发生的异常、线粒体Ca^{2+}超载、线粒体自噬受损、线粒体通透性增加等均会引起心肌功能的异常[9]。而暴发性心肌炎的损伤机制是病毒侵蚀心肌细胞，引起心肌细胞变性、坏死和功能失常的直接损伤，同时由于释放的细胞因子导致炎症水肿和炎症细胞介导的抗原抗体免疫反应。因此二者在治疗方案上有着根本的区别，脓毒性心肌病需要积极的控制感染，治疗原发病，而暴发性心肌炎则是抗病毒的同时，尽早给予糖皮质激素和丙种球蛋白进行免疫调节治疗。

3. 脓毒性心肌病的危险因素及诊断标准

脓毒性心肌病的主要危险因素包括男性、低龄、高乳酸水平和心力衰竭病史[5]。目前，对于脓毒性心肌病的诊断没有统一的标准，目前超声心动图可作为诊断的"金标准"（图7-14）[10]。主要包括4个方面：

（1）心脏输出量的减少：通过每搏输出量和心排指数来进行评价。

（2）左心室收缩功能障碍：

a. LVEF降低（LVEF＜45%）。评估的同时需考虑到正性肌力药物、血管升压素的剂量以及休克的严重程度。

b. 二尖瓣瓣环收缩期的运动速度（s'）＜7.5 cm/s。

c. 左心室长轴应变（GLS）＜20%。

（3）左心室舒张功能障碍：舒张功能随负荷状态而变化，因此评估时应与左心室充盈压相结合。与左心房指数、三尖瓣反流速度等常规的评价指标相比，TDI e'波和E/e'比相对独立于负荷状态，更加可靠。推荐应用TDI e'波在侧壁侧＜7 cm/s，在室间隔侧＜10 cm/s，并且侧壁侧E/e'＞13，室间隔侧E/e'＞15。

（4）右心室功能障碍：

a. RV扩张（RV/LV舒张末期面积＞0.6）。

b. 三尖瓣环收缩期位移（TAPSE）＜16 mm。

c. 三尖瓣收缩横向环速度（TDI Str'波）＜15 mm/s。

d. RV面积变化分数（FAC）＜35%。

4. 心肌损伤标志物

肌钙蛋白T和肌钙蛋白I水平升高，考虑与心肌损伤和心功能不全相关，与心电图相结合，可用

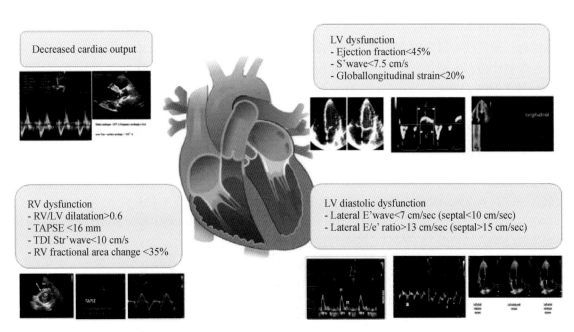

图7-14 超声心动图脓毒性心肌病诊断[10]：e'，舒张早期二尖瓣环峰值速度；E/e'，舒张早期二尖瓣血流峰值速度/舒张早期二尖瓣环峰值速度；GLS，左室整体纵向应变

于急性冠状动脉综合征和心肌炎的鉴别。BNP 和 NT-proBNP 反映室壁应力增高，对脓毒性心肌病的预后有一定的价值[11]。

5. 脓毒性心肌病的临床管理

脓毒性心肌病的治疗原则是积极控制感染、进行液体复苏及使用血管活性药物[6]。

控制感染：静脉输注广谱抗生素，同时明确感染源，进行针对性治疗。

血管活性药物：为了维持足够的血容量进行组织灌注，适当的液体复苏是脓毒症的重要一线治疗。但由于脓毒性心肌病患者更容易发生液体超负荷，产生肺水肿，因此需要应用正性肌力等血管活性药物来支持治疗。去甲肾上腺素作为脓毒症休克的一线血管活性药物，早期使用可减少液体复苏量。从而减轻心脏前负荷、防治肺水肿。对于脓毒症休克伴心功能不全的成年患者，在足够的容量状态和动脉血压下灌注仍持续不足，建议在去甲肾上腺素基础上联合应用多巴酚丁胺[1]。

米力农：磷酸二酯酶抑制剂，具有正性肌力作用和血管扩张作用。增加了心肌耗氧和血管扩张，但由于是心律失常发生的高危因素。目前不推荐应用正性肌力药物治疗脓毒性心肌病。

左西孟旦：钙离子增敏剂，以心肌细胞钙离子信号为靶点，最大限度地减少对需氧量、心律失常和脓毒症儿茶酚胺抵抗的影响。

心率控制：脓毒性心肌病时心脏收缩和舒张功能障碍，心率加快使心室充盈期缩短，每搏输出量减少，最终使心排血量下降。β 受体阻滞剂有助于降低心肌氧，增加舒张充盈，从而改善心功能。但是由于其负性肌力和血管扩张作用，不建议在血流动力学不稳定时使用。伊伐布雷定是窦房结起搏细胞超极化激活的环核苷酸门控通道的特异性抑制剂，以剂量依赖性方式抑制起搏电流 If，可减慢心率，同时无负性传导和负性肌力作用，从而增加心室每搏输出量，提高射血分数，改善血流动力学。此外动物研究显示伊伐布雷定具有改善脓毒症诱发的微循环障碍作用，以及改善血管内皮、减轻毛细管渗透及组织水肿的作用[12]。

机械辅助支持：应用主动脉内球囊反搏（IABP），经皮心室辅助装置或体外膜肺氧合 ECMO 等辅助支持治疗。

三、要点提示

- 对于心内科的医生来说，当面对青年患者出现胸闷、喘憋，心肌酶升高、室壁运动异常、心功能减低等症状和体征，考虑暴发性心肌炎时，除了鉴别急性冠脉综合征，还需想到脓毒性心肌病的可能。

- 脓毒性心肌病的诊断和治疗目前没有统一的标准和共识，我们需要在工作中警惕患者症状、体征、化验检查的变化，更早地做出诊断，从而积极地控制感染，同时尽早应用 β 受体阻滞剂控制心室率、降低心肌耗氧，ACEI/ARB/ARNI 改善心室重塑等心力衰竭症状的规范化治疗，从而改善预后。

参考文献

［1］齐文旗，张斌，郑忠骏，等.拯救脓毒症运动：2021 年国际脓毒症和脓毒性休克管理指南.中华急诊医学杂志，2021，30（11）：1300-1304.

［2］SINGER M，DEUTSCHMAN C S，SEYMOUR C W，et al. The Third International Consensus Definitions for Sepsis and Septic Shock（Sepsis-3）.JAMA，2016，315（8）：801-810.

［3］曹钰，柴艳芬，邓颖，等.中国脓毒症/脓毒性休克急诊治疗指南（2018）.感染、炎症、修复，2019，20（1）：3-22.

［4］BEESLEY S J，WEBER G，SARGE T，et al. Septic Cardiomyopathy. Crit Care Med，2018，46（4）：625-634.

［5］L'HEUREUX M，STERNBERG M，BRATH L，et al. Sepsis-Induced Cardiomyopathy：a Comprehensive Review. Curr Cardiol Rep，2020，22（5）：35.

［6］刘霜，曲东. 脓毒性心肌病临床诊治进展. 中国小儿急救医学，2022，29（1）：6-11.

［7］EHRMAN R R, SULLIVAN A N, FAVOT M J, et al. Pathophysiology, echocardiographic evaluation, biomarker findings, and prognostic implications of septic cardiomyopathy: a review of the literature. Crit Care, 2018, 22（1）：112.

［8］RAVIKUMAR N, SAYED M A, POONSUPH C J, et al. Septic Cardiomyopathy: From Basics to Management Choices. Curr Probl Cardiol, 2021, 46（4）：100767.

［9］PAN P, WANG X, LIU D. The potential mechanism of mitochondrial dysfunction in septic cardiomyopathy. J Int Med Res, 2018, 46（6）：2157-2169.

［10］BOISSIER F, AISSAOUI N. Septic cardiomyopathy: Diagnosis and management. Journal of Intensive Medicine, 2021, 2（1）：8-16.

［11］HOLLENBERG S M, SINGER M. Pathophysiology of sepsis-induced cardiomyopathy. Nat Rev Cardiol, 2021, 18（6）：424-434.

［12］沈智丹，周喆，方洪格，等. 脓毒症及脓毒性心肌病患者的心率控制. 中华危重病急救医学，2020，32（11）：1393-1398.

（武星）

病例 8

缺血性心肌病合并间歇性预激一例

一、病例重现

患者男性，39 岁，于 2021 年 12 月收入院。患者 2 年前无明显诱因间断出现胸闷，伴心悸及颈部搏动感，每次持续 20 min，休息后可缓解，无胸痛，无头晕、晕厥，无呼吸困难，未予重视。平时活动耐力可，每周都有踢足球活动，平卧无喘憋。入院前 9 天患者于外院体检行心电图检查，提示房颤、频发室性早搏。入院前 8 天于我院门诊就诊，给予口服琥珀酸美托洛尔缓释片每日 47.5 mg，自觉症状较前略有缓解。

既往史及家族史：高血压史 15 年，最高 170/110 mmHg，近 1 年规律口服氨氯地平贝那普利片 1 片 / 天，血压控制在 110/70 mmHg。2 型糖尿病史 10 年，口服二甲双胍与格列吡嗪（各 1 片，三餐前），血糖控制不详。否认吸烟及饮酒史。患者父亲有糖尿病史；母亲有高血压史；祖母 83 岁因冠心病去世；外祖母 53 岁因心肌梗死去世；姑姑 57 岁诊断为冠心病，植入 4 枚支架；舅舅 48 岁诊断为冠心病，植入 3 枚支架。

入院查体：神志清楚，体温 36.3 ℃，脉搏 72 次 / 分，呼吸 18 次 / 分，血压左上肢 117/70 mmHg，右上肢 122/80 mmHg，SaO₂ 97%（未吸氧），BMI 27.68 kg/m²。颈静脉无怒张，双肺呼吸音低，未闻及明显干湿啰音，未闻及胸膜摩擦音。心前区无异常隆起及凹陷，心尖搏动位于胸骨左侧第五肋间锁骨中线上，心率 80 次 / 分，律不齐，第一心音正常，P2 ＝ A2，各瓣膜听诊区未闻及杂音、额外心音，未闻及心包摩擦音。肝脾肋下未触及，双下肢无水肿，双足背动脉搏动正常。

辅助检查：

- 血常规：白细胞 5.72×10⁹/L，血红蛋白 158 g/L，血小板 344×10⁹/L，C 反应蛋白 3.56 mg/L。
- 尿常规：未见异常。
- 心肌标志物：TnI 0.002 ng/ml，TnT < 0.01 ng/ml；CK-MB 0.80 ng/ml；NT-proBNP 247 ng/L。
- 血生化：血肌酐 87.3 μmol/L，eGFR 95.8 ml/（min·1.73 m²），血钾 4.10 mmol/L，总胆固醇 5.20 mmol/L，甘油三酯 3.36 mmol/L，HDL-C 0.87 mmol/L，LDL-C 3.21 mmol/L，尿酸 596.6 μmol/L。糖化血红蛋白 10.80%。
- 入院心电图：窦性心律与房颤节律交替，室性早搏，Ⅱ 导联呈 rS 型，Ⅲ、aVF 及 V₁ ～ V₂ 导联呈 QS 型（图 8-1）。
- 超声心动图：升主动脉内径 3.95 cm，主动脉窦内径正常高限。LA 4.03 cm，LVEDD 6.18 cm，LVEF 42.9%，室间隔基底段厚约 0.92 cm，左心室室壁运动不协调，左心室整体运动幅度减低，以左心室下壁、后室间隔为著，左心室下壁内膜回声增强。
- 动态心电图：24 h 总心搏 119 716 次，平均心率 84 次 / 分，最慢心率 57 次 / 分，最快心率 141 次 / 分，频发室早、房早，室早呈多种形态，部分成对，部分呈二联律，阵发性多形性室速。
- 胸部 CT 平扫：未见明确急性炎症；左肺上叶钙化灶，提示陈旧性病变；冠状动脉硬化；脂肪肝。
- CMR：静息心肌灌注显示左室基底部至乳

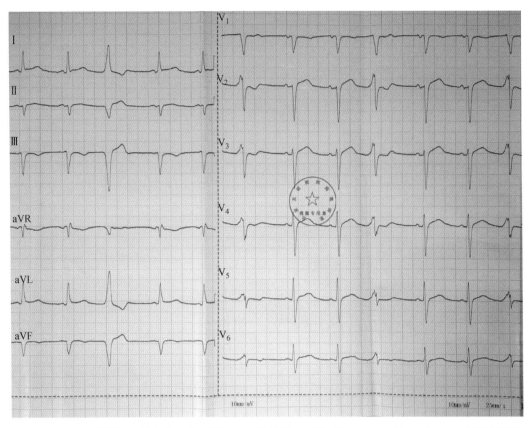

图 8-1　入院心电图：窦性心律，Ⅱ、Ⅲ、aVF 导联呈 QS 型，第 3、6、9 及 12 个 QRS 为室性早搏

头肌水平下间隔及下壁心内膜下灌注减低，伴有透壁延迟强化，考虑右冠状动脉供血区透壁心肌梗死（图 8-2）。

入院初步诊断：冠状动脉粥样硬化性心脏病、不稳定型心绞痛、陈旧下壁心肌梗死、室性期前收缩、心室预激、阵发性心房颤动、心功能 Ⅰ 级（NYHA 分级）、高血压 3 级（很高危组）、2 型糖尿病。

入院后诊疗经过：入院后监测常规 12 导联心电图，提示存在多种心律失常，包括频发室早、间歇性心室预激、阵发性心房颤动（图 8-3）。结合患者有肥胖、高血压、糖尿病、冠心病家族史等多种危险因素，心电图、超声心动图及 CMR 均提示陈旧下壁心肌梗死，考虑左室扩大、射血分数减

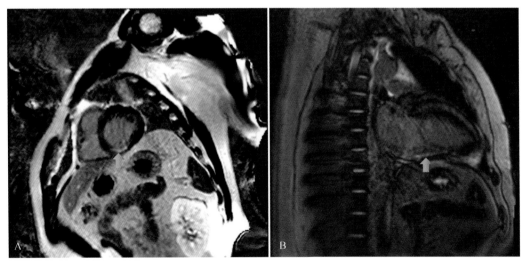

图 8-2　CMR：左心室基底部至乳头肌水平下间隔及下壁心内膜下延迟强化

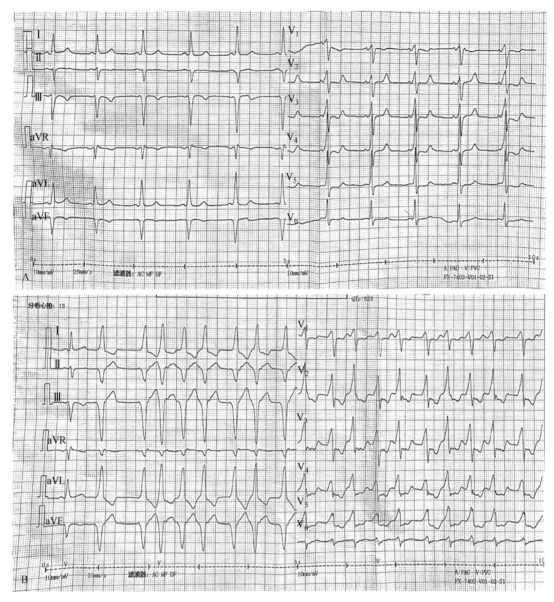

图 8-3　入院后常规 **12** 导联心电图：**A.** 窦性心律，Ⅱ、Ⅲ、aVF 导联呈 QS 型，多个导联见 δ 波，提示心室预激；**B.** 窦性心律，快速心房颤动伴室内差异性传导

低与缺血性心肌病有关。给予沙库巴曲缬沙坦、琥珀酸美托洛尔及螺内酯改善心功能，同时左旋氨氯地平降压，二甲双胍、格列吡嗪及达格列净降糖治疗。择期行冠脉造影检查，结果显示为三支血管病变，左前降支近段 70%～90% 弥漫性狭窄，第一对角支近段 90% 节段性狭窄；第二钝缘支开口 90% 局限性狭窄，右冠状动脉近段 70% 狭窄、中段 100% 闭塞，为慢性闭塞病变。分别于左前降支近段及第一对角支各植入一枚支架。2 天后再干预右冠状动脉，开通血管后植入 4 枚支架（图 8-4）。针对频发室早、短阵室速及阵发房颤加用胺碘酮治

疗，但服用后患者自觉心悸明显，伴血压降低、心率增加、室早频繁，后调整为普罗帕酮 100 mg tid。患者病情平稳后出院。

考虑合并冠状动脉多支严重狭窄，心房颤动、室早及间歇性预激均不能除外与缺血及心功能不全相关，特别是阵发性心房颤动，因此首先给予患者改善心肌缺血、提高心功能以及辅助抗心律失常药物治疗。通过综合治疗观察患者心律失常变化，必要时再考虑射频消融治疗。

转归及随访：出院 1 个月后门诊复查，患者自觉心悸好转，无明显喘憋、胸闷及胸痛症状。复查

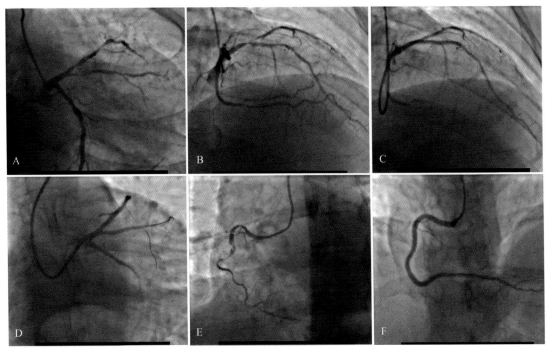

图 8-4 冠状动脉造影：A（正足位）、B（右头位），左冠状动脉 PCI 术前；C（右头位）、D（右足位），左冠状动脉 PCI 术后；E（左前斜），右冠状动脉 PCI 术前；F（左头位），右冠状动脉 PCI 术后

超声心动图：LA 4.33 cm，LVEDD 6.34 cm，LVEF 49.1%，室间隔基底段厚约 0.96 cm，左心室整体运动幅度减低。升主动脉内径 3.65 cm。LVEF 较前提高，升主动脉内径增宽较前改善。复查动态心电图：24 h 总心搏 90 964 次，平均心率 66 次/分，最慢心率 49 次/分，最快心率 96 次/分，房性期前收缩（又称早搏）2 次，室性早搏呈两种形态，部分成对，部分呈二联律。与住院时动态心电图结果对比，室性心律失常较前明显减少，且未见心室预激及心房颤动发作。考虑患者合并冠心病及心功能不全等器质性心脏病，将普罗帕酮调整为胺碘酮 200 mg bid 口服。

出院后 2 个月复查，患者活动耐力基本正常。复查超声心动图：LA 3.85 cm，LVEDD 5.95 cm，LVEF 57.5%，室间隔基底段厚约 0.88 cm，左心室下壁及后壁运动减弱。升主动脉内径 3.74 cm。左心房及左心室内径较前 1 个月减小，LVEF 恢复至正常范围。复查动态心电图：24 h 总心搏 76 801 次，平均心率 54 次/分，最慢心率 42 次/分，最快心率 90 次/分，房性早搏 1 次，室性早搏 315 次，占总心搏不足 1%，室性期前收缩呈两种形态，部分成对。室性心律失常较前进一步显著减少，未

见心室预激、心房颤动及室性心动过速。胺碘酮减为早上 200 mg、下午 100 mg 口服。

出院后 3 个月复查，患者日常活动无任何不适。复查心电图示：心率 53 次/分，Ⅱ、Ⅲ、aVF 及 $V_1 \sim V_2$ 呈 rS 或 QS 型，下壁导联 T 波倒置，未见 δ 波（图 8-5）。复查动态心电图：24 h 总心搏 75 167 次，平均心率 54 次/分，最慢心率 40 次/分，最快心率 87 次/分，房性早搏 4 次，室性早搏 126 次，占总心搏不足 1%，室性期收缩呈两种形态，部分成对。仍未见心室预激、心房颤动及室性心动过速。继续冠心病二级预防及改善心功能药物治疗，胺碘酮减为每日 200 mg。

二、病例解析

1. 冠心病在青中年人群中发病率增高，症状可能不典型

冠状动脉性心脏病（coronary heart disease，CHD）也称为缺血性心脏病，简称冠心病，是指心外膜冠状动脉阻塞（通常由冠状动脉粥样硬化引起）导致的心肌血供不足。该病可呈慢性（稳定型）或急性（不稳定型）。CHD 主要发生于 40 岁

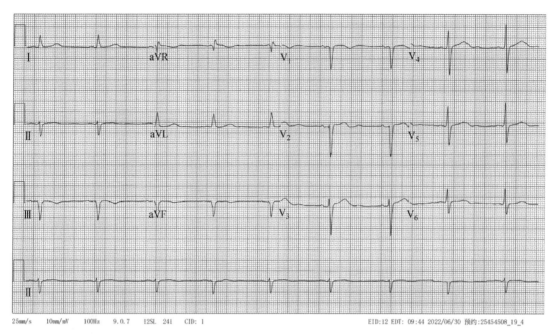

25mm/s　10mm/mV　100Hz　9.0.7　12SL　241　CID: 1　　　　　EID:12 EDT: 09:44 2022/06/30 预约:25454508_19_4

图 8-5　出院后 3 个月复查心电图：窦性心律，心室率 53 次 / 分，Ⅱ、Ⅲ、aVF 导联呈 rS 或 QS 型，Ⅲ、aVF 导联 T 波倒置，未见 δ 波

以上的患者，但随着现代社会生活方式的改变以及精神心理因素病因增加，越来越多的年轻人也受到影响。目前大部分研究用 40 ～ 45 岁的年龄界限来定义 CHD 的年轻患者。研究发现，4% ～ 10% 的心肌梗死患者属于年轻患者。年轻 CHD 患者往往有多重危险因素，研究报道 90% ～ 97% 的患者具备 1 个或多个动脉粥样硬化的传统危险因素。大多数年轻 CHD 患者的危险因素管理不善，更好地控制这些危险因素将有助于早发性冠心病的一级预防和二级预防[1]。该患者虽然仅 39 岁，属于年轻患者，但合并多年高血压及糖尿病史，有腹型肥胖，家族直系亲属中有多人患冠心病。因此，存在多种冠心病危险因素。而该患者主要是体检发现心律失常（室性早搏）来就诊，反复问病史得知患者有胸闷、心悸症状，但与活动及情绪激动等不相关，无明显胸痛，因此，并没有典型的缺血性心脏病的临床症状，较容易漏诊。经过住院后的全面检查，发现该患者存在严重的缺血性心脏病，导致其左心室扩大、心脏功能受损，以及多种心律失常反复发作。这就提醒临床医生，对于青年特别是男性患者，如果存在多种冠心病危险因素，即使临床症状不典型，也应该进行必要的评估，避免较严重的不良后果。

2. 冠心病可能存在多种心律失常，改善心肌缺血是防治心律失常的关键

该患者最初的主要临床表现是多种心律失常，从体检时发现的频发室性期前收缩，到住院后监测到短阵室性心动过速、阵发性心房颤动、间歇性心室预激。临床中冠心病合并室性期前收缩以及室性心动过速并不少见，部分心功能不全的患者也常见合并阵发性心房颤动，但是合并心室预激的较为少见。心室预激的患者存在一条额外路径，称为旁路（也称 Kent 束），直接连接心房与心室，从而使电活动绕过房室结传导，导致"预激"或早于正常希-浦系统激活。旁路组织是先天形成的，由胎儿发育时期房室瓣纤维环心肌合胞体再吸收失败所致；旁路组织传导电冲动的速度通常快于房室结，从而导致体表心电图上 PR 间期较短。

心电图上心室预激可能呈间歇性，甚至还可能永久消失。一些大型队列中，间歇性预激的发生率为 10% ～ 40%[2]。心电图显示 WPW 型（预激综合征的典型心电图表现）的患者大多无症状，但小部分 WPW 型患者会发生心律失常（如心房颤动伴快速心室率等），形成 WPW 综合征。在 WPW 综合征患者中阵发性心房颤动占 10% ～ 30%，心房颤动的发生可能与房室旁路本身有关。预激综合征可能存在多种病因，后天获得性心脏病在其发生中起到重要作用。冠心病心肌梗死是房室旁路传导显现而出现预激综合征的原因。心肌缺血或损伤使正常房室传导受抑制而显现旁路传导是根本原因[3]。该患者入院后出现间歇性发作，经过改善心肌供血及心功能，至今 4 个月心电图未见明显 δ 波出现，提示心肌缺血可能在该患者预激波间歇出现现象中发挥重要作用。

该患者存在严重的多支冠脉狭窄，由于既往下壁心肌梗死及长期心肌缺血导致左心收缩功能下降，临床表现为多种心律失常。经过对左前降支及右冠状动脉的充分血运重建治疗，之后坚持整体规范的冠心病二级预防治疗，使患者的心功能明显改善，左心重塑好转，从而使患者的心律失常显著减少至几近消失。通过本例患者的诊治，我们可以看到针对冠心病病因的精准、全面的综合治疗，可以改善患者的左心室重塑、减少心律失常的发生，最终改善患者的生活质量、提高临床预后。

三、要点提示

- 合并冠心病危险因素的年轻患者应引起临床医师注意，特别是缺血症状不典型但合并多种危险因素的人群，早期精准的诊治将使患者显著获益。
- 在充分的血运重建基础上，完善的冠心病二级预防治疗，以及恰当的抗心律失常治疗，可能改善患者心功能、降低心律失常风险，同时可能一定时间内延缓或者避免植入抗心律失常辅助装置。

参考文献

[1] ZHENG Y，LIU Y，HAO Z，et al. Clinical Characteristics and Prognosis of Young Patients with Coronary Heart Disease. Med Sci Monit，2020，26：e922957.

[2] KIGER M E，MCCANTA A C，TONG S，et al. Intermittent versus Persistent Wolff-Parkinson-White Syndrome in Children：Electrophysiologic Properties and Clinical Outcomes. Pacing Clin Electrophysiol，2016，39（1）：14-20.

[3] 陈新. 临床心律失常学. 2 版. 北京：人民卫生出版社，2009：376.

（高翔宇）

围生期心肌病诊治及磁共振影像随诊一例

一、病例重现

患者青年女性，36 岁，主因"停经 36 ＋2 周，发现双胎其一胎儿生长受限 1 ＋天"于 2021 年 4 月 7 日收入我院妇产科。患者停经 30 ＋天查尿 HCG 阳性，孕 8 ＋周超声提示单绒双羊。孕早期胎儿大小基本符合孕周，未定期产检。孕 18 ＋周行羊水穿刺染色体检查未见异常，孕 24 ＋周筛畸超声未见异常。孕 24 ＋周于外院行胎儿心脏超声未见明显畸形。孕 25 ＋周 OGTT 正常。孕 26 周产检超声提示羊水过多，羊水深度 9.4 cm，后于外院复查后羊水正常，入院 1 天前于我院产检超声提示双胎其一胎儿体重 2228±625 g ＜第 10 百分位数，无腹痛，无阴道出血、流液，考虑胎儿生长受限收入院。

既往史及个人史： 体健，否认糖尿病、高血压、肾炎等慢性病史。月经史：初潮：13 岁，周期：5/28 天，月经规律，无痛经史，末次月经 2020 年 7 月 21 日。婚育史：27 岁结婚，孕 2 产 1，2014 年顺产分娩一 3000 g 女婴。家族遗传史：母亲患有高血压。

入院查体： 体温 36.4℃，脉搏 78 次 / 分，血压 116/74 mmHg，身高 155 cm，孕前体重 47 kg，BMI 19.5 kg/m²，孕后体重 61 kg，发育正常，营养中等，皮肤和黏膜无充血、黄染及出血点，颈软，气管居中，甲状腺不大，心界不大，心音有力，律齐，心率 78 次 / 分，各瓣膜未闻及杂音，双肺未闻及干湿啰音，腹膨隆，肝脾未及，肾区无叩击痛，双下肢轻度水肿。

辅助检查：

- 心电图（2021-3-31）：窦性心律，心率 84 次 / 分，未见明显 ST-T 改变。

- 双下肢静脉超声（2021-3-31）：双侧小腿皮下软组织水肿，双下肢深静脉血流通畅。

- 心脏超声（2020-10-10）：各房室内径正常，左室射血分数正常，各瓣膜无异常，室壁不厚，室壁运动协调。肺动脉内径正常。

- 彩色多普勒：二尖瓣、三尖瓣轻度反流束。

- 风湿免疫系列（2021-4-9）：ANA、ENA 抗体（Sm、RNP、SSA、SSB、Jo-1、ScL-71 核糖体抗体）、免疫球蛋白＋补体、抗链球菌溶血素 O、类风湿因子均未见异常。甲状腺系列、HbA1C（2021-4-1）未见异常。

- 铁蛋白（2021-3-5）：正常。

- NT-proBNP、TnT（2021-4-7）：未见异常。

- 凝血系列（2021-4-1）：凝血酶原时间 11.40 s，凝血酶原活性 101.50%，D-二聚体 1.87 μg/ml↑，纤维蛋白原 4.09 g/L ↑。

- 血生化（2021-4-1）：白蛋白 30.1 g/L，球蛋白 26.8 g/L，谷丙转氨酶、谷草转氨酶未见异常，肌酐（酶法）44.7 μmol/L，总胆固醇 7.29 mmol/L，低密度脂蛋白胆固醇 4.23 mmol/L，甘油三酯 3.19 mmol/L。

- 血常规（2021-4-12）：白细胞 4.98×10⁹/L，单核细胞百分比 7.6%，淋巴细胞百分比 27.3%，血红蛋白 103 g/L，血小板 191×10⁹/L。

- CRP（2021-4-9）：4.47 mg/L。

- 病毒系列（2021-4-12）：巨细胞病毒 IgG 抗体阳性，巨细胞病毒 IgM 抗体阴性，单纯疱疹病毒Ⅰ＋Ⅱ型 IgG 抗体阳性，单纯疱疹病毒Ⅰ＋Ⅱ型 IgM 抗体阳性。

初步诊断： 妊娠 36 ＋2 周，孕 2 产 1，臀位 /

横位，双胎妊娠（单绒双羊），双胎之一胎儿生长受限，妊娠期贫血（轻度）。

入院后诊疗经过： 患者入院后予以胎心监护提示正常心率及宫缩。完善超声提示：宫内孕，双活胎之胎儿（1），臀位（混合臀），宫内孕，双活胎之胎儿（2），斜头位。患者自觉胎动好，无腹痛等不适。予以地塞米松促进胎肺成熟，完善术前准备后，于4月13日行子宫下段剖宫产术，术前查体：体温36.2℃，脉搏71次/分，血压：115/72 mmHg，腹部未触及宫缩，阴道无出血及流液，胎心145/158次/分。

4月13日9:53产妇娩出两新生儿，均无窒息，Apgar评分5分钟10分，术中予卡前列素氨丁三醇250 μg，麦角新碱0.2 mg子宫下段肌内注射，卡贝缩宫素100 μg入壶后促进宫缩。术中产妇心率、血压平稳，出血约600 ml，尿量100 ml，色清。术毕产妇安返病房，复测血压110/70 mmHg，脉搏62次/分。术后诊断：双胎妊娠（单绒双羊），双胎之一胎儿生长受限，妊娠37＋1周，孕2产3，手术分娩，骶左前位，大活婴，枕左前位，小活婴，低出生体重儿。

患者于11:40（术后2 h左右）突发发作喘憋、头晕伴呕吐2次胃内容物，查体示血压：130/90 mmHg，脉搏75次/分，监护指脉氧饱和度90%。口唇发紫，指尖末端发绀，听诊心音低钝，双肺可闻及少许湿啰音，腹部伤口敷料干燥无渗出，宫底脐下一指。双下肢轻度凹陷性水肿。尿管畅，尿色清。遂即刻完善检查：血气分析：pH 7.346，PO$_2$ 62.10 mmHg，PCO$_2$ 39.9 mmHg，血氧饱和度90.00%，血浆碳酸氢根21.30 mmol/L，标准碳酸氢根21.00 mmol/L，动脉/肺泡氧分压比值59.40%，肺泡动脉氧分压差42.50 mmHg，乳酸3.10 mmol/L；血常规：白细胞11.30×10^9/L，中性粒细胞百分比87.1%，血红蛋白133 g/L，血小板200×10^9/L。NT-proBNP 571 ng/L，TnT 0.044 ng/ml，TnI 0.072 ng/ml，CK-MB 1.6 ng/ml，D-二聚体4.96 μg/ml较前升高。遂予以患者面罩吸氧改善低氧血症，并急请心内科、呼吸科、ICU等科室会诊讨论，因患者术中脉氧正常，术中补液约1200 ml，考虑患者低氧血症原因不除外肺栓塞、肺动脉痉挛或心源性肺水肿，而子宫收缩好，考虑羊水栓塞可能

性较低，遂急查床旁超声心动图示：左心房增大，左心室壁运动异常，左室射血分数降低（32%），肺动脉压轻度升高41.48 mmHg，心包积液（微量）。遂予呋塞米（速尿）20 mg静脉注射利尿，患者症状逐渐缓解，指脉氧饱和度恢复至97%以上，遂于15:41完善胸部CT及肺血管增强重建，结果示未见明显肺栓塞征象，双肺表现符合肺水肿、心包积液，双侧少量胸腔积液。复查双下肢静脉超声仍未见异常。因此，考虑围生期心肌病诊断基本明确，嘱患者暂停母乳喂养，转ICU监护，产后评估深静脉血栓评分4分，为高危；Apache Ⅱ评分7分；死亡风险系数13.1%。予低分子量肝素0.4 ml qd抗凝，予以头孢呋辛钠1.5 g q12 h预防感染。

患者术后第1日（4月14日）未再发作喘憋，仍心悸、乏力，查体示：血压95/65 mmHg，脉搏102次/分，监护指脉氧饱和度99%。听诊心音低钝，双肺可闻及少许湿啰音，腹部伤口敷料干燥无渗出，宫底平脐，腹部轻压痛，恶露不多，双下肢轻度水肿，继续予速碧林（低分子肝素钙注射液）抗凝，暂不予促进子宫收缩药物。复查心电图示窦性心动过速，较昨日无动态ST-T改变，复查血气分析示pH 7.49，PCO$_2$ 35 mmHg，PO$_2$ 212 mmHg，HCO$_3^-$ 26.8 mmol/L，BE 3.3 mmol/L，氧合指数大于400 mmHg。复查CK-MB 8.70 ng/ml，TnT 0.210 ng/ml，TnI 1.214 ng/ml，NT-proBNP 3660 ng/L，较昨日明显升高，床旁胸片示双肺纹理模糊，心影饱满。遂继续予以呋塞米20 mg静脉注射利尿，复查超声心动图提示双平面Simpson法测得EF约31%，二尖瓣关闭欠佳，室壁不厚，左心房增大（3.8 cm），左心室增大（舒张末内径5.60 cm），左心室室壁运动减低，左心室舒张功能减低，肺动脉压轻度升高，心包积液（少量）。

术后第二日（4月15日）患者未发作喘憋及心悸，查体示血压：97/66 mmHg，心率90次/分，心律齐，心音可，双肺呼吸音清，未闻及干湿啰音，双下肢未见明显水肿。患者昨日液体入量1640 ml，尿1550 ml，复查NT-proBNP 2990 ng/L，遂联用重组人脑利尿钠肽静脉泵入继续改善心脏前负荷。因血压不高，暂未加β受体阻滞剂。加用伊伐布雷定5 mg bid控制心率，加用螺内酯20 mg bid拮抗醛固酮系统。患者于术后第五日（4月18

日）停用重组人脑利尿钠肽泵入后，加沙库巴曲缬沙坦片 25 mg bid 抑制 RAAS 系统。于 4 月 19 日完善心脏 CMR 平扫＋增强（图 9-1），提示：左室心肌 TIRM 序列弥漫高信号（图 9-1A）；左室心肌中层及心外膜下见环形延迟强化（图 9-1B、图 9-1C）；左心室运动略减低，右心室运动正常，左、右心室流出道未见反流，考虑：①左心室心肌中层及外膜延迟强化并弥漫心肌水肿，非缺血性心肌病；②左心射血分数减低，EF 46%（图 9-1D）；③心包少量积液。术后第 7 日（4 月 20 日）Holter 回报示：窦性心律（平均心率 66 次 / 分，47 ～ 104 次 / 分），房性早搏 2 个，有一阵成对房早；室性早搏 6 个，有一阵室性三联律，未见明显 ST-T 改变。患者术后第 8 日复查 NT-proBNP 降至 268 ng/L，复查超声心动图提示：各房室内径正常，左室射血分数减低（EF 46.8%），各瓣膜无异常，室壁不厚，左心室整体室壁运动减弱，肺动脉内径正常。心包积液液性暗区：左心室后壁 0.22 cm。遂嘱适当下床活动，预防下肢静脉血栓及促进胃肠功能恢复，促进恶露排出。患者于术后第九天出院，带药：螺内酯片 20 mg bid，盐酸伊伐布雷定片 5 mg qd，盐酸曲美他嗪片 20 mg tid，呋塞米片 20 mg qd，沙库巴曲缬沙坦片 25 mg bid。

患者产后 1 个月于门诊复诊，监测血压在 110 ～ 120/70 ～ 80 mmHg，心率波动于 60 ～ 80 次 / 分，遂加用富马酸比索洛尔 5 mg qd 抑制交感神经兴奋，复查超声心动图提示射血分数升高至 50%（5 月 19 日），停用呋塞米片及盐酸曲美他嗪片，继续予以控制心率、改善重构等改善心功能不全的药物治疗。产后 6 个月复查 CMR（2021 年 11 月 29 日）：心房不大，左心室运动正常，左心室心肌 TIRM 序列呈稍高信号；未见明显异常强化；与 2021 年 4 月 19 日 CMR 比较；①心肌病变，较前明显减轻；②左心射血分数较前升高（EF 60.03%）；③原心包少量积液，此次未见明确显示（图 9-2）。遂在 2 个月内先后减停螺内酯及伊伐布雷定、诺欣妥及富马酸比索洛尔片。随访 1 年术后无不适。

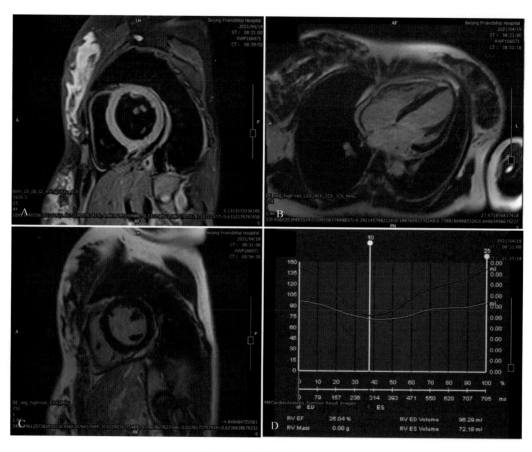

图 9-1　产后第 6 日 CMR

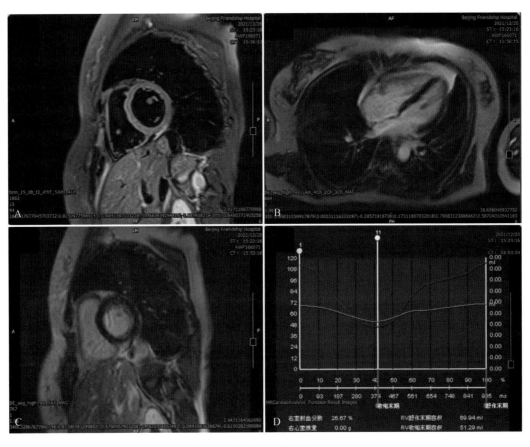

图 9-2 产后 6 个月复诊 CMR

二、病例解析

1. 围生期心肌病尽管发病率较低，但为产科危重症，需尽早诊治

围生期心肌病（peripartum cardiomyopathy）是指既往无心脏病史（特发性），于妊娠晚期至产后 6 个月之间首次发生的、以累及心肌为主的扩张型心肌病，以左心功能下降为主要特征，通常射血分数低于 45%（射血分数降低的心功能不全），常伴有心律失常和附壁血栓形成[1]。目前来说，围生期心肌病的认识并不充分，因其发病率相对较低，在不同地域，发病率为 1：100 ～ 1：4000，但目前发病率正在升高。围生期心肌病的主要危险因素包括[2-3]：①生活方式如吸烟、营养不良及低体重、酗酒、药物滥用；②人口学因素包括种族（黑人）、年龄（高龄）；③合并疾病如妊娠期合并高血压及糖尿病、甲状腺疾病、哮喘、贫血、血脂异常、恶性肿瘤、孕期出血、类风湿关节炎、结缔组织病、慢性肝肾疾病、可疑呼吸道感染；④分

娩因素如多胎妊娠、经产妇、子宫动脉栓塞、产后子宫切除术等。本例患者的危险因素较多，包括多胎妊娠、经产妇、高龄产妇及体重较低，为围生期心肌病发生的高危患者。而随着我国鼓励生育政策（2016 年"二孩政策"及 2021 年"三孩政策"）的实施，高龄及经产妇增加，可能导致围生期心肌病的增加。

围生期心肌病发生的机制尚不明确，但是"二元致病因素"机制理论较为公认，包括①体循环血管稳态失衡；②产妇易感性[4]。自妊娠第 6 周开始，孕妇血容量逐渐增加，孕 32 ～ 34 周达峰，平均血容量增加 40% ～ 50%，循环总量约较妊娠前增加 1200 ～ 1600 ml。孕晚期孕妇的心搏出量显著增加，同时伴随膨大的子宫挤压胸腔，心脏负担明显加重；在分娩时，产妇用力屏气致使其胸腹腔压力短时内急剧增高，肺循环压力与腹压加大，更加重了心脏负担，此时产妇极可能出现发绀、心衰[5]。分娩后产妇体液重新分布，48 h 内心率和血压先迅速下降，3 ～ 6 h 后因组织内滞留的水分重

新进入循环系统，使循环血压升高，血流动力学改变，易发生产后短期内急性心力衰竭[5]。本例患者在术后 2 h 发作心衰症状是与体循环容量重新分布时间相关的。而在产妇易感性方面，机制可能与基因易感性、硒缺乏、病毒感染、细胞因子风暴、炎症及自身免疫反应、氧化应激等机制相关[4]。在本例患者中，我们完善了产前病原学检查，发现了单纯疱疹病毒感染的证据，但是尚不能明确是否病毒感染与围生期心肌病的发生直接相关。而在围术期的血常规检查中的 CRP 及白细胞的升高虽然可能与手术应激、心功能不全等因素相关，但仍有可能是参与围生期心肌病致病的炎症反应表现。而 CMR 提示心肌水肿、缺血也考虑炎症因素贯穿致病过程中。

产妇术后出现低氧血症、喘憋发作需鉴别羊水栓塞及肺栓塞等危重症。针对本例患者，发病时间窗及血常规、凝血相关检查可基本除外羊水栓塞。本患者虽然有下肢水肿，入院 D- 二聚体升高，但肺动脉 CTA 可基本除外肺动脉栓塞。因患者缺乏妊娠 32 周超声，无法判断患者是否在妊娠晚期就已出现心功能不全，但根据患者临床表现，仍高度怀疑心功能不全为产后发生。产后出现心力衰竭需鉴别应激性心肌病、妊娠所致心肌梗死，以及急性心肌炎。前二者可通过常规的超声心动图、心电图以及心肌标志物的动态变化予以鉴别，而后者则可通过血液指标、心肌标志物以及 CMR 进行鉴别。多种影像学的迅速完善、实验室指标的密切监测是本例患者迅速诊断进而迅速得到有效治疗的必要条件。

2. 疾病转归差异较大，CMR 可为评估心肌病变及恢复提供更直接方法

尽管超声心动图为围生期心肌病的诊断提供了迅捷的证据，CMR 为可对其诊断和治疗提供更为详尽的信息。不同的围生期心肌病患者的 CMR 也并不一致，而这些 MRI 的表现往往与其预后相关[6]，比如，心肌延迟强化（late gadolinium enhancement，LGE）在评估围生期心肌病中具有特殊的意义。一般情况下，钆无法进入正常细胞，只有细胞膜不完整或纤维组织增生导致细胞间隙增加，才会出现钆的滞留和延迟强化，因此 LGE 阳性代表着心肌的严重病变。有研究发现，MRI 影像中 LGE 阳性的患者预后更差，通常意味着失代偿性心力衰竭，恢复比例远低于 LGE 阴性的患者，并且合并左心室血栓和心律失常的比例也增加[7]。而 MRI 中的炎性表现，通常意味着心肌损伤具有可逆性[8]。所以在患者病情相对稳定时，应当积极行 MRI 检查，对于远期预后的评估有重大意义。对于本例患者，尽管在急性左心功能不全阶段 CMR 提示左心室心肌中层及外膜延迟强化并弥漫心肌水肿，但在予以及时对症治疗后，水肿的心肌逐渐恢复，在 6 个月后复查 MRI 几乎完全恢复。

目前不同的指南提出的对于围生期心肌病的药物治疗方案主要是 BOARD（Bromocriptine，溴隐亭；Oral heart failure drugs，口服抗心衰药物，包括 β 受体阻滞剂、ACEI/ARB，醛固酮受体拮抗剂；Anticoagulation，抗凝药物；Relaxants，血管扩张剂；Diuretics，利尿药物）方案[9]。溴隐亭针对"氧化应激-泌乳素轴"，对于治疗围生期心肌病具有一定的证据，2018 ESC 指南中作为 Ⅱb 推荐[1]，认为目前尚未达成共识，但在急性进展的严重心力衰竭时可考虑使用对于本例患者，由于经验不足，本例患者在发病初始并未加用溴隐亭进行治疗，而随着心功能的迅速改善，后续仍未再进一步加用。而新一代抗心衰药物的使用比如重组人脑利尿钠肽、沙库巴曲缬沙坦的使用，也为围生期心肌病心功能的迅速恢复并且长时间维持改善状态提供了保障。

三、要点提示

- 围生期心肌病是产科危重症，主要发生机制包括体循环稳态失衡以及产妇易感因素，需要迅速诊断及鉴别诊断。
- 心肌核磁为围生期心肌病的诊断、鉴别诊断及预后评估提供了新的价值，而重组人脑利尿钠肽、沙库巴曲缬沙坦的及时使用可迅速改善心功能不全状态。

参考文献

［1］REGITZ-ZAGROSEK V，ROOS-HESSELINK J W，BAUERSACHS J，et al. 2018 ESC Guidelines for the management of cardiovascular diseases during pregnancy. Eur Heart J，2018，39（34）：3165-3241.

［2］车千秋，王琼英，梁宇博，等 . 围生期心肌病危险因素研究进展 . 临床心血管病杂志，2019，35（11）：979-982.

［3］JHA N，JHA A K. Peripartum cardiomyopathy. Heart Fail Rev，2021，26（4）：781-797.

［4］BAUERSACHS J，KÖNIG T，VAN DER MEER P，et al. Pathophysiology，diagnosis and management of peripartum cardiomyopathy：a position statement from the Heart Failure Association of the European Society of Cardiology Study Group on peripartum cardiomyopathy. Eur J Heart Fail，2019，21（7）：827-843.

［5］吕籽，漆洪波 . 美国妇产科医师学会"妊娠合并心脏病管理指南（2019）"解读 . 中华产科急救电子杂志，2020，9（3）：161-169.

［6］Chirillo F，Baritussio A，Cucchini U，et al. Challenges in the diagnosis of peripartum cardiomyopathy：a case series. Eur Heart J Case Rep，2021，5（2）：ytab001.

［7］张海华，俞梦越 . 17 例围产期心肌病的临床特点和随访分析 . 中国心血管杂志，2021，26（1）：27-31.

［8］ORDOVAS K G，BALDASSARRE L A，BUCCIARELLI-DUCCI C，et al. Cardiovascular magnetic resonance in women with cardiovascular disease：position statement from the Society for Cardiovascular Magnetic Resonance（SCMR）. J Cardiovasc Magn Reson，2021，23（1）：52.

［9］MOUSSA H N，RAJAPREYAR I. ACOG Practice Bulletin No. 212：Pregnancy and Heart Disease . Obstet Gynecol，2019，134（4）：881-882.

（崔贺贺）

病例 10

以急性心力衰竭为首发症状的缺血性 心肌病诊疗一例

一、病例重现

患者中年男性，58岁，主因"间断喘憋、胸闷 20余天"于2021-11-18入院。患者20余天前夜间 出现喘憋、胸闷，不能平卧，伴心悸、出汗，恶心 呕吐、食欲差，无胸痛，无咯血、呼吸困难，无头 晕、黑蒙、晕厥等不适。每次发作持续2～3 h，静 坐30 min左右可缓解。几乎每日发作，进行性加 重。于我院急诊就诊，超声心动图提示心脏扩大， 左室射血分数减低，二尖瓣关闭不全。给予纠正 心衰治疗症状缓解后出院。入院前3天再发喘憋加 重，不能平卧，为进一步诊治收入我科。

既往史及个人史： 高血压病史10余年，最高血 压约170/130 mmHg，未规律服药。吸烟史50余年， 约15支/天。饮酒史20余年，100～150 g/日。

入院查体： 血压103/80 mmHg（右上肢）， 111/93 mmHg（左上肢）。双侧颈静脉怒张，双肺 呼吸音粗，可闻及散在湿啰音，各瓣膜区未触及震 颤，心界扩大，心尖搏动点位于第五肋间左锁骨中 线外0.5 cm，心率154次/分，心律绝对不齐，第 一心音强弱不等，可闻及3/6级收缩期吹风样杂 音，无心包摩擦音。腹稍膨隆，无腹壁静脉曲张， 腹软，肝脾未触及。双下肢重度水肿，双足背动脉 搏动弱。

辅助检查：

- 心脏超声（急诊2021-11-3）：全心扩大（左 心房前后径5.11 cm，左心室舒张末内径 6.65 cm，右心房上下径5.45 cm、左右径 4.70 cm，右心室横径4.89 cm），左室射血 分数减低（42.8%），节段性室壁运动异常

（下壁、后壁），二尖瓣关闭不全（重度）， 三尖瓣关闭不全（中度），升主动脉增宽， 肺动脉高压（重度72 mmHg）。
- 肺部CT（2021-11-16）（图10-1A）：双肺 磨玻璃影、实变影，考虑肺水肿，感染不 除外；双侧大量胸腔积液伴肺组织膨胀不 全；心脏增大，心包少量积液。
- 入院心电图（2021-11-18）（图10-2）：心房 颤动伴快速心室率。

初步诊断： 急性心功能不全，心功能Ⅳ级 （NYHA分级），二尖瓣关闭不全（中重度），三 尖瓣关闭不全（中度），肺动脉高压（重度），高 血压2级（很高危），肺部感染？双侧胸腔积液 （大量）。

入院后诊疗经过： 入院后化验血、尿、便常规 正常，肝肾功能、心肌酶、糖化血红蛋白、甲状腺 功能、肿瘤标志物、病原体相关未见明显异常，血 钾4.42 mmol/L，TnT 0.270 ng/mL，NT-proBNP 12 700 ng/L。D二聚体0.893 mg/L。血气分析：pH 7.436，PCO_2 25.2 mmHg，PO_2 97.7 mmHg（吸氧状 态），乳酸盐3.0 mmol/L。

肝胆胰脾超声提示肝多发囊肿，肝内高回声结 节，血管瘤。

双下肢动脉血管超声提示双下肢动脉硬化伴多 发斑块形成。

双下肢静脉超声提示右胫后静脉（一支）血栓 形成，双侧小腿肌间静脉血栓形成。血管外科会诊 建议：达肝素钠注射液5000 U每日一次，皮下注 射抗凝治疗。

入院后给予患者双侧胸腔置管行胸腔积液间断 引流约4000 ml，同时给予地高辛、重组人脑利尿

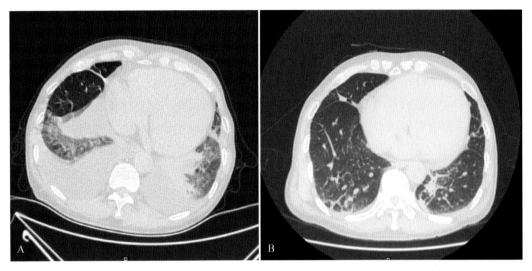

图 10-1　**肺部 CT：A.** 双肺磨玻璃影、实变影，肺水肿；双侧大量胸腔积液；**B.** 治疗 1 周后胸腔积液基本吸收

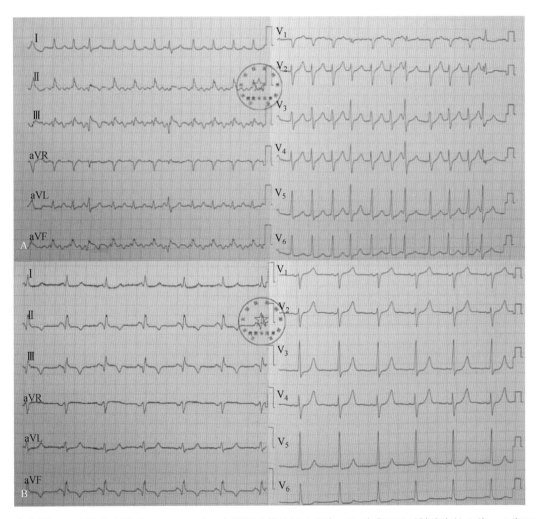

图 10-2　**心电图：A.** 入院心电图（2021-11-18）：心房颤动伴快速心室率；**B.** 治疗 5 天后转为窦性心律，心率 75 次 / 分

钠肽改善心功能，交替应用呋塞米及托拉塞米静脉利尿、倍他乐克控制心率不佳，入院 3 天后加用伊伐布雷定（5 mg，bid）降低心率，因患者血压偏低，予以多巴胺 5 μg/（kg·min）维持血压，因恶心呕吐给予泮托拉唑注射液静脉滴注抑制胃酸保护胃黏膜，同时营养支持。5 天后患者喘憋明显

缓解，可平卧休息，下肢水肿消退，无恶心呕吐，心电图示恢复窦性心律（图 10-2B），NT-proBNP 由 12 700 ng/L 降至 6130 ng/L。患者可下地活动，停用静脉药物。复查肺部 CT（2021-11-23，图 10-1B）双肺磨玻璃影、实变影较前明显减少，胸腔积液引流术后胸腔积液较前明显减少。完善动态心电图（2021-11-24）：窦性心律，房性早搏（400 个，单发、成对、二联律、伴差传），短阵房性心动过速，室性早搏（992 个，单发、成对、二联律、多形）室性融合波，ST-T 改变，Ⅱ、Ⅲ、aVF 导联 Q 波。

2021-11-25 行冠脉造影示左前降支中段 100% 完全闭塞（图 10-3A）；对角支提供 2 级侧支（图 10-3B）；回旋支近段弥漫性狭窄 30%～50%；回旋支远段弥漫性狭窄 70%～90%（图 10-3C）；右

冠状动脉中段 100% 闭塞（图 10-3D）；建议外科旁路移植或介入治疗，家属拒绝有创治疗，交代猝死风险后出院（当日血钾 3.85 mmol/L）。出院后继续给予患者阿司匹林、氯吡格雷抗血小板治疗，他汀类药物调节血脂，地高辛增加心肌收缩力，曲美他嗪改善心肌细胞能量代谢，欣康及尼可地尔改善冠脉循环，倍他乐克（6.25 mg，bid）及伊伐布雷定控制心率，因血压偏低（85～100/60～80 mmHg）未用 ACEI 类药物。3 个月后随访得知患者于出院后 2 周在家中猝死（具体不详）。

二、病例解析

本例患者以心力衰竭、双侧胸腔积液为首发症状，结合病例特点，鉴别诊断需要考虑缺血性心肌

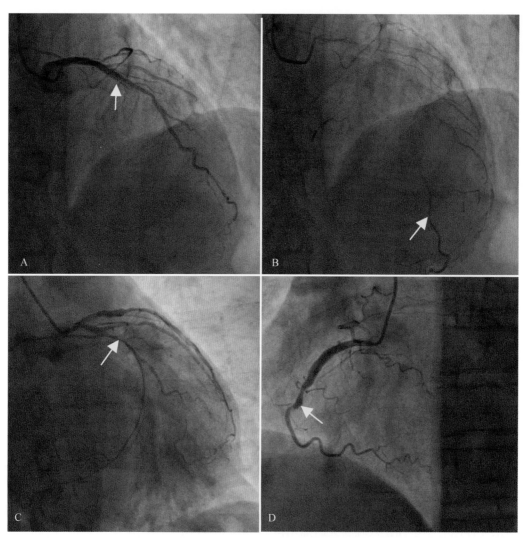

图 10-3　冠脉造影结果

病、酒精性心肌病、高血压心脏病、甲状腺功能减退性心肌病和扩张型心肌病等。该患者以心力衰竭为首发症状，经CAG证实有多支冠脉病变，建议按照缺血性心肌病，与其他疾病引起的心力衰竭进行鉴别诊断及分析。

缺血性心肌病（ischemic cardiomyopathy）是指由于长期心肌缺血导致心肌局限性或弥漫性纤维化，从而导致心脏的收缩功能和（或）舒张功能受损，引起心脏进行性扩大或僵硬、充血性心力衰竭、心律失常等一系列临床表现的综合征，已经成为全球治疗重要负担的疾病之一[1-3]。主要症状包括胸闷、胸痛、喘憋、气短、乏力、心悸、呼吸困难、水肿等，需要询问高血压史、高血脂史、冠心病史、糖尿病史、吸烟、饮酒、家族史等危险因素。体征方面需要注意有无颈静脉充盈、怒张，双肺底有无湿啰音。心脏检查常有心界扩大、听诊第一心音正常或减弱，心尖部可闻及第三心音。

心绞痛是缺血性心肌病患者常见的临床症状之一，但不是必备症状，随着心力衰竭症状的日渐突出，心绞痛发作逐渐减少，甚至完全消失，仅表现为胸闷、乏力、呼吸困难等症状[4]。患者常表现为劳力性呼吸困难，端坐呼吸和夜间阵发性呼吸困难等左心衰竭的表现。疲乏、虚弱比较常见。可出现各种类型的心律失常，尤以室性早搏、心房颤动、束支传导阻滞多见[5]。ECG主要表现为左心室肥大、ST段压低、T波改变、异常Q波及各种心律失常，心脏超声可见心脏扩大，以左心房、左心室扩大为主，室壁呈节段性运动减弱或消失，左室射血分数明显降低，多数患者伴有二尖瓣反流。结合本例患者临床症状、辅助检查和冠脉造影结果，考虑诊断缺血性心肌病。

同时，该患者有长期大量饮酒史，每日饮酒100 g左右，饮酒5年以上，如果除外缺血性心脏病，可以进一步行CMR明确酒精性心脏病可能（此病患者一般有长期大量饮酒史，男性＞80 g/d，饮酒5年以上，临床显示心脏扩大和心力衰竭）。再者，患者既往高血压史，未进行规律药物治疗，心脏扩大不除外与血压升高后心脏结构改变相关，单纯高血压可以引起心力衰竭、瓣膜反流、关闭不全等，晚期可出现心力衰竭。但缺血性心脏病合并心力衰竭时，血压增高者比较少见，多数正常或偏低。原发性高血压的心脏损害主要表现为血压持续升高加重左心室后负荷，导致心肌肥厚，继之引起心脏扩大和反复心力衰竭发作。本例患者暂不考虑高血压心脏病导致心力衰竭。此外，患者既往无甲状腺功能减退病史，超声心动图除外肥厚性心肌病、原发性扩张型心肌病等疾病，可除外上述诊断。

缺血性心脏病合并心力衰竭治疗需要干预原发冠脉病变，完成血运重建；冠心病二级预防药物治疗。心力衰竭方面给予利尿剂、血管紧张素转换酶抑制剂（ACEI）或沙库巴曲缬沙坦（ARNI）、醛固酮受体拮抗剂（MRA），注意电解质（血钾）平衡。必要时正性肌力药（洋地黄）以控制心力衰竭，病情稳定者尽早给予β受体阻滞剂，从小剂量开始。近年新的心力衰竭指南还增加了sGLT2抑制剂（达格列净和恩格列净）的使用，以降低心力衰竭住院和死亡风险。合并心房颤动的患者应长期抗凝治疗，此患者住院期间给予皮下注射肝素抗凝治疗，因凝血功能差出院后未继续抗凝。合并室性或室上性心律失常患者，胺碘酮、β受体阻滞剂应用较多，胺碘酮负性肌力作用较小，对室性心律失常治疗效果好，但与安慰剂相比，不降低患者病死率[6-7]。该患者猝死不除外恶性心律失常，应动态监测心电图、心功能情况评估ICD植入指征（该患者因外地医保及经济原因，拒绝ICD植入，要求回当地医院治疗）。

三、要点提示

- 以心力衰竭为首发症状的临床病例，应详细询问临床症状、既往史，并进行详尽的体格检查，进一步结合实验室检查、多份心电图、超声心动图和其他影像学检查对可能导致心力衰竭的主要病因进行鉴别诊断。本病例心力衰竭临床症状比较复杂，既往有高血压史、大量饮酒史，需要筛查引起心衰的相关原因。冠脉造影明确缺血性心脏病诊断，因此治疗主要针对缺血性心脏病合并心力衰竭治疗。

- 缺血性心脏病患者常常合并二尖瓣、三尖瓣关闭不全，肺动脉高压，需要在心力衰竭缓解后复查超声心动图评估瓣膜关闭不全是否改善，肺动脉高压是否减轻。如果心力衰竭症状好转，但仍存在由于心脏扩大所导致的二尖瓣、三尖瓣关闭不全，则不能除外瓣膜病。本例患者合并重度二尖瓣、三尖瓣关闭不全，应考虑进一步评估是否需要行瓣膜成形术。

参考文献

[1] SEVERINO P, D'AMATO A, PUCCI M, et al. Ischemic Heart Disease Pathophysiology Paradigms Overview: From Plaque Activation to Microvascular Dysfunction. Int J Mol Sci, 2020, 21 (21): 8118.

[2] PANTELY G A, BRISTOW J D. Ischemic cardiomyopathy. Prog Cardiovasc Dis, 1984, 27 (2): 95-114.

[3] ELGENDY I Y, MAHTTA D, PEPINE C J. Medical Therapy for Heart Failure Caused by Ischemic Heart Disease. Circ Res, 2019, 124 (11): 1520-1535.

[4] TROMP J, OUWERKERK W, CLELAND J G F, et al. Global Differences in Burden and Treatment of Ischemic Heart Disease in Acute Heart Failure: REPORT-HF. JACC Heart Fail, 2021, 9 (5): 349-359.

[5] SEKULIC M, ZACHARIAS M, MEDALION B. Ischemic Cardiomyopathy and Heart Failure. Circ Heart Fail, 2019, 12 (6): e006006.

[6] GUO M H, NANTSIOS A, RUEL M. Appropriate therapy for patients with stable ischemic heart disease: a review of literature and the implication of the International Study of Comparative Effectiveness with Medical and Invasive Approaches trial. Curr Opin Cardiol, 2020, 35 (6): 658-663.

[7] JOSEPH P, SWEDBERG K, LEONG D P, et al. The Evolution of β-Blockers in Coronary Artery Disease and Heart Failure (Part 1/5). J Am Coll Cardiol, 2019, 74 (5): 672-682.

（王刚）

第二篇

心肌炎及感染性心内膜炎

嗜酸细胞增多综合征一例

一、病例重现

患者女性，55岁，主因"间断中上腹疼痛40天，间断心前区不适5天余"于2020-12-11入院。40天前（2020年10月底）患者无明显诱因出现中上腹部疼痛，呈绞痛，多于半夜出现，持续约1h，可自行缓解，伴腹胀，伴背痛，伴头晕、头痛，伴恶心、呕吐，呕吐物为胃内容物（具体次数及量不详），无发热、咳嗽、咳痰，无胸闷、胸痛，无气短、呼吸困难，无咯血、呕血，无腹泻、黑便，无耳鸣、听力下降，无视物模糊、视物旋转，就诊于河北当地医院查WBC 13.04×10^9/L，EO 3.04×10^9/L，EO% 23.3%，考虑为"急性胃肠炎"，予"消炎及补液"等治疗（具体不详），症状未见明显好转。37天前（2020-11-4）患者就诊于北京某医院急诊，查心肌梗死三项示TnI 4.922 ng/ml，WBC 11.57×10^9/L，EO 2.9×10^9/L，EO% 25.7%，建议转院继续治疗，遂就诊于北京某三甲医院急诊，查心肌梗死三项示TnI 1.400 ng/ml，WBC 14.18×10^9/L，EO 3.12×10^9/L，EO% 22%，心电图示窦性心律，V$_2$～V$_5$导联ST段压低0.1～0.2 mV（图11-1），考虑诊断"急性非ST段抬高心肌梗死"，于急诊科住院，予阿司匹林、氯吡格雷抗血小板聚集，阿托伐他汀降脂等冠心病二级预防药物治疗。其间完善相关检查：冠脉CTA示未见异常（图11-2），心脏超声示EF 69%（具体不详），腹部超声提示脂肪肝、胆囊泥沙样结石，MRCP和上腹增强CT检查提示急性胆囊炎、胆结石、胆汁淤积，当地医院考虑患者上腹痛与胆囊炎相关，亦不除外存在消化道溃疡，冠脉痉挛导致心肌缺血。但因考虑存在急性心肌梗死故未予完善胃镜检查，予禁食、补液、抗感染（头孢曲松、甲硝唑、舒普深）、泮立苏抑酸护胃等治疗，随后出院，建议出院后择期完善胃镜。此后患者仍间断发作腹痛症状，性质同前，偶有心前区不适，无胸痛。4天前（2020-12-7）患者就诊于我院门诊，行心电图（当时无不适）示窦性心律，胸前导联ST段压低0.1～0.2 mV（图11-3A），较前无明显动态变化。3天前（2020-12-8）当地医院完善胃镜检查示慢性非萎缩性胃炎、十二指肠炎。入院当天患者再发上腹痛，性质同前，就诊于我院急诊，化验示WBC 6.02×10^9/L，EO 1.72×10^9/L，EO% 28.6%，TnI 0.383 ng/ml，TnT 0.100 ng/ml，NT-proBNP 1066.0 pg/ml。心电图示窦性心律，V$_2$～V$_5$导联ST段压低0.1～0.2 mV，较前无明显变化，考虑诊断"急性非ST段抬高心肌梗死"，为行进一步诊治收入我科。患者自发病以来，精神弱，睡眠欠佳，食欲差，大小便正常，体重下降约10 kg。

既往史： 胃食管反流史5年，间断口服抑酸药（5年前曾因间断反酸、恶心行胃镜检查示胃食管反流、消化性溃疡等，具体不详）。湿疹10余年，未规律诊治（易过敏体质，具体过敏源不详）。阑尾炎术后20年。绝育术后30年。否认高血压，否认糖尿病、脑血管病、精神疾病史。其他系统回顾无特殊。

个人史： 出生于黑龙江，19岁定居于河北，有吸烟史，吸烟20年，20支/天。有饮酒史，饮酒20年，白酒2～3两/天。

月经史： 51岁绝经，绝经后无异常阴道出血。

婚育史： 19岁结婚，育有1儿2女，丈夫和儿女均体健。

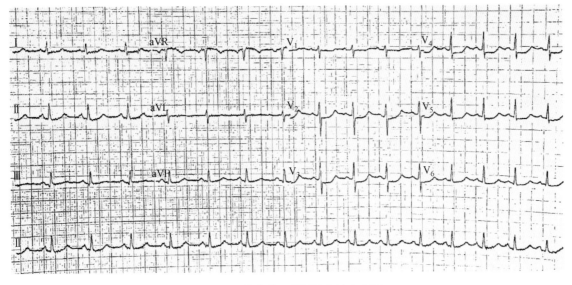

图 11-1　北京某三甲医院急诊心电图

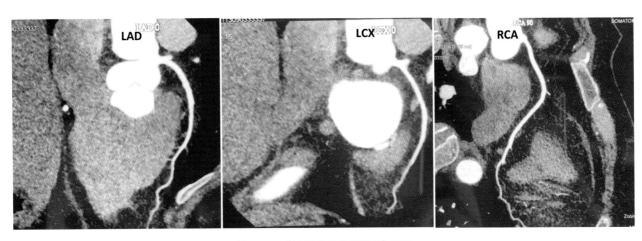

图 11-2　北京某三甲医院冠脉 CTA

家族史：父母已逝，父亲 70 岁时因肿瘤去世，母亲 70 岁时因脑梗死去世。1 兄 2 弟 1 姐，其兄患"胆囊炎、胃病"，1 姐 2 弟均有精神疾病。

入院查体：体温 36.3℃，脉搏 73 次 / 分，呼吸 18 次 / 分，SpO$_2$ 98%（未吸氧）。血压（左上肢）110/60 mmHg，（右上肢）105/58 mmHg。体重 65 kg，身高 166 cm，BMI 23.58 kg/m^2，腹围 95 cm。神清，未闻及颈部血管杂音；躯干、腰背部散在红褐色皮疹，可见色素沉着。双肺呼吸音粗，未闻及明显干湿啰音；心率 73 次 / 分，律齐，P2 ＝ A2，心音正常，各瓣膜听诊区未闻及病理性杂音及心包摩擦音；腹软，中上腹轻压痛，无反跳痛及肌紧张，肝脾未触及，墨菲征可疑阳性，腹部叩诊鼓音，肝肾区无叩痛。双下肢无水肿，双侧足背动脉搏动正常。

辅助检查：

● 2020 年 11 月入院前，北京某三甲医院，风湿免疫相关化验（免疫球蛋白、补体、类风湿因子、抗链球菌溶血素 O 抗体、抗核抗体谱、抗中性粒细胞胞浆抗体、抗心磷脂抗体、抗 β2- 糖蛋白 1 抗体、抗磷脂酶 A2 受体抗体）：均未见明显异常。

● 2020 年 11 月入院前，北京某三甲医院，红细胞沉降率 49 ～ 64 mm/h，降钙素原 0.059 ～ 0.090 ng/ml，白细胞介素 6 7.2 ～ 70.50 pg/ml。

● 2020-12-12，我院，血常规＋C 反应蛋白：白细胞 6.50×10^9/L，嗜酸性粒细胞绝对值 1.84×10^9/L，嗜酸性粒细胞百分比 28.3%，CRP 3.95 mg/L。

- 2020-12-12，我院，生化：谷丙转氨酶 13 U/L，白蛋白 32.8 g/L，肌酐 60.4 μmol/L，低密度脂蛋白胆固醇 2.22 mmol/L，钾 3.97 mmol/L，eGFR 100.2 ml/（min·1.73 m²）。

- 2020-12-12，我院，DIC 初筛：D- 二聚体 2.3 mg/L（2022-12-16 复查 4.2 mg/L）。

- 2020-12-12，我院，血气（吸氧）：pH 7.42，PO_2 121.20 mmHg，PCO_2 40.8 mmHg，HCO_3^- 25.8 mmol/L。

- 2020-12-16，我院，复查血气（未吸氧）：pH 7.437，PO_2 79.70 mmHg，PCO_2 38.5 mmHg，HCO_3^- 25.4 mmol/L。

- 2020-12-12，我院，心肌损伤标志物：CK 28 U/L，CK-MB 1.0 ng/ml，TnI 0.29 ng/ml，TnT 0.075 ng/ml，NT-proBNP 1720 pg/ml。

- 2020-12-12，我院，红细胞沉降率：21 mm/1 h。

- 2020-12-12，我院，尿常规：白细胞 3＋，潜血 1＋，蛋白－，酮体－，比重 1.025。

- 2020-12-12，我院，尿蛋白四项：α1- 微球蛋白 1.28 mg/dl。

- 2020-12-12，我院，便常规＋隐血：黄褐色成形便，OB（－）。

- 2020-12-12，我院，同型半胱氨酸、甲状腺系列、糖化血红蛋白、肿瘤标志物未见明显异常。

- 2020-12-12，我院，心电图：窦性心律，V_3 ～ V_6 导联 ST 段压低 0.1 mV（图 11-3B）。

- 2020-12-11，我院，床旁超声心动图：心脏结构及功能均未见明显异常，LVEF 72%。

- 2020-12-10，我院，胸部 CT 平扫：右肺中叶及左肺舌叶少许慢性炎症可能；左肺散在钙化灶；双肺散在微小结节，大小 0.2 ～ 0.4 cm；双侧胸膜顶稍增厚；纵隔多发小淋巴结；胆囊结石。

- 2020-12-10，我院，腹部 CT 平扫：胆囊结石；腹腔及腹膜后间隙多发淋巴结（较大者短径约 0.7 cm）；升结肠憩室。

入院初步诊断：心肌损伤原因待查，急性非 ST 段抬高型心肌梗死？嗜酸性粒细胞心内膜炎？嗜酸性粒细胞增多原因待查，嗜酸细胞性胃肠炎？胆囊结石，慢性非萎缩性胃炎，十二指肠炎，脂肪肝，湿疹，阑尾切除术后。

入院后诊疗经过：入院后监测患者心肌损伤标志物（CK-MB、TnI、NT-proBNP）变化，并追溯患者外院化验结果（图 11-4）。患者心肌损伤标志物无明显峰值，较正常值参考持续轻度偏高，并呈下降趋势。

患者于我院住院期间仍间断发作上腹痛，完善心电图提示窦性心律，V_3 ～ V_6 导联 ST 段轻度压低（图 11-5），较前无明显动态变化。

完善心肌核素显像提示：左心室前壁心尖段呈缺血改变，左心室各室壁机械收缩同步性欠佳（图 11-6）。完善 CMR 提示：乳头肌、心尖部水平部分间隔壁、下壁及侧壁心内膜下延迟强化（图 11-7）。

患者肌钙蛋白升高无峰值变化，无典型胸闷、胸痛等急性心肌缺血症状，心电图示胸前导联 ST-T 改变无动态变化，未进展为病理性 Q 波，超声心动图、CMR 未见明显阶段性室壁运动异常，冠脉 CTA 提示冠脉无明显狭窄，根据第 4 版心肌梗死全球通用定义[1]，考虑急性心肌梗死诊断不成立。

为明确患者肌钙蛋白升高、心肌损伤原因，追溯病史发现，患者外院及我院化验均提示嗜酸性粒细胞水平持续偏高（图 11-8），绝对值及百分比均明显高于正常参考值。

考虑患者嗜酸性粒细胞升高符合嗜酸性粒细胞增多综合征（hypereosinophilic syndrome，HES）定义，即在两次间隔超过一个月的化验或组织（包括骨髓切片上＞20% 的嗜酸性粒细胞、病理证实的嗜酸性粒细胞广泛组织浸润或组织中嗜酸粒蛋白的显著沉积）中发现嗜酸性粒细胞计数升高（＞ 1.5×10^9/L），并同时伴有多种器官损害。

为明确患者 HES 的发病原因，请多学科会诊，予患者完善以下相关检查。

骨髓穿刺及活检，骨髓细胞学：骨髓涂片提示光滑，骨髓小粒少见；骨髓增生明显活跃；粒系增生明显活跃 M：E ＝ 2.46：1，嗜酸性粒细胞比例增高，占比 14.25%（外周血占 31%），各细胞形态均大致正常；未见寄生虫及特殊细胞。外周血提示成熟 RBC 为正细胞，正色素性，血小板散在分布，形态未见明显异常，嗜酸性粒细胞比例增高。考虑诊断：骨髓象及外周血象特征符合嗜酸性粒细胞增

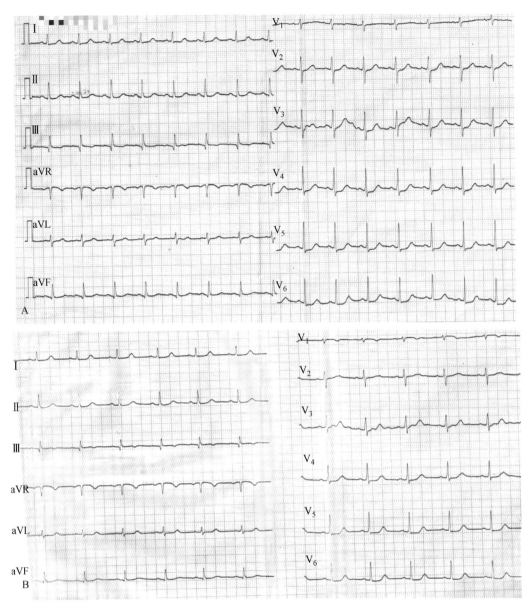

图 11-3　心电图：A. 入院前 4 天我院门诊；B. 入我院 CCU

多症。骨髓活检考虑诊断嗜酸性粒细胞增多，请结合临床。嗜酸性粒细胞增多相关基因检测为阴性。

寄生虫相关检查，包括弓形虫、肺吸虫、肝吸虫、旋毛虫抗体、蓝氏贾第鞭毛＋隐孢子虫抗原、虫便找寄生虫卵、找阿米巴滋养体均未见异常。

肿瘤方面，肿瘤标志物未见升高，完善胸部、腹部 CT 平扫未见占位性病变（患者因经济原因未行 PET-CT 检查），暂不考虑实体肿瘤。浅表淋巴结超声：双侧腋窝多发淋巴结（右侧大者约 1.0 cm×0.6 cm），皮质增厚，必要时进一步检查。双侧腹股沟区多发淋巴结（右侧大者约 3.1 cm× 0.6 cm）。后行浅表淋巴结穿刺病理（右侧腋窝、

右侧腹股沟区）：淋巴组织反应性增生。可基本除外淋巴瘤。

完善过敏源检测均为阴性。

结合上述检查结果，可基本除外原发性 HES、继发性 HES，考虑患者为特发性 HES 可能性大。

此后，为评估患者多器官受累情况是否能用 HES 一元论解释，完善以下检查。

胃肠镜及活检：慢性浅表性胃炎，十二指肠球炎，嗜酸性肠炎？（根据临床诊断）。镜下取多点活检，病理结果提示多处黏膜呈慢性炎，间质内见嗜酸性粒细胞浸润（图 11-9）。

心肌活检（右心室）：病理提示镜下为纤维及

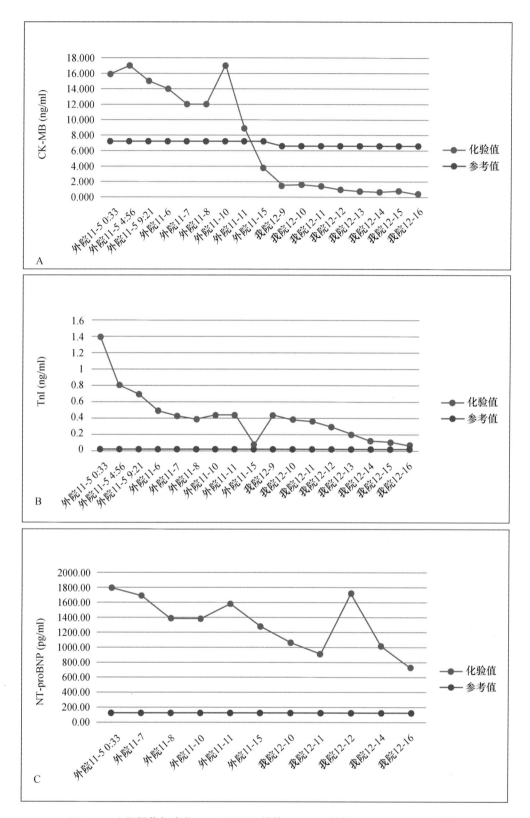

图 11-4　心肌损伤标志物：**A.** CK-MB 趋势；**B.** TnI 趋势；**C.** NT-proBNP 趋势

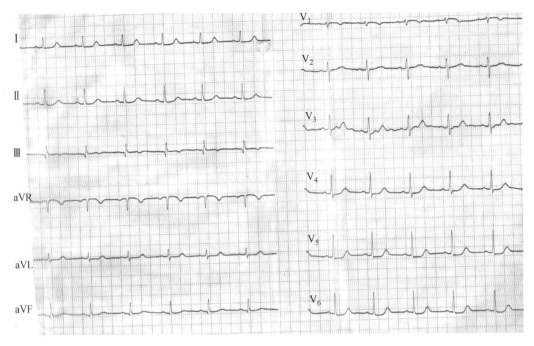

图 11-5　患者于我院 CCU 发作上腹痛时心电图

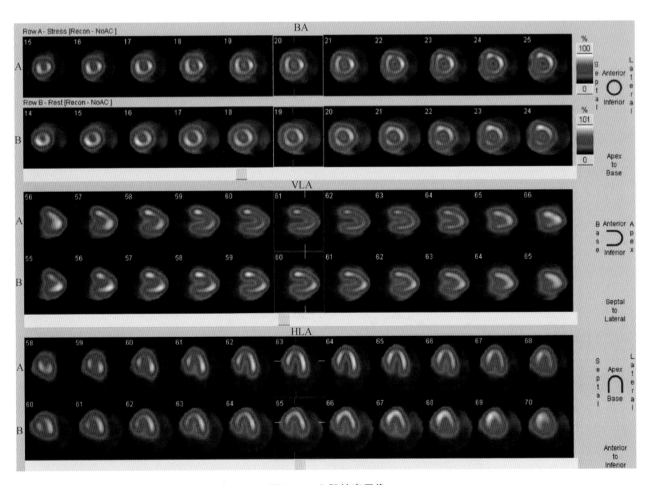

图 11-6　心肌核素显像

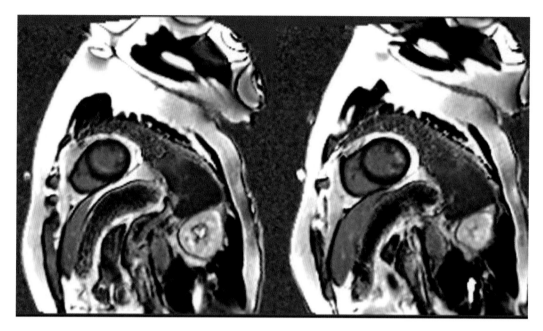

图 11-7 CMR

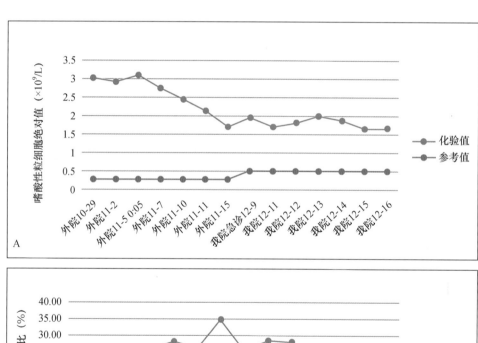

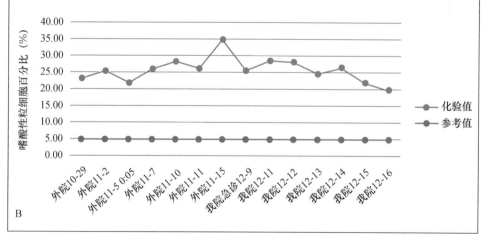

图 11-8 嗜酸性粒细胞化验结果：**A.** 绝对值趋势；**B.** 百分比趋势

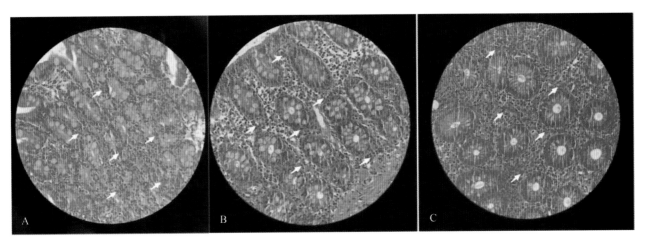

图 11-9　胃肠镜活检 HE 染色 40 倍镜下所见：A. 十二指肠降部：小肠黏膜组织呈慢性炎，间质内见嗜酸性粒细胞浸润（50～70/HPF）；**B.** 升结肠：结肠黏膜组织呈慢性炎，间质内见嗜酸性粒细胞浸润（80～100/HPF）；**C.** 阑尾开口：结肠黏膜组织呈慢性炎，间质内见嗜酸性粒细胞浸润（60～80/HPF）

脂肪组织，内见散在炎细胞浸润，其中可见散在少量嗜酸性粒细胞（图 11-10A），刚果红染色未见心肌淀粉样变（图 11-10B），网织纤维染色、Masson 染色未见心肌纤维化（图 11-10C、D）。

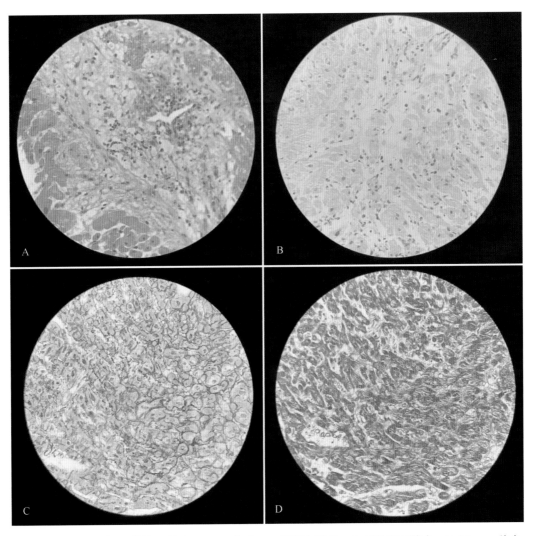

图 11-10　心肌活检 40 倍镜下所见：A. HE 染色；**B.** 刚果红染色；**C.** 网织纤维染色；**D.** Masson 染色

皮肤活检:(右侧腰部)皮肤表皮基底层色素沉着,真皮浅层附属及血管周围散在淋巴细胞、嗜酸性粒细胞及组织细胞浸润。

结合上述检查结果,该患者修正诊断为嗜酸细胞增多综合征,嗜酸性心肌炎,嗜酸性胃肠炎,嗜酸性皮炎等。给予患者醋酸泼尼松片 60 mg(每日 1 mg/kg)qd 口服(后每周减 2 片)治疗,同时予潘妥洛克抑酸、护胃,碳酸钙片补钙、惠加强 G 片、普瑞同胶囊对症治疗后出院。

患者服药第 4 天(醋酸泼尼松片 60 mg)复查血常规嗜酸性粒细胞显著下降:白细胞 10.95×10⁹/L,嗜酸性粒细胞绝对值 0.09×10⁹/L,嗜酸性粒细胞百分比 0.8%。TnI 0.076 ng/ml。服药第 14 天(醋酸泼尼松片 50 mg)复查血常规:白细胞 15.88×10⁹/L,嗜酸性粒细胞绝对值 0.7×10⁹/L,嗜酸性粒细胞百分比 4.4%。NT-proBNP 1360 pg/ml。心电图大致正常,超声心动图未见明显异常。服药后第 48 天(醋酸泼尼松片 20 mg),复查血常规:白细胞 11.91×10⁹/L,嗜酸性粒细胞绝对值 0.91×10⁹/L,嗜酸性粒细胞百分比 9.1%。NT-proBNP 425.7 pg/ml。患者诉服用激素后腹痛、心前区不适等症状未再发作,皮疹较前明显好转。

二、病例解析

1. 嗜酸细胞增多综合征临床少见,需明确其定义、分型及临床鉴别诊断要点,对于嗜酸性粒细胞升高患者,即使无任何症状,也需要进行全面检查,以评估器官受累情况和程度,明确疾病进展及治疗紧迫性

嗜酸细胞增多综合征(hypereosinophilic syndrome,HES)是以嗜酸性粒细胞持续增多为特征,并伴有多种器官损害的一组疾病。高嗜酸性粒细胞增多症(hypereosinophilia,HE)定义为在两次间隔超过一个月的化验或组织(包括骨髓切片上 > 20% 的嗜酸性粒细胞、病理证实的嗜酸性粒细胞广泛组织浸润或组织中嗜酸粒蛋白的显著沉积)中发现嗜酸性粒细胞计数升高(> 1.5×10⁹/L)。HES 是指由于任何原因所致的外周血 HE,同时由于组织 HE 直接导致的器官损伤。根据 HE 的原因,HES 可分为特发性、原发性(肿瘤性)或继发性(反

应性)[2]。

原发性 HES 是指干细胞、髓细胞或嗜酸性肿瘤,其中包括 PDGFRA、PDGFRB 和 FGFR1 基因突变类型,这些突变可导致克隆性嗜酸性粒细胞增多[1]。继发性 HES 是由嗜酸性细胞因子(如 IL-5)的过度产生引起的,常见的原因包括药物、感染(寄生虫、真菌及结核分枝杆菌)、过敏性疾病、其他系统疾病(淋巴瘤、实体瘤)等[2-3]。而特发性 HES 即原因不明的 HES,其定义为外周血中嗜酸性粒细胞计数 > 1.5×10⁹/L 持续 6 个月且原因不明。

对于 HE 患者,即使无任何症状,也需要进行全面检查,以评估器官受累情况和程度,以明确疾病进展及治疗紧迫性。应仔细询问流行病学史以明确有无寄生虫暴露,询问药物使用情况对于确定 HE 的原因至关重要。初步检查可包括:全血细胞计数、血清维生素 B12 水平、血清免疫球蛋白、外周血涂片、血肌酐、肝功能、胸部 X 线、心电图、肌钙蛋白水平和粪便样本或寄生虫血清学。评估器官受累可包括肺功能检查、超声心动图、腹部 CT 和组织活检(视情况而定)。进一步检查包括进行骨髓活检和组织分型,以确定 HE 的病因[1]。

在本例中,患者完善上述检查,并未发现明确阳性结果证实存在继发性或原发性疾病,故考虑特发性 HES 可能性较大。

2. 心脏受累,特别是嗜酸性心肌炎和心肌内膜纤维化,常是 HES 的首发症状和死亡的主要原因。HES 的心脏病理分为三个阶段,心肌内膜活检仍是最终诊断的金标准。临床上,早期发现和治疗起着关键作用

升高的嗜酸性粒细胞向组织中广泛浸润,活化的嗜酸性粒细胞通过释放有毒颗粒、释放细胞因子或招募炎性细胞而导致组织损伤[4],以及器官发生纤维化[5]。几乎所有脏器均可受累,患者可能出现与任何器官系统相关的体征和症状。通常症状发作进展缓慢,常是非特异性的。包括体重减轻、疲劳、发热、盗汗、咳嗽、胸痛、肌痛、皮疹、皮肤瘙痒等[6]。心脏和神经系统体征和症状较为罕见,但由于并发症快速进展,可能

危及生命。

从既往报道上看，40%～50% 的 HES[7-8] 存在心脏受累，但其概率可能更高。心脏疾病，特别是嗜酸性心肌炎和心肌内膜纤维化，是 HES 发病和死亡的主要原因。HES 的心脏病理分为三个阶段：①急性发作期：嗜酸性心肌炎伴嗜酸性粒细胞和淋巴细胞浸润，心肌坏死和凋亡伴有罕见的微栓子现象，通常没有其他心脏症状；②血栓形成期：血栓沿着受损的心内膜形成，可侵犯心脏底部进入瓣膜下区域；③纤维化期：血栓被纤维化取代，出现疤痕，可能形成限制性心肌病，具有左心或右心衰竭的体征和症状，心脏底部发生的纤维化可导致瓣膜反流。HES 心脏病的发展不可预测，各阶段可能重叠[9]。嗜酸性心肌炎及心功能不全的程度与嗜酸性粒细胞增多的程度并不直接相关。该患者心内膜活检表明心肌内有嗜酸性粒细胞及淋巴细胞少量浸润，证实处于上述发病第一阶段。

一旦确定嗜酸性粒细胞计数显著升高，就必须通过重复检测予以确认，并且必须严格寻找嗜酸性粒细胞升高病因，尤其需明确是否发生了器官功能障碍。超声心动图常规用于评估心脏受累，寻找左心室和（或）右心室心尖血栓或限制性心肌病的证据。CMR 和 CT 通常是明确诊断必要的辅助检查手段，但心肌内膜活检仍是最终的金标准[1]。

本患者为中年女性，以中上腹痛及心前区不适为主要表现，心血管系统相关症状不典型，因有心肌酶谱升高及心电图 ST-T 改变，容易误诊为冠心病、心肌梗死；且患者辅助检查提示胆囊结石、胆囊炎、慢性胃炎等，首诊时消化系统症状不易与心脏表现相联系。实际上，患者心脏及消化道表现均由嗜酸性粒细胞升高所致，临床中嗜酸性粒细胞化验结果易被忽视，在发现嗜酸性粒细胞持续异常升高且伴有多器官受累表现时需考虑该疾病可能，同时可请多学科会诊协助诊断。在心脏受累方面，本患者超声心动图提示心脏功能正常，心肌核素及心脏 MRI 提示部分心肌受损，心肌内膜活检证实嗜酸性粒细胞少量浸润，属发现较早。该病主要治疗目的是降低嗜酸性粒细胞计数，一般根据病因，治疗上应用糖皮质激素和（或）伊马替尼。其他治疗还包括抗凝、抗心力衰竭治疗，以及最终的心脏移植。

三、要点提示

- 嗜酸细胞增多综合征临床少见，当发现嗜酸性粒细胞持续异常升高时，应高度怀疑该病可能。
- 对于考虑诊断 HES 的患者，首先应进行诊断分型，根据不同分型制定合适的治疗方案。患者需进行全面检查，评估器官受累情况，明确疾病进展及治疗紧迫性。
- 心脏受累常是 HES 的首发症状和死亡的主要原因。早期发现和治疗十分关键，对激素治疗敏感患者预后更佳。

参考文献

[1] THYGESEN K, ALPERT J S, JAFFE A S, et al. Fourth Universal Definition of Myocardial Infarction（2018）. J Am Coll Cardiol, 2018, 72（18）: 2231-2264.

[2] MANKAD R, BONNICHSEN C, MANKAD S. Hypereosinophilic syndrome: cardiac diagnosis and management. Heart, 2016, 102（2）: 100-106.

[3] CURTIS C, OGBOGU P. Hypereosinophilic Syndrome. Clin Rev Allergy Immunol, 2016, 50（2）: 240-251.

[4] WILKINS H J, CRANE M M, COPELAND K, et al. Hypereosinophilic syndrome: an update. Am J Hematol, 2005, 80（2）: 148-157.

[5] AKUTHOTA P, WELLER P F. Spectrum of Eosinophilic End-Organ Manifestations. Immunol Allergy Clin North Am, 2015, 35（3）: 403-411.

[6] OGBOGU P U, BOCHNER B S, BUTTERFIELD J H, et al. Hypereosinophilic syndrome: a multicenter, retrospective analysis of clinical characteristics and response to therapy. J Allergy Clin Immunol, 2009, 124（6）: 1319-25.e3.

［7］OMMEN S R，SEWARD J B，TAJIK A J. Clinical and echocardiographic features of hypereosinophilic syndromes. Am J Cardiol，2000，86（1）：110-113.

［8］SPRY C J，TAKE M，TAI P C. Eosinophilic disorders affecting the myocardium and endocardium：a review. Heart Vessels Suppl，1985，1：240-242.

［9］WELLER P F，BUBLEY G J. The idiopathic hypereosinophilic syndrome. Blood，1994，83（10）：2759-2779.

（李晟羽）

抗程序性死亡受体 1 单克隆抗体导致多系统损害一例

一、病例重现

患者老年女性，70 岁，主因"呼吸困难伴肢体无力 2 周"于 2022-5-30 入院。患者 2 周前开始出现呼吸困难，伴头颈部肌肉以及四肢肌肉肌力下降，左眼上眼睑下垂，四肢以及腰背部肌肉酸痛，吞咽困难，起初夜间可平卧，逐渐夜间不能平卧，有夜间憋醒、咳嗽、咳大量白色黏痰，声音嘶哑，饮水呛咳，怕热、出汗。1 周前至我院急诊就诊，查血常规：WBC $4.05×10^9$/L，GR% 57.9%，CRP 6.31 mg/L，RBC $4.35×10^{12}$/L，HGB 123 g/L，PLT $239×10^9$/L；降钙素原：0.19 ng/ml；心肌损伤标志物：CK-MB 218.60 ng/ml，TnI 7.240 ng/ml，TnT 1.843 ng/ml；NT-proBNP 903 pg/ml；生化：CK 11 329 U/ml，LDH 1251 U/ml，ALT 296 U/L，AST 542.1 U/L；肾功能正常；电解质：Na 137.8 mmol/L，K 3.42 mmol/L；甲状腺功能：T_4 131.38 ng/ml，TSH 0.23 μIU/ml；DIC 初筛：FDP 10.46，D- 二聚体 3.14，余正常；肿瘤标志物：NSE 34.26，余正常；抗核抗体谱：免疫印迹法抗 SSA 52 抗体（＋），免疫印迹法抗 SSA 60 抗体（＋），余正常；免疫球蛋白：IgG 2000，余正常；类风湿因子：（－）；p-ANCA：（－）；c-ANCA：（－）；下肢静脉超声提示右小腿肌间静脉血栓形成；胸部 CT 提示双肺多发条片及磨玻璃密度影，右侧为著，较前新出现，考虑炎性病变，右侧胸腔少量积液，双侧胸膜增厚，较前新出现。急诊考虑不除外抗程序性死亡受体 1 单克隆抗体（抗 PD-1 单抗）相关免疫损伤，予甲强龙 80 mg ivgtt qd、丙种球蛋白 27.5 g ivgtt qd 共计 5 天，并予对症支持治疗，包括呋塞米利尿、单硝酸异山梨酯静脉泵入扩冠、茶碱平喘、头孢哌酮/舒巴坦抗感染、异丙托溴铵＋布地奈德雾化吸入、盐酸氨溴索化痰、谷胱甘肽保肝、泮托拉唑保护胃黏膜、补液保持水电解质酸碱平衡等治疗，为进一步诊治收入我科。患者近 2 周食欲、睡眠、精神差，大小便偏少，体重无明显变化。

既往史：患者 2022-2-20 肺 CT 发现胰腺体尾部囊实性病变，完善腹部增强 MRI 提示胰腺体尾部囊实性异常信号，黏液性囊腺癌可能；2022-3-23 就诊于中国人民解放军总医院，完善腹部 MRI 提示胰腺体尾部囊实性异常信号，考虑神经内分泌肿瘤可能或胰腺癌合并假性囊肿可能，脾静脉受累可能，胰腺头部可疑多血供结节，神经内分泌肿瘤可能；遂行机器人胰腺体尾癌根治术以及胰头肿瘤剜除术，术后病理结果：胰腺体尾部中分化腺癌，肿瘤大小 9 cm×7 cm×4.5 cm，癌组织侵及周围脂肪组织，周边可见高级别导管内乳头状黏液性肿瘤（IPMN）；未累及肾上腺及脾，胰腺断端未见癌。胰腺头部镜下见少许萎缩的胰腺及扩张的导管，部分上皮增生显著；2022-4-30 于中国人民解放军总医院行化疗：替雷利珠单抗 200 mg ivgtt 共 2 次，替吉奥 40 mg po bid×2 周。否认高血压、糖尿病、脑血管病史，否认吸烟及饮酒史。

入院查体：体温 36.5℃，脉搏 77 次 / 分，呼吸 14 次 / 分，血压左上肢 153/100 mmHg，体重因卧床未测量，身高 170 cm，发育正常，营养中等，神志清楚，面色苍白，被动体位，查体配合，全身皮肤黏膜无黄染，未见肝掌及蜘蛛痣，全身浅表淋巴结无肿大，头颅无畸形，双侧眼裂不对称，左侧 6 mm，右侧 9 mm（图 12-1），双侧瞳孔等大等圆，对光反射正常，颈软，不能自主抬头，未见颈静脉

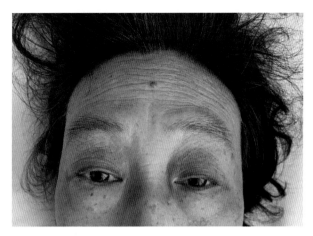

图 12-1　患者面部照片：可见双侧眼裂不对称，左侧 6 mm，右侧 9 mm

怒张及颈动脉异常搏动，气管居中，甲状腺不大，颈部血管未闻及杂音，两侧胸廓对称，呼吸运动对等，节律规整，双肺呼吸音粗，双下肺可闻及少量湿啰音，无胸膜摩擦音。心前区无异常隆起及凹陷，心尖搏动可，心尖搏动位于胸骨左侧第五肋间锁骨中线内 0.5 cm，各瓣膜区未触及震颤，叩诊心界不大，心率 77 次 / 分，律齐，P2 = A2，第一心

音正常，各瓣膜听诊区未闻及病理性杂音及额外心音，无心包摩擦音。腹平坦，腹壁脐旁左侧 2 cm 可见 8 cm 长纵行手术瘢痕及 4 处微创手术切口瘢痕，脐下可见 10 cm 纵行手术瘢痕，均愈合良好，腹软，无压痛、反跳痛及肌紧张，肝脾未触及，肝肾区无叩痛，肠鸣音 3 次 / 分，双下肢轻微水肿，双足背动脉搏动正常，双上肢肌力Ⅲ级，双下肢肌力Ⅲ级，肌肉无压痛，无萎缩，病理反射阴性。

辅助检查：

- 实验室检查：CK-MB 95.8 ng/ml，TnI 1.43 ng/ml，TnT 1.656 ng/ml，CK 1042 U/ml，ALT 181 U/L，NT-proBNP 8323 pg/ml。
- 入院心电图：窦性心律，完全性右束支传导阻滞，Ⅱ、Ⅲ、aVF 导联 q 波，Ⅲ、aVF 导联 T 波倒置（图 12-2）。
- 超声心动图：左心房内径轻度增大，双平面 Simpson 法测量 EF 约 61.3%，室间隔运动不协调，肺动脉内径正常，下腔静脉内径约 1.56 cm，吸气塌陷率＜50%，二尖瓣、三尖瓣、肺动脉瓣、主动脉瓣轻度反流，斑点追

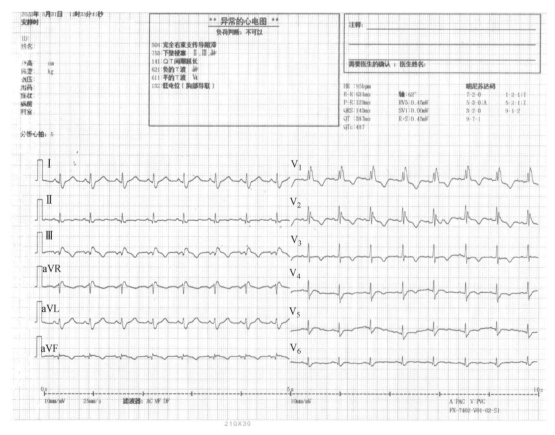

图 12-2　入院心电图：窦性心律，完全性右束支传导阻滞，Ⅱ、Ⅲ、aVF 导联 q 波，Ⅲ、aVF 导联 T 波倒置

踪显像示左心室整体纵向应变减低，GLS ＝ －12.7%，左心室舒张功能减低。

- 入院胸部 CT：双肺多发条片及片状实变影，较前增多，考虑炎症或膨胀不全可能；右侧胸腔少量积液（图 12-3）。

初步诊断：抗程序性死亡受体 1 单克隆抗体相关免疫损伤（累及骨骼肌、心肌、平滑肌）? 肺炎，肝损伤。

入院后诊疗经过：患者老年女性，平素身体健康，既往无口干、眼干、光过敏、口腔溃疡、皮疹、关节痛等风湿免疫性疾病等表现，在应用抗程序性死亡受体 1（programmed death-1，PD-1）单克隆抗体后 2 周出现全身肌肉受累：心肌受累主要表现为心功能不全，主要诊断依据包括呼吸困难，夜间不可平卧，双肺湿啰音，心肌损伤标志物明显升高，NT-proBNP 明显升高，超声心动图提示左心室舒张功能减低；骨骼肌受累主要表现为肌炎和继发的肌力下降，主要诊断依据包括抬头困难（头颈部肌群受累），眼裂不对称（眼睑肌受累），发声困难及饮水呛咳（声门肌肉受累），呼吸困难（呼吸肌受累），四肢无力（四肢肌肉受累），化验示肌酸激酶严重升高；平滑肌受累主要表现为吞咽困难（食管肌肉受累）。故首先应考虑抗 PD-1 单抗相关免疫损伤。

患者起病急，病情重，进展快，在积极协调风湿免疫科、肿瘤科、神经内科等多专业会诊，完善冠脉 CTA 明确冠脉情况，完善心肌核素、心脏 MRI 评估心肌病变情况，进行肌电图检查，提示右三角肌肌肉活检明确肌肉病变性质同时，及时

给予大剂量甲泼尼龙治疗并根据病情逐渐减量，先后共予甲泼尼龙 120 mg ivgtt qd×5 天，80 mg ivgtt qd×5 天，60 mg ivgtt qd×5 天（出院后改为口服泼尼松 60 mg qd），并予积极对症治疗。

心脏方面：①冠脉 CTA：左冠状动脉主干及前降支近段钙化斑块形成（图 12-4），管腔轻微狭窄。②CMR：左心室基底部至乳头肌水平间隔壁增厚；基底部至乳头肌水平间隔壁、侧壁可疑片状延迟强化；心脏运动同步性不良。③静息心肌核素灌注显像：左心室心肌显影清晰；左心室心腔未见明显增大，左心室心尖部及下壁心尖段显像剂分布稀疏缺损；余左心室各壁未见显像剂分布稀疏缺损区；左室射血分数 54%；左心室各室壁心肌整体室壁运动稍减低；左心室各壁机械收缩同步性欠佳。加用激素同时为预防激素导致的水钠潴留加重心力衰竭，监测患者的出入量并依据出入量加用呋塞米利尿治疗，后患者心功能不全症状、体征逐渐好转，心肌损伤标志物水平明显下降（图 12-5），NT-proBNP 降至正常。

骨骼肌方面：①肌电图提示左侧三角肌、肱二头肌肌源性损害，上下肢周围神经损害（运动、感觉神经纤维均受损）。②肌肉活检病理：右三角肌活检提示免疫性炎症，可见肌纤维坏死、增生，炎症细胞浸润，CD3、CD4、CD8 阳性淋巴细胞浸润

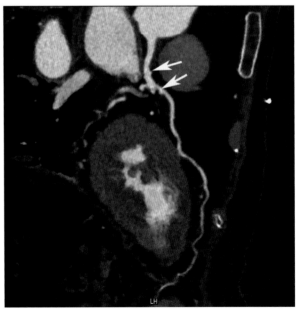

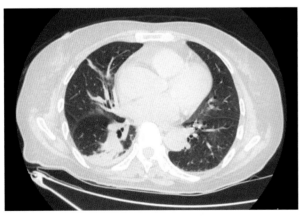

图 12-3　入院胸部 CT：双肺条片及片状实变影，右侧胸腔少量积液

图 12-4　冠脉 CTA：LM 及 LAD 近段斑块，管腔轻度狭窄（白色箭头）

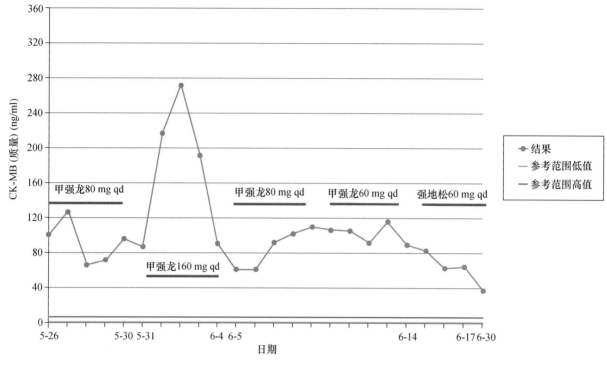

图 12-5　患者 CK-MB（质量）变化曲线及与糖皮质激素用量关系

（图 12-6、图 12-7、图 12-8），可见肌纤维膜及胞质弥漫阳性表达 MHC（图 12-9），未见肌营养不良及神经源性骨骼肌损害表现。经治疗，患者可自主抬头，但不可抗阻力，眼裂仍不对称，四肢肌力好转至Ⅳ - 级，肌酸激酶水平明显下降。

平滑肌方面：患者进食好转，可自主吞咽。

呼吸方面：患者肺 CT 提示双肺多发条片及片状实变影，较前增多，考虑炎症或膨胀不全可能，且患者加用激素后免疫力低下，为预防感染加用舒普深（注射用头孢哌酮钠舒巴坦钠）3 g ivgtt bid

预防感染，用药期间监测患者感染指标变化，并完善相关病原学检查，后改用抗生素为拉氧头孢，查真菌 1-3- β -D 葡聚糖为 178.85 pg/ml（参考值：< 60 pg/ml），遂加用氟康唑抗真菌，加用异丙托溴铵联合布地奈德雾化吸入以及盐酸氨溴索静推化痰治疗，患者咳嗽、咳痰症状明显好转，出院前复查胸部 CT 提示炎症明显好转。

其他方面：①患者肝损伤，加用谷胱甘肽保肝治疗；②患者腹泻，考虑抗生素导致的肠道菌群失调，加用培菲康以及整肠生调节肠道菌群，盐酸小

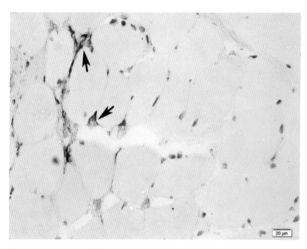

图 12-6　免疫组化染色：CD3（＋）T 淋巴细胞浸润（箭头）（400×）

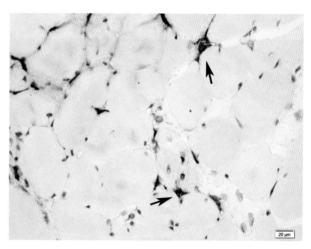

图 12-7　免疫组化染色：CD4（＋）T 淋巴细胞浸润（箭头）（400×）

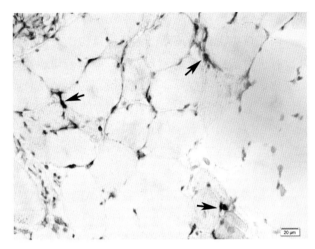

图 12-8　**免疫组化染色**：CD8（＋）T 淋巴细胞浸润（箭头）（400×）。

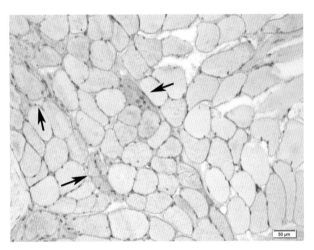

图 12-9　**免疫组化染色**：肌纤维膜及胞浆 MHC-I 弥漫阳性表达（200×）。

蘗碱对症；③患者 D- 二聚体升高，下肢静脉超声提示右小腿肌间静脉血栓形成，加用速碧林（低分子肝素钙注射液）0.4 mg q12 h 抗凝治疗，D- 二聚体正常后停用。

出院 1 个月随访，病情相对稳定，左侧眼裂 8 mm，右侧眼裂 9 mm，自主抬头不受限，双上肢肌力 V 级，双下肢肌力 IV 级。

二、病例解析

1. 免疫检查点抑制剂应用日趋广泛，免疫相关不良事件发生率颇高，及时的组织病理学检查对于迅速正确的诊断帮助巨大

免疫检查点抑制剂为许多进展期癌症患者的治疗带来了一场革命，在部分患者中可产生持久的效果[1-2]。免疫检查点抑制剂为单克隆抗体，主要通过阻断细胞毒性 T 淋巴细胞相关蛋白 -4、PD-1 或其配体 -1（PD-L1）导致肿瘤微环境免疫细胞激活而产生治疗效果[3]。然而，由于免疫检查点抑制剂激活 T 淋巴细胞并没有选择性，其他组织中被激活的 T 淋巴细胞会导致自身免疫介导的不良反应，称为免疫相关不良事件（immune related adverse events，irAEs）。irAEs 通常累及皮肤、结肠、肝、肺、内分泌器官及关节，但是几乎可以累及任何器官，其表现也类似于自身免疫性疾病。

irAEs 分为 5 级[4]：1 级，轻微；2 级，中度；3 级，严重或者需要住院治疗，但是不危及生命；4 级，危及生命；5 级，死亡。irAEs 的发生率和免疫检查点抑制剂的治疗方案有关。接受抗 PD-1 和抗 PD-L1 抗体治疗的患者，irAEs 总发生率为 69% ～ 79%，但是 3 级以上 irAEs 发生率只有 14%，免疫检查抑制剂联合应用会明显增加 irAEs 的发生率[5]。有趣的是，一项纳入 137 个研究共计 5737 例接受免疫抑制治疗患者的系统综述发现，接受免疫治疗之后出现白癜风（一种 irAEs）的患者，生存期超过没有出现的患者[6]。除了白癜风，出现其他 irAEs 的患者在生存期上也有优势[7]。而且，因为 irAEs 中断免疫抑制治疗的患者，其中位生存期与从未中断治疗的患者类似。

既往存在自身免疫性疾病和自身抗体阳性的患者，应用免疫检查点抑制剂后生存期长于没有自身免疫性疾病和自身抗体阴性的患者，但 irAEs 发生率也相对增高，这也是可以理解的[8]。

本例患者在既往无自身免疫性疾病相关症状，在应用抗 PD-1 单抗后出现多系统损害表现，临床可以诊断 irAEs，组织病理学进一步明确了存在免疫介导的肌炎（包括 CD3 ＋、CD4 ＋、CD8 ＋淋巴细胞浸润及 MHC-I 染色阳性），从而证实了诊断。提示我们，对于怀疑 irAEs 的患者，除了临床判断之外，及时的组织病理学检查对诊断能提供巨大的帮助，尤其是对于出现严重 irAEs 的患者，由于要面临大剂量激素甚至免疫抑制治疗带来的严重风险，能对后续治疗提供相当大的信心。

2. 应用免疫检查点抑制剂后出现 irAEs，要根据病情及时给予相应治疗，过犹不及

绝大多数 irAEs 的治疗是经验性的，来自回顾性队列研究或者专家观点。总的治疗推荐如下：1 级 irAEs，对症处理，密切观察；2 级，低到中剂量的糖皮质激素和暂时停用免疫检查点抑制剂；3～4 级，通常需要高剂量的糖皮质激素，可以考虑免疫调节药物，并停用免疫检查点抑制剂。

由于出现 irAEs 意味着生存率改善，免疫抑制治疗可能部分抵消免疫检查点抑制剂带来的好处，大多数回顾性研究都支持这一结论，而且抵消程度与糖皮质激素的用量成正相关趋势[9-10]。合成的免疫调节剂应用于高度 irAEs 治疗可以减少糖皮质激素用量，靶向生物制剂由于起效快，应用也越来越多。肿瘤坏死因子抑制剂经常用于糖皮质激素难治性腹泻、结肠炎及其他 irAEs。

由于该患者对糖皮质激素治疗反应尚可，我们并没有进一步应用免疫调节治疗。但是密切观察病情变化，及时对治疗反应进行评价，必要时及时调整治疗方案，才有可能挽救重症患者的生命。

三、要点提示

- 免疫检查点抑制剂导致的 irAEs 发生率较高，病情轻重不一，及时准确的诊断非常重要，组织病理学检查非常关键。
- 不同级别的 irAEs 治疗策略不同，密切观察病情，及时评价治疗效果及调整治疗方案，对治疗成功至关重要。

参考文献

[1] TOPALIAN S L, HODI F S, BRAHMER J R, et al. Five-Year Survival and Correlates Among Patients With Advanced Melanoma, Renal Cell Carcinoma, or Non-Small Cell Lung Cancer Treated With Nivolumab. JAMA Oncol, 2019, 5（10）: 1411-1420.

[2] WOLCHOK J D, CHIARION-SILENI V, GONZALEZ R, et al. Overall Survival with Combined Nivolumab and Ipilimumab in Advanced Melanoma. N Engl J Med, 2017, 377（14）: 1345-1356.

[3] RIBAS A, WOLCHOK J D. Cancer immunotherapy using checkpoint blockade. Science, 2018, 359（6382）: 1350-1355.

[4] NICI DCTD CTCAE. Common Terminology Criteria for Adverse Events（CTCAE）2017. https://ctep.cancer.gov/protocoldevelopment/electronic_applications/docs/CTCAE_v5_Quick_Reference_5x7.pdf.

[5] ARNAUD-COFFIN P, MAILLET D, GAN H K, et al. A systematic review of adverse events in randomized trials assessing immune checkpoint inhibitors. Int J Cancer, 2019, 145（3）: 639-648.

[6] TEULINGS H E, LIMPENS J, JANSEN S N, et al. Vitiligo-like depigmentation in patients with stage Ⅲ - Ⅳ melanoma receiving immunotherapy and its association with survival: a systematic review and meta-analysis. J Clin Oncol, 2015, 33（7）: 773-781.

[7] MAHER V E, FERNANDES L L, WEINSTOCK C, et al. Analysis of the Association Between Adverse Events and Outcome in Patients Receiving a Programmed Death Protein 1 or Programmed Death Ligand 1 Antibody. J Clin Oncol, 2019, 37（30）: 2730-2737.

[8] TOI Y, SUGAWARA S, SUGISAKA J, et al. Profiling Preexisting Antibodies in Patients Treated With Anti-PD-1 Therapy for Advanced Non-Small Cell Lung Cancer. JAMA Oncol, 2019, 5（3）: 376-383.

[9] FAJE A T, LAWRENCE D, FLAHERTY K, et al. High-dose glucocorticoids for the treatment of ipilimumab-induced hypophysitis is associated with reduced survival in patients with melanoma. Cancer, 2018, 124（18）: 3706-3714.

[10] ARBOUR K C, MEZQUITA L, LONG N, et al. Impact of Baseline Steroids on Efficacy of Programmed Cell Death-1 and Programmed Death-Ligand 1 Blockade in Patients With Non-Small-Cell Lung Cancer. J Clin Oncol, 2018, 36（28）: 2872-2878.

（马国栋）

中年女性暴发性心肌炎一例

一、病例重现

患者中年女性，53岁，"间断胸闷1天"于2022-1-17入院，患者1天前做饭过程中突发胸闷、憋气，伴头晕、心悸、出汗，无胸痛、晕厥、黑矇，无发热、咳嗽、咳痰，无恶心、呕吐，自服糖果后持续约40 min缓解，患者未诊治。后患者无明显诱因仍出现发作性胸闷、憋气、出汗，急诊心电图示窦性节律，85次/分，肢导低电压，Ⅱ、Ⅲ、aVF导联QS型，$V_1 \sim V_4$导联ST段抬高0.1～0.2 mV，心肌酶显著升高，考虑"急性前壁心肌梗死"，予抗血小板、调脂、扩张冠脉等治疗后，胸闷明显缓解，进一步诊治收入CCU。患者入院以来精神、饮食、睡眠可，大小便如常，体重无明显变化。

既往史及个人史： 反流性食管炎史1周。否认高血压、糖尿病、脑血管病、精神疾病史。否认食物、药物过敏史。否认长期药物应用史。个人史及家族史无特殊。

入院查体： 体温36℃，脉搏95次/分，呼吸18次/分，血压94/70 mmHg（右上肢），86/60 mmHg（左上肢），SpO_2 98%（未吸氧），体重56 kg，身高165 cm，BMI 20.6 kg/m^2，腹围76 cm。发育正常，营养中等。神志清楚，颈软无抵抗，未见颈静脉怒张，颈部血管未闻及杂音。双肺呼吸音粗，双下肺少量湿啰音，无胸膜摩擦音。心前区无异常隆起及凹陷，心尖搏动位于胸骨左侧第五肋间锁骨中线内0.5 cm，各瓣膜区未触及震颤，叩诊心界不大，心率95次/分，律齐，第一心音正常，各瓣膜听诊区未闻及病理性杂音及额外心音，无心包摩擦音。腹稍膨隆，腹软，无压痛、反跳痛及肌紧张，肝脾未触及，墨菲征（－），腹部叩诊鼓音，肝肾区无叩痛，肠鸣音3次/分。双下肢无水肿，双足背动脉搏动可。

辅助检查：

- 心电图（2022-1-17）：窦性心律，85次/分，肢导低电压，Ⅱ、Ⅲ、aVF导联QS型，$V_1 \sim V_4$导联ST段抬高0.1～0.2 mV（图13-1）。
- 血常规＋C反应蛋白（2022-1-17）：白细胞6.92×10⁹/L，血红蛋白145 g/L，血小板140×10⁹/L，C反应蛋白20.75 mg/L。
- TNT＋NT-proBNP（2022-1-17）：TnT 0.785 ng/ml，NT-proBNP 3985 ng/L。
- 胸CT平扫（2022-1-17）：①双肺条索，陈旧病变可能；②双侧胸膜增厚；③甲状腺密度不均匀。④心影大小正常。

初步诊断： 冠状动脉粥样硬化性心脏病，急性前壁心肌梗死，心功能Ⅱ级（Killip分级）。

入院后诊疗经过： 患者中年女性，反复胸闷、憋气，心电图前壁导联ST段抬高，心肌酶升高，考虑急性前壁心肌梗死，予冠心病二级预防药物：阿司匹林、替格瑞洛抗血小板，他汀类调节血脂，富马酸比索洛尔片控制心率，拟择期行冠脉造影。患者入院第1天夜间间断胸闷、憋气，血压60～80/35～45 mmHg，考虑心肌梗死合并心源性休克，予静脉泵入多巴胺5 μg/（kg·min）维持血压，喘定对症。入院第2天，患者心电图出现三度房室传导阻滞，心室率53次/分（图13-2）。查体：血压82/47 mmHg，神志清、精神弱；双下肺少许湿啰音，心率53次/分，心音低，各瓣膜听诊区未闻杂音；腹软，无压痛，肝脾肋下未及，床旁心脏超声：各房室内径正常，左心房内径3.4 cm，

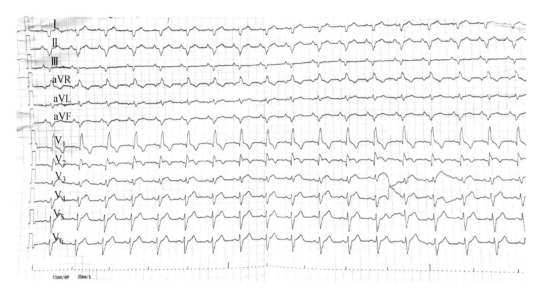

图 13-1 患者入院心电图

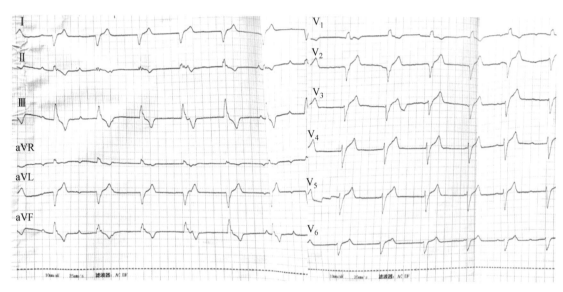

图 13-2 患者入院第 2 天心电图出现三度房室传导阻滞

左心室舒张末内径 4.1 cm，室间隔基底段厚 1.2 cm，LVEF 69.9%，各瓣膜无明显异常，左心室前壁运动幅度略减低。

入院第 3 天，患者精神弱，多巴胺 10 μg/（kg·min）血压难以维持，予联合去甲肾上腺素 4 μg/（kg·min），血压维持在 80 ～ 90/40 ～ 50 mmHg，心电监护持续三度房室传导阻滞，心肌酶进行性升高，CK-MB 69.4 ng/ml，TnI 20.031 ng/ml。考虑患者血流动力学不稳定，合并严重缓慢心律失常，有急诊冠脉造影指征，于是经股动脉入路行急诊冠脉造影：冠脉起源正常，供血呈左优势型；冠状动脉未见明显狭窄。术中经右股静脉置入临时

起搏器，设置起搏心率 50 次 / 分，起搏电压 10 V；经右股动脉置入主动脉内球囊反搏（IABP），启动 IABP 辅助循环。术后患者未诉胸闷、胸痛不适，血压维持在 90 ～ 110/50 ～ 60 mmHg，心电监护起搏节律，心率 50 次 / 分。

患者冠脉造影未见明显狭窄，除外最初心肌梗死诊断，予停用抗血小板及抗凝药物。患者急性发病，虽然发病前无呼吸道、胃肠道感染症状，但心肌酶显著升高，迅速出现严重心力衰竭，血流动力学不稳定及三度房室传导阻滞，考虑诊断"暴发性心肌炎"，进一步完善抗核抗体，抗中性粒细胞胞浆抗体，抗 ENA 抗体谱，抗链球菌溶血素 O 试验＋

类风湿因子，免疫球蛋白＋补体，免疫鉴定系列均为阴性。病原学方面：病毒四项、柯萨奇病毒抗体 IgM、结核分枝杆菌抗体、肺炎支原体抗体测定、血清 IgG 亚类测定四项、肺炎衣原体 IgM、呼吸道病原学 IgM 九联检、结核感染 T 细胞检测均为阴性。

鉴别诊断方面：①毒物中毒引起心脏损害，血液、尿液毒物检测未检测到镇静安眠类、抗精神病类、抗癫痫类、降压类、降糖类、镇痛消炎类药物，未检测到苯、甲苯、二甲苯等挥发性有机溶剂及其他常见毒物。②冠状动脉非阻塞型心肌梗死（MINOCA）。MINOCA 的诊断标准为：符合心梗普遍定义，冠脉造影显示冠脉无梗阻（狭窄程度＜50%），没有任何明显的其他原因可导致患者出现目前的急性表现。MINOCA 原因一般分为 3 大类型：冠脉原因：隐匿性斑块破裂或糜烂、冠脉痉挛、自发性冠脉夹层（SCAD）、冠脉栓塞和冠脉微血管疾病。由于患者低血压，循环心律不稳定，未进行进一步冠脉腔内影像学检查。心脏原因：心肌炎、Takotsubo 综合征、心肌病、心脏损伤和快速性心律失常。心脏外原因：卒中、肺栓塞、脓毒症、肾衰竭和低氧血症。结合患者病史，病情进展迅速，出现心源性休克和三度房室传导阻滞，综合考虑暴发性心肌炎可能性最大。

按照暴发性心肌炎调节治疗方案：①机械辅助治疗：IABP 维持循环，临时起搏器维持心率，同时备好 ECMO。②激素冲击：甲强龙 200 mg（连用 3 天）→ 120 mg（连用 2 天）→ 80 mg（第 6 天）→ 40 mg（第 7 天），整个激素治疗时间为一周，累积剂量 960 mg。

患者激素应用当天出现精神症状，突发躁动，不配合治疗，诉头晕，无肢体活动障碍。追问病史得知既往半年来记忆力下降。查体：神清，语尚利，定向力、记忆力下降，双瞳孔等大等圆，光反射（＋），两侧鼻唇沟对称，伸舌居中，四肢可自主活动，双侧巴宾斯基征（－），颈软。神经内科会诊考虑谵妄待查，予再普乐（奥氮平片）2.5 mg po，罗拉（劳拉西泮片）0.5 mg bid po。患者连续 2 天夜间出现躁动，谵妄，不配合治疗情况，予地西泮及力月西（咪达唑仑注射液）镇静。

激素冲击 1 天后，患者恢复窦性心律，心肌酶学（CK-MB，TnI）和 NT-proBNP 开始呈现下降

趋势（图 13-3，图 13-4），逐步减停血管活性药物多巴胺及去甲肾上腺素，恢复窦性心律，关闭临时起搏器。复查心脏超声：室间隔及左心室后壁略增厚，心包积液（少量），LVEF 58%，左心室前壁运动幅度略减低。

患者入院 1 周后，血压、心律稳定，拔除临时起搏器及 IABP，经股静脉行心肌活检：取室间隔右心室面心肌组织 5 块，病理检查 HE 染色示心肌细胞排列规则，部分细胞略肥大，肌纤维间散在淋巴细胞浸润，刚果红染色（－），未见淀粉样变性（图 13-5）。患者 CCU 共住院 10 天后转入普通病房，住院第 11 天完善心脏增强 MRI（图 13-6）提示：①左心室壁弥漫性增厚，伴心肌水肿，间隔壁可疑延迟强化；②右心室壁略增厚；③心包少量积液。

患者整个住院周期共 13 天，1 个月门诊复查随访，患者无不适主诉，超声心动图各房室腔心脏

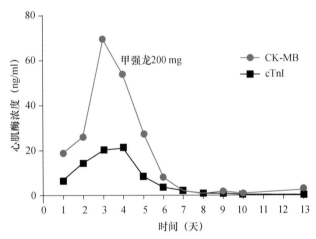

图 13-3 患者心肌酶学变化趋势图，入院第 4 天开始应用甲强龙 200 mg 冲击

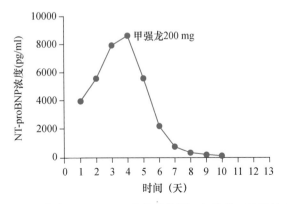

图 13-4 患者 NT-proBNP 变化趋势图，入院第 4 天开始应用甲强龙 200 mg 冲击

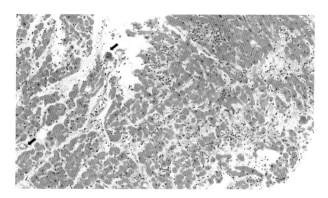

图 13-5　心肌活检 HE 染色：心肌细胞排列规则，部分细胞略肥大，肌纤维间散在淋巴细胞浸润

内径和左室射血分数正常，心肌酶学正常。

二、病例解析

1. 暴发性心肌炎是心肌炎中最为严重和特殊的类型，起病急骤，病情进展极其迅速，预后凶险，一旦诊断明确需尽早积极生命支持

一般将暴发性心肌炎定义为急骤发作且伴有严重血流动力学障碍的心肌炎症性疾病，更多是一个临床诊断而非组织学或病理学诊断，需要结合临床表现、实验室检查综合分析。当出现发病突然，有明显病毒感染全身症状尤其是全身乏力、不思饮食继而迅速出现严重血流动力学障碍、实验室检测显示心肌严重受损，超声心动图室壁运动减弱时，即可临床诊断暴发性心肌炎。

暴发性心肌炎病情进展迅速，患者很快出现血流动力学异常（泵衰竭和循环衰竭）以及严重心律失常，并可伴有呼吸衰竭和肝肾衰竭。早期研究认

为虽然暴发性心肌炎早期病死率高，但一旦渡过急性危险期，长期预后良好。一项长达 11 年的随访研究显示，暴发性心肌炎生存率显著高于普通急性心肌炎（分别为 93% 和 45%），长期生存率和普通人几乎无差异[1]。但近年研究发现，暴发性心肌炎患者的院内结局及长期预后均较非暴发性心肌炎患者更差[2]。临床上早期识别暴发性心肌炎很重要，有学者研究认为女性、白细胞计数增加、CRP 升高及入院时 LVEF < 50% 是提示急性心肌炎患者出现暴发性心肌炎的预测因素[3]。

心肌炎是一种非缺血性获得性心肌病，具有多种表现形式，早期需要与心肌梗死、心包炎、脓毒症等鉴别。该患者早期症状类似心绞痛，且心肌酶升高，心电图前壁导联 ST 段抬高，入院诊断"急性心肌梗死"，给予抗栓治疗，但病情进展迅速，心电图无动态演变，心肌酶学也不符合心肌梗死变化，起病第二天即出现心源性休克、低血压、三度房室传导阻滞，且对血管活性药物反应不佳。最终通过冠脉造影除外冠心病，CMR 及心肌活检最终明确诊断。在 IABP、临时起搏器支持下，给予激素治疗，患者血流动力学改善、心脏节律恢复窦律，心肌酶学逐步下降，好转出院。

生命支持治疗在暴发性心肌炎治疗中起关键作用，比如 IABP，临时起搏器，一旦 IABP 不能改善循环，或合并严重低氧时，及时进行体外膜肺氧合（ECMO），左心室辅助设备等治疗。国内外研究均证实 IABP 对暴发性心肌炎心肌损伤的疗效显著，血流动力学不稳定的患者应尽早使用 IABP。当 IABP 仍然不能纠正或不足以改善循环时，应立

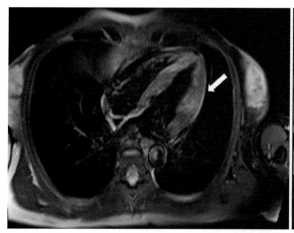
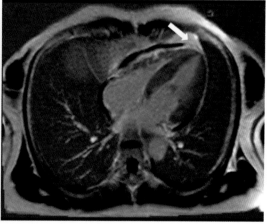

图 13-6　CMR 提示心肌水肿（左）和条状延迟强化（右）

即启用 ECMO 或直接启用 ECMO 治疗。两者联合应用时，可以使心脏充分休息，赢得救治时间。

心肌活检在诊断方面有较大意义，急性期患者病情危重，且病理诊断对临床诊断和治疗的指导意义有限，因此，一般不建议在急性期进行心肌活检，但心肌活检仍是目前心肌炎确诊的客观标准，在病情好转后进行心肌活检有助于发现病原和研究机制。

2. 暴发性心肌炎早期阻断炎症反应，减轻毒素对缓解心肌的损害至关重要

剧烈的炎症反应，毒素侵害，异常的免疫系统激活，引起严重心肌损害，是暴发性心肌炎发展的关键因素。因此，阻断炎症和免疫反应是治疗暴发性心肌炎的重要方法[4]。2017 年《成人暴发性心肌炎诊断与治疗中国专家共识》建议每天给予甲泼尼松 200 mg 静脉滴注，连续 3 ~ 5 天后根据病情变化减量[5]。该患者及早应用了激素冲击（200 mg 连续 3 天），激素应用第一天心肌酶 TnI，CK-MB 即呈现明显下降趋势。另外，在暴发性心肌炎出现多器官衰竭发展之前，如果能够更准确地识别免疫病理生理途径，尤其是对免疫治疗反应较好的心肌炎类型，比如嗜酸性心肌炎、巨细胞性心肌炎、心脏结节病和自身免疫相关的暴发性心肌炎，开展精准靶向免疫药物治疗，可以为器械辅助治疗争取时间，最大限度地减少并发症，改善预后。目前倾向于以糖皮质激素为主的联合治疗，比如联合静脉注射免疫球蛋白、环磷酰胺和利妥昔单抗，在心肌炎中均被使用。总之，暴发性心肌炎的免疫调节治疗研究是一个不断发展的领域，由于暴发性心肌炎病因、病理学的复杂性、异质性和相对低发病率，如何制定更好的免疫治疗策略仍然存在挑战。

三、要点提示

- 暴发性心肌炎起病急骤，病情进展极其迅速，预后凶险，一旦诊断明确需尽早积极生命支持。
- 在积极生命支持治疗的基础上，早期大剂量激素冲击，抑制心肌损害，密切监测并发症的动态变化是治疗的重要手段。

参考文献

[1] MCCARTHY R E 3rd, BOEHMER J P, HRUBAN R H, et al. Long-term outcome of fulminant myocarditis as compared with acute（nonfulminant）myocarditis. N Engl J Med, 2000, 342（10）: 690-695.

[2] AMMIRATI E, VERONESE G, BRAMBATTI M, et al. Fulminant Versus Acute Nonfulminant Myocarditis in Patients With Left Ventricular Systolic Dysfunction. J Am Coll Cardiol, 2019, 74（3）: 299-311.

[3] 赵妍，党爱民，吕纳强，等. 暴发性心肌炎的临床特点与预测因素分析. 中国分子心脏病学杂志，2021，21（5）：6.

[4] MONTERO S, ABRAMS D, AMMIRATI E, et al. Fulminant myocarditis in adults: a narrative review. J Geriatr Cardiol, 2022, 19（2）: 137-151.

[5] 中华医学会心血管病学分会精准医学学组，中华心血管病杂志编辑委员会，成人暴发性心肌炎工作组. 成人暴发性心肌炎诊断与治疗中国专家共识. 中华心血管病杂志，2017，45（9）：742-752.

（公绪合）

青少年暴发性心肌炎一例

一、病例重现

患者女性，16岁，主因"畏寒5天，发热伴心悸3天"于2022-2-10入院。患者5天前跑步约30 min后自觉畏寒，未予监测体温。3天前体温轻度升高为37.1℃，后头痛伴周身发热、乏力，后体温最高39.2℃，自觉头晕、头痛、剑突下疼痛，此后出现吸气时剑突下心前区及上腹部疼痛，伴心悸、反酸、烧心，呕吐2次，腹泻1次，今晨就诊于我院发热门诊测体温38.7℃，血压88/52 mmHg↓，GR% 78.3%↑，AST 247.0 U/L↑，LDH 613 U/L↑，CK 1972 U/L↑，CK-MB 102.0 U/L↑，TnI 32.02 ng/ml↑，CK-MB（质量）86.4 ng/ml↑，Myo 166.6 ng/ml↑，NT-proBNP 7496.7 pg/ml↑，超敏C反应蛋白（h-CRP）10.19 mg/L↑，给予去甲肾上腺素0.97 μg/（kg·min）升压、补液等治疗，目前间断发热、剑突下疼痛。患者近期来，精神欠佳，饮食、睡眠差，二便正常，体重无明显变化。

既往史及个人史： 2年前右踝扭伤。否认高血压、糖尿病、心脏病史。其他系统回顾无特殊。否认食物过敏史。否认特殊物质接触史，否认长期药物应用史。个人史及家族史无特殊。社区医院注射新冠疫苗两针，第二针接种日期2022-1-28。

入院查体： 血压96/63 mmHg（左上肢），98/55 mmHg（右上肢），SpO₂ 99%（鼻导管吸氧2 L/min）。神清，未见颈静脉怒张及颈动脉异常搏动，未闻及颈部血管杂音。双肺呼吸音粗，双肺未闻及干湿啰音，无胸膜摩擦音。心尖搏动位于胸骨左侧第五肋间锁骨中线内0.5 cm，搏动范围1.5 cm，各瓣膜区未触及震颤，叩诊心界不大，心率115次/分，律齐，P2＝A2，第一心音减低，各瓣膜听诊区未闻及病理性杂音及额外心音，无心包摩擦音。腹平坦，腹软，剑突下及下腹部轻压痛，无反跳痛及肌紧张。双下肢无水肿，双足背动脉搏动可。

辅助检查：

- 入院心电图：窦性心动过速，心室率115次/分，Ⅰ、Ⅱ、Ⅲ、aVF、V₃～V₉导联ST段压低0.1～0.5 mV（图14-1）。
- 2022-2-10，我院，心肌酶：TnI 32.02 ng/ml，CK-MB（质量）86.4 ng/ml，Myo 166.6 ng/ml。
- 2022-2-10，我院，NT-proBNP：7496.7 pg/ml。
- 2022-2-10，我院，生化：AST 247.0 U/L，Cr（酶法）88.0 μmol/L，LDL-C 2.26 mmol/L，LDH 613 U/L。
- 2022-2-10，我院，血常规：WBC 6.17×10⁹/L，GR% 78.3%，LY% 14.9%，EO% 0.2%，HGB 122 g/L，PLT 181×10⁹/L。
- 2022-2-10，我院，甲型、乙型流感病毒抗原检测：阴性。
- 2022-2-10，我院，新型冠状病毒筛查：新型冠状病毒抗体IgG阳性，新型冠状病毒抗体IgM阴性，新型冠状病毒核酸检测阴性。
- 2022-2-10，我院，腹部＋盆腔CT平扫：①胆囊腔内密度增高影，请结合超声观察；②少量盆腔积液，生理性可能；③十二指肠水平部憩室。
- 2022-2-10，我院，胸部CT平扫：胸部CT平扫未见明确急性炎症，请结合临床；右

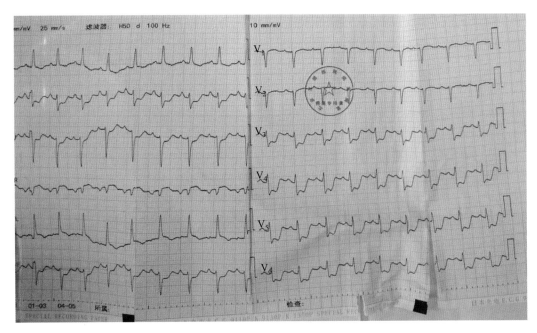

图 14-1　入院心电图

肺上叶局部慢性炎症或陈旧病变；左肺上叶上舌段结节，建议年度复查。

● 2022-2-10，我院，超声心动图：LA 2.80 cm，LVEDD 5.00 cm，左心室整体室壁运动减弱，左室射血分数减低，LVEF 47.6%。

初步诊断： 暴发性心肌炎，心功能Ⅳ级（NYHA分级），左室射血分数减低，窦性心动过速，左肺结节，十二指肠水平部憩室。

入院后诊疗经过：

1. 心脏方面

入院后完善相关检查，病原学方面、病毒六项、便培养＋鉴定、呼吸道病原学 IgM 九联检均为阴性，CMV 病毒及 EB 病毒核酸检测低于检测下限，血液宏基因检测报告未发现病原体感染证据（图 14-2）。风湿免疫指标方面，抗核抗

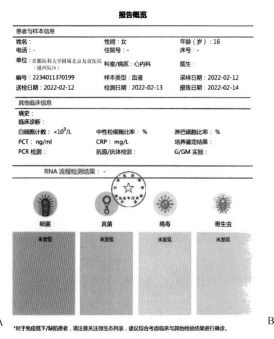
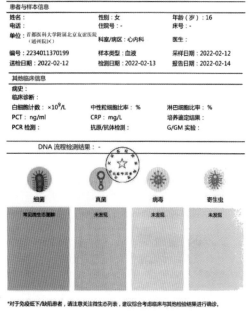

图 14-2　血液宏基因组测序：**A.** RNA 测序；**B.** DNA 测序

体谱 8 项、抗 ENA 抗体谱、ANA 抗体谱未见异常，免疫球蛋白＋补体：IgG 2110.0 mg/dl，C3 74.50 mg/dl。

予心电监护，监测血压 80 ～ 95/50 ～ 60 mmHg，心率 100 ～ 130 次/分，予去甲肾上腺素 0.97 μg/（kg·min）静脉泵入对症。2022-2-11 请全院会诊，重症医学科、感染科协助诊治：据患者症状及辅助检查，考虑诊断暴发性心肌炎可能，病情重，随时有猝死风险，据指南建议尽早联合抗病毒治疗，结合感染内科会诊建议，考虑抗病毒药物作用大，目前发热后第 4 天，体温正常，故未予抗病毒治疗。予短期甲强龙＋免疫球蛋白冲击（每日甲强龙 200 mg ＋免疫球蛋白 15 g，ivgtt，连续 5 天），曲美他嗪联合辅酶 Q10 营养心肌，间断利尿改善心功能、克赛（低分子肝素钠注射液）抗凝预防 IABP 植入相关血栓等综合治疗。同时考虑暴发性心肌炎病情进展迅速，患者血压低，心功能差（NYHA 分级 V 级），2022-2-11 行冠脉造影结果阴性，未见冠状动脉明显狭窄（图 14-3），术中予 IABP 辅助循环支持。

患者行甲强龙＋免疫球蛋白免疫调节及 IABP 植入等综合治疗后患者循环指标显著改善，撤除去甲肾上腺素静脉泵入，生命体征平稳，血压逐步恢复至术后监测血压 110 ～ 120/60 ～ 80 mmHg。予动态监测心电图、超声心动图、肌钙蛋白、心肌酶、NT-proBNP（图 14-4），密切监测病情变化。动态监测超声心动图示：左心室整体室壁运动减弱，2022-2-10 LVEF 47.6%，2022-2-13 LVEF46.8%，2022-2-15 LVEF54%。2022-2-15 复查 TnI 2.962 ng/ml，TnT 1.142 ng/ml，CK-MB（质量）2.00 ng/ml，较

入院时显著下降。考虑患者循环指标好转趋于稳定，于 2022-2-15 拔除 IABP。其后监测生命体征平稳。

2022-2-17（发病后第 12 天）完善心脏 CT 平扫＋增强 MRI 示心脏广泛信号增高，考虑水肿；心肌未见延迟强化，符合心肌炎表现。LVEF 59%。心包少量积液。双侧少量胸腔积液（图 14-5）。2022-2-18 完善 24 h 动态心电图示窦性心律，平均心率 66 次/分，最快心率 143 次/分，最慢心率 46 次/分，室性早搏 41 个，2 阵短阵室性心动过速，可见 ST-T 改变。2022-2-20 复查 TnI 0.304 ng/ml，TnT 0.054 ng/ml，CK-MB（质量）3.70 ng/ml，NT-proBNP 1391 pg/ml，监测肌钙蛋白、心肌酶、NT-proBNP 较前显著好转。2022-2-21 复查超声心动图示双平面 Simpson 法测量 EF 约 68.8%。各瓣膜无明显异常，室间隔不厚，室间隔运动略减低。患者 EF 恢复正常，较前显著改善（图 14-6）。

2. 其他方面

患者入院肝功能异常：ALT 75 U/L，AST 288.3 U/L。完善腹部超声：脂肪肝，肝右静脉起始段增宽，双侧胸腔积液（约 4 cm）。结合肝病科会诊意见，除前述免疫学指标外，进一步完善甲肝抗体、戊肝抗体、铜蓝蛋白等未见异常。肝移植血管超声：脂肪肝，肝右静脉起始段增宽，胆囊壁增厚，脾稍大。予谷胱甘肽保肝，泮托拉唑抑酸保护胃黏膜，动态监测转氨酶呈逐渐下降趋势。患者肝右静脉起始段增宽原因不明（首先考虑先天性原因），肝功能异常，建议院外继续监测，必要时肝病科就诊。

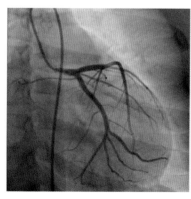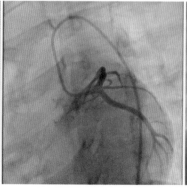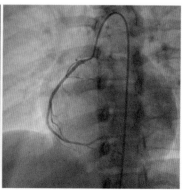

图 14-3　冠状动脉造影

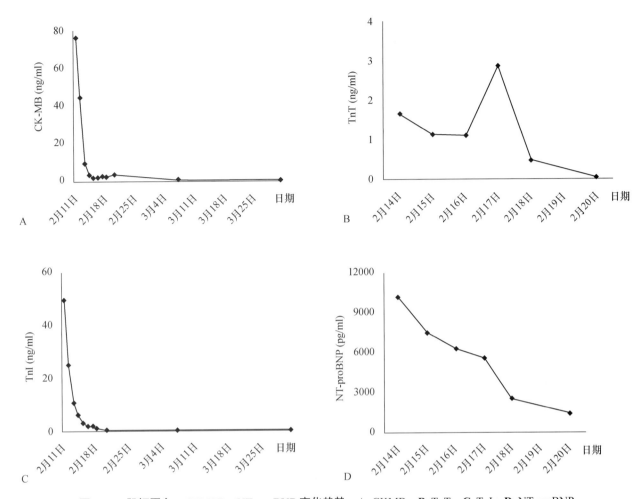

图 14-4　肌钙蛋白、CK-MB、NT-proBNP 变化趋势：**A.** CKMB；**B.** TnT；**C.** TnI；**D.** NT-proBNP

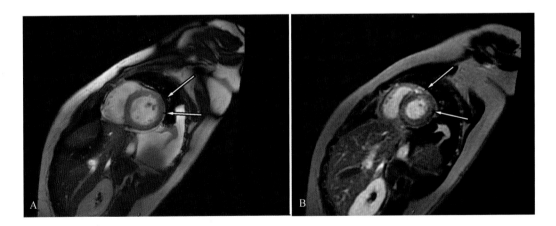

图 14-5　2022-2-17 CMR：**A.** T2WI 相；**B.** 延迟强化相，箭头所示显示心肌明显水肿，符合心肌炎表现

2021-2-21 患者病情好转出院，门诊随诊。2021-3-31（发病后 8 周）患者门诊就诊，无胸痛、胸闷、心悸等不适，心电图明显改善（图 14-7），超声心动图示心脏结构和功能未见明显异常，LVEF 68%。复查 TnI 0.015 ng/ml，CK-MB（质量）0.30 ng/mL，未见明显异常。患者预后良好。

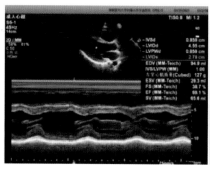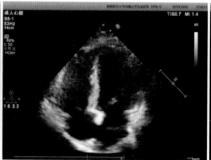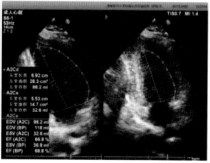

图 14-6　2022-2-21 超声心动图

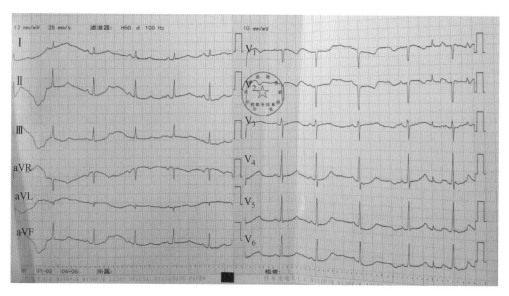

图 14-7　出院心电图

二、病例解析

急性心肌炎指由各种原因引起的心肌炎性损伤所导致的心脏功能受损，包括收缩、舒张功能减低和心律失常。感染是常见和主要的致病原因，以病毒感染为主，包括肠道病毒、EB 病毒、腺病毒和巨细胞病毒等，尤其以柯萨奇 B 病毒最为常见。除感染原因外，其他病因包括自身免疫性疾病和药物毒性等原因。急性心肌炎临床表现差异很大，轻者仅表现为轻微的胸闷、心悸、发热、消化道症状等，重者则可出现急性左心衰竭甚至猝死。暴发性心肌炎是心肌炎中最为严重的类型，起病急骤，病情进展迅速，可在短时间内出现心力衰竭、严重心律失常、肝肾衰竭、休克，甚至猝死，早期病死率非常高[1]。

研究表明，暴发性心肌炎心肌损伤致病机制包括直接损伤、免疫损伤等：①直接损伤：病毒与心肌细胞的结合并在心肌细胞复制，病毒蛋白酶和细胞因子的激活可导致心肌细胞损伤、变性、坏死及凋亡。②免疫损伤：心肌间质中浸润的趋化炎症细胞引起细胞毒性反应、抗原抗体反应，以及炎性因子对心肌造成损伤，免疫系统过度激活、巨噬细胞的过度极化和在组织器官中聚集所致的损伤是导致病情迅速进展的主要机制[1-2]。需要注意的是，暴发性心肌炎不只是心肌损伤，该病涉及肝肾等多器官损害，严格意义上是一个以心肌损伤为主的全身性疾病。其中心脏损伤最为严重，心脏损伤所致心脏泵衰竭是导致患者病情迅速恶化，乃至死亡的主要原因[1]。

暴发性心肌炎起病急骤，病情进展迅速，因此，该病的及早诊断和识别，对于患者的预后和转归十分关键。暴发性心肌炎早期症状往往并不特异，常以发热、乏力、食欲不振、咽痛、咳嗽、腹泻等为首发症状，极易误诊为感冒、急性胃肠炎、呼吸道感染，因而错失最佳的治疗时机。因此，对患者的病史采集及查体尤为重要，真相往往隐藏在容易忽视的"不重要"的线索中。本例患者入院后即以发热、心悸、呕吐为主诉就诊于我院门诊，心电图提示为窦性心动过速，但查体血压80～90/50～60 mmHg，患者血压偏低伴心悸表现，考虑不能除外急性心肌炎可能，予完善心肌酶学检查发现患者肌钙蛋白及心肌酶水平异常升高，进一步证实最初的设想，患者最终得到及时系统的诊治。因此，及早识别诊断暴发性心肌炎是患者获得良好预后的前提，必须引起临床工作者足够的重视[2]。

对于暴发性心肌炎诊断，心肌活检是该病诊断的十分重要的客观标准，但由于该检查的有创性，且患者急性期病情危重，极大限制了该检查的应用。CMR 可发现心肌组织炎症、水肿、坏死和纤维化，具有较好的诊断价值。该例患者行 MRI 检查示心脏广泛信号增高，考虑水肿；心肌未见延迟强化，符合心肌炎表现（图 14-4）。由于急性心肌炎以病毒性心肌炎为主，患者的病原学检查十分重要。除了传统的病毒血清学检查外，随着基因组学及高通量测序技术的普及与推广，采用宏基因组及目标基因测序技术为暴发性心肌炎患者的病原学诊断提供了新的有力武器[1]。宏基因组测序可实现无偏检测，广泛识别已知和未知的病原体，甚至发现新的微生物；同时可以为进化追踪、菌株识别和耐药性预测提供必要的辅助基因组信息，有利于抗感染方案的制订[3]。我们对本例患者的血液宏基因组学检测报告未发现病原学证据（图 14-3）。但是，宏基因组学在暴发性心肌炎病原学诊断中的潜在的应用价值较高，需要在今后的临床工作中继续推广及重视。

针对暴发性心肌炎的治疗，早期及时的激素冲击及免疫球蛋白输注的免疫治疗是该病治疗的重要基础，同时辅以营养心肌、改善心功能、肝肾功能等对症支持治疗。尤为注意的是，一方面，暴发性心肌炎病情往往迅速恶化，心脏泵功能障碍是该病患者死亡的主要原因；另一方面，患者急性期死亡

率虽高，但如果可顺利渡过急性危险期，大多数患者远期预后良好。因此，急性期予以包括 IABP（主动脉内球囊反搏）和 ECMO（体外膜肺氧合）等在内的循环机械支持治疗对于改善患者的预后至关重要。本例患者在入院早期即给予 IABP 植入支持治疗。IABP 因其操作简便、费用较低、效果明显的特点，在临床中应用广泛。IABP 由股动脉将带气囊的导管到降主动脉内，球囊内充以氦气，与外界反搏控制装置相连。在患者心脏收缩期，反搏泵迅速将球囊排空，降低心室后负荷，减少心脏做功，增加体循环灌注；患者心脏舒张时，反搏泵球囊迅速充盈，可升高舒张压，增加心脑等重要脏器的血流灌注，从而达到循环支持的作用。研究证实，早期及时应用 IABP 可显著降低暴发性心肌炎患者院内死亡率[4-5]。该例患者在应用 IABP 循环支持后，即脱离对心血管活性药物的依赖，LVEF 逐渐回升，心肌酶指标下降，显示出 IABP 循环支持在暴发性心肌炎中的良好支持作用。因此，对暴发性心肌炎患者及早给予相应的循环支持可显著改善患者预后，使患者明显受益，应当在临床中积应用。

总之，暴发性心肌炎要做到早发现，及时予以激素冲击及免疫球蛋白输注的免疫治疗，同时辅以营养心肌、改善心功能等对症支持治疗，充分重视 IABP 等循环机械支持治疗在该病治疗中的重要价值。

三、要点提示

- 及早识别诊断暴发性心肌炎是患者获得良好预后的前提，必须引起临床工作者足够的重视，尤其要注重患者的病史采集和重点查体，切勿忽视相关线索，造成误诊。
- 宏基因组学在暴发性心肌炎病原学诊断中的潜在的应用价值较高，需要在今后的临床工作中推广及重视。
- 早期及时应用 IABP 等循环机械支持治疗可显著改善暴发性心肌炎患者预后，使患者明显受益，应当在临床诊治中予以充分重视。

参考文献

［1］成人暴发性心肌炎诊断与治疗中国专家共识．中华心血管病杂志，2017，45（9）：742-752．

［2］KOCIOL R D，COOPER L T，FANG J C，et al. Recognition and Initial Management of Fulminant Myocarditis：A Scientific Statement From the American Heart Association. Circulation，2020，141（6）：e69-e92.

［3］GU W，MILLER S，CHIU C Y. Clinical Metagenomic Next-Generation Sequencing for Pathogen Detection. Annu Rev Pathol，2019，14：319-338.

［4］IHDAYHID A R，CHOPRA S，RANKIN J. Intra-aortic balloon pump：indications，efficacy，guidelines and future directions. Curr Opin Cardiol，2014，29（4）：285-292.

［5］OKAI I，INOUE K，MARUYAMA M，et al. Transbrachial intra-aortic balloon pumping for a patient with fulminant myocarditis. Heart Vessels，2012，27（6）：639-642.

（左波）

病例 15

青年女性暴发性心肌炎一例

一、病例重现

患者青年女性，29 岁，主因"发热伴胸痛、乏力 4 天"入院。患者入院 4 天前劳累后出现发热，体温最高达 39℃，伴胸痛，位于胸骨下段，以剑突下持续性轻度闷痛为主，伴全身无力、轻度干咳、气短，活动耐量下降明显，发病当天伴有腹痛及水样便 1 次，未服药治疗，后未再发作。1 天前就诊我院急诊，查心电图示窦性心律（图 15-1），心率 112 次 / 分，完全性右束支传导阻滞，$V_1 \sim V_3$ 导联 ST 段抬高 $0.05 \sim 0.1$ mV，CK 540 U/L，CK-MB 31.90 ng/ml，TnI 17.051 ng/ml，TnT 2.8 ng/ml，NT-proBNP 4546.0 pg/ml，WBC 4.01×10^9/L，考虑"急性心肌炎"收入 CCU。

既往史及家族史： 桥本甲状腺炎及妊娠期糖尿病，父亲患有心脏传导阻滞。

入院查体： 体温 36.0℃，脉搏 106 次 / 分，呼吸 18 次 / 分，血压 78/55 mmHg（左上肢）73/54 mmHg（右上肢），SpO_2 100%（未吸氧），BMI 19.23 kg/m²，双侧颈静脉充盈，双肺呼吸音清，未闻及干湿啰音，心率 106 次 / 分，律齐，叩诊心界不大，P2 = A2，心音低钝，各瓣膜听诊区未闻及病理性杂音及额外心音，无心包摩擦音。腹平，剑下轻压痛，肝右侧肋下约 1 cm 可触及，无触痛，脾未触及，双下肢无水肿。

辅助检查：

- 实验室检查：ALT 325 U/L ↑，AST 320 U/L ↑，CK 562 U/L ↑，CK-MB 34.4 ng/ml ↑，TnI 15.012 ng/ml ↑，NT-proBNP 8031 pg/ml ↑，ANA 1:160，余肾功能、血常规、抗 ENA，

ANCA，TRAb、TOPAb（－），病毒四项、呼吸道病毒九联检、EBV-DNA、CMV-DNA、肿瘤标志物、甲状腺功能均正常。

- 入院心电图（图 15-1）：窦性心律，心率 112 次 / 分，完全性右束支传导阻滞，肢导低电压，$V_1 \sim V_3$ 导联 ST 段抬高 $0.05 \sim 0.1$ mV。
- 超声心动图（图 15-2）：LA 2.85 cm，EDD 4.72 cm，ESD 3.84 cm，LVEF 33.2%，左心室整体室壁运动减弱，心包积液（微量）。
- 动态心电图：平均心率 100 次 / 分，总心搏 134 310 个，最慢心率 76 次 / 分，最快心率 134 次 / 分，房性早搏 1 个。
- 胸 CT 平扫（图 15-3）：未见炎症表现。

入院诊断： 暴发性心肌炎，心律失常，窦性心动过速，完全性右束支传导阻滞，心功能 III 级（NYHA 分级），急性肝损害。

入院后诊疗经过： 入院后予辅酶 Q10 10 mg tid、曲美他嗪 20 mg tid 改善心肌代谢，伊伐布雷定 5 mg bid 控制心率，西地兰 0.2 mg bid 改善心功能，还原型谷胱甘肽保肝治疗。患者入院后体温波动在 36 ~ 37.1℃，入院第 5 天体温升至 39℃，但无咳嗽、畏寒、寒战、腹痛、腹泻等，查白细胞及中性粒细胞百分比正常，请感染科会诊，考虑患者目前一般情况差，入院后出现高热，不除外细菌感染，暂予创成（硫酸依替米星注射液）0.2 g qd 抗感染治疗 3 天，并完善血、尿、便等病原学检查。化验回报 ANA 1:160，但抗 ENA、ANCA 均阴性，余病毒四项（CMV、单纯疱疹病毒、弓形虫、风疹病毒）、呼吸道病毒九联检（支原体、衣原体、军团菌、立克次体、腺病毒、呼吸道合胞病毒、流感病毒、副流感病毒）、甲型流感、乙型流

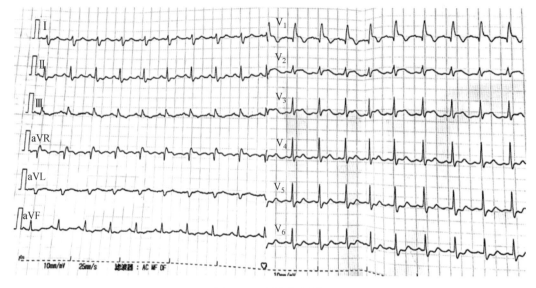

图 15-1　入院心电图

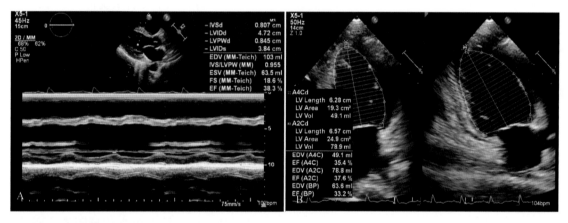

图 15-2　经胸超声心动图：**A.** 左心室长轴切面提示左心室室壁运动减弱；**B.** 两腔心切面提示 Simpson 法测量的 LVEF 明显降低

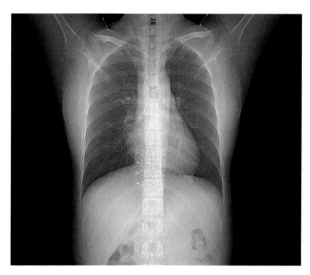

图 15-3　胸部 CT 平扫

感、EBV-DNA、CMV-DNA、便艰难梭菌、便常规、血尿便培养均阴性，应用抗生素 2 天后体温降至正常。因考虑患者青年女性，无冠心病的危险因素，故急性心肌梗死可能性小，未行冠脉造影。

患者入院第 5 天自诉胸痛症状较前明显缓解，血压较前回升，波动在 90 ～ 100/50 ～ 60 mmHg，心率波动在 70 ～ 80 次 / 分，复查 CK、CK-MB 及转氨酶均恢复正常，TnI 0.233 ng/ml，NT-proBNP 1476 pg/ml（均较前明显下降），加用左西孟旦改善心功能、培哚普利 2 mg qd 改善心室重塑治疗。经 12 天治疗后患者无明显胸痛、乏力等不适，复查心肌酶及 NT-proBNP 均降至正常，血压波动在 90 ～ 95/50 ～ 55 mmHg，心率波动在 70 ～ 80 次 /

分，复查心电图窦性心律，ST-T 未见明显变化，未见束支传导阻滞（图 15-4）。复查超声心动图：LA 2.92 cm，EDD 4.72 cm，ESD 2.88 cm，LVEF 69.4%，未见左室壁运动异常。

随访： 2 个月后患者于我院门诊复诊，无不适症状，活动耐量良好，复查超声心动图室壁运动正常，LVEF 66.1%，心肌酶及 NT-proBNP 均正常。1 年后复查超声心动图 LVEF 67.8%。

二、病例解析

1. 暴发性心肌炎的诊断标准

暴发性心肌炎是一种急骤发作且伴有严重血流动力学障碍的心肌炎症性疾病，为心肌炎最为严重的一种临床类型，诊断需要结合临床表现、实验室检查及影像学检查综合分析。当起病突然，有明显的病毒感染前驱症状，继而出现严重的血流动力学障碍，实验室检查显示心肌严重受损，超声心动图可见弥漫性室壁运动减弱时即可诊断暴发性心肌炎[1]。

暴发性心肌炎通常由病毒感染引起，包括柯萨奇 B 病毒、腺病毒和流感病毒等，但仅可在 10%～20% 的患者心肌组织中检测到病毒基因。重症患者可出现急性左心衰竭甚至猝死，早期病死率极高。冬春季节发病较多，无基础器质性心脏病的青壮年多见[2]，因此尽早识别、快速反应是重中之重。

本患者治疗过程恢复快，为一例典型的暴发性心肌炎的发病过程。患者青年女性，无冠心病的危险因素，起病急骤，存在前驱感染的诱因，随之出现胸痛伴活动耐量下降，入院双上肢血压明显降低，合并泵衰竭，辅助检查白细胞在正常范围，心肌酶、NT-proBNP 升高，心电图提示肢导低电压，$V_1 \sim V_3$ 导联 ST 段抬高，超声心动图提示左心室整体室壁运动减弱，LVEF 明显下降，胸部 CT 未见明显炎症，综合症状、体征及辅助检查结果，暴发性心肌炎诊断明确。患者合并急性肝损伤，为病毒感染、免疫损伤及心源性休克等综合作用的结果；肢体导联低电压提示心肌受损广泛且严重。虽心内膜活检是确诊的客观标准，但在急性期并不推荐，且临床应用受限[3]。

2. 内科保守治疗的经验

因暴发性心肌炎进展迅速，病死率高，但一旦渡过急性危险期，长期预后良好，长期生存率与普通人群无明显差异[4]。故尽早采取积极的综合治疗是关键。除一般治疗（严格卧床休息、营养支持等）和营养心肌、减轻心脏负荷等常规治疗外，还包括增强心肌收缩力、免疫调节（激素、免疫球蛋白）、生命支持（IABP、ECMO）等措施。

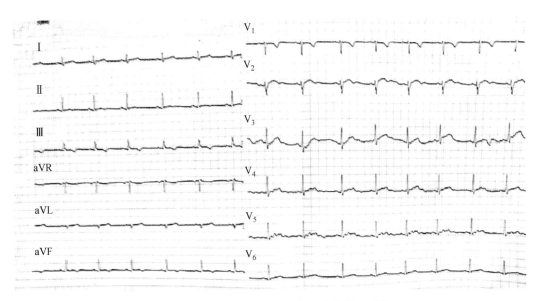

图 15-4　出院心电图：心率较入院前明显下降

根据化验检查结果，本患者感染病原体尚不清楚，但病毒性心肌炎可能性大，其中 10%～20% 患者可发展为扩张型心肌病。尽早明确诊断，早期积极的药物治疗是关键。本例患者在合并急性心功能不全及泵衰竭的情况下，病情恢复相对快，早期给予西地兰及左西孟旦强心治疗是关键，结合控制液体管理、营养心肌、改善心室重塑等治疗，患者症状得到明显缓解。患者虽病毒性心肌炎可能性大，目前尚无研究明确表明抗病毒治疗与改善预后相关。若病情缓解不明显，推荐早期启动激素或免疫球蛋白治疗。后多次门诊随访表明，患者预后良好，超声心动未见结构异常，LVEF 正常。

三、要点提示

- 暴发性心肌炎急性期应尽早明确诊断，合并左心室功能下降的患者往往病情凶险，预后较差，早期积极的药物治疗是关键。

参考文献

［1］成人暴发性心肌炎诊断与治疗中国专家共识. 中华心血管病杂志，2017，45（9）：742-752.

［2］MCCARTHY R E，3rd，BOEHMER J P，HRUBAN R H，et al. Long-term outcome of fulminant myocarditis as compared with acute（nonfulminant）myocarditis. N Engl J Med，2000，342（10）：690-695.

［3］CAFORIO A L，PANKUWEIT S，ARBUSTINI E，et al. Current state of knowledge on aetiology，diagnosis，management，and therapy of myocarditis：a position statement of the European Society of Cardiology Working Group on Myocardial and Pericardial Diseases. Eur Heart J，2013，34（33）：2636-2648，48a-48d.

［4］SUN D，DING H，ZHAO C，et al. Value of SOFA，APACHE Ⅳ and SAPS Ⅱ scoring systems in predicting short-term mortality in patients with acute myocarditis. Oncotarget，2017，8（38）：63073-63083.

（刘磊）

病例 16

缺陷乏养菌致感染性心内膜炎一例

一、病例重现

患者青年男性，24岁。主因"间断发热20天"于2021-6-17入院。患者20天前无明显诱因出现间断发热，最高体温38.6℃，伴头痛、乏力，多发生于下午15:00—16:00，自行口服"氨酚烷胺那敏""布洛芬"等退热药物后体温可恢复至36.5～37℃，无畏寒、寒战，无咳嗽、咳痰，无恶心、呕吐，无腹痛、腹泻，无尿频、尿急、尿痛，无胸闷、胸痛、喘憋等伴随症状。间隔2～3天再发上述发热伴头痛，症状无明显加重或缓解，近20天反复多次，未重视及诊治。2天前就诊于当地医院（2021-6-15），完善血常规：WBC 9.2×10⁹/L，GR% 67%，HGB 122 g/L，炎症指标：CRP 38.67 mg/L ↑，PCT 0.215 ng/ml，IL-6 39.53 pg/ml ↑，完善超声心动图：LA 3.3 cm，LVEDD 5.4 cm，EF 64%，二尖瓣前叶中强回声（赘生物1.3 cm×0.7 cm），二尖瓣中度关闭不全，三尖瓣轻度关闭不全，考虑诊断为感染性心内膜炎待除外，患者为求进一步诊治就诊于我科门诊，现以感染性心内膜炎收入我科。患者自发病以来，精神可，食欲一般，睡眠可，大小便如常，体重下降1.5 kg。

既往史及个人史： 慢性胃肠炎病史7年，间断服用庆大霉素等药物治疗；4个月前曾因腹痛、停止排气排便于当地医院住院治疗1周，予抗生素静脉滴注等对症治疗后缓解，具体用药不详。16天前于当地社区医院注射新冠疫苗第一针，否认注射后发热、乏力等不适，未接种第二针。否认高血压、心脏病史，自诉入职体检（2年前）未发现心脏杂音及异常心电图；其他系统回顾无特殊。否认

食物过敏史。否认特殊物质接触史，否认长期药物应用史。个人史及家族史无特殊。

入院查体： 体温37.3℃，脉搏98次/分，呼吸18次/分，血压左上肢110/64 mmHg，右上肢111/74 mmHg，脉氧：99%（未吸氧）。神志清、精神可，未见皮肤瘀点瘀斑、皮下结节及黏膜出血点；未闻及颈部血管杂音；双肺呼吸音清，未闻及干湿啰音；心前区无异常隆起及凹陷，心尖搏动位于胸骨左侧第五肋间锁骨中线内0.5 cm，搏动范围1.5 cm，各瓣膜区未触及震颤，叩诊心界不大，心率98次/分，律齐，P2＝A2，第一心音减弱，心尖区可闻及4/6级收缩期杂音，主动脉瓣及主动脉瓣第二听诊区可闻及（2～3）/6级收缩期杂音，三尖瓣区可闻及3/6级收缩期杂音，无心包摩擦音；腹软，无压痛、反跳痛、肌紧张，肝未触及，脾左侧腋前线肋下2.5 cm可触及，墨菲征（－），腹部叩诊鼓音，肝肾区无叩痛，肠鸣音3次/分，双下肢无水肿，双侧足背动脉搏动正常。

辅助检查：

- 入院心电图：窦性心动过速，未见明显ST-T改变。
- 2021-6-15，当地医院，血常规：WBC 9.2×10⁹/L，GR% 67%，HGB 122 g/L。
- 2021-6-15，当地医院：CRP 38.67 mg/L，PCT 0.215 ng/ml，IL-6 39.53 pg/ml。
- 2021-6-15，当地医院，尿常规：尿潜血2＋，尿蛋白1＋。
- 2021-6-15，当地医院，超声心动图：LA 3.3 cm，LVEDD 5.4 cm，EF 64%，二尖瓣前叶中强回声（赘生物1.3 cm×0.7 cm），二尖瓣中度关闭不全，三尖瓣轻度关闭不

全，考虑诊断为感染性心内膜炎待除外。

- 2021-6-15，当地医院，腹部超声：脾大，厚 4.6 cm，肋下 5.8 cm，脾内低回声包块（4.4 cm×2.9 cm），边界清，形态规则，未见明显血流信号。

- 2021-6-15，当地医院，颈部淋巴结超声：双侧颈部淋巴结大，右侧大者约 1.6 cm×0.5 cm，左侧大者约 1.4 cm×0.6 cm，边界清，形态规则，皮髓质分界清。

- 2021-6-15，当地医院，腹股沟淋巴结超声：双侧腹股沟区淋巴结大，右侧大者约 1.2 cm×0.5 cm，左侧大者约 1.0 cm×0.4 cm，边界清，形态规则，皮髓质分界清。

- 2021-6-16，我院，血常规＋C 反应蛋白：WBC 7.58×10⁹/L，GR% 71.6%，HGB 114 g/L，PLT 297×10⁹/L，CRP 59.43 mg/L。

- 2021-6-16，我院，胸部 CT 平扫：①右上叶后段小片磨玻璃密度影，炎性病变可能，建议复查；②心包少量积液不除外；③脾大。

- 2021-6-17，我院，胸部正侧位 X 线片：右

肺尖小斑片影，请结合临床复查。

初步诊断：感染性心内膜炎，二尖瓣前叶赘生物形成，右肺炎症，脾大，双侧颈部淋巴结肿大，双侧腹股沟淋巴结肿大。

入院后诊疗经过：入院后监测患者生命体征，最高体温 37.3℃，心率 95 ～ 110 次 / 分，血压 95 ～ 115/55 ～ 70 mmHg，无畏寒、寒战、心悸、胸闷等不适，完善常规化验检查，白细胞、中性粒细胞百分比正常，CRP 30.61 mg/L ↑，ESR 38 mm/h ↑，尿便常规、肝肾功能、血脂水平、电解质水平、心肌损伤标志物未见异常，白蛋白 32.7 g/L ↓，血红蛋白 108 g/L ↓，D- 二聚体 0.78 μg/ml ↑；完善血培养待结果回报；根据患者情况及辅助检查结果，考虑感染性心内膜炎，经验性应用万古霉素 1 g q12 h ivgtt 抗感染治疗。

进一步完善超声心动图提示 LA 4.27 cm，LVEDD 5.39 cm，EF 66.1%，感染性心内膜炎，二尖瓣前叶赘生物形成（面积约 2.24 cm²），二尖瓣前叶穿孔（0.38 cm），二尖瓣关闭不全（重度）（图 16-1A、C、D）。考虑感染性心内膜炎诊断明确，

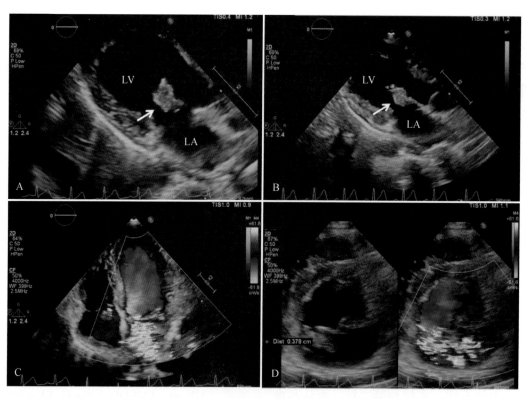

图 16-1　经胸超声心动图：A. 心尖三腔切面显示二尖瓣前叶有约 2.24 cm² 的赘生物；**B.** 入院第 7 天，赘生物大小减少至约 1.91 cm²；**C.** 心尖四腔切面显示严重的二尖瓣关闭不全；**D.** 胸骨短轴旁切面显示与彩色多普勒对比的严重二尖瓣反流。LA，左心房；LV，左心室

出现瓣膜穿孔考虑病情进展，予患者限制活动，持续心电监护，监测体温、感染指标、凝血功能，继续万古霉素抗感染治疗。

为鉴别病因及感染来源，完善病原学相关检查，提示肺炎支原体抗体 1∶160 阳性、单纯疱疹病毒Ⅰ＋Ⅱ型 IgM 抗体 2.06（阳性≥ 1.10），复查浅表淋巴结超声提示腋窝、腹股沟多发肿大淋巴结，其余肺炎衣原体抗体、EBV、CMV、PPD、结核感染 T、抗结核抗体均未见异常；完善风湿免疫相关检查，提示类风湿因子 80.4 kIU/L ↑，IgG 2290.0 mg/dl ↑，补体 C3 82.90 mg/dl ↓，其余抗核抗体谱 20 项、抗中性粒细胞胞浆抗体谱、ENA 未见异常。

与此同时，血培养结果出现阳性回报，具体结果如下：第一次（入院即刻，体温 37.3℃，抗感染前）：缺陷乏养菌（图 16-2A、B），为链球菌，可引起感染性心内膜炎，通常对万古霉素敏感，需氧和厌氧双阳性（1 d 7 h）；第二次（次日晨，体温 36.7℃，抗感染前）：缺陷乏养菌，需氧阳性（1 d 12 h）；第三次（次日下午，体温 37.0℃，抗感染后）：缺陷乏养菌，需氧和厌氧双阳性（1 d）。查阅文献，请感染科、药剂科会诊后考虑此菌种较罕

见，细菌室暂无相关药敏试验试剂，根据文献报道此菌多对万古霉素及青霉素敏感，此时监测患者万古霉素血药浓度为 7.74 ～ 9.93 mg/L，予调整抗生素剂量为 1 g（8 am、12 pm）、0.5 g（4 pm）。

入院后第 5 天，患者间断诉腹痛，与进食无明显相关性，伴恶心，无呕吐，无腹泻、便血，有排气排便。查体：生命体征平稳，腹质韧，中上腹偏左侧有深压痛，无反跳痛、肌紧张，肝未触及，脾肋下 2.5 cm 可触及，墨菲征（—），麦克伯尼点无压痛反跳痛，肠鸣音弱，1 次 / 分。查淀粉酶、脂肪酶阴性，予镇痛药物对症后可缓解。遂进一步完善腹部超声，提示脾厚 5.2 cm，长 12.9 cm，脾内偏下极可见囊实混合回声（3.8 cm×2.6 cm），边界欠清晰，规则，内未见明显血流信号，脾静脉无扩张，双肾回声稍增强，大小正常，血流信号丰富；监测白细胞、CRP 出现进行性升高，TnI 0.183 ng/ml ↑；腹部平扫＋增强 CT 提示：①肠系膜上动脉分支动脉局限性增宽，考虑动脉瘤可能（图 16-3A）；②脾中部及双肾中部部分梗死可能大（图 16-3B、C、D）；③脾下极内侧无强化囊性病变，考虑良性可能，必要时进一步增强检查。故考虑患者腹痛与脾及肾节段性梗死相关。复查超声心动图

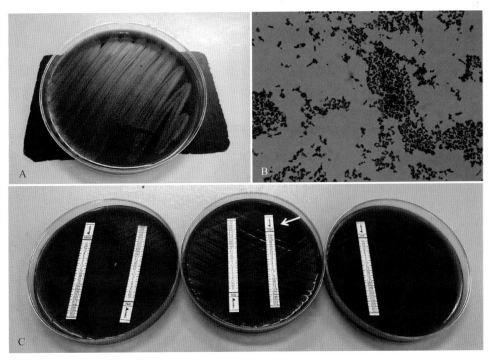

图 16-2　血培养结果：A. 血琼脂中缺陷乏养菌菌落的生长；**B.** 革兰氏染色显示革兰氏阳性多形性球杆菌，呈链状排列；**C.** 药敏试验表明该菌对万古霉素、亚胺培南和美罗培南敏感，但对青霉素和左氧氟沙星耐药

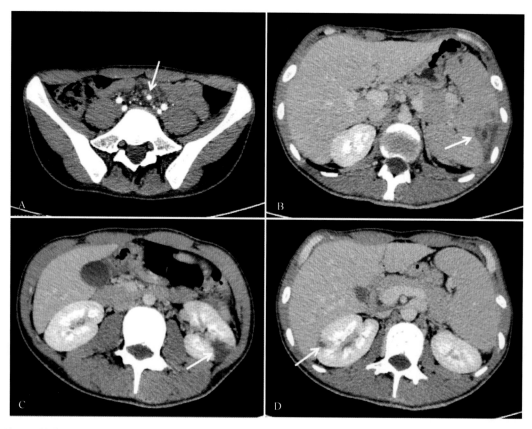

图 16-3　缺陷乏养菌感染性心内膜炎的并发症：**A.** 腹部 CT 示肠系膜动脉分支动脉瘤；**B.** 腹部 CT 示脾梗死；**C**、**D.** 腹部 CT 示多发肾梗死

提示 LA 4.10 cm，LVEDD 5.30 cm，EF 67.4%，感染性心内膜炎，二尖瓣前叶赘生物形成（面积约 1.91 cm^2），二尖瓣前叶穿孔（0.33 cm），二尖瓣关闭不全（重度）（图 16-1B），对比之下赘生物较前体积略减小，不除外赘生物部分脱落所致器官梗死。复查心电图提示新发不完全性右束支传导阻滞

（图 16-4B）。经多学科病例讨论，患者转入心外科行二尖瓣机械瓣置换术。

完善血培养及药敏试验结果回报（图 16-2C），第四次（抗感染一周后，体温 36.8℃）：缺陷乏养菌（2 d 10 min）。药敏试验结果：敏感：万古霉素（MIC 0.38 μg/ml）、亚胺培南（MIC 0.48 μg/ml）、

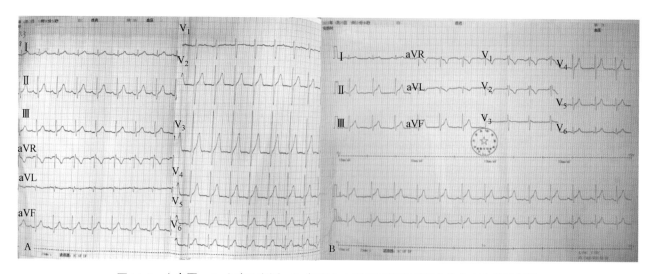

图 16-4　心电图：**A.** 入院心电图；**B.** 复查心电图提示新发不完全性右束支传导阻滞

美罗培南（MIC 0.38 μg/ml）；耐药：左氧氟沙星（MIC 32 μg/ml）、青霉素（MIC 0.5 μg/ml）。

患者 2021-6-28（入院第 12 天）于我院心外科行体外循环下二尖瓣机械瓣置换术（图 16-5），术后转入 ICU，顺利脱机拔管。病程中持续予万古霉素 1 g（8 am、12 pm）＋0.5 g（4 pm）抗感染、地高辛 0.125 mg po qd 强心、华法林 0.75～3 mg po qd（根据 INR 值调整剂量，目标 1.8～2.2）抗凝治疗。完善赘生物培养结果阴性。二尖瓣瓣膜病理回报：镜下瓣膜纤维组织增生伴玻璃样变及黏液样变性，散在少量淋巴细胞浸润，伴多小灶中性粒细胞浸润，并见小灶组织坏死（图 16-6）。结合临床符合感染性心内膜炎之瓣膜改变。术后一周（抗感染 18 天后，体温 38℃）再次复查血培养结果阴性。

转至我科后监测体温最高 37.1℃，WBC、CRP 恢复正常范围，仍有轻度贫血，多次复查心电图为间歇性一度房室传导阻滞、间歇性不完全右束支传导阻滞，考虑与瓣膜损伤及手术相关；再次复查超声心动图提示房室内径及射血分数均正常，二尖瓣机械瓣置换术后表现；复查淋巴结提示颈部及腹股沟淋巴结大小恢复正常，腋窝淋巴结较前无显著改变，腹部超声提示脾厚度及大小较前无著变，复查尿常规未见潜血及蛋白。抗感染 4 周时监测万古霉素血药浓度超过 20 mg/L，遂调整万古霉素剂量为 1 g q12 h ivgtt，后监测血药浓度波动于 13～17 mg/L。

入院后第 45 天，复查腹盆增强 CT 提示：①原肠系膜上动脉左下腹–小肠动脉分支动脉瘤，直径

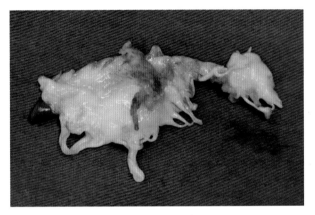

图 16-5　术后二尖瓣标本

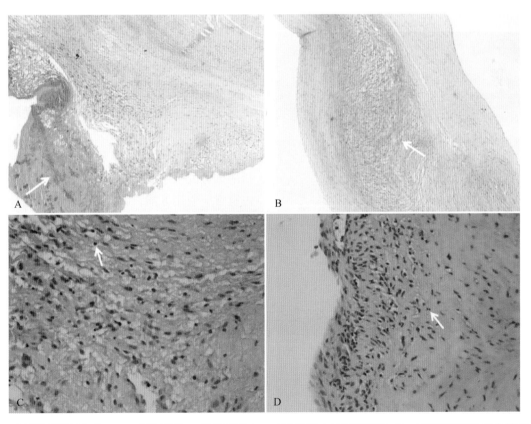

图 16-6　二尖瓣瓣膜镜下病理：**A.** 二尖瓣瓣膜 HE 染色镜下（×5 倍）可见小灶组织坏死；**B.** 二尖瓣瓣膜 HE 染色镜下（×5 倍）可见黏液样变性；**C.** 二尖瓣瓣膜 HE 染色镜下（×20 倍）可见淋巴细胞浸润；**D.** 二尖瓣瓣膜 HE 染色镜下（×20 倍）可见中性粒细胞浸润

明显较前增大（最大直径 1.6 cm），不除外假性动脉瘤可能（图 16-7A），建议结合临床专科检查密切关注；②脾中部及双肾中部部分梗死可能大，范围同前相仿；③脾下级内侧无强化囊性病变，较前缩小，考虑良性。考虑符合动脉瘤栓塞指征，遂 2021-8-6（入院第 50 天）于我院血管外科行肠系膜上动脉假性动脉瘤选择性弹簧圈栓塞术（图 16-7B、C）。术后持续抗感染至 8 周（入院第 56 天），患者无发热，生命体征平稳，出院。

直至出院后六个月，多次复查超声心动图提示心脏内径和功能均正常，腹部超声也显示脾恢复正常大小，脾及肾梗死逐渐好转。目前长期口服华法林抗凝治疗，定期复查 INR 值，无不适主诉。

二、病例解析

1. 缺陷乏养菌是一种致感染性心内膜炎的少见菌种，早期开启经验性抗感染治疗、早期确定病原菌在诊治过程中尤为重要

缺陷乏养菌是一种兼性厌氧革兰氏阳性球菌，

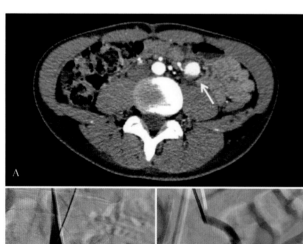

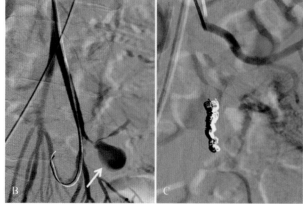

图 16-7　**A.** 腹部 CT 肠系膜动脉分支动脉瘤；**B.** 数字减影血管造影（DSA）显示肠系膜动脉分支处有假性动脉瘤；**C.** 使用两个可拆卸线圈栓塞假性动脉瘤

于 1961 年因感染性心内膜炎（infective endocarditis，IE）首次被表述为营养变异链球菌[1]，后于 1989 年被命名为链球菌属[2]，并于 1995 年将缺陷乏养菌添加到新的 Abiotrophia 属中[3]。它是呼吸道、泌尿生殖道和胃肠道正常菌群的组成部分。然而，在免疫功能低下的情况下，缺陷乏养菌会引起眼部感染、耳炎和鼻窦感染、骨关节和假体关节感染、脑脓肿、医源性脑膜炎和胰腺脓肿。其中，心内膜炎是由缺陷乏养菌引起的最常见的感染性疾病，大多数病例很可能被误诊为血培养阴性心内膜炎，导致治疗延误。Berge 等比较了 568 次菌血症中几种链球菌样细菌中 IE 的流行病学，Abiotrophia 的 IE 倾向最高（19 人中有 4 人，21%），而缺陷乏养菌更容易引起 IE（OR 7.5，95% CI 2.2 ～ 25，$P < 0.05$）[4]。

在病原学分析中，我们还比较了先前报道的与缺陷乏养菌相关的病例。他们大多有潜在的心脏病，如风湿性心脏病[5]、先天性心脏病[6-7]，或有静脉注射史[8]。几乎所有病例均出现栓塞、瓣膜穿孔等并发症，甚至可累及多个瓣膜[9]。而否认既往史的病例很少见，且均来自儿童或中青年人，这些病例中没有发生心力衰竭和栓塞等严重并发症，抗感染治疗和抗感染后的择期手术即可带来良好的临床结局。然而，本例患者虽然否认既往病史，但在抗感染早期出现脏器栓塞、动脉瘤等并发症。相比之下，他的病情进展更为凶险。

早期抗生素的选择至关重要。根据目前 ESC 指南推荐的抗生素治疗，青霉素 G、头孢曲松或万古霉素应使用 6 周，并与氨基糖苷类联合使用至少 2 周[10]。几乎所有的易感性研究都报道了缺陷乏养菌对万古霉素敏感[11-12]。在我们的案例中，患者起初除发热外没有任何症状，通过体温的控制和 WBC、CRP 等炎症指标的下降，万古霉素的经验性治疗似乎是可行的。后来，我们也及时通过抗菌药物敏感性试验证实了这一点。

2. 在抗感染过程中，密切监测并发症并及时给予外科干预、规律复查及评估是避免不良预后的有效手段，多学科共同协作诊疗必不可少

手术在 IE 的治疗中必不可少，大约一半有严重并发症的病例需要手术[13]。为预防系统性栓塞，避

免心力衰竭和瓣膜结构损伤等心脏功能障碍，合并严重瓣膜疾病和较大赘生物的患者在接受抗生素治疗的同时应考虑早期手术。2020 年 ACC/AHA[14] 和 2015 年 ESC[10] 指南对复杂性左心感染性心内膜炎手术时机的建议均指出，如果存在以下项目之一，应进行早期或紧急手术：①在抗生素治疗开始后持续 5 天的持续性菌血症或发热；②在使用合适的抗生素治疗过程中，仍然存在栓子复发和持续增大的赘生物；③无论有或没有栓塞事件，左心瓣膜 IE 合并长度 ≥ 10 mm 的活动性赘生物。经心外科、心内科、血管外科、感染科专家等多学科团队讨论，本例患者的赘生物大于 10 mm，出现脾肾梗死，提示应早期积极进行二尖瓣瓣膜置换术。同时，我们及时与患者及家属沟通病情、手术风险、费用等问题，他也同意瓣膜置换手术这一治疗方式，这与他开明的思维方式和积极的生活态度相关。

感染性动脉瘤是由脓毒性菌血症发生动脉栓塞到腔内，或感染通过血管内膜扩散引起的，更容易破裂和出现薄壁出血。由于 IE 导致的假性动脉瘤尚无明确的指南指导治疗方案，因此在抗生素治疗、血管内介入手术的选择中，不仅取决于动脉瘤的大小，还取决于破裂的发生情况、动脉床的位置和患者的整体临床状态[15]。对于我们案例中的患者，瓣膜置换术后及时复查腹部影像学，提示动脉瘤较前明显增大，因此早期介入栓塞治疗是避免不良预后的有效治疗措施。

总之，准确、及时地鉴定出缺陷乏养菌对临床诊断和治疗具有重要意义。早期手术治疗和积极预防并发症能够尽可能地减少不良事件。通过我们的病例展示，我们希望分享这一例可谓一波三折的少见菌致感染性心内膜炎的诊治经验，希望它对未来的病例有所帮助。

三、要点提示

- 缺陷乏养菌是一种致感染性心内膜炎的少见菌种，具有误诊率高、检出率低、合并症多见的特点，早期开启经验性抗感染治疗、积极完善血培养＋药敏试验进而确定病原菌、抗生素血药浓度监测在诊治过程中尤为重要。
- 在积极抗感染、支持治疗的基础上，早期行瓣膜置换术是感染性心内膜炎最有效的治疗方式，而密切监测并发症的动态变化、及时评估潜在风险也是避免不良预后的重要手段。

参考文献

[1] FRENKEL A, HIRSCH W. Spontaneous development of L forms of streptococci requiring secretions of other bacteria or sulphydryl compounds for normal growth. Nature, 1961, 191: 728-730.

[2] BOUVET A, GRIMONT F, GRIMONT P A. Streptococcus defectivus sp. nov., and Streptococcus adjacens sp. nov., nutritionally variant streptococci from human clinical specimens. Int J Syst Bacteriol, 1989, 39: 290-294.

[3] TÉLLEZ A, AMBROSIONI J, LLOPIS J, et al. Epidemiology, Clinical Features, and Outcome of Infective Endocarditis due to Abiotrophia Species and Granulicatella Species: Report of 76 Cases, 2000-2015. Clin Infect Dis, 2018, 66 (1): 104-111.

[4] BERGE A, KRONBERG K, SUNNERHAGEN T, et al. Risk for Endocarditis in Bacteremia With Streptococcus-Like Bacteria: A Retrospective Population-Based Cohort Study. Open Forum Infect Dis, 2019, 6 (10): ofz437.

[5] BOZKURT I, COKSEVIM M, CERIK I B, et al. Infective endocarditis with atypical clinical feature and relapse by Abiotrophia defectiva. J Saudi Heart Assoc, 2017, 29 (2): 136-138.

[6] GUPTA P, AGSTAM S, ANGRUP A, et al. Infective endocarditis caused by Abiotrophia defectiva presenting as anterior mitral leaflet perforation mimicking cleft anterior mitral leaflet. J Family Med Prim Care, 2020, 9 (2): 1229-1231.

[7] SONG S H, AHN B, CHOI E H, et al. Abiotrophia defectiva as a cause of infective endocarditis with embolic complications in children. Infection, 2020, 48 (5): 783-790.

[8] RUDRAPPA M, KOKATNUR L. Infective Endocarditis Due to Abiotrophia defectiva and Its Feared Complications in an Immunocompetent Person: Rare, But Real. J Glob Infect Dis, 2017, 9 (2): 79-81.

[9] Planinc M, Kutlesa M, Barsic B, et al. Quadruple-valve infective endocarditis caused by Abiotrophia defectiva. Interact Cardiovasc Thorac Surg, 2017, 25 (6): 998-999.

[10] HABIB G, LANCELLOTTI P, ANTUNES M J, et al. 2015 ESC Guidelines for the management of infective endocarditis: The Task Force for the Management of Infective Endocarditis of the European Society of Cardiology (ESC). Endorsed by: European Association for Cardio-Thoracic Surgery (EACTS), the European Association of Nuclear Medicine (EANM). Eur Heart J, 2015, 36 (44): 3075-3128.

[11] ALBERTI M O, HINDLER J A, HUMPHRIES R M. Antimicrobial Susceptibilities of Abiotrophia defectiva, Granulicatella adiacens, and Granulicatella elegans [published correction appears in Antimicrob Agents Chemother. 2016 Jun; 60 (6): 3868]. Antimicrob Agents Chemother, 2015, 60 (3): 1411-1420.

[12] RATCLIFFE P, FANG H, THIDHOLM E, et al. Comparison of MALDI-TOF MS and VITEK 2 system for laboratory diagnosis of Granulicatella and Abiotrophia species causing invasive infections. Diagn Microbiol Infect Dis, 2013, 77 (3): 216-219.

[13] TORNOS P, IUNG B, PERMANYER-MIRALDA G, et al. Infective endocarditis in Europe: lessons from the Euro heart survey. Heart, 2005, 91 (5): 571-575.

[14] OTTO C M, NISHIMURA R A, BONOW R O, et al. 2020 ACC/AHA Guideline for the Management of Patients With Valvular Heart Disease: Executive Summary: A Report of the American College of Cardiology/American Heart Association Joint Committee on Clinical Practice Guidelines. Circulation, 2021, 143 (5): e35-e71.

[15] PETERS P J, HARRISON T, LENNOX J L. A dangerous dilemma: management of infectious intracranial aneurysms complicating endocarditis. Lancet Infect Dis, 2006, 6 (11): 742-748.

（李佳玉）

病例 17

感染性心内膜炎致脑栓塞脑出血一例

一、病例重现

患者男性，21岁，主因"发热伴右下智齿疼痛4天，加重伴意识障碍1天"于2018-12-30入院。4天前患者无明显诱因出现发热，体温最高39.5℃，伴畏寒、寒战，伴右下智齿疼痛，右下牙龈及右侧腮部肿胀，自服退热药（具体不详），体温可降至36.8℃，无咽痛、咳嗽，无腹痛、腹泻，无尿频、尿急、尿痛等，3天前患者就诊于外院口腔科门诊，考虑"牙龈炎"，给予芬必得、头孢克肟、甲硝唑对症治疗，但患者牙痛症状无好转，且出现右下牙龈及右侧腮部麻木感。2天前患者再次出现发热，体温38.5℃，自服退热药后体温降至正常。1天前患者就诊于外院口腔科，考虑"牙龈炎"，予右下智齿局部进行冲洗，过程顺利。患者就诊过程中突然出现意识丧失，摔倒在地，伤及头部，伴抽搐，呕吐1次，为大量胃内容物，送至外院急诊室。

查体神志不清，呼之不应，周身潮湿，左眼角皮肤擦伤，局部肿胀，体温39.6℃，心电监护示心率169次/分，血压75/33 mmHg，予快速补液扩容后血压升至120/46 mmHg，心率140次/分，急查血常规：WBC $2.14×10^9$/L，GR% 54.1%，HGB 160 g/L，PLT $71×10^9$/L，降钙素原3.68 ng/ml。生化：Cr 136 μmol/L，BUN 5.51 mmol/L，K^+ 3.75 mmol/L，Na^+ 138 mmol/L。血气：pH 7.486，PO_2 99.6 mmol/L，PCO_2 27.1 mmol/L，BE － 3.0 mmol/L，乳酸3.2 mmol/L。患者外出行CT检查过程中，突然出现四肢肢体抽搐，牙关紧闭，口鼻部大量鲜血流出，血压测不出，急诊给予地西泮10 mg静脉注射，同时气管插管保护气道，补液、物理降温等对症治疗。患者口鼻部持续鲜血流出，请多科会诊后考虑存在活动性出血，血压难以维持，全麻下行急诊探查止血术，术中清理左侧鼻腔见左侧钩突中上有活动性出血，给予肾上腺素面片压迫，中鼻甲后端及上鼻甲后端活动性出血，左侧鼻咽顶后壁黏膜见约1 cm纵行裂伤，活动性出血，予电凝止血欠佳，予导尿管放置鼻咽部，打入水囊12 ml，术中出血1800 ml，术中输注红细胞5 U，血浆400 ml，术后转入外院ICU治疗。

转入监护室后患者昏迷状态，双侧瞳孔等大等圆，光反射消失，鼻腔内压迫止血，仍可见鲜血流出，考虑患者存在活动性出血、失血性休克，予积极补液扩容、输注同型红细胞，复查血常规：HGB 71 g/L，PLT $5×10^9$/L，凝血功能提示PT、APTT、INR、Fbg明显异常，予持续新鲜冰冻血浆输注支持。患者循环血压不稳定，波动在60～70/40～50 mmHg，予持续补液扩容同时应用血管活性药物维持血压。患者病情危重，为进一步诊治转来我院急诊，并收住我院ICU。发病以来持续镇静，患者尿量10～20 ml/h，排暗红色血便2次，近期体重无明显增减。

既往史及个人史：既往健康，否认高血压、糖尿病、心脏病史及脑血管病史。否认食物、药物过敏史。否认特殊物质接触史，否认长期药物应用史。无吸烟饮酒史。未婚未育，父母健在，家族史无特殊。

入院查体：体温39.3℃，脉搏135次/分，呼吸25次/分，血压96/46 mmHg，镇静状态，全身皮肤黏膜未见黄染，鼻咽部有出血，左侧眶周青紫，右侧腹股沟区片状瘀斑，余部位未见出血点，双肺可闻及呼吸音，未闻及干湿啰音。心率135次/

分，律齐，未闻及心脏杂音、额外心音及心包摩擦音。腹部平坦，腹软，腹部查体不能配合，无肌紧张，肠鸣音1分钟未闻及。双下肢无水肿，四肢末梢暖。

辅助检查：

- 血常规（2018-12-29，外院）：WBC 2.14×10^9/L，GR% 54.1%，HGB 160 g/L，PLT 71×10^9/L。
- 生化（2018-12-29，外院）：Cr 136 μmol/L，BUN 5.51 mmol/L，K^+ 3.75 mmol/L，Na^+ 138 mmol/L。
- 血涂片（2018-12-30，外院）：可见革兰氏阳性球菌。
- 血常规（2018-12-30，我院急诊）：WBC 6.52×10^9/L，GR% 82.2%，HGB 79 g/L，PLT 10×10^9/L。
- 生化（2018-12-30，我院急诊）：ALT 4390 U/L，AST 9970 U/L，ALB 20.9 g/L，D-BIL 25.18 μmol/L，I-BIL 12.05 μmol/L，Cr 258.4 μmol/L，AMY 481 U/L，LDH 9855 U/L，CK 3217 U/L，CK-MB 52.20 ng/ml，TnI 19.593 ng/ml。
- DIC初筛（2018-12-30，我院急诊）：PT 64.90 s，PTA 8.50%，INR 5.59，APTT 60.80 s，AT-Ⅲ 28.1%，Fbg < 0.30 g/L，D-二聚体 164.10 mg/L。
- 血气（2018-12-30，我院急诊）：pH 7.242，PO_2 116.10 mmHg，Na^+ 148.60 mmol/L，Ca^{2+} 0.87 mmol/L，乳酸 15.70 mmol/L，HCO_3^- 15.60 mmol/L，BE − 10.90 mmol/L。
- 腹盆腔CT平扫＋增强（2018-12-30我院，急诊）：①腹盆腔可见高密度，积血表现；②腹盆腔积液；③胆囊内可见高密度；④弥漫性脂肪肝；⑤胰头部局部密度减低，轮廓模糊；⑥升结肠、直肠内可见稍高密度积液。
- 胸部CT平扫＋增强（2018-12-30我院，急诊）：①双下肺实变影，双肺多发小斑片影，考虑渗出及部分肺膨胀不全；②两肺可见磨玻璃密度；③双侧少量胸腔积液；心包少量积液。

- 头部CT平扫＋增强（2018-12-30我院，急诊）：脑实质内无明显异常，脑室系统、脑沟、脑裂、脑池无明显异常（图17-1）。

初步诊断：血流感染，脓毒症，脓毒性休克，缺血缺氧性脑病，继发性癫痫，急性肾损伤（KDIGO 2期），代谢性酸中毒，急性肝损伤，弥散性血管内凝血（disseminated intravascular coagulation，DIC），应激性溃疡伴消化道出血，急性心肌损害，鼻咽部出血，失血性休克，贫血（中度），智齿冠周炎，双肺炎，低钙血症，低蛋白血症

入院后诊疗经过：

1. 感染方面

患者入院即存在高热，最高可达39.3℃，血常规WBC最高30.61×10^9/L，GR%最高97.9%，血培养先后有腐生葡萄球菌、棒状杆菌属、人葡萄球菌、肺炎克雷伯菌肺炎亚种，并出现肺部感染，痰培养先后出现鲍曼不动杆菌、肺炎克雷伯杆菌、白色念珠菌。行腰椎穿刺，脑脊液涂片示科萨奇病毒IgM阳性，考虑存在颅内感染。入院后多次完善床旁经胸超声心动图（transthoracic echocardiography，TTE），各瓣膜未见明显异常，2019-3-14在患者入院两个多月后再次完善床旁TTE发现主动脉瓣较大团块状中低回声赘生物，大小约2.8 cm×2.6 cm×3.2 cm，随心动周期摆动，考虑感染性心内膜炎（infective endocarditis，IE）（图17-2）。根据病原学结果，先后应用达托霉素、泰能（注射用亚胺培

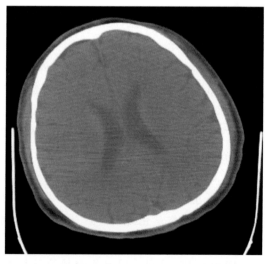

图17-1　2018-12-30头颅CT：脑实质内无明显异常，脑室系统、脑沟、脑裂、脑池无明显异常

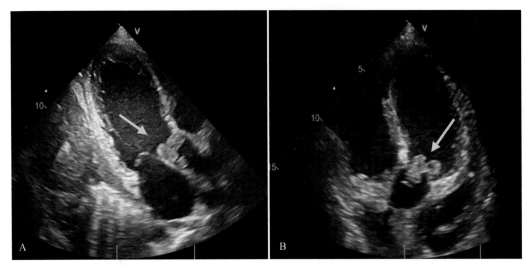

图 17-2 2019-3-14 床旁经胸超声心动图：A. 心尖三腔心切面；**B.** 心尖五腔心切面，均可显示主动脉瓣较大的团块状中低回声赘生物

南西司他丁钠）、科赛斯（注射用醋酸卡泊芬净）、替加环素、稳可信（注射用盐酸万古霉素）、伏立康唑、头孢吡肟、阿卡米星、美平（注射用美罗培南）等抗生素抗感染治疗，患者体温有所下降。但之后再次出现体温较前升高，最高再次达 39℃，WBC 可见动态明显上升，整个住院期间感染发热一直未得到控制。

2. 中枢神经系统方面

患者入院后为昏迷状态，气管插管辅助呼吸，入院一周时，2019-1-7 复查头颅 CT 提示：脑干密度欠均，左侧侧脑室旁、双侧丘脑可见斑片状低密度影（图 17-3），经神经内科会诊，考虑存在脑干梗死，给予脑醒静促清醒、甘露醇脱水治疗，并逐渐停用，后患者意识逐渐转清，可遵嘱动作，但是无法言语交流，四肢可活动，肌力及肌张力在康复过程中逐渐恢复正常，2019-1-31 拔除了气管插管，改为面罩吸氧。2019-2-20 患者外出行 CT 检查过程中突然出现不明原因抽搐，请神经内科会诊，结合患者头颅 CT 影像，考虑诊断：脑梗死（脑桥），并加用抗癫痫药物。2019-2-26 开始患者神志逐渐转差，出现嗜睡状态，双侧肢体肌力明显下降。2019-2-28 行头颅 MRI（图 17-4）示：①右侧颞叶、枕叶可见条状异常信号，考虑新近脑出血；②双侧小

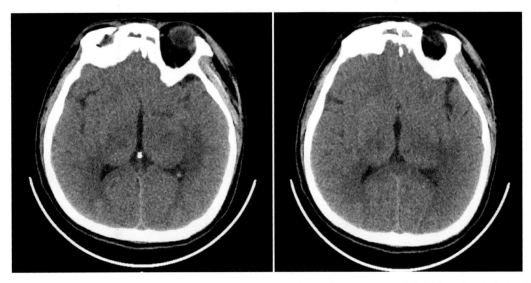

图 17-3 2019-1-7 复查头颅 CT： 脑干密度欠均，左侧侧脑室旁、双侧丘脑可见斑片状低密度影，考虑脑干梗死

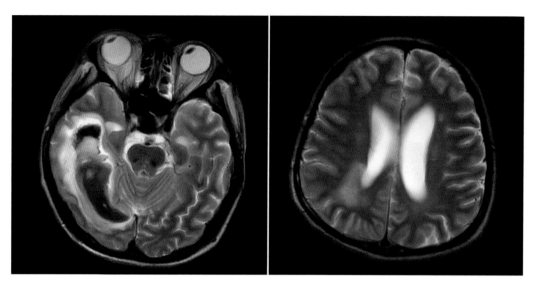

图 17-4　**2019-2-28 头颅 MRI**：右侧颞叶、枕叶脑出血；双侧小脑半球、基底节、放射冠、额叶、右侧顶叶脑梗死；脑干陈旧缺血灶

脑半球、基底节、放射冠、额叶、右侧顶叶可见多发斑片及结节状异常信号，考虑新近脑梗死；③脑干陈旧缺血灶，患者脑梗死合并脑出血，继续给予醒脑静治疗，但患者逐渐出现昏迷状态，2019-3-22 再次给予气管插管辅助呼吸，2019-3-26 再次复查头颅 CT（图 17-5），左侧颞枕叶出血破入左侧脑室，较前进展；右侧大脑半球及左侧额叶低密度影，新出现，考虑大面积脑梗死（＞1/3 MCA 供血区），大脑镰下疝，右侧颞叶钩回疝，患者大面积脑梗死，出血量较前增多，出现脑疝，给予甘露醇 250 ml q6 h 对症治疗。

3. 鼻咽部及凝血方面

患者入院即存在凝血功能紊乱，DIC 诊断明确，予对症输血、输血浆、血小板改善凝血功能，DIC逐渐纠正，经鼻咽部局部探查、止血治疗，后未见活动性出血。患者住院期间出现消化道出血，予对症禁食水、抑酸、止血治疗，消化道出血停止。

4. 呼吸方面

患者带气管插管入院，持续呼吸机辅助通气，后患者自主呼吸功能好转，咳痰能力良好，于 2019-1-31 拔除气管插管，过程顺利，改为雾化面罩吸

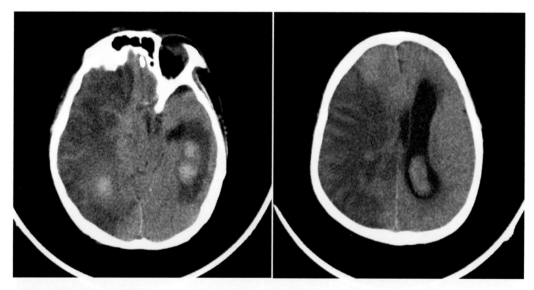

图 17-5　**2019-3-26 头颅 CT**：左侧颞枕叶出血破入左侧脑室，右侧大脑半球及左侧额叶大面积脑梗死（＞1/3 MCA 供血区），大脑镰下疝，右侧颞叶钩回疝

氧。2019-3-22 因昏迷，呼吸停止，再次予气管插管机械通气治疗。

5. 循环方面

患者脓毒症休克诊断明确，入院时血压偏低，积极补充血容量，并给予去甲肾上腺素维持血压，患者循环趋于稳定。患者入院后心电图及心肌酶均存在异常，考虑急性心肌损伤，积极控制感染，纠正休克，住院过程中，监测超声心动图变化，出现中至大量心包积液，左室射血分数逐渐下降至 44%，住院两个多月时发现主动脉瓣大的团块状赘生物，考虑诊断 IE，且合并脑栓塞，有心外科手术适应证，但发现 IE 时全身状况较差，存在手术禁忌证，未行手术治疗，一直积极抗感染治疗。

6. 肾功能方面

患者存在急性肾损伤，予肾替代治疗维持内环境稳定，监测肾功能逐渐好转。

7. 肝功能方面

患者存在急性肝损伤，入院后予间断血浆置换对症支持治疗，后监测肝功能较前好转。2019-3-29 患者出现血压、心率下降，因家属签字放弃胸外按压、电除颤，给予肾上腺素、补液升压等抢救措施，但最终抢救无效死亡。患者住院共 89 天，死亡原因考虑 IE 引起大面积脑栓塞、脑出血、脑疝形成。

二、病例解析

1. 智齿疼痛出现高热，需预防感染性心内膜的发生

IE 是由细菌、真菌和其他病原微生物循血行途径引起心内膜、心瓣膜或邻近大动脉内膜感染并伴赘生物形成的一组疾病，其年发病率为 3～9 例/10 万人次。预防 IE 的措施主要针对菌血症和基础心脏病两个环节。菌血症是 IE 发生的必要条件，器质性心脏病患者为 IE 高危易感人群。预防和减少菌血症的发生，一般措施是强调口腔、牙齿和皮肤的卫生，防止皮肤黏膜损伤后的继发性感染，尽可能避免有创医疗检查和操作，如必须进

行，要严格遵循无菌操作规范。口腔科操作导致的菌血症发生率为 10%～100%，故操作前 30 min 需预防性应用抗生素（表 17-1）[1]。

表 17-1　口腔科风险性操作前抗生素预防应用的推荐

项目	抗生素	用法	
		成人	儿童
青霉素不过敏	阿莫西林或氨苄西林	2 g 口服或静脉注射	50 mg/kg 口服或静脉注射
青霉素过敏	克林霉素	600 mg 口服或静脉注射	20 mg/kg 口服或静脉注射

该患者 21 岁男性，既往无器质性心脏病史，智齿疼痛感染，出现高热，需正规应用抗生素抗感染以预防 IE 的发生。

2. 经食管超声心动图检查对 IE 的早期诊断及后续治疗至关重要

血培养阳性和超声心动图发现瓣膜赘生物或新出现的瓣膜反流是 IE 的主要诊断标准。该例患者血培养阳性，但入院后的多次 TTE 检查未发现明确的瓣膜赘生物，直到入院后两个多月时再次复查 TTE 发现了主动脉瓣的大的团块状赘生物，因此，临床怀疑 IE 时一定要早期及时行经食管超声心动图（trans-esophageal echocardiography，TEE）检查。TTE 及 TEE 对 IE 诊断的敏感性分别为 40%～63% 和 90%～100%，主要诊断依据为赘生物、脓肿及新出现的人工瓣膜瓣周漏。TEE 可显示较小的赘生物，尤其适用于 TTE 未能检出的可疑患者、人工瓣膜心内膜炎以及肺动脉瓣受累的患者。值得注意的是，当 IE 感染心内装置、赘生物＜2 mm、赘生物还未形成（或已经脱落栓塞）及无赘生物时，超声心动图诊断 IE 时容易出现漏诊。因此，在初始检查结果阴性的病例中，如 7～10 日后临床仍高度怀疑 IE 时应复查 TTE 或 TEE。超声心动图的检查流程参见图 17-6[1]。

该例患者智齿疼痛、高热，口腔科就诊过程中突发意识丧失，入院一周时复查头颅 CT 考虑脑梗死，均高度考虑 IE 的诊断，入院后的 TTE 未发现瓣膜赘生物时一定要及时行 TEE 以进一步明确诊断，只有 IE 明确诊断后，才能为后续的及时治疗

提供依据。

3.IE栓塞事件的预测与治疗

栓塞事件是IE常见及致命性的并发症，与心脏赘生物脱落迁移相关。IE的栓塞风险非常高，20%～50%的患者发生栓塞事件，其中脑和脾是左侧IE最常见的栓塞部位，而肺栓塞在右心自身瓣膜IE和起搏器电极IE常见，卒中是严重的并发症，导致脑血管病发病率和死亡率增加，IE脑栓塞的总体死亡率约20%，较单纯IE患者高2倍。

超声心动图对预测栓塞事件具有重要作用，尽管个体患者的预测仍然困难，栓塞风险增加的因素包括赘生物大小和移动度、赘生物位于二尖瓣、抗生素治疗后赘生物体积进行性增大或缩小、特殊的微生物（金黄色葡萄球菌、牛链球菌、念珠菌）、既往栓塞、多瓣膜IE。其中赘生物大小和移动度是新发栓塞事件最有效的独立预测因子。赘生物长度＞10 mm的患者处于较高栓塞风险，更大（＞15 mm）和可移动赘生物的患者风险甚至更高，尤其累及二尖瓣的葡萄球菌IE。

降低栓塞事件风险最佳方法是及早制订合适的抗生素治疗方案，加用抗血小板治疗虽前景良好，但发表的随机研究显示并不降低栓塞风险。预防栓塞事件早期进行手术的确切作用仍存在争议，但即使采用合适的抗生素治疗仍出现1次或以上临床或无症状栓塞事件后，赘生物持续＞10 mm的患者适宜手术；主动脉瓣或二尖瓣巨大孤立赘生物（＞15 mm）患者可考虑手术治疗。抗生素治疗的最初2周内栓塞风险最高，因此预防栓塞手术必须及早进行，启动抗生素治疗后的最初几天内进行[2]。

该患者主动脉瓣巨大赘生物，多次发生脑栓塞，有心外科手术适应证，但由于未能得到IE的早期诊断，经过多种抗生素治疗，感染一直未能得到有效的控制，发现主动脉瓣赘生物时全身状况已逐渐变差，存在手术禁忌证，不能耐受心外科行主动脉瓣置换术，最终发生大面积脑栓塞、脑出血、脑疝形成而死亡。

三、要点提示

- 口腔、牙齿出现感染并发高热时，规范及时的抗生素治疗是预防和减少IE的关键。
- 高度怀疑IE时，如果TTE检查未能明确诊断，应该及时行TEE检查，对于TEE检查结果阴性，但临床仍高度怀疑IE的患者，应在7～10天再次行TEE检查以明确诊断。该病例如能早期诊断IE，早期进行心外科手术，或许能避免之后因出现大面积的脑栓塞而死亡。

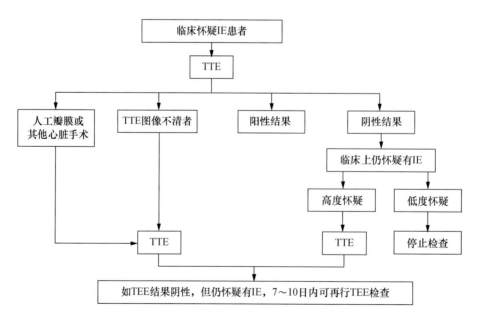

图 17-6 超声心动图诊断 IE 的检查流程

参考文献

［1］中华医学会心血管病学分会，中华心血管病杂志编辑委员会.成人感染性心内膜炎预防、诊断和治疗专家共识.中华心血管杂志，2014，42（10）：806-816.

［2］HABIB G，LANCELLOTTI P，ANTUNES M J，et al. 2015 ESC Guidelines for the management of infective endocarditis：The Task Force for the Management of Infective Endocarditis of the European Society of Cardiology（ESC）. Endorsed by：European Association for Cardio-Thoracic Surgery（EACTS），the European Association of Nuclear Medicine（EANM）.Eur Heart J，2015，36（44）：3075-3128.

（高红丽）

第三篇

结构性心脏病

低压差低流速型主动脉瓣重度狭窄合并重度冠脉狭窄一例

一、病例重现

患者老年女性，70岁，主因"间断喘憋半年，加重伴纳差1个月"于2021-7-29入院。患者半年前无明显诱因出现胸闷、憋气，伴乏力，伴咳嗽、咳黏白痰，夜间间断，不可平卧，无胸痛、放射痛，无心悸、大汗，无头晕、黑矇、晕厥，无发热、恶心等不适，就诊于外院，查BNP偏高（未见报告、具体不详），考虑心功能不全，完善心脏超声：左心增大（左心室舒张末内径5.8 cm），主动脉瓣中重度狭窄并少量反流，平均跨瓣压差38 mmHg，二尖瓣中大量反流，左心室室壁各段运动明显减低，EF 37%，肺动脉高压（56 mmHg），予呋塞米利尿、沙库巴曲缬沙坦改善心功能、他汀类降脂等治疗，患者自觉喘憋症状未见好转。近1个月喘憋较前加重，出现双下肢水肿，纳差，现为进一步诊治收入我科。患者自发病以来，精神可，饮食、睡眠差，便秘，小便正常，近半年体重下降5 kg。

既往史及个人史：高血压45余年，血压最高 160～170/90～100 mmhg，平素服用苯磺酸氨氯地平5 mg qd降压治疗，血压波动于130～140/80～90 mmhg；2型糖尿病确诊3个月，曾服用阿卡波糖及格列美脲降糖，因出现低血糖反应，目前未服用降糖药物，空腹血糖波动于5.0～6.0 mmol/L，餐后血糖波动于7.0～8.0 mmol/L；血脂代谢异常2个月，服用阿托伐他汀10 mg qn降脂；腰椎间盘突出术后9年。无过敏史。否认吸烟史、饮酒史及遗传病史。

入院查体：体温36.5℃，脉搏83次/分，呼吸18次/分，血压左上肢137/94 mmHg，右上肢 127/82 mmHg，SpO_2 100%（鼻导管吸氧2 L/min），体重55.6 kg，身高158 cm，BMI 22.27 kg/m^2，腹围85 cm。眼睑无水肿，未见颈静脉怒张及颈动脉异常搏动，颈部血管可闻及收缩期杂音。双肺呼吸音粗，双下肺可闻及散在湿啰音及哮鸣音，心尖搏动位于胸骨左侧第五肋间锁骨中线上，叩诊心界稍大，心率83次/分，律齐，心尖部听诊区可闻及3/6级收缩期杂音，主动脉瓣听诊区可闻及4/6级收缩期杂音。腹部平坦，腹软，无明显压痛、反跳痛及肌紧张，肝脾未触及，腹部叩诊鼓音，肝肾区无叩痛，后背部可见两条长约10 cm手术瘢痕，肠鸣音3次/分。双下肢中度凹陷性水肿，双足背动脉搏动对称。

辅助检查：

- 心脏超声（2021-3-29，外院）：左心增大（左心室舒张末内径5.8 cm），主动脉瓣中重度狭窄并少量反流，平均跨瓣压差38 mmHg，二尖瓣中大量反流，左心室室壁各段运动明显减低，EF 37%，肺动脉高压（56 mmHg）。
- 血常规＋CRP（2021-7-28，我院）：WBC $5.89×10^9/L$，RBC $3.72×10^{12}/L$，HGB 94 g/L，PLT $228×10^9/L$，CRP 6.07 mg/L。
- 血气分析（2021-7-29，我院）：pH 7.451，PO_2 110.2 mmHg，PCO_2 38 mmHg，HCO_3^- 26.7 mmol/l。
- 生化（2021-7-29，我院）：ALT 24 U/L，ALB 32.7 g/L，Cr 90.5 μmol/L，Urea 10.5 mmol/L，K 3.22 mmol/L，CK-MB 1.40 ng/ml，TnI 0.138 ng/ml，TnT 0.087 ng/ml；eGFR 49.14 ml/（min·1.73 m^2）。
- 心功能（2021-7-29，我院）：NT-proBNP

> 25 000 pg/ml。

- DIC（2021-7-29，我院）：PT 12.80 s，PTA 77.00%。

- 心电图（2021-7-29，我院）：窦性心律，PR 间期缩短，可见预激波，Ⅲ导联可见病理性 Q 波，Ⅰ、aVL 导联 T 波倒置，$V_4 \sim V_9$ 导联 ST 段压低 0.05 ~ 0.2 mV，胸前导联 R 波递增不良。

- 胸部 CT 平扫（2021-7-29，我院）：双侧胸腔积液、右侧叶间积液，伴右肺部分组织膨胀不全；右肺中叶索条及实变影，左肺上叶舌段索条，考虑炎症可能；双肺实性小结节；心脏增大，肺动脉干增粗，肺水肿待排；冠状动脉粥样硬化；心腔内密度减低，贫血可能；胸壁皮肤局部增厚；左乳可疑结节。

初步诊断：慢性心功能不全急性加重，心功能Ⅲ级（NYHA 分级），心脏瓣膜病，主动脉瓣中度狭窄，心律失常，窦性心动过速，多源性室性早搏，高血压 2 级（很高危），2 型糖尿病，血脂代谢异常，贫血（轻度）。

入院后诊疗经过：患者间断喘憋加重入院，考虑心功能不全，入院后给予抗心力衰竭治疗，严格控制出入量（出量＞入量），纠正低钾，维持内环境稳定。患者双侧胸腔积液（图 18-1），予胸腔穿刺置管引流，呋塞米、螺内酯利尿，喘定（二羟丙茶碱）平喘、沐舒坦（盐酸氨溴索）化痰，重组人脑利尿钠肽改善心功能等治疗。结合患者心电图（图 18-2）、心肌酶、入院心脏超声结果，考虑患者心功能不全加重包括两方面原因：①冠状动脉狭窄导致心肌缺血加重心功能不全；②主动脉瓣钙化重度狭窄导致心脏后负荷加重致心功能不全。治疗上给予阿司匹林、氯吡格雷双联抗血小板聚集，他汀类降脂，酒石酸美托洛尔控制心率，沙库巴曲缬

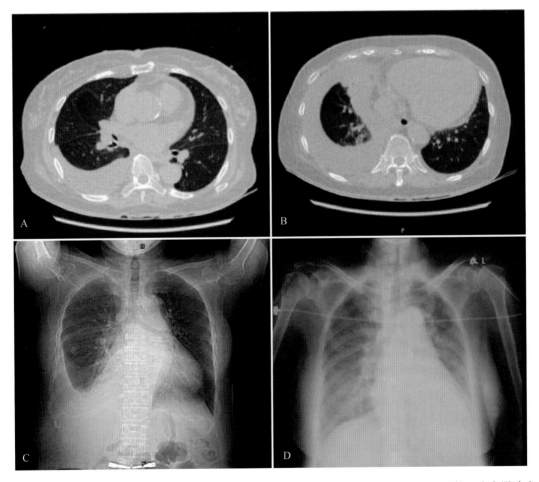

图 18-1　胸部 CT：**A**、**B**、**C.** 患者入院胸部 CT 可见双侧胸腔积液，右侧为著；**D.** 经穿刺引流及抗心力衰竭治疗后右侧胸腔积液显著减少

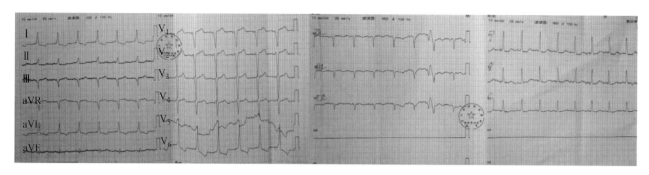

图 18-2　入院心电图：窦性心律，PR 间期缩短，可见预激波，Ⅲ 导联 Q 波，Ⅰ、aVL 导联 T 波倒置，V₄ ～ V₉ 导联 ST 段压低 0.05 ～ 0.2 mV，胸前导联 R 波递增不良

沙坦改善心功能等冠心病二级预防治疗。

患者入院心电监护可见多源性室性早搏，完善 24 h 动态心电图，结果回报：平均心率 81 次 / 分，最慢心率 67 次 / 分，最快心率 106 次 / 分，心搏总数 110 743 次，未见大于 2.0 s 的停搏。房性早搏 271 个，占总心搏小于 1%，有 8 阵房性心动过速，有 3 阵成对房性早搏。室性早搏 1062 个，占总心搏小于 1%，有 65 阵室性二联律，有 50 阵室性三联律。结论：窦性心律，间歇性预激综合征，房性早搏（单发、成对），短阵房性心动过速，室性早搏（单发、二联律、三联律），ST-T 改变。

经积极抗心力衰竭药物（左西孟旦、重组人脑利尿钠肽、利尿等）治疗 1 周后，患者憋喘症状较前缓解，胸腔积液较前减少（图 18-1D）。为进一步评估冠脉情况，除外禁忌，择期行冠脉造影检查（图 18-3）示三支病变，冠状动脉起源正常，右优势型；LADm 99% 次全闭塞，TIMI 1 级；LCXp 弥漫性狭窄 50% ～ 70%，LCXd 管状性狭窄 90% ～ 99%，TIMI 2 级；RCAp 管状性狭窄 70% ～ 90%，RCAm 弥漫性狭窄 50% ～ 70%，PLA 管状性狭窄 50% ～ 70%，TIMI 3 级。患者病变重，决定分次干预，首先对左侧冠状动脉进行干预，LCX 球囊扩张，LAD 病变处行药物球囊扩张。5 天后（2022-8-10）择期行 RCA 病变处置入支架

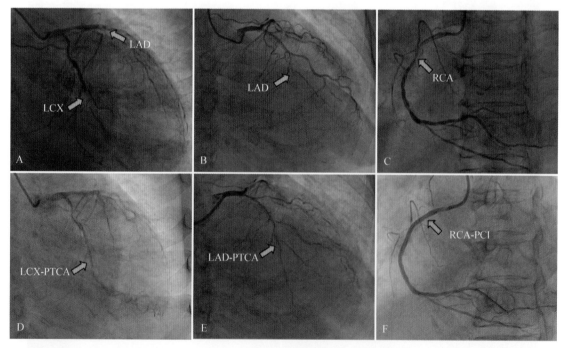

图 18-3　冠脉造影及介入治疗：A. LCXp 弥漫性狭窄 50% ～ 70%，LCXd 管状性狭窄 90% ～ 99%，TIMI 2 级；**A、B.** LADm 99% 次全闭塞，TIMI 1 级；**C.** RCAp 管状性狭窄 70% ～ 90%，RCAm 弥漫性狭窄 50% ～ 70%，PLA 管状性狭窄 50% ～ 70%，TIMI 3 级；**D.** LCXd-PTCA 术后，TIMI 3 级；**E.** LADm-PTCA 术后，TIMI 3 级；**F.** RCA 近中段 PCI 支架 2 枚

2 枚，手术过程顺利。

治疗 2 周后，患者心功能有所改善，进一步评估患者主动脉瓣狭窄情况，结合患者心脏超声结果考虑患者主动脉瓣狭窄为低压差低流速型，进一步行多巴酚丁胺负荷试验［10 μg/（min·kg）］，超声结果（图 18-4）提示：瓣口面积 0.35 cm²，主动脉瓣最大流速 478 cm/s，最大压差 92 mmHg，平均压差 54 mmHg，考虑主动脉瓣重度狭窄，STS 评分 4.6%，虚弱状态。

结合患者症状及超声结果有行主动脉瓣置换术适应证，通过主动脉 CTA 评估患者外周血管（图 18-5）及主动脉瓣（图 18-6）情况，选择合适手术入路及主动脉瓣膜型号（图 18-7）。根据外周动脉 CTA 结果，选择右侧股动脉主入路，测量主动

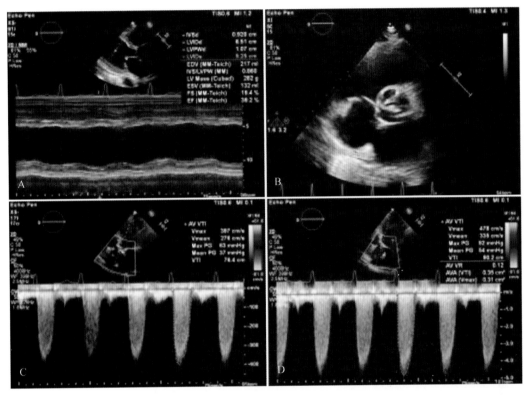

图 18-4　多巴酚丁胺试验超声心动图：**A.** 胸骨旁长轴 M 型超声评估 LVEF 约 38.9%；**B.** 大动脉短轴切面主动脉瓣三个瓣均增厚，回声增强，开放受限，瓣面积约 0.35 cm²；**C.** 连续多普勒评价主动脉瓣平均压差 30 mmHg，最大压差 43 mmHg，AV 前向流速 347 cm/s，反流速度 356 cm/s；**D.** 多巴酚丁胺试验连续多普勒评价主动脉瓣平均压差 54 mmHg，最大压差 92 mmHg，AV 前向流速 478 cm/s，反流速度 304 cm/s

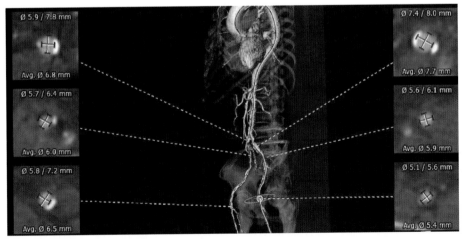

图 18-5　双侧下肢动脉 CTA：入路评估，双侧股动脉-髂动脉不同程度钙化，血管直径尚可，未见明显狭窄

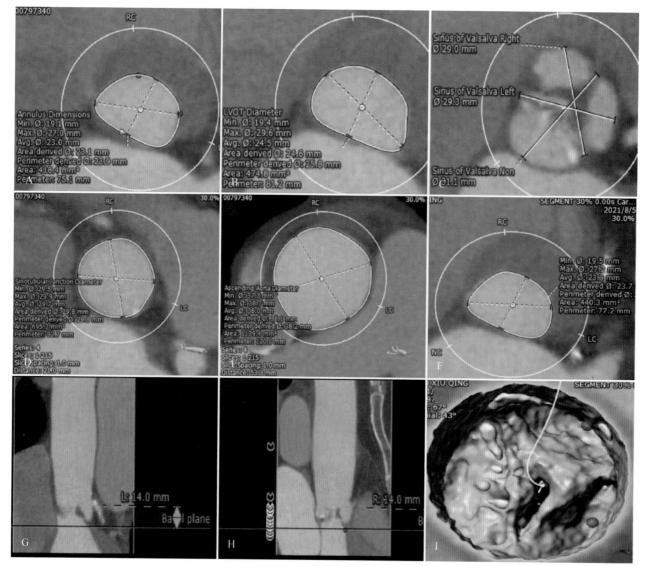

图 18-6 主动脉根部 CT 分析：A. 主动脉瓣瓣环；B. 左心室流出道；C. 主动脉窦；D. 窦管交接；E. 升主动脉；F. 主动脉瓣下 2 mm；G. 左冠开口高度；H. 右冠开口高度；I. 钙化分布

脉瓣环直径 27 mm×19.1 mm，瓣周 75.1 mm，平均 23 mm 左右，选择 20 mm 球囊预扩张，启明 Venus A 26 瓣膜，Venus A 29 瓣膜备用。经右侧股静脉置入临时起搏器，于 2022-8-17 行主动脉瓣置换术，经左股动脉 6 F 猪尾导管置入无冠窦行主动脉根部造影，AL2 导管辅助以超滑直头导丝跨瓣成功，双导管测压主动脉压 93/55 mmHg，心室压力 157/16 mmHg，压差约 60 mmHg，以猪尾导管交换 Landerquist 导丝，送 20 mm×40 mm Z-MED Ⅱ 球囊扩张瓣环满意，评估冠脉闭塞风险不高。沿导丝送入 Venus A 可回收输送系统，定位满意后缓慢释放置入 Venus A L26 瓣膜，双导管测压压

差 2 mmHg，即刻床旁超声评估压差 13 mmHg，无瓣周漏或反流，瓣膜位置满意（图 18-8）。缓慢撤除 20 F 大鞘，以猪尾导管行双髂动脉造影，入路血管无夹层及造影剂外渗，依次缝合血管，弹力绷带加压包扎。

术后复查 UCG（图 18-9A）显示主动脉瓣生物瓣位置功能良好，未见反流或瓣周漏，最大压差 19.0 mmHg，估测有效瓣口面积约 1.78 cm²，舒张期未见明确心包积液，Simpson 法估测 LVEF 约 46%，彩色多普勒显示二尖瓣中度反流流束，三尖瓣轻度反流流束，估测 SPAP42.6 mmHg。术后回 CCU 监护，顺利拔除气管插管、临时起搏器，复

Venus Medtech A-Valve

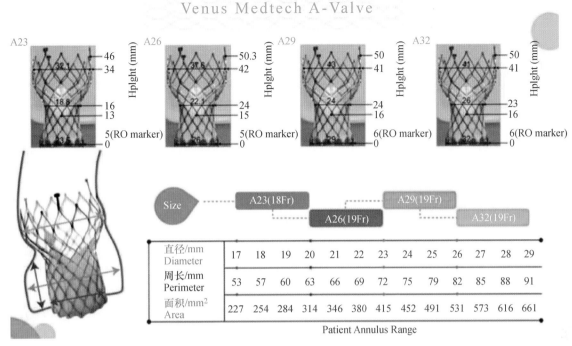

图 18-7　主动脉瓣膜型号

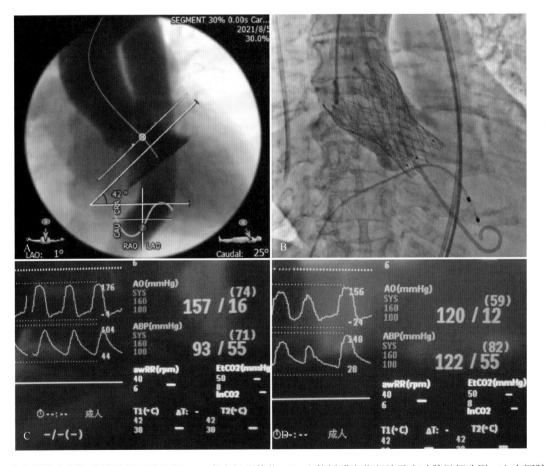

图 18-8　术中瓣膜定位释放及跨瓣压差监测：**A.** 术中投照体位；**B.** 生物瓣膜定位释放及主动脉根部造影，左右冠脉开口正常；**C.** 术前双导管测压，跨瓣压差约 60 mmHg；**D.** 瓣膜释放后双导管测压，跨瓣压差约 2 mmHg

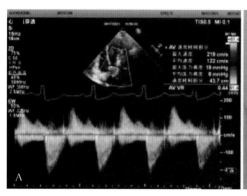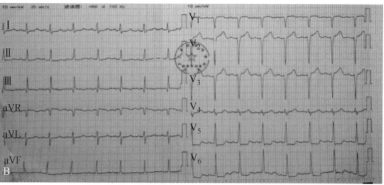

图 18-9 术后 UCG 及 ECG 复查：A. 术后 UCG 连续多普勒超声评价主动脉瓣生物瓣未见反流或瓣周漏，估测有效瓣口面积约 1.78 cm²，平均跨瓣压差 8 mmHg，最大跨瓣压差 19 mmHg，Simpson 法估测 LVEF 约 46%；**B.** 术后 ECG 示窦律，PR 间期正常，未见预激波，Ⅲ 导联可见 q 波，$V_5 \sim V_6$ 导联 ST 段压低 0.1 mV

查心电图（图 18-9B）示窦律，未见房室传导阻滞，余较前未见明显变化。

出院后定期随访，出院 1 月复查超声示主动脉瓣生物瓣瓣叶活动良好，AV 前向流速 215 cm/s，最大压差 19 mmHg，平均压差 10 mmHg，舒张期未见明显反流束，未见瓣周漏，LVEF 约 44%。目前患者憋气、乏力症状较前明显缓解，纳差明显改善，活动耐量较前改善，双下肢水肿显著减轻。

二、病例解析

1. 经主动脉瓣膜置换术适应证和禁忌证

随着人类寿命的延长和人口老龄化进展，主动脉瓣狭窄（aortic valve stenosis，AS）的发病率越来越高。主动脉瓣狭窄一旦出现症状，预后很差，若不及时干预，患者中位生存期 2 ~ 3 年[1]。在西方国家，AS 发病率在年龄 ≥ 65 岁人群中约 2%，在年龄 ≥ 85 岁人群中约 4%，是发病率仅次于高血压病和冠心病的心血管疾病，其中钙化性主动脉瓣狭窄已成为老年人瓣膜置换的首要病因[2]。外科主动脉瓣置换术一直是症状性主动脉瓣狭窄的主要治疗方式，但是外科手术创伤大、需要体外循环、手术风险高，30% ~ 50% 患者因为高龄、左心室功能差、存在严重合并症、恐惧外科手术而放弃外科治疗。经主动脉瓣膜置换术（transcatheter aortic valve replacement，TAVR）是近年来研发的一种全新微创瓣膜置换技术，为这些患者治疗带来了新希望[3]。

近年来 TAVR 指南更新的重点是适应证的拓展和干预方式的转变。由于低危患者 TAVR 循证证据和经验的积累[4-5]，2020 年美国瓣膜性心脏病患者管理指南[6]不再按外科危险分层作为主动脉瓣狭窄患者手术方式推荐，而是强调预期寿命、人工瓣膜耐久性以及解剖特点作为选择外科主动脉瓣置换术（surgical aortic valve replacement，SAVR）还是 TAVR 的主要考量因素。基于近年来国内外指南和专家共识，TAVR 的适应证和禁忌证更新如下[7]。

绝对适应证：①重度 AS，超声心动图示跨主动脉瓣血流速度 ≥ 4 m/s，或跨主动脉瓣平均压差 ≥ 40 mmHg，或主动脉瓣口面积 ≤ 1.0 cm²，或有效主动脉瓣口面积指数 ≤ 0.6 cm²/m²。对于低压差-低流速患者，根据左室射血分数是否正常需进行进一步评估（如行多巴酚丁胺试验）明确狭窄程度；②患者有 AS 导致的临床症状（分期 D 期）或心功能减低，包括左室射血分数 < 50% 及 NYHA 心功能分级 Ⅱ 级以上；③存在外科手术禁忌或高危，或存在其他危险因素，如胸部放射治疗后、肝衰竭、主动脉弥漫性严重钙化、极度虚弱等；④主动脉根部及入路解剖结构符合 TAVR（特别是 TF TAVR）要求；⑤三叶式主动脉瓣；⑥术后预期寿命 > 1 年；⑦外科主动脉生物瓣膜毁损且再次外科手术高危或禁忌的患者。

相对适应证：①外科手术中、低危且年龄 ≥ 70 岁；②二叶式 AS，因目前国内自膨胀瓣膜及球囊扩张瓣膜数据均提示经过充分的解剖形态评估和正确的手术策略下可达到不劣于三叶瓣的临床结果，可在有经验的中心以及术者中开展[8]；

③ 60 ～ 69 岁患者经过临床综合评估认为更适合行 TAVR 手术者；④单纯严重主动脉瓣反流（pure aortic valve regurgitation，AR），外科手术禁忌或高危，预期治疗后能够临床获益，解剖特点经过充分评估适合 TAVR 手术者首选经心尖路径的成熟器械，TF TAVR 尚证据不足，仅可在有经验的中心以及术者中进行探索性尝试[8-9]。

禁忌证：①左心室内新鲜血栓；②左心室流出道严重梗阻；③急性心肌梗死；④主动脉根部解剖形态不适合行 TAVR 治疗；⑤存在其他严重合并症，即使纠正了瓣膜狭窄仍预期寿命不足 1 年。

2. 主动脉瓣狭窄严重程度评估及干预策略

主动脉瓣狭窄严重程度评估[10]：主动脉瓣狭窄的程度可依据主动脉瓣射血速度、主动脉瓣跨瓣平均压差及瓣膜面积来划分（表 18-1），这些数据一般通过心脏超声测量或通过心导管检查来获得[11]。通过超声测量需要注意的是，在心脏每搏输出量较低的情况下（如心室扩大、左室射血分数低下或者心室偏小、左室射血分数正常），测量的数据是不准确的，算出的主动脉瓣面积要比实际的大，低估了主动脉瓣狭窄的程度，这种情况下应该使用多巴酚丁胺负荷试验［最大剂量 20 mg/（kg·min）］，相反，在心脏每搏输出量较高的情况下（如贫血、甲亢、发热、明显主动脉瓣反流），测量数据也不准确，算出的主动脉瓣面积要比实际的小，高估了主动脉瓣狭窄的程度。还可以通过心导管来测得，需要将一根导管放在左心室，另一根导管放在主动脉根部。对于低心排量、低压差的主动脉瓣狭窄患者，亦须使用多巴酚丁胺负荷试验来评估主动脉瓣的狭窄程度。

表 18-1　主动脉瓣狭窄严重程度划分

项目	狭窄程度		
	轻度	中度	重度
射血速度（m/s）	2.5 ～ 3.0	3.0 ～ 4.0	＞ 4.0
平均压（mmHg）	＜ 25	25 ～ 40	＞ 40
瓣口面积（cm²）	1.5 ～ 2.0	1.0 ～ 1.5	＜ 1.0
瓣口面积/体表面积（cm²/m²）	/	/	＜ 0.6

低跨瓣压差、低射血分数的主动脉瓣狭窄患者的治疗：左心室功能不全但主动脉瓣跨瓣压差较大的患者（平均跨瓣压差达 40 mmHg），手术治疗的预后十分理想。即使患者术前已有射血分数下降，一旦狭窄解除，后负荷下降，左心室功能亦可完全或接近恢复正常。而射血分数下降同时跨瓣压差不显著（＜ 30 mmHg）的主动脉瓣狭窄患者，其手术风险高，且术后 3 ～ 4 年只有一半的患者能存活[12]。这些患者的预后不良归因于其已严重受损的心肌收缩力和明显增加的后负荷。对于低跨瓣压差、低射血分数的主动脉瓣狭窄患者，可能存在两种情况：一种是患者虽然存在重度主动脉瓣狭窄，但长期狭窄导致心肌收缩力很差，故测得的跨瓣压差很低（真性主动脉瓣狭窄）；另一种情况是患者由于其他原因导致心肌收缩力本身就差，且主动脉瓣狭窄不严重，因此测得的跨瓣压差也低（假性主动脉瓣狭窄）。鉴别真性和假性主动脉瓣狭窄的最好方法是使用多巴酚丁胺提高心排血量，用多普勒超声或心导管检查取得新数据来重新计算瓣口面积。跨瓣压差低的主动脉瓣狭窄患者若对正性肌力刺激无反应，则预后差，因为这些患者心肌本身损害已十分严重，外科手术亦不能使之获益。

本例患者术前超声 EF 值降低，低跨瓣压差、低流速，冠脉造影三支病变，冠脉狭窄重，如果不解除冠脉狭窄病变进行多巴酚丁胺试验不安全，决定首先介入干预治疗，患者稳定后再行多巴酚丁胺试验，结果阳性，考虑真性主动脉瓣狭窄，TAVR 术后复查超声提示主动脉瓣狭窄解除后，患者 LVEF 较前升高，心功能较前改善，患者获益。

3. TAVR ＋ 经皮冠状动脉介入治疗（percutaneous coronary intervention，PCI）策略

AS 合并冠心病（coronary artery disease，CAD）患者在临床中越来越常见。随着 TAVR 技术的成熟，TAVR ＋ PCI 的介入治疗组合方式已成为该人群的治疗方式之一[13]。2021 欧洲心脏瓣膜病管理指南[14]建议 TAVR 患者合并冠状动脉近端狭窄 ＞ 70% 时可采用 PCI 方式进行干预。目前 TAVR 后进行 PCI 因冠状动脉入路难度增加不作为常规推荐[15]，而 TAVR 术前行 PCI 或术中进行一站

式 PCI 两种组合哪个更为优越尚待证实。一站式 TAVR ＋ PCI 应在有经验的中心开展,早期应选择简单组合进行处理,建议进行预先跨瓣置入猪尾导管;对于合并左主干病变、多个靶病变、需要旋磨以及二叶式主动脉瓣的复杂 PCI ＋ TAVR 一站式治疗的患者,应特别注意基础心功能及肾功能,避免多个难点进行组合导致手术难度过大、时间过长从而增加风险;手术过程中对于冠状动脉病变复杂及基础心功能状态不佳的患者,应充分评估其麻醉方式及是否需要左心辅助装置[16]。TAVR 后球囊扩张式瓣膜再次进入冠状动脉相对简单,而自膨胀式瓣膜操作较为困难[15]。TAVR 中冠状动脉闭塞风险高的患者需进行细致的预判,推荐采用导丝保护及选择"开口"或"烟囱"支架保护技术以减少风险[17-18]。

结合本例患者冠脉病变多支病变,狭窄较重,结合主动脉根部 CTA 检查左冠开口高度 14 mm,右冠开口高度 14 mm,冠脉阻塞风险不大,考虑

TAVR 术后行 PCI 冠脉入路难度增加,遂决定首先进行冠脉介入干预治疗,待患者心肌缺血部分改善后再行 TRVR,术后患者恢复良好,所以对于冠脉病变合并主动脉瓣重度狭窄患者,策略选择很重要。

三、要点提示

- 症状性主动脉瓣狭窄伴射血分数降低的患者,多普勒超声提示低跨瓣压差、低流速,需进行多巴酚丁胺试验,以鉴别真性或假性主动脉瓣狭窄。对于真性主动脉瓣狭窄患者,及早瓣膜置换治疗能为患者带来获益。

- 需行 TRVR ＋ PCI 患者,手术策略很重要,需要结合患者冠脉开口高度、冠脉病变程度(多支病变、左主干病变)、是否需要旋磨等情况,决定干预治疗方式。对于冠脉闭塞风险高的患者,采用导丝保护及"烟囱"支架保护技术可减少闭塞风险。

参考文献

[1] LEON M B, SMITH C R, MACK M, et al. Transcatheter aortic-valve implantation for aortic stenosis in patients who cannot undergo surgery. N Engl J Med, 2010, 363(17): 1597-1607.

[2] NKOMO V T, GARDIN J M, SKELTON T N, et al. Burden of valvular heart diseases: a population-based study. Lancet, 2006, 368(9540): 1005-1011.

[3] 中华医学会心血管病学分会结构性心脏病学组, 中国医师协会心血管内科医师分会结构性心脏病专业委员会. 中国经导管主动脉瓣置换术临床路径专家共识. 中国循环杂志, 2018, 33(12): 1162-1169.

[4] MACK M J, LEON M B, THOURANI V H, et al. Transcatheter Aortic-Valve Replacement with a Balloon-Expandable Valve in Low-Risk Patients. N Engl J Med, 2019, 380(18): 1695-1705.

[5] POPMA J J, DEEB G M, YAKUBOV S J, et al. Transcatheter Aortic-Valve Replacement with a Self-Expanding Valve in Low-Risk Patients. N Engl J Med, 2019, 380(18): 1706-1715.

[6] OTTO C M, NISHIMURA R A, BONOW R O, et al. 2020 ACC/AHA Guideline for the Management of Patients With Valvular Heart Disease: Executive Summary: A Report of the American College of Cardiology/American Heart Association Joint Committee on Clinical Practice Guidelines. Circulation, 2021, 143(5): e35-e71.

[7] 中国医师协会心血管内科医师分会结构性心脏病专业委员会, 吴永健, 宋光远. 中国经导管主动脉瓣置换术临床路径专家共识(2021 版). 中国介入心脏病学杂志, 2022, 30(1), 7-16.

[8] LUO X, WANG X, LI X, et al. Transapical transcatheter aortic valve implantation using the J-Valve system: A 1-year follow-up study. J Thorac Cardiovasc Surg, 2017, 154(1): 46-55.

[9] YOON S H, SCHMIDT T, BLEIZIFFER S, et al. Transcatheter Aortic Valve Replacement in Pure Native Aortic Valve Regurgitation. J Am Coll Cardiol, 2017, 70(22): 2752-2763.

[10] 周达新, 潘文志, 吴永健, 宋光远. 经导管主动脉瓣置换术中国专家共识(2020 更新版). 中国介入心脏病学杂志, 2020, 28(6): 301-309.

［11］NISHIMURA R A，OTTO C M，BONOW R O，et al. 2014 AHA/ACC Guideline for the Management of Patients With Valvular Heart Disease：executive summary：a report of the American College of Cardiology/American Heart Association Task Force on Practice Guidelines. Circulation，2014，129（23）：2440-2492.

［12］CONNOLLY H M，OH J K，SCHAFF H V，et al. Severe aortic stenosis with low transvalvular gradient and severe left ventricular dysfunction：result of aortic valve replacement in 52 patients. Circulation，2000，101（16）：1940-1946.

［13］FAROUX L，GUIMARAES L，WINTZER-WEHEKIND J，et al. Coronary Artery Disease and Transcatheter Aortic Valve Replacement：JACC State-of-the-Art Review. J Am Coll Cardiol，2019，74（3）：362-372.

［14］VAHANIAN A，BEYERSDORF F，PRAZ F，et al. 2021 ESC/EACTS Guidelines for the management of valvular heart disease. Eur Heart J，2022，43（7）：561-632.

［15］YUDI M B，SHARMA S K，TANG G H L，et al. Coronary Angiography and Percutaneous Coronary Intervention After Transcatheter Aortic Valve Replacement. J Am Coll Cardiol，2018，71（12）：1360-1378.

［16］SABBAH M，ENGSTRØM T，DE BACKER O，et al. Coronary Assessment and Revascularization Before Transcutaneous Aortic Valve Implantation：An Update on Current Knowledge. Front Cardiovasc Med，2021，8：654892.

［17］MERCANTI F，ROSSEEL L，NEYLON A，et al. Chimney Stenting for Coronary Occlusion During TAVR：Insights From the Chimney Registry. JACC Cardiovasc Interv，2020，13（6）：751-761.

［18］PALMERINI T，CHAKRAVARTY T，SAIA F，et al. Coronary Protection to Prevent Coronary Obstruction During TAVR：A Multicenter International Registry. JACC Cardiovasc Interv，2020，13（6）：739-747.

（丁晓松　朱超　李东宝　陈晖）

病例 19

梗阻性肥厚型心肌病室间隔消融一例

一、病例重现

患者老年男性，70岁。主因"活动后心慌、憋气15年，逐渐加重10年"于2022-2-8入院。患者近15年来常于活动中出现心慌、憋气，由蹲位至站位时出现黑蒙，不伴后背放射痛、大汗、晕厥，不伴咽喉部紧缩感，不伴恶心、呕吐，休息可自行缓解，就诊于北京朝阳医院，诊断为"肥厚型心肌病"，予酒石酸美托洛尔、盐酸地尔硫草片治疗。患者近10余年来活动后上述症状逐渐加重，活动耐量降低，现可爬2层楼，夜间不能平卧，无胸痛，无呼吸困难发作等。就诊于我院门诊，超声心动图示：室间隔及左室侧壁、下壁、前壁、后壁均增厚，厚1.43～2.01 cm，左心室心尖部未见明显增厚，SAM征阳性，左心室中部明亮血流流束（最大流速约510 cm/s，最大压差约104 mmHg），左心室流出道收缩期血流速度增快（最大流速约539 cm/s，最大压差约116 mmHg），诊断：梗阻性肥厚型心肌病，左心房、左心室增大，左心室舒张功能减低，升主动脉及主动脉窦增宽，肺动脉高压（轻度）。现为进一步诊治以"梗阻性肥厚型心肌病"收入我科。患者近期以来，精神好，饮食、睡眠尚可，大小便如常，近期体重未见明显变化。

既往史及个人史：高血压10年，最高血压150/100 mmHg，规律服用苯磺酸氨氯地平降压治疗，现血压控制约120/80 mmHg，否认糖尿病、脑血管病、精神疾病史。否认肝炎史、结核史、疟疾史。无手术史、过敏史、输血史、预防接种史、传染病史。其他系统回顾无特殊。否认其他放射性物质及毒物接触史。吸烟54年，20支/天，否认饮酒史。

入院查体：体温36.1℃，脉搏85次/分，呼吸18次/分，血压135/91 mmHg，双肺未闻及干湿啰音，无胸膜摩擦音。心前区无异常隆起及凹陷，心尖搏动可，心尖搏动位于胸骨左侧第五肋间锁骨中线内0.5 cm，各瓣膜区未触及震颤，叩诊心界不大，心率85次/分，律齐，P2＝A2，胸骨左缘第三肋间可闻及喷射性收缩期杂音，无心包摩擦音。腹稍膨隆，无腹壁静脉曲张，腹软，无明显压痛、反跳痛及肌紧张，肝脾未触及，墨菲征（－），腹部叩诊鼓音，肝肾区无叩痛，肠鸣音3次/分。双下肢无水肿，双足背动脉搏动可。

辅助检查：

- 超声心动图（2021-12-4）：室间隔及左心室侧壁、下壁、前壁、后壁均增厚，厚1.43～2.01 cm，左心室心尖部未见明显增厚，SAM征阳性，左心室中部明亮血流流束（最大流速约510 cm/s，最大压差约104 mmHg），左心室流出道收缩期血流速度增快（最大流速约539 cm/s，最大压差约116 mmHg）。

- 胸部CT平扫（2022-2-7）：①胸部CT平扫未见明确急性炎症，双肺多发结节影，部分新出现，部分较前增大，性质待定，建议短期复查；②肺气肿，肺大疱，较前相仿；③双肺间质性改变，较前相仿；④纵隔内增大淋巴结，较前相仿，必要时复查；⑤主动脉及冠状动脉硬化，同前；⑥双侧胸膜增厚，大致同前；⑦胆囊结石，双肾囊肿可能，建议相关检查。

初步诊断：梗阻性肥厚型心肌病，心功能Ⅲ级

（NYHA 分级），左心房、左心室增大，左心室舒张功能减低，升主动脉及主动脉窦增宽，肺动脉高压（轻度），高血压 2 级（很高危）。

入院后诊疗经过：入院后完善心电图可见左心室高电压（图 19-1），再次完善超声心动图检查（图 19-2）提示左心房内径 4.42 cm 增大，左心室舒张末内径 5.57 cm，左室射血分数 66.5% 正常，二尖瓣前叶及后叶瓣环增厚，回声增强，余瓣膜无异常，室间隔增厚，心肌回声增强，最厚处约 2.14 cm，SAM 征阳性。左心室流出道内径 1.52 cm。室壁运动协调。肺动脉内径正常。升主动脉及主动脉窦内径增宽。下腔静脉内径约 1.83 cm，吸气塌陷率＞50%。彩色多普勒：左心室流出道收缩期五彩狭窄血流流束（最大流速约 493 cm/s，最大压差约

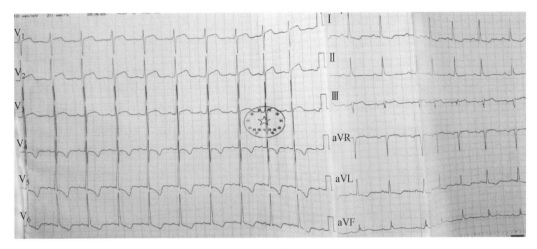

图 19-1　入院心电图

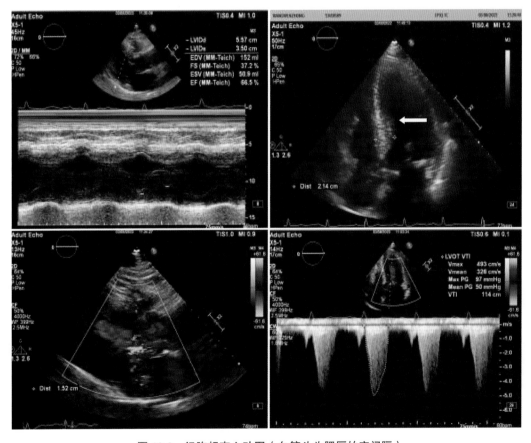

图 19-2　经胸超声心动图（白箭头为肥厚的室间隔）

97 mmHg，平均压差约 50 mmHg），二尖瓣、三尖瓣、肺动脉瓣轻度反流流束。

考虑梗阻性肥厚型心肌病诊断明确，且患者的临床症状与梗阻肥厚相关，药物治疗效果不佳，决定行室间隔消融治疗。

入院完善检查后行冠脉造影及室间隔化学消融术，冠脉造影结果提示冠状动脉起源及分布：正常，右优势型；左前降支近段，狭窄程度 30%～50%，病变长度管状性，TIMI Ⅲ 级；第二对角支，狭窄程度 30%～50%，病变长度局限性，TIMI Ⅲ 级；开口病变；回旋支近段，狭窄程度 50%～70%，病变长度局限性，TIMI Ⅲ 级；右冠状动脉中段，狭窄程度 30%～50%，病变长度管状性，TIMI Ⅲ 级；冠脉血管无需介入干预。可见丰富的间隔支血管（图 19-3）。

室间隔化学消融过程：穿刺右股静脉置入临时起搏器备用，左侧桡动脉置入 5 F 动脉鞘管，送入 5 F PIGTAIL 造影管至左心室，行左心室流出道压力监测。监测左心室压力 246/3 mmHg，主动脉压力 102/73 mmHg。予硝酸甘油 100 μg 冠脉注射。沿指引导管成功送 Runthrough 指引导丝至 S1d，沿导丝送入 Boston Scientific Emerge 1.5 mm×8 mm OTW 预扩球囊至 S1p-m，以 10 atm 扩张球囊阻断 S1 血流，监测左心室压力 200/3 mmHg，主动脉压力 100/70 mmHg。撤出指引导丝，沿球囊导管注射六氟化硫微泡 2 ml，行声学造影检查协助判断。再次沿球囊导管注射 300 μm 明胶海绵颗粒栓塞

剂 0.5 ml，监测左室压力波动在 130～140/3～5 mmHg，主动脉压力波动在 100～105/70～80 mmHg。约 15 min 后，沿球囊导管注射造影剂可见 S1d 造影剂滞留，回撤球囊后，复查造影 S1d 未见显影（图 19-4）。

消融术后即刻超声心动结果：于间隔支注射声学造影剂（声诺维）后，室间隔基底段部分心肌显影，化学消融术后，测量室间隔基底段厚约 1.73 cm，左心室流出道内径约 1.64 cm，左心室流出道最高流速约 455 cm/s，最大压差约 83 mmHg，平均压差约 39 mmHg。未见明显心包积液。室间隔厚度较术前改善，流出道平均压差降低。

术后 1 个月门诊心脏彩超提示左心房内径增大（LA 4.24 cm），左心室舒张末内径 4.95 cm，左室射血分数正常，二尖瓣前叶及后叶瓣环增厚（以后叶为著），回声增强，余瓣膜无明显异常，室间隔增厚，心肌回声增强，室间隔基底段最厚处约 1.79 cm，SAM 征阳性。室壁运动协调。肺动脉内径正常。升主动脉及主动脉窦内径增宽。下腔静脉内径约 1.68 cm，吸气塌陷率＞50%。彩色多普勒：左心室流出道收缩期五彩狭窄血流流束（最大流速约 447 cm/s，最大压差约 80 mmHg，平均压差约 40 mmHg），二尖瓣、三尖瓣、肺动脉瓣轻度反流流束。由超声结果可见左心室舒张末期内径减小，左心室流出道最大压差及平均压差均较术前减少，患者的症状改善。后续仍需长期随访。

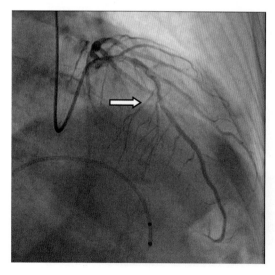

图 19-3　冠脉造影，箭头所指为间隔支

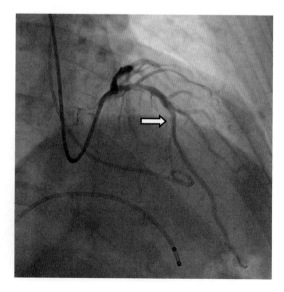

图 19-4　栓塞后间隔支未见显影

二、病例解析

1. 肥厚型心肌病临床并不少见，有猝死风险

肥厚型心肌病是一种以心肌肥厚为特征的心肌疾病，主要表现为左心室室壁增厚，二维超声心动图测量的室间隔或左心室室壁厚度＞15 mm，或者有明确家族史者的室间隔或左心室壁厚度＞13 mm，通常不伴有左心室腔的扩大，需排除负荷增加如高血压、主动脉瓣狭窄和先天性主动脉瓣下隔膜等引起的左心室室壁增厚，该病的基本特征是心肌肥厚及猝死发生率高。

2017 中国成人肥厚型心肌病诊断与治疗指南[1]中指出肥厚型心肌病（Hypertrophic Cardiomyopathy，HCM）在中国人群中并不少见。已有研究揭示成年人 HCM 患病率为 80/10 万，粗略估算中国成人 HCM 患者超过 100 万，因此 HCM 的规范化诊治和早期干预得到越来越多心血管专科医师的重视。

绝大部分 HCM 呈常染色体显性遗传，大约 60% 的成年 HCM 患者可检测到明确的致病基因突变，其中 40%～60% 为编码肌小节结构蛋白的基因突变（已发现 27 个致病基因与 HCM 相关），这些基因编码粗肌丝、细肌丝、Z 盘结构蛋白或钙调控相关蛋白；5%～10% 是由其他遗传性或非遗传性疾病引起的，包括先天性代谢性疾病（如糖原贮积病、肉碱代谢疾病、溶酶体贮积病）、神经肌肉疾病（如 Friedreich 共济失调）、线粒体疾病、畸形综合征、系统性淀粉样变等，这类疾病临床罕见或少见；另外还有 25%～30% 是不明原因的心肌肥厚。HCM 的发病机制仍有待明确。HCM 大体病理可见心脏肥大、心壁不规则增厚、心腔狭小，一般左心室室壁肥厚程度重于右心室，组织病理可见心肌纤维排列紊乱及形态异常等。

HCM 的临床症状变异性显著，一些患者可长期无症状，而有些患者首发症状就是猝死。儿童或青年期确诊的 HCM 患者症状更多、预后更差。临床症状与左心室流出道梗阻、心功能受损、快速或缓慢型心律失常等有关，临床表现主要包括劳力性呼吸困难、胸痛、心悸、晕厥或者先兆晕厥、心源性猝死、HCM 扩张期心力衰竭等。早期识别及干预是预防猝死风险的有效手段。

2. 室间隔消融是治疗肥厚性心肌病的有效治疗手段

经皮室间隔心肌消融术适应证包括临床适应证、有症状患者血流动力学适应证和形态学适应证，具备这些适应证的患者建议行经皮室间隔心肌消融术治疗，并建议在三级医疗中心由治疗经验丰富的专家团队进行。

（1）临床适应证：①经过严格药物治疗 3 个月，基础心率控制在 60 次 / 分左右，静息或轻度活动后仍出现临床症状，既往药物治疗效果不佳或有严重不良反应，NYHA 心功能Ⅲ级及以上或加拿大胸痛分级Ⅲ级的患者；②尽管症状不严重，NYHA 心功能未达到Ⅲ级，但 LVOTG 高及有其他猝死的高危因素，或有运动诱发的晕厥的患者；③外科室间隔切除或植入带模式调节功能的双腔（DDD）起搏器失败；④有增加外科手术危险的合并症的患者。

（2）有症状患者血流动力学适应证：经胸超声心动图和多普勒检查，静息状态下 LVOTG＞50 mmHg（66.5 kPa），或激发后 LVOTG≥70 mmHg（93.1 kPa）。

（3）形态学适应证：①超声心动图显示室间隔肥厚，梗阻位于室间隔基底段，并合并与 SAM 征有关的左心室流出道及左心室中部压力阶差，排除乳头肌受累和二尖瓣叶过长；②冠状动脉造影有合适的间隔支，间隔支解剖形态适合介入操作，心肌声学造影可明确拟消融的间隔支为梗阻心肌提供血供，即消融靶血管；③室间隔厚度≥15 mm。

2020 年 ACC/AHA[2] 和 2014 年 ESC[3] 指南均指出经皮室间隔心肌消融术为治疗肥厚型心肌病的有效手段。

总之，肥厚型心肌病临床上并不少见，且容易发生猝死，药物治疗并不能从根本上解决梗阻问题，室间隔消融术无需外科开胸，可以通过栓塞供应室间隔的间隔支血管，降低室间隔肥厚程度，减小梗阻压差。

三、要点提示

● 肥厚型心肌病是一种以心肌肥厚为特征的

心肌疾病，该病的基本特征是心肌肥厚及猝死发生率高。

- 室间隔消融术可有效减轻室间隔肥厚程度，降低流出道平均压差。

参考文献

［1］中华医学会心血管病学分会，中国成人肥厚型心肌病诊断与治疗指南编写组，中华心血管病杂志编辑委员会．中国成人肥厚型心肌病诊断与治疗指南．中华心血管病杂志，2017，45（12）：1015-1032．

［2］OMMEN S R，MITAL S，BURKE M A，et al. 2020 AHA/ACC Guideline for the Diagnosis and Treatment of Patients With Hypertrophic Cardiomyopathy：Executive Summary：A Report of the American College of ardiology/American Heart Association Joint Committee on Clinical Practice Guidelines. Circulation，2020，142（25）：e533-e557．

［3］ELLIOTT P M，ANASTASAKIS A，BORGER M A，et al. 2014 ESC Guidelines on diagnosis and management of hypertrophic cardiomyopathy：the Task Force for the Diagnosis and Management of Hypertrophic Cardiomyopathy of the European Society of Cardiology（ESC）．Eur Heart J，2014，35（39）：2733-2779．

（丁晓松　赵灿　李东宝　陈晖）

反复脑卒中合并卵圆孔未闭封堵治疗一例

一、病例重现

患者女性，50岁，退休职工。主因"间断头晕、头痛2年余"于2021-1-11入院。患者入院2年前无诱因出现头晕，伴头痛，就诊于外院，完善头颅CT示多发腔隙性脑梗死，考虑诊断"紧张性头痛"，未予治疗，此后患者头晕、头痛症状仍间断发作。入院5个月前患者无诱因再发头晕、头痛，无恶心、呕吐，无黑矇、晕厥，无眩晕、耳鸣，无口角歪斜、偏侧肢体无力麻木、视物模糊等，就诊于外院，行头颅MRI示右侧侧脑室后角旁梗死灶（急性-亚急性）、颅内腔隙灶、缺血灶，头颅MRA未见明显异常，诊断"急性脑梗死"，予患者住院抗栓、调脂及改善脑循环治疗，出院后予氯吡格雷75 mg qd抗栓治疗。2个月前患者无诱因再次出现头晕、头痛症状，就诊于外院急诊，查头颅MRI示颅内多发腔隙性脑梗死（含脑桥），予血栓通、依达拉奉静脉输液治疗，住院期间完善心电图示Ⅲ、aVF导联T波低平，完善超声心动图示：二尖瓣少量反流，左心室舒张功能减低。入院1个月前患者就诊于外院，完善经颅多普勒超声（TCD）发泡试验阳性，探及"雨帘"征，提示存在右向左分流，加用尼麦角林10 mg tid、银杏酮酯滴丸治疗。入院20天前就诊于外院，复查超声心动图示卵圆孔未闭不除外，必要时经食管超声检查。入院2周前患者睡梦中出现右上肢麻木，无头痛、下肢麻木等，就诊于外院予天丹通络胶囊5片 tid治疗，4天前患者再次出现头晕症状，不伴头痛、黑矇、晕厥，不伴恶心、呕吐等不适，遂就诊于我院门诊，现患者为求进一步诊治收入我院。

既往史及个人史： 高血压史3年余，最高血压150/90 mmHg，间断服用奥美沙坦酯20 mg qd降压治疗，自2020年8月因血压偏低停用降压药物，现血压控制在110～125/70～85 mmHg。高脂血症2年余，长期服用阿托伐他汀20 mg qn调脂治疗。颈椎间盘膨出2年余，予甲钴胺0.5 mg、维生素B6 10 mg、叶酸5 mg qd治疗。间断有胸闷、右背痛症状1年余，3～5 min内可缓解，间断服用丹参滴丸治疗，偶有心悸。2020年8月于外院住院期间诊断脂肪肝、肝囊肿、肝血管瘤、高尿酸血症等。否认糖尿病、冠心病、慢性肺病及肾病史。否认吸烟、饮酒史。既往月经规律，已绝经1年。23岁结婚，育1子，体健。父亲因肺部疾病70余岁去世，母亲因脑出血50余岁去世，有1兄2姐，其中1姐患脑梗死，余体健。

入院查体： 体温36.5℃，脉搏60次/分，呼吸18次/分，血压左上肢125/74 mmHg，右上肢118/70 mmHg。腹围87 cm，身高162 cm，体重72 kg，BMI 27.4 kg/m^2。神清，无贫血貌。双颈动脉未闻及杂音，甲状腺无肿大。双肺呼吸音粗，未闻及干湿啰音。心率60次/分，律齐，未闻及杂音。腹软，无压痛，肝脾未触及，未闻及腹部血管杂音。双下肢无水肿。各病理反射征未引出。

辅助检查：

- 血常规：WBC $6.92×10^9$/L，HGB 111 g/L，PLT $326×10^9$/L。
- 尿常规：尿蛋白未检出，隐血阴性。
- 肝功能：ALT 16 U/L，AST 14.5 U/L。
- 肾功能：Cr 66.7 μmol/L，BUN 4.15 μmol/L，ALB 38.1 g/L，UA 366 μmol/L。
- 血脂：CHOL 3.95 mmol/L，TG 1.14 mmol/L，

HDL-C 1.10 mmol/L，LDL-C 2.13 mmol/L。

- 电解质：K^+ 3.73 mmol/L，Na^+ 140.1 mmol/L。
- 糖化血红蛋白：5.80%。
- D- 二聚体：阴性。
- 入院心电图（图 20-1）：窦性心律，Ⅲ 导联 T 波低平。
- 超声心动图（外院，2020-12-23）：升主动脉增宽，二尖瓣反流（轻度），左心室舒张功能减低，卵圆孔未闭不除外，建议必要时经食管超声检查。
- 入院胸部 CT 平扫：①胸部 CT 平扫未见明确急性炎症，请结合临床；②双肺微小结节，建议年度复查；③双肺索条影、斑片影，考虑慢性炎症或陈旧病变，建议复查。

初步诊断：头晕待查，卵圆孔未闭，升主动脉增宽，二尖瓣反流（轻度），高血压 1 级（很高危），高脂血症，脂肪肝，高尿酸血症，陈旧性脑梗死，肝囊肿，肝血管瘤可能，双肺微小结节，肺部陈旧病变。

入院后诊疗经过：入院后，首先对患者的病史进行了详细分析。患者因间断头晕、头痛 2 年入院，既往 5 个月前外院诊断"急性脑梗死"，此后多次发作头晕、头痛症状，多家医院均以脑梗死诊治，但患者多次脑梗死存在以下特点：①患者每次至外院诊治，影像学均发现脑梗死病灶位置不同，患者入院 5 个月前外院头颅 MRI 示右侧侧脑室后角旁梗死灶，考虑急性-亚急性脑梗死；而入院 2 个月前外院头颅 MRI 示颅内多发腔隙性脑梗死（含脑桥）；②患者入院前多次完善头颅 MRI 及 MRA 均未发现脑血管畸形、脑血管狭窄等脑血管病；③患者虽患高血压、高脂血症，但规律用药，血压、血脂水平控制较好，血糖水平正常，无烟酒嗜好，无其他心脑血管疾病危险因素。结合上述 3 个特点，患者多次不同部位脑梗死不考虑原发脑血管疾病所致，需进一步除外是否为心源性栓子脱落致脑栓塞的可能。

心源性栓子脱落致脑栓塞有多种栓子来源，我们逐一排除：①急性心肌梗死后心尖部室壁运动异常致血栓形成，血栓脱落后随动脉血流至大脑动脉，导致脑梗死及反复偏头痛，但此患者既往无心肌梗死病史，超声心动图示室壁运动协调，未见心腔内血栓，故暂不考虑该情况；②感染性心内膜炎瓣膜赘生物脱落可随血流至大脑动脉，导致脑栓塞，但患者无前驱感染病史，无感染性心内膜炎症状及体征，超声心动图未见瓣膜赘生物，故不考虑该种情况；③心房颤动所致心房内血液湍流，形成心房血栓，血栓脱落亦可导致脑栓塞，但此患者既往无房颤病史，入院后予患者完善动态心电图检查未发现阵发性房颤，需进一步完善经食管超声心动图明确双心房及心耳有无血栓。排除上述三种常见心源性脑栓塞的可能，我们结合患者病史及检查结果，患者 1 个月前于外院完善 TCD 发泡试验阳性，

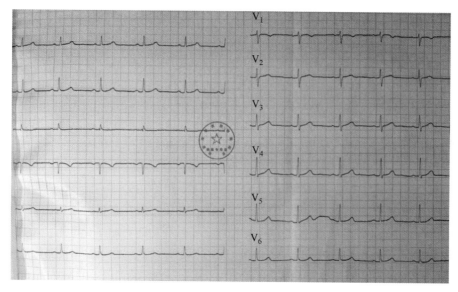

图 20-1　入院心电图：窦性心律，心率 60 次 / 分，Ⅲ导联 T 波低平

探及"雨帘"征，提示存在心脏右向左分流。外院予患者进一步完善超声心动图示卵圆孔未闭不除外。因此，需考虑患者多次不同部位脑梗死是否与卵圆孔未闭，心脏右向左分流致静脉微栓子脱落有关。

入院后首先给予患者阿司匹林 100 mg qd，氯吡格雷 75 mg qd 抗栓及阿托伐他汀 20 mg qn 调脂等治疗。随后患者在口咽麻醉下行经食管超声心动图检查，结果（图 20-2）示：左心耳大小约 1.72 cm×2.26 cm，其内未见血栓，峰值排空流速约 81 cm/s，双房及右心耳未见血栓。房间隔中段卵圆孔可见细小双向分流束，流束宽约 0.13 cm。检查结论：双房及心耳未见血栓，卵圆孔未闭（双向分流）。

患者经食管超声心动图检查未见双房及双心耳血栓，心电图及动态心电图均未发现房颤，故排除房颤心房血栓脱落所致心源性脑卒中。患者经食管超声心动图提示存在卵圆孔未闭，可见宽约 0.13 cm 双向分流束，外院 TCD 发泡试验阳性，可见典型"雨帘"征表现，结合患者反复头晕、头痛及脑梗死，基本明确患者多次不同部位脑梗死病因为卵圆孔未闭，心脏右向左分流致静脉微栓子脱落导致的心源性脑卒中。

明确病因后，患者有行卵圆孔未闭封堵术指征，完善各项术前检查无手术禁忌，征求患者及家属同意后，患者 2021-1-18 于我院心内科顺利接受了经导管卵圆孔未闭介入封堵术，经右心导管换入 10 F 记忆输送装置，沿输送装置送 FQFDQ-I34 封堵器到位，经床旁超声心动图多切面观察封堵伞位置固定，未见明显分流，未见各房室瓣膜受累，释放后封堵伞（图 20-3）位置固定，封堵手术成功。

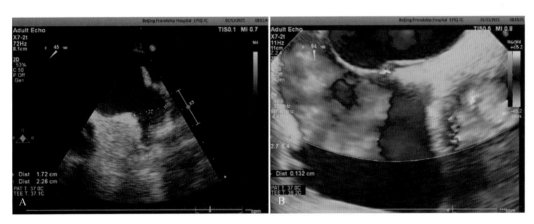

图 20-2　经食管超声心动图：A. 双房及心耳未见血栓；**B.** 房间隔中段卵圆孔可见细小双向分流束，流束宽约 0.13 cm

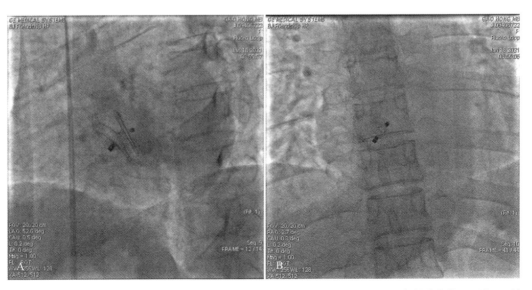

图 20-3　卵圆孔未闭介入封堵术：FQFDQ-I34 封堵器到位后，床旁超声心动图多切面观察封堵伞位置固定，透视下释放封堵伞，多体位，**A.** 左前斜位；**B.** 正位电影示封堵伞位置固定

术后继续给予患者阿司匹林 100 mg qd、氯吡格雷 75 mg qd 抗栓治疗，并予克赛（依诺肝素钠注射液）60 mg qd 抗凝治疗，继续阿托伐他汀调脂及脑血管病血管治疗。术后患者无心悸、头晕、胸闷等不适，复查心电图为窦性心律，较入院无动态变化。术后次日复查超声心动图示：房间隔卵圆窝处可见封堵伞强回声反射，封堵器位置固定良好，房间隔处未见异常分流束，余未见明显异常（图 20-4）。

患者无不适症状，术后第 3 天顺利出院。建议患者规律服用阿司匹林、氯吡格雷双联抗栓治疗至少 6 个月，6 个月后可改为阿司匹林单药抗栓治疗，并坚持规律阿托伐他汀调脂及脑血管相关药物治疗。此患者目前在我院门诊规律随访，患者出院 1 个月、3 个月、6 个月及 1 年均于我院复查超声心动图，提示封堵器位置固定良好，房间隔处未见异常分流束。患者随访 1 年时未再出现头晕、头痛等症状，无新发脑梗死。目前患者已经走出了反复脑梗死的阴霾，回归了正常生活。

二、病例解析

卵圆孔是胎儿发育所必需的一个生命通道，出生后大多数人原发隔和继发隔相互贴近、粘连、融合，逐渐形成永久性房间隔，若 3 岁以上未完全融合，则将遗留的裂隙样通道称为卵圆孔未闭（patent foramen ovale，PFO）。该病是成人中最为

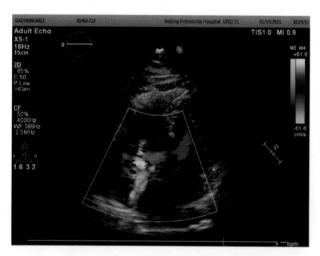

图 20-4 术后次日超声心动图： 房间隔卵圆窝处可见封堵伞强回声反射，封堵器位置固定良好，房间隔处未见异常分流束

常见的先天性心脏结构异常，研究发现 1～29 岁 PFO 发生率为 30%，30～79 岁为 25%，80 岁以上为 20.2%。一般认为成年人 PFO 的发生率约为 25%[1]，即在正常人群中约每 4 人即可检出 1 人患有此病。由于 PFO 多无临床症状，查体也很少能听到杂音，心电图、胸部 X 线片也无异常表现，因此既往对 PFO 并未给予足够重视，更没有充分认识到它的危害。但近年来国内外临床研究发现，PFO 与脑卒中关系密切。

PFO 患者在右心房压大于左心房压时，如用力咳嗽、憋气、便秘等情况下，就可能出现右向左分流，静脉系统的微小血栓会通过未闭的卵圆孔进入体循环从而引起脑栓塞。这种静脉系统的血栓通过心脏或肺水平的分流，进入左心系统导致体循环栓塞的临床现象，我们称为反常栓塞。反常栓塞使得脑卒中、偏头痛、外周动脉栓塞、减压病等疾病的发生风险较正常人群成倍增加。不明原因脑卒中占整个缺血性脑卒中患病群体的比例高达 20%～30%，其中在患不明原因栓塞性卒中的人群中，PFO 患病率高达 40%[2]。因此学界认为，PFO 是引起不明原因脑卒中的元凶之一，特别是对于年龄 < 60 岁的年轻脑梗死患者更需要注意排查此病。

如果怀疑脑卒中与 PFO 相关，应尽早对患者完善超声心动图，超声心动图是排查 PFO 的主要手段，但经胸超声心动图有时难以发现较小的 PFO，所以即使经胸超声心动图结果正常也不能完全排除 PFO。对于高度怀疑的患者，还需经诊断 PFO 的"金标准"——经食管超声心动图[3]进行排查。此外，经颅多普勒超声增强试验（发泡试验）能够判断有无反常栓塞。发泡试验的微泡数量分级双侧标准为[4]：0 级：没有微栓子信号，无 RLS（心腔内缺损或肺动静脉瘘，主要为 PFO）；Ⅰ 级：1～20 个微泡信号（单侧 1～10 个），为少量 RLS；Ⅱ 级：> 20 个微泡信号（单侧 > 10 个），非帘状，为中量 RLS；Ⅲ 级：栓子信号呈雨帘状或淋浴型，为大量 RLS。临床应用中，一般先做发泡试验，如为阴性则可除外 PFO，如为阳性则进一步行经食管超声心动图来确定分流来源，明确是否为 PFO 所致。此患者外院 TCD 增强试验阳性，呈"雨帘"征表现，我院经食管超声心动图发现 PFO，故患者 PFO 导致脑卒中的病因不难明确。

2018 年美国心脏病学会杂志（JACC）发表了一项关于亚洲人高危 PFO 的 DEFENSE 研究[5]，显示在降低卒中复发风险方面，经导管封堵 PFO 优于单纯药物治疗。基于此项研究及近期多项研究，2021 年发布的《卵圆孔未闭相关卒中预防中国专家指南》[3] 中，对于适应证明确的 PFO 患者，推荐经导管介入封堵术作为首选治疗方案。对于年龄介于 16～65 岁，血栓栓塞性脑卒中伴 PFO 的患者，如果没有发现其他的脑卒中发病机制，那么建议评估后进行经导管介入封堵术。该手术属于微创操作，局部麻醉后穿刺股静脉建立入路，送入合金丝网编织的双盘封堵器于卵圆孔处完成封堵。此外，对于顽固性偏头痛合并 PFO 的患者，介入封堵手术也能够带来获益。本患者既往反复出现头晕、头痛症状，多次出现不同部位脑梗死，完善头颅 MRI 及 MRA 检查基本除外原发脑血管病，考虑为心源性栓塞性卒中合并 PFO，存在 PFO 介入封堵术适应证，我科予患者 PFO 封堵术后随访 1 年，患者未再出现头晕、头痛等症状，未再新发脑梗死，证实 PFO 介入封堵术治疗有效，较大缓解患者症状，预防新发脑血管事件，有效提高了患者生活质量。

三、要点提示

- 对于反复出现偏头痛及不同部位脑梗死的患者，应考虑心源性脑卒中，完善超声心动图、TCD 发泡试验等检查有助于查找栓子来源，明确病因。
- 对于适应证明确的 PFO 患者，推荐经导管介入封堵术作为首选治疗方案，能有效减少再发脑卒中事件，为患者带来更多获益。

参考文献

[1] HOFFMAN J I, KAPLAN S. The incidence of congenital heart disease. J Am Coll Cardiol, 2002, 39 (12): 1890-1900.

[2] ELGENDY A Y, SAVER J L, AMIN Z, et al. Proposal for updated nomenclature and classification of potential causative mechanism in patent foramen ovale-associated stroke. JAMA Neurol, 2020, 77 (7): 878-886.

[3] 张玉顺，蒋世良，朱鲜阳. 卵圆孔未闭相关卒中预防中国专家指南. 心脏杂志, 2021, 32 (1): 1-10.

[4] 杜亚娟，张玉顺，成革胜. TTE 结合 cTTE 在成人 PFO 诊断及分流方向判定中的应用. 中国超声医学杂志, 2014, 30 (9): 800-803.

[5] LEE P H, SONG J K, KIM J S, et al. Cryptogenic stroke and high-risk patent foramen ovale: the DEFENSE-PFO trial. J Am Coll Cardiol, 2018, 71 (20): 2335-2342.

（陈晖　周力　化冰）

病例 21

持续性心房颤动伴多发栓塞左心耳封堵一例

一、病例重现

患者中年女性，51岁，亚急性病程，因"活动后喘憋、气短1个月余"于2021-11-29入院。患者1个月余前上8～10级台阶后出现喘憋、气短，无胸痛及肩背部放射性疼痛，无心悸、大汗，无头晕、黑矇、晕厥等不适，持续1～2 min，休息后可缓解，未予诊治。后上述症状逐渐加重，轻微活动后即可出现，夜间可平卧，无夜间憋醒，无双下肢水肿。就诊于外院，行心电图示：心房颤动，心室率83次/分，Ⅰ、aVL、Ⅱ、Ⅲ、aVF导联T波低平，V_2～V_6导联T波倒置。超声心动图示：LA 4.9 cm，EDD 5.0 cm，LVEF 50%，提示：双房、右心室增大，二尖瓣中大量反流，三尖瓣大量反流，左心室收缩功能正常低限，右心功能偏低，微量心包积液。给予呋塞米20 mg qd利尿，倍他乐克（酒石酸美托洛尔）25 mg bid控制心室率，地高辛0.125 mg qd强心、控制心室率，达比加群酯110 mg bid抗凝治疗。上述症状较前好转。20天前患者无明显诱因突发腹痛，伴腹泻，呈淡黄色水样便，无恶心、呕吐，未予诊治。患者间断发作腹痛，伴食欲不振，未再排大便。13天前排出少量淡黄色稀便，腹痛持续不缓解，就诊于我院急诊，行腹盆增强CT检查示"肠系膜上动脉血栓；脾动脉及左肾动脉血栓，伴脾梗死；左肾缺血性改变，不除外梗死"。以"肠系膜上动脉、脾动脉、左肾动脉栓塞"收入血管外科，7天前行外周动脉造影，肠系膜上动脉造影，肠系膜上动脉溶栓术＋机械血栓切除术＋支架置入术，术后予阿司匹林抗血小板，克赛（依诺肝素钠）抗凝，禁食，抗感染，肠内营养等治疗。其间完善下肢动脉CTA可见右侧髂内动脉、左侧胭动脉远端及左侧胫前、胫后、腓动脉起始处及右侧腓动脉近端血栓形成。患者无左下肢不适主诉，行走无影响，左胭动脉及左足背动脉搏动可，继续抗凝治疗。期间复查超声心动图示：LA 4.54 cm，EDD 4.78 cm，LVEF 68.5%，三尖瓣轻中度反流束，二尖瓣轻＋度反流束。考虑患者为心源性栓塞可能，为进一步诊治，收入我科。患者自发病以来，精神欠佳，睡眠差，食欲差，排尿正常，大便如上述。

既往史： 高血压时间不详，自诉血压最高达150/110 mmHg，目前口服倍他乐克25 mg bid治疗，未规律监测血压。否认糖尿病、脑血管病、精神疾病史。否认肝炎史、结核史、疟疾史。

个人史： 否认吸烟、饮酒史。21岁结婚，育有1子，丈夫儿子均体健。

家族史： 父亲高血压，78岁因主动脉瘤去世；母亲健在，有高血压史。有1姐1妹1哥，姐姐因车祸去世；妹妹因白血病去世。哥哥体健。否认冠心病、房颤等家族史。否认传染病史、遗传病史及肿瘤史。

入院查体： 体温36.2℃，脉搏65次/分，呼吸18次/分，血压146/98 mmHg（右上肢），134/90 mmHg（左上肢）。SpO_2 99%（未吸氧）。心前区无异常隆起及凹陷，心尖搏动可，心尖搏动位于胸骨左侧第五肋间锁骨中线内0.5 cm，各瓣膜区未触及震颤，叩诊心界不大，心率70次/分，律不齐，第一心音强弱不等，各瓣膜听诊区未闻及病理性杂音及额外心音，无心包摩擦音。腹软，无压痛，无反跳痛，肝脾肋下未触及，双下肢无水肿，左侧足背动脉搏动弱。

辅助检查：

- 血常规＋CRP：WBC $7.00×10^9$/L，GR%

64.6%，HGB 121 g/L，PLT 703×10⁹/L，CRP 32.28 mg/L。

- 生化：ALT 29 U/L，AST 28.7 U/L，ALB 31.9 g/L，Cr 52.5 μmol/L，Urea 2.51 mmol/L，eGFR 142.54 ml/（min·1.73 m²），K 4.40 mmol/L，Glu 4.53 mmol/L，CHOL 6.56 mmol/L，LDL-C 4.15 mmol/L，HDL 0.94 mmol/L，TG 3.09 mmol/L。

- DIC 初筛：PT 11.4 s，APTT 26.5 s，PTA 93.9%，INR 1.04，Fbg 6.57 g/l，FDP 10.07 μg/ml，D- 二聚体 3.68 μg/ml。

- 糖化血红蛋白：6.30%。

- 尿蛋白 4 项：α1- 微球蛋白 1.41 mg/dl。

- 甲状腺系列：FT₃、FT₄、TSH 正常范围。

- ESR：62 mm/h。

- 心肌损伤标志物：心肌酶、TNT、TNI 正常范围，NT-proBNP 1952 pg/ml。

- 尿常规、便常规＋隐血：未见异常。

- 肿瘤标志物：糖原蛋白 125（CA125）131.30 U/ml，余正常范围。

- 腹盆增强 CT（图 21-1）：肠系膜上动脉血栓；脾动脉血栓；脾动脉充盈缺损，脾强化减低；左肾动脉血栓，左肾缺血性改变，不除外梗死。

- 下肢动脉 CTA（图 21-2）：右侧髂内动脉、左侧腘动脉远端及左侧胫前、胫后、腓动

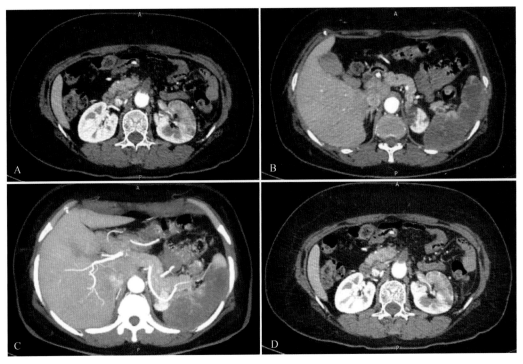

图 21-1 腹盆增强 CT：A. 肠系膜上动脉血栓；**B.** 脾动脉血栓；**C.** 脾动脉充盈缺损，脾强化减低；**D.** 左肾动脉血栓，左肾缺血性改变，不除外梗死

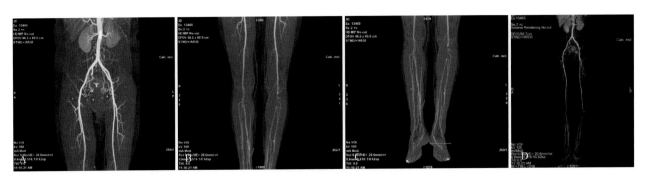

图 21-2 下肢动脉 CTA

脉起始处血栓形成，右侧腓动脉近端血栓。

- 心电图（图21-3）：房颤，Ⅰ、aVL、Ⅱ、Ⅲ、aVF导联T波低平，$V_4 \sim V_6$导联ST-T改变。
- 超声心动图（图21-4）：LVEF 68.5%，双房增大，三尖瓣轻中度反流束。

初步诊断： 心律失常，持续性心房颤动，心功能Ⅱ级（NYHA分级），双房增大，高血压3级（很高危组），肠系膜上动脉栓塞，肠系膜上动脉支架置入术后，脾动脉栓塞，左肾动脉栓塞，脾梗死，左肾梗死？右侧髂内动脉血栓形成，下肢动脉血栓形成，血小板增多。

入院后诊疗经过： 患者中年女性，表现为活动后喘憋、气短，心电图示心房颤动，超声心动未见明显瓣膜病变，故"持续性心房颤动"诊断明确。患者 CHA_2DS_2-VASc评分5分，HAS-BLED评分1分，在应用达比加群酯110 mg bid抗凝的情况下，出现了肠系膜上动脉、脾动脉、左肾动脉、髂动脉及下肢动脉栓塞的多发动脉栓塞，根据《左心耳干预预防心房颤动患者血栓栓塞事件：目前的认识和建议（2019）》[1]有左心耳封堵指征，拟行左心耳封堵术。患者全身多发动脉栓塞、血栓形成，同时完善风湿免疫相关检查，ASO、RF，ANA、ENA、ANCA正常，免疫球蛋白＋补体、蛋白S活性、蛋白C活性、抗心磷脂抗体谱未见异常，可排除风湿免疫系统等疾病引起的高凝状态和血栓形成。

其间患者完善动态心电图示心房颤动（平均心率85次/分），未见＞2 s长间歇，室性早搏（149个，呈多种形态；部分成对）。予患者琥珀酸美托洛尔缓释片47.5 mg qd控制心室率治疗。入院后复查超声心动图示：LA 4.58 cm，EDD 4.92 cm，LVEF 64.6%，双房增大，左室舒张功能减低，二

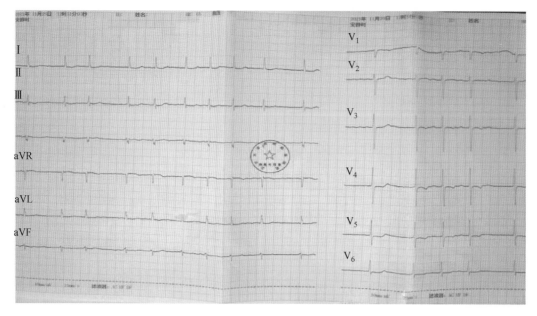

图21-3　心电图

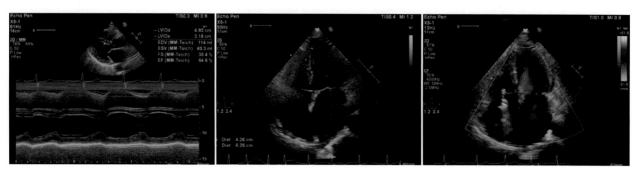

图21-4　超声心动图

尖瓣关闭不全，三尖瓣关闭不全。完善经食管超声心动图（图 21-5）示左心耳内血栓形成，左心耳泥沙样回声，左心房内云雾状回声。予患者低分子量肝素抗凝后序贯以艾多沙班 60 mg qd 抗凝治疗，嘱患者 1 个月后复查经食管超声心动图评估血栓情况，择期行左心耳封堵术。

患者肠系膜上动脉支架置入术后，服用波立维 75 mg qd 抗血小板治疗。患者住院期间，血小板显著升高（图 21-6），考虑与脾梗死相关，血液科医生会诊予羟基脲降血小板治疗。

1 个月余后，患者再次入院复查经食管超声心动图（图 21-7），左心耳中部可见实性低回声光团，左心耳内另可见泥沙样回声，左心房内可见云雾状回声。进一步完善左心房 CT 检查（图 21-8），未见血

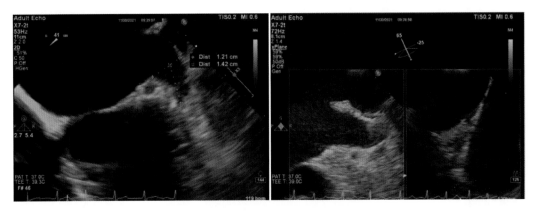

图 21-5　经食管超声心动图（2021-12-30）

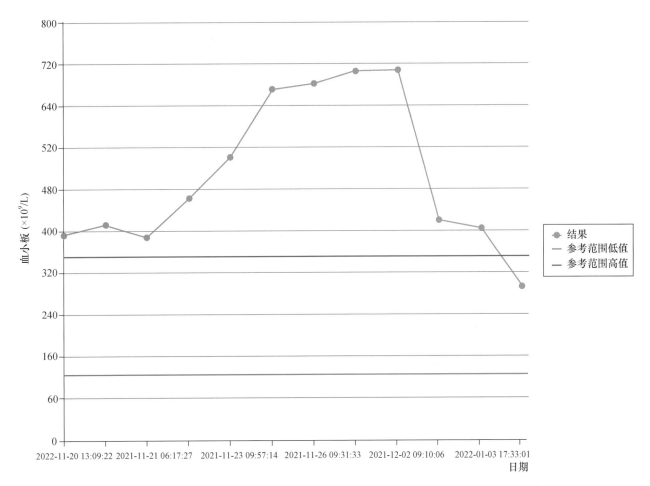

图 21-6　血小板动态变化

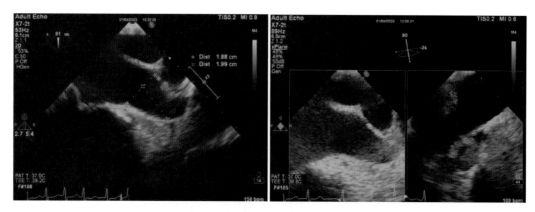

图 21-7 经食管超声心动图（2022-1-4）

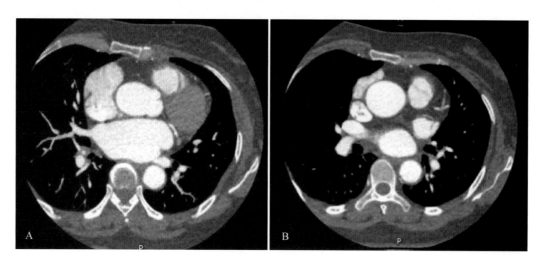

图 21-8 左心房 CT

栓征象。于 2022-1-10 于导管室行局麻下经皮左心耳封堵术（图 21-9），术中透视下定位，将 27 mm Watchman 左心耳封堵器释放于左心耳开口，迂拉输送器可见封堵器回弹，造影见位置良好，经食管超声确认无分流，露肩 0 mm，压缩比 17%，透视下分离封堵器，再次造影确认封堵器无位移。术后患

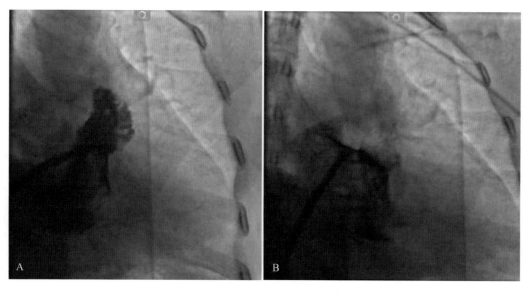

图 21-9 左心耳封堵

者无胸闷、心悸等不适，继续予艾多沙班抗凝治疗。

患者无胸闷、胸痛等不适，术前完善冠脉CTA检查评估冠脉（图21-10），提示冠状动脉总钙化积分265.43；冠状动脉呈右优势型。左主干管壁可见钙化斑块，管腔狭窄25%～49%；左前降支近段管壁可见钙化、非钙化斑块，管腔狭窄25%～49%；中段管壁可见钙化、非钙化斑块，管腔狭窄50%～69%；回旋支近段管壁可见钙化斑块，管腔狭窄25%～49%；右冠状动脉近段管壁可见钙化斑块，管腔狭窄25%～49%。患者目前无缺血依据，LAD中度狭窄，继续予波立维抗血小板，康忻控制心室率及瑞舒伐他汀降脂稳定斑块等冠心病二级预防治疗。

患者无不适主诉，病情稳定，出院。患者定期门诊随访，未再出现栓塞事件。

二、病例解析

房颤是最常见的心律失常。我国的流行病学调查研究显示，年龄校正后房颤患病率为0.65%，且随着年龄的增长患病率增加，在80岁以上人群中高达7.5%[2]。其中约1/3的患者为无症状性房颤。因此对于高风险的患者需要进行心电图、动态心电图、可植入电子设备等检查进行筛查。房颤患者的高危因素包括：高龄、高血压、糖尿病、肥胖、阻塞性睡眠呼吸暂停、心力衰竭、结构性心脏病、既往接受过心脏手术、隐源性卒中、短暂性脑缺血发作、遗传性心律失常患者和特殊职业人群（职业运动员）等[3]。

2020年ESC指南新增对房颤患者进行系统性评估的4S-AF方案（图21-11），包括卒中风险

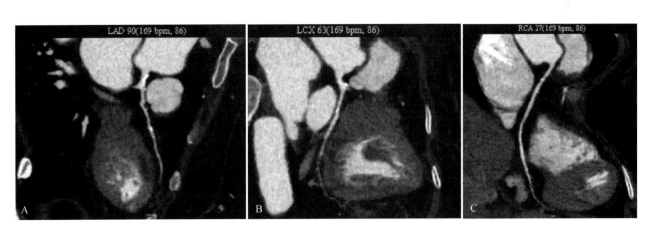

图 21-10 冠脉 CTA（2022-1）

卒中风险 Stroke risk	症状严重程度 Symptom severity	房颤负荷 Severity of AF burden	房颤基质特征 Substrate severity
· 描述	· 真正低卒中风险 是 否	· 无或轻微症状 · 中等症状 · 严重	· 自发终止 · 房颤的持续时间和单位时间复发密度	· 合并症/心血管危险因素 · 心房心肌病（心房扩大/功能障碍/纤维化）
· 常用评估工具	· CHA₂DS₂-VASc评分	· EHRA症状评分 · Qol问卷	· 房颤类型（阵发性、持续性、长程持续性、永久性） · 房颤负荷（每个监测期间房颤的总时间、最长复发时间、复发次数等）	· 临床评估 房颤复发风险评分 房颤进展风险评分 · 影像检查（TTE、TOE、CT、CMR）生物标记物

图 21-11 房颤患者系统性评估的 4S-AF 方案：CMR，心脏大血管磁共振成像；CT，计算机断层成像；TOE，经食管超声心动图；TTE，经胸超声心动图

（stroke risk）、症状严重性（symptom severity）、房颤负荷（severity of AF burden）、房颤基质严重性（substrate severity）[4-5]。

房颤的危害包括脑卒中、血栓栓塞、心力衰竭、心肌梗死、认知功能下降、痴呆、肾功能损伤及生活质量和运动耐量明显下降。其中缺血性卒中及体循环动脉栓塞的风险，年发生率分别为1.92%和0.24%。缺血性卒中的风险是非房颤患者的4~5倍。体循环栓塞常见部位依次为下肢、肠系膜及内脏、上肢，60%左右的患者需要介入或外科手术干预，事件发生30日内致残率20%，致死率25%[6]。血栓栓塞性并发症是房颤致死、致残的主要原因。

1. 左心耳与心房颤动血栓形成

左心耳是房颤患者血栓的主要形成部位。它具有收缩及舒张功能。心室收缩早期，左心耳舒张并产生抽吸力使得血液充盈，舒张末期左心耳主动收缩，将存储的血液挤入左心室使其进一步充盈。此外，左心耳还具有内分泌功能，其分泌的心房利尿钠肽约占整个心脏分泌的30%[8]。左心耳具有牵张感受器，当心房内充盈压升高，可反射性地增加ANP的分泌并加快心率。由于其内有丰富的梳状肌及肌小梁，表面不光滑，易使血流产生漩涡和流速减慢，57%瓣膜性房颤血栓和91%非瓣膜性房颤血栓来自左心耳[5]。

2. 房颤患者的抗凝治疗

瓣膜病心房颤动（中重度二尖瓣狭窄或机械瓣置换术后）为栓塞的重要危险因素，具有明确抗凝适应证。非瓣膜性房颤患者均需行 CHA_2DS_2-VASc 评分，评估血栓栓塞的风险。CHA_2DS_2-VASc 男性 ≥ 2 分，女性 ≥ 3 分者需服抗凝药物；男性 1 分，女性 2 分者，在详细评估出血风险后建议口服抗凝药物治疗；无危险因素，评分 0 分者无需抗栓治疗。

同时抗凝治疗开始前需评估出血风险，目前常用的是 HAS-BLED 评分。如可逆因素纠正后应重新评定出血风险。评分 0~2 分属于出血风险低危人群，3 分以上则为出血风险高危人群。但评分高不是抗凝的禁忌证，仅作为选择抗凝治疗策略的参考，而是提醒临床医生尽量控制出血危险因素，加

强对出血并发症的预防和观察。具体抗凝流程如下（图 21-12）[5]。

3. 经皮左心耳封堵的适应证和禁忌证[1]

经皮左心耳封堵适应证：CHA_2DS_2-VASc 评分 ≥ 2 分（女性 ≥ 3 分）的非瓣膜性房颤患者，同时具有下列情况之一：①不适合长期规范抗凝治疗；②长期规范抗凝治疗的基础上仍发生血栓栓塞事件；③ HAS-BLED 评分 ≥ 3 分。

经皮左心耳封堵禁忌证：①左心房前后径 > 65 mm，经 TEE 发现心内血栓/疑似血栓，严重二尖瓣进展性病变（例如二尖瓣瓣口面积 < 1.5 cm²）或不明原因的心包积液 > 5 mm 或急慢性心包炎患者；②预计生存期 < 1 年的患者；③需华法林抗凝治疗的除房颤外的其他疾病患者，合并尚未纠正的已知或未知高凝状态的疾病，例如心肌淀粉样变；④孕妇或计划近期受孕者、心脏肿瘤患者、30 日内新发脑卒中或 TIA 者、14 日内发生的大出血［出血学术研究会（BARC）定义的出血积分 > 3 分］者；⑤需要接受择期心外科手术或心脏机械瓣置入术后者。

4. 术后抗凝

左心耳封堵术后采用何种抗栓方案能最有效地预防左心耳封堵术后装置相关血栓（device related thrombosis，DRT）和减少出血，共识建议左心耳封堵术后 DRT 的预防应根据患者肾功能情况［用肾小球滤过率（GFR）评价］和出血风险（用 HAS-BLED 评分评价）给予以下个体化的抗凝方案[6]。

（1）当患者无严重肾功能不全（GFR ≥ 30 ml/min）时

如果出血风险小（HAS-BLED 评分 < 3 分），LAAC 术后采用 NOAC 或华法林＋氯吡格雷或阿司匹林联合治疗 3 个月，3 个月时复查 TEE，如果排除 DRT 和 > 5 mm 的残余分流，改用阿司匹林＋氯吡格雷双联抗血小板治疗 3 个月。

如果出血风险较高（HAS-BLED 评分 ≥ 3 分），术后单独使用常规剂量的 NOAC 或华法林治疗 3 个月；3 个月时复查 TEE，如果排除 DRT 和 > 5 mm 的残余分流，改用阿司匹林＋氯吡格雷继续治疗 3 个月。术后 6 个月时复查 TEE，如排除 DRT 和 >

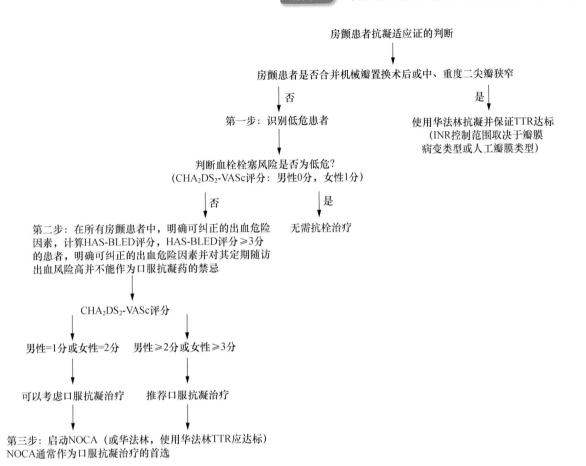

图 21-12 房颤患者抗凝治疗流程图：INR，国际标准化比值；NOCA，新型口服抗凝药；TTR，治疗目标范围内的时间半分比

5 mm 的残余分流，予阿司匹林长期维持治疗（如阿司匹林不耐受，可用氯吡格雷替代）。

（2）当患者存在严重的肾功能不全（GFR ＜ 30 ml/min）时（大多数 NOAC 使用存在禁忌证或慎用情况）

如果出血风险小（HAS-BLED 评分＜ 3 分），LAAC 术后使用华法林＋阿司匹林联合抗凝 3 个月（维持 INR 2.0 ～ 3.0），3 个月时复查 TEE，如果排除 DRT 和＞ 5 mm 的残余分流，改用阿司匹林＋氯吡格雷继续治疗 3 个月。

如果出血风险较高（HAS-BLED 评分≥ 3 分），建议在严密监测 INR 的情况下（维持 INR 2.0 ～ 3.0）单用华法林抗凝 3 个月，3 个月时复查 TEE，如果排除 DRT 和＞ 5 mm 的残余分流，改用阿司匹林＋氯吡格雷继续治疗 3 个月；或者 LAAC 术后直接使用阿司匹林＋氯吡格雷双联抗血小板治疗 6 个月。6 个月时复查 TEE，如果排除 DRT 和＞ 5 mm 的残余分流，则改用阿司匹林长期治疗维持（如阿

司匹林不耐受，可用氯吡格雷替代）。

5. 房颤合并冠心病

房颤的结构化管理 ABC 路径中，A 代表抗凝治疗以预防卒中和血栓栓塞风险；B 代表更好的症状控制，这部分涉及节律控制和室率控制，C 指对并存心血管疾病危险因素的控制。

房颤患者往往合并高血压、糖尿病、心力衰竭、冠心病等多个危险因素，这些因素不仅与房颤的发病和复发有关，也增加发生缺血性卒中和其他系统性血栓栓塞事件的风险。因此，在房颤抗栓的同时亦应注意血压、血糖、血脂等危险因素的严格管理。

三、要点提示

- 对于有危险因素的高危人群，一定要进行房颤的筛查。针对不同的患者，适当选择节律或室率控制。非瓣膜性房颤患者根据

流程进行规范化的抗凝，必要时行左心耳封堵，从而减少卒中和栓塞事件的发生。

- 对于卒中风险高、出血风险高以及无法接受终身抗凝，应用抗凝药物的情况下出现血栓栓塞的非瓣膜房颤患者，左心耳封堵术已经成为预防栓塞的重要治疗手段。关于术后的药物管理、围手术期的规范性、安全性和有效性，与装置相关的栓子问题以及与导管消融结合的一站式手术等工作，都需要更多的临床实践和患者中远期的综合获益评估来进行优化，从而更有效地改善房颤患者的预后。

参考文献

［1］中华医学会心电生理和起搏分会，中国医师协会心律学专业委员会，心房颤动防治专家工作委员会，等. 左心耳干预预防心房颤动患者血栓栓塞事件：目前的认识和建议（2019）. 中华心律失常学杂志，2019，23（5）：372-392.

［2］ZHOU Z，HU D. An epidemiological study on the prevalence of atrial fibrillation in the Chinese population of mainland China. J Epidemiol，2008，18（5）：209-216.

［3］HIDAYET Ş，YAČMUR J，KARACA Y，et al. Assessment of left atrial volume and function in patients with Sjögren's syndrome using three-dimensional echocardiography. Echocardiography，2020，37（5）：715-721.

［4］HINDRICKS G，POTPARA T，DAGRES N，et al. 2020 ESC Guidelines for the diagnosis and management of atrial fibrillation developed in collaboration with the European Association for Cardio-Thoracic Surgery（EACTS）：The Task Force for the diagnosis and management of atrial fibrillation of the European Society of Cardiology（ESC）Developed with the special contribution of the European Heart Rhythm Association（EHRA）of the ESC. Eur Heart J，2021，42（5）：373-498.

［5］中华医学会心电生理和起搏分会，中国医师协会心律学专业委员会，中国房颤中心联盟心房颤动防治专家工作委员会. 心房颤动：目前的认识和治疗建议（2021）. 中华心律失常学杂志，2022，26（1）：15-88.

［6］中华医学会心血管病学分会，中华心血管病杂志编辑委员会. 中国左心耳封堵预防心房颤动卒中专家共识（2019）. 中华心血管病杂志，2019，47（12）：937-955.

（武星）

第四篇

冠心病

病例 22

冠状动脉肌桥致急性心肌梗死一例

一、病例重现

患者为 47 岁中年女性，因登山后出现全身乏力、呼吸短促 3 天由门诊入院。该患者是未绝经妇女，无高血压、糖尿病、血脂代谢异常等慢性病史，无吸烟等不良嗜好，否认冠心病家族史。其体重指数 23 kg/m²。入院血压 132/86 mmHg，查体未见阳性发现。

入院时心电图显示窦性心动过速，胸前 V₁ ～ V₃ 导联可见病理性 Q 波，呈 T 波倒置（图 22-1）。化验心肌损伤标记物 CK-MB 0.60 ng/ml 在正常范围内，TnT 0.25 ng/ml ↑。经胸二维超声心动图检查发现，左室射血分数为 66%，左心室心尖部运动减弱。胸部 X 线片未见肺充血等迹象。

化验显示甘油三酯 2.36 mmol/L，总胆固醇 3.72 mmol/L，高密度脂蛋白胆固醇 0.97 mmol/L，低密度脂蛋白胆固醇 1.98 mmol/L，空腹血糖

4.01 mmol/L，糖化血红蛋白 5.2%。血浆 D- 二聚体水平及蛋白 S、蛋白 C 活性正常。其他化学和血液学特征未见异常。

尽管患者没有确切的冠心病危险因素，但结合其心电图、心肌损伤标记物及超声心动图所见，入院诊断急性前壁心肌梗死。

入院后诊疗经过：患者入院后未再发作乏力、气短等不适，于第三天行负荷心肌灌注显像（MPI）检查，蹬车期间患者感觉疲惫，无胸痛发作。MPI 结果显示前壁心尖部呈透壁性心肌灌注缺损（图 22-2），符合前壁心肌梗死表现。

住院第 5 天患者接受了经桡动脉入径的冠状动脉造影检查。造影示前降支（LAD）中段存在明显肌桥，呈现出典型的"挤牛奶现象"，收缩期受挤压出现约 80% 的狭窄（图 22-3），在舒张期狭窄完全消失。右冠状动脉和回旋支动脉造影均显示正常

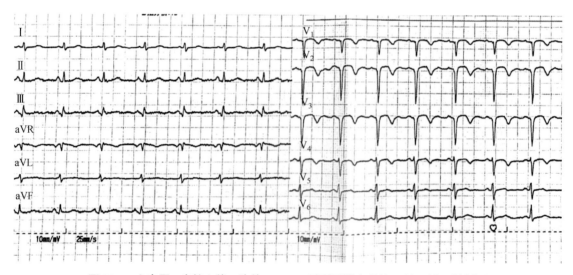

图 22-1　心电图：窦性心律，胸前 V₁ ～ V₃ 导联可见病理性 Q 波，呈 T 波倒置

144

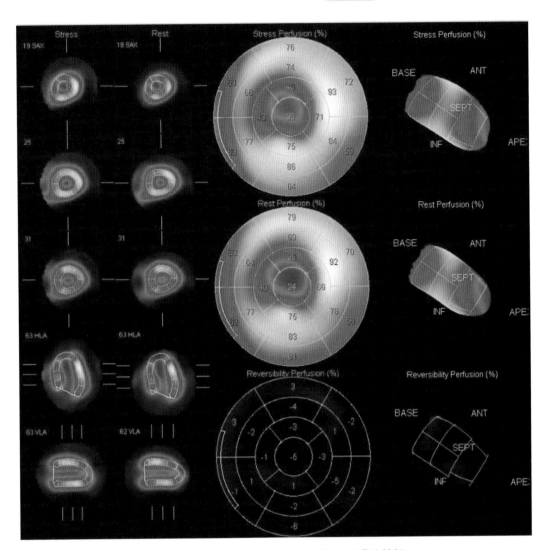

图 22-2 MPI：前壁心尖部呈透壁性心肌灌注缺损

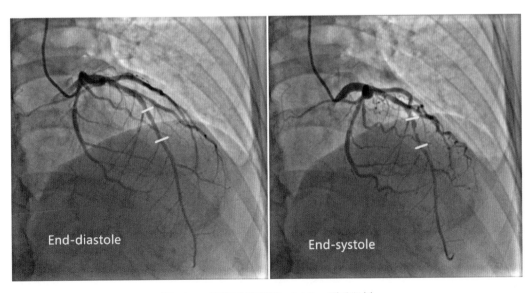

图 22-3 冠状动脉造影：LADm 严重肌桥

未见狭窄。左心室造影发现心尖部呈现运动减弱。

对前降支进行了光学相干断层成像（OCT），OCT 在 LAD 中段检测到一个非均匀的、异质性的、信号弱的纺锤状区域，其边界清晰，位于受压的血管及外膜之间，紧密包围肌桥节段外膜，证实存在肌桥且周围没有发现任何的血管狭窄或血栓形成（图 22-4A）。此外，OCT 显示近 MB 节段存在一个具有厚纤维帽的动脉粥样硬化斑块，但未发现该部位的斑块存在破裂等易损表现（图22-4B）。

根据冠脉造影及 OCT 结果，该患者最终确诊为"非阻塞性冠状动脉性心脏病、急性前壁心肌梗死、冠状动脉肌桥（LAD）"，其冠状动脉不需进行介入干预。对该患者完善了冠心病二级预防用药方案，予培哚普利、琥珀酸美托洛尔、阿托伐他汀钙，以及阿司匹林和替格瑞洛双联抗血小板治疗。患者于第 7 天出院，并在此后的日常生活中接受了健康饮食和心脏康复锻炼的指导。在出院后第 9 个月门诊随访时，患者表示日常生活中未再发作气短等不适。复查超声心动图仍可见左室射血分数降低（LVEF 54%）以及心尖部运动减弱。

二、病例解析

冠状动脉非阻塞性心肌梗死作为近年来冠心病治疗领域的新概念，是将冠脉造影显示任何主要心外膜血管不存在 ≥ 50% 的狭窄、但确诊急性心肌梗死的一类疾病的统称。常见病因包括冠状动脉痉挛、斑块破裂、冠状动脉血栓栓塞、自发性冠状动脉夹层、继发于心肌氧供需失衡等，而明确病因是治疗该病的关键。冠状动脉痉挛多发于大量吸烟患者，临床以变异型心绞痛多见，严重时可引起心肌梗死；表现为静息时发作的一过性胸痛，与活动无关。该患者为登山后出现症状，且持续时间较长，临床表现与变异型心绞痛，故不支持冠状动脉痉挛所致。

存在严重肌桥的患者，当出现持续的心动过速、难以控制的高血压等心肌收缩力增强的情况时，肌桥持续挤压冠状动脉，造成心肌氧供需失衡从而出现心肌梗死；此类情况临床上并非罕见。本例患者无动脉粥样硬化危险因素，在登山后出现气短等不适，心电图、超声心动图、MPI 均证实存在明确的前壁心肌梗死，冠脉造影及腔内影像学发现 LADm 存在重度肌桥，且排除了狭窄、斑块破裂、血栓栓塞、自发性夹层等其他病因，因此考虑为肌桥所致急性前壁心肌梗死。

心肌桥作为一种先天性的冠状动脉异常结构，在如今随着冠脉造影检查的广泛开展而愈发多见。冠状动脉及其分支通常走行于心脏表面的心外膜下结缔组织中，但在发育过程中，部分冠状动脉或其分支的某个节段会被浅层心肌覆盖，被心肌覆盖的这段冠状动脉被称为壁冠状动脉，而覆盖在冠状动脉上的这段心肌纤维就被称为心肌桥（myocardial bridge）。在过去，肌桥通常被认为是一种良性的先

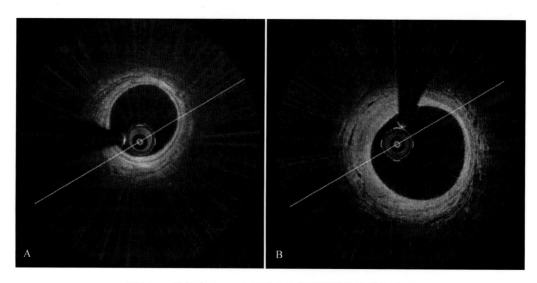

图 22-4　肌桥在 OCT 上显示为边界清晰的梭形低信号区

天解剖畸形而存在，而实际情况是，肌桥并非那么简单。

1. 肌桥的解剖学特征

尸检发现 50% 以上的病例存在肌桥，而且绝大多数位于前降支中段，肌桥长度以 1.0 ～ 2.5 cm 多见，厚度则为 0.5 ～ 7 mm 不等。根据肌桥的长度及厚度，分为表浅型和纵深型。尸检甚至可以发现厚度不及 200 μm 的超表浅肌桥，当然这类肌桥的临床意义也是有限的。

2. 肌桥的影像学特点

肌桥在心脏收缩期挤压壁冠状动脉使其狭窄变细，在舒张期则恢复正常，在造影影像上呈现为特有的"挤牛奶征"（图 22-5）。但是当肌桥较为表浅，或者在肌桥近端有严重狭窄存在固定病变时，就会掩盖"挤牛奶征"的典型表现，造成医生漏判。冠状动脉 CTA 对肌桥的检出率要明显高于冠状动脉造影[1]，这主要归功于多层螺旋 CT 超高的分辨率以及可以直接对肌桥本身进行显像；而冠状动脉造影却只能通过"挤牛奶征"等间接影像来对肌桥做出判断。更重要的是，CTA 还可以对肌桥的长度及厚度进行精确的测量（图 22-6）。

近年来，冠状动脉腔内影像学的发展使我们对肌桥又有了新的认识。血管内超声成像（IVUS）可以观察到肌桥周围特征性的无回声区，称为"新

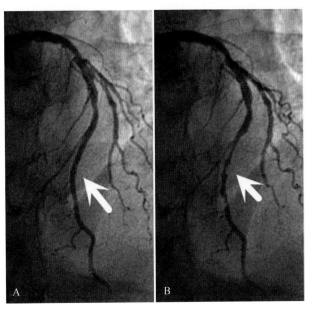

图 22-5　**A.** 造影显示肌桥在舒张期的前降支中段；**B.** 造影显示肌桥在收缩期的前降支中段

月现象"或"半月征"，该无回声区贯穿整个心脏的收缩和舒张周期，实际上是包绕动脉的心肌组织（图 22-7）。IVUS 还发现，肌桥处的壁冠状动脉很少出现粥样硬化斑块，而肌桥近端的血管内膜往往会合并粥样硬化斑块形成。OCT 作为光学腔内成像技术，分辨率高达 10 μm，可以对冠状动脉管壁结构进行清晰的成像并评价斑块成分。肌桥在 OCT 上可表现为边界清晰的异质性梭形低信号区，为心肌与壁冠状动脉之间的疏松的结缔组织，这

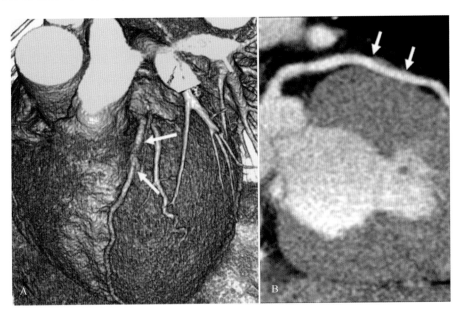

图 22-6　**A.** CTA 三维重建显示前降支两箭头间的肌桥；**B.** CTA 显示该段肌桥长 14.5 mm，厚 2.2 mm

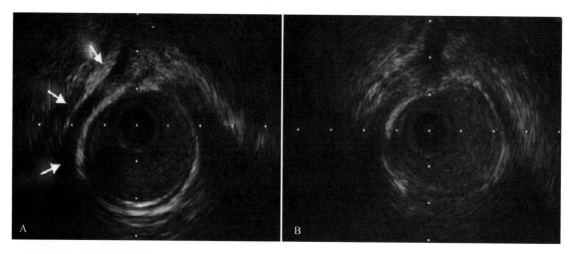

图 22-7　舒张期（A）和收缩期（B）时肌桥的 IVUS 图像。在整个心搏周期中，肌桥周围都可以观察到半月状的无回声区

与 IVUS 上表现为无回声的心肌组织不同；该梭形低信号区在舒张期更容易被 OCT 看到。研究认为，作为反映收缩期肌桥挤压严重程度的指标——管腔压缩比，与该梭形低信号区的弧度呈负相关。此外，OCT 还发现，肌桥处的壁冠状动脉缺乏心外膜滋养血管，而肌桥近、远端的冠状动脉节段可见丰富的滋养血管，这种结构变化可能与肌桥造成冠状动脉血流动力学改变及功能改变有关。

3. 肌桥的致病机制

长期以来，人们一直认为肌桥患者存在良好的远期预后。然而，越来越多的病例报道及研究证实[2]，肌桥与冠心病、心律失常、应激性心肌病以及心脏性猝死存在关联。这些表现为心绞痛或心肌梗死的患者，其绝大多数的罪犯血管仅有肌桥而无其他病变，提示肌桥本身就是造成冠心病的元凶；也有报道发现，肌桥合并冠状动脉痉挛、血栓形成以及心动过速更易诱发心肌缺血发生。此外，精神压力增加造成的交感神经兴奋，会使肌桥挤压明显增强，从而导致冠心病或应激性心肌病的发生。

肌桥对前降支的强力挤压是其导致心肌缺血的主要机制之一。肌桥挤压前降支出现收缩期血流逆行，致舒张早期血流速度加快、全舒张期延迟；这一异常血流动力学变化造成冠状动脉储备能力下降，引起心肌缺血。当合并心动过速时，舒张期会明显缩短，从而加重心肌缺血。运动期间由于心动过速造成舒张期明显缩短，在合并前降支肌桥的基础上导致心肌长时间得不到有效灌注，不仅会诱发心肌缺血，严重者还会发生猝死。在 35 岁以下猝死人群中，有 37.5% 的患者尸检证实前降支存在肌桥。运动医学已将肌桥列为青年竞技运动员猝死的主要原因之一。此外，壁冠状动脉的内皮功能障碍以及缺少内皮源性的舒张因子，会继发冠状动脉痉挛，还会短暂激活血小板聚集诱发血栓形成，同样会加重心肌缺血。

肌桥致心肌缺血的另一个主要机制是对近端的前降支节段产生促粥样硬化进展的作用[3]。肌桥对整个前降支的动脉粥样硬化分布是有明显影响的。尸检、冠状动脉造影及多层螺旋 CT 等均已证实，壁冠状动脉节段一般不发生粥样硬化，而肌桥近端的血管节段却最易受粥样硬化累及；这与收缩期肌桥挤压前降支造成血流动力学变化有关。生物力学认为，作用于血管内皮细胞上的剪切应力与血流速度和血液黏度成正比，与血管内径成反比。壁冠状动脉受肌桥挤压血流速度增快，血管承受较高的剪切应力，对血管活性物质如一氧化氮合酶、内皮素 -1、血管紧张素转换酶等应答减弱，同时该处的内皮细胞以纺锤形为主不易损伤，因此很少发生粥样硬化；相反，近端节段在肌桥挤压时发生血流逆行，导致收缩期血流速度减慢而管壁压力明显升高，血管承受的剪切应力较低，增加了内皮黏附因子等血管活性物质的表达，同时该节段血管内膜以结构功能不全的扁平多边形内皮细胞为主，内皮容易受损，因此近端节段的动脉粥样硬化多见。

如何识别那些可能会导致严重心肌缺血的肌桥呢？造影证实静息状态下收缩期狭窄程度达 75% 以上的肌桥是可能引起严重心肌缺血的。而肌桥对壁冠状动脉的挤压程度是与其解剖特点相关的，包括肌桥的长度、厚度以及位置。IVUS 及 CTA 均证实，肌桥越长、越厚，其收缩期对壁冠状动脉的挤压程度就越重。在肥厚型心肌病患者中，合并长肌桥会增加心脏性猝死的风险。另外，在那些因肌桥出现典型心绞痛或发生心肌梗死的患者中，肌桥大多距离冠状动脉口更近，提示越是位于近端的肌桥越容易引起心肌缺血。

有研究发现，心尖球囊样综合征患者常合并前降支肌桥；有学者认为可能与肌桥造成微循环障碍及交感神经活动改变有关。但应激性心肌病与肌桥的关系仍有不同的声音质疑，尚需要更多研究加以佐证。有病例报道，肌桥会引起运动诱发性室性心动过速，其发病机制可能与肌桥导致心室复极不均一、QT 离散度升高等有关。

4. 肌桥相关性心肌缺血的治疗

药物治疗：β 受体阻滞剂是治疗肌桥相关性心肌缺血的首选药物。β 受体阻滞剂能够减慢心率、降低肌桥对壁冠状动脉的压缩力度；还可以增加壁冠状动脉横截面面积、延长舒张期以及使壁冠状动脉段的最大血流速度接近正常。因此，β 受体阻滞剂能够增加肌桥患者的血流灌注以及改善症状。对于存在 β 受体阻滞剂应用禁忌证或冠状动脉痉挛的患者，钙离子拮抗剂也可以作为选择方案。但是，对于同样具备缓解血管痉挛功能的硝酸酯类药物，在治疗肌桥相关性心肌缺血时却要慎重。因为硝酸酯类药物在引起心肌收缩增强的同时，也会增强肌桥对壁冠状动脉的压缩力度，导致壁冠状动脉狭窄加重，反而会加重心肌缺血。冠脉造影时经导管注射适量的硝酸甘油，会看到肌桥段的狭窄程度加重。

置入支架治疗：早在 1995 年，就有医生对肌桥段冠脉进行支架置入；当时的适应证是收缩期严重狭窄甚至接近闭塞，或者优化药物治疗仍无法缓解缺血症状的患者。置入支架理论上能够减轻肌桥对冠状动脉的挤压作用、改善冠状动脉内血流动力学障碍、增加壁冠状动脉横截面面积和血流储备。

但是，人们很快发现支架带来的并发症更是始料未及，如释放支架时出现冠状动脉破裂或穿孔、支架断裂、支架内再狭窄等。因为壁冠状动脉血管壁更薄、管腔内径较近远段血管更小，因此选择支架时尺寸容易偏大造成大冠状动脉穿孔。支架断裂则是肌桥的机械压缩所致，这也会引起支架内再狭窄或支架内血栓形成。与没有肌桥的血管段置入支架相比，壁冠状动脉段的支架内再狭窄率明显升高。尽管前文讲到壁冠状动脉很少发生粥样硬化，但是置入支架却会对血管壁造成机械牵张及内膜损伤，导致支架内内膜显著增生，再狭窄率升高。

能够显著降低支架内再狭窄的药物涂层支架问世之初，也有医生对肌桥段血管置入药物涂层支架治疗，寄望能够改善再狭窄这一顽疾。尽管此类研究一度得到了短期预后较好的结论，但是后期人们发现，与药物保守治疗相比，置入药物涂层支架并未改善患者终点[4]。

另外，由于肌桥与粥样硬化病变较为接近，因此在应用支架处理肌桥近段狭窄病变时需要格外注意，尽量避免支架进入肌桥覆盖部分。研究发现，正是在支架接近或进入肌桥的节段，导致将来发生远期不良事件增加，尤其是再狭窄率升高。曾有专家提出，设计一款能够专用于前降支肌桥的特殊支架应该是厂家需要考虑的；但是由于各个肌桥的解剖特点不同，这一想法目前很难实现。

外科手术治疗：早在 1975 年，肌桥切开松解术（supraarterial myotomy）就被用来治疗那些因肌桥反复出现缺血症状的患者。松解术可以完全缓解冠状动脉受压，改善血流灌注，解决缺血问题。研究发现，有缺血症状的患者接受松解术后的中远期预后令人满意。那些有长肌桥不适合支架置入的患者同样可选择肌桥松解术治疗。对于那些合并肌桥的肥厚型心肌病患者，一旦出现肌桥相关性心肌缺血，往往意味着需要终身的药物治疗；而松解术可以实现壁冠状动脉周围解剖结构的正常化，对年轻患者意义更大。

然而，外科手术可能会出现一些并发症，如右心室穿孔和冠状动脉损伤。当前降支的肌桥较厚且位于前室间沟深处时，右心室可能会在松解术中发生意外穿孔。对于那些比较长的肌桥，直视下隔着心外膜脂肪组织仍难以看清，手术中就可能会直接伤及冠状动脉管壁。有国外学者建议，需严格把握肌桥切开松解术的手术指征，推荐用于厚度不超过0.5 cm、长度不超过2.5 cm且周围不合并狭窄病变的孤立肌桥患者。而对于那些将冠状动脉深埋的厚肌桥，或者近肌桥段有狭窄病变的患者，冠状动脉旁路移植术（coronary artery bypass grafting）是一个更好的选择。因此，如何选择合适的外科术式，要结合肌桥的解剖特点以及近肌桥段粥样硬化病变情况来进行综合考虑。

三、要点提示

- 约10%的心肌梗死患者是冠状动脉非阻塞性心肌梗死，而肌桥导致的"供需失衡"成为非阻塞性心肌梗死的发病机制之一。
- 基于对肌桥的解剖特征以及致心肌缺血机制的认识，利用现有手段对肌桥进行充分的评估，排除血栓、痉挛等其他致病可能。
- 药物治疗仍然是目前治疗肌桥相关性心肌缺血的首选方案。

参考文献

［1］ISHIKAWA Y，KAWAWA Y，KOHDA E，et al. Significance of the anatomical properties of a myocardial bridge in coronary heart disease. Circ J，2011，75（7）：1559-1566.

［2］ISHIKAWA Y，AKASAKA Y，ITO K，et al. Significance of anatomical properties of myocardial bridge on atherosclerosis evolution in the left anterior descending coronary artery. Atherosclerosis，2006，186（2）：380-389.

［3］HOSTIUC S，RUSU M C，HOSTIUC M，et al. Cardiovascular consequences of myocardial bridging：A meta-analysis and meta-regression. Sci Rep，2017，7（1）：14644.

［4］TAKAMURA K，FUJIMOTO S，NANJO S，et al. Anatomical characteristics of myocardial bridge in patients with myocardial infarction by multi-detector computed tomography，2011，75（3）：642-648.

（周力 李东宝）

病例 23

急性前壁心肌梗死合并右侧气胸一例

一、病例重现

患者男性，65 岁，主因"间断胸痛 2 天"于 2021-1-15 入院。患者 2 天前夜间无明显诱因出现持续胸痛，为右侧胸部胀痛，程度较轻，伴轻度喘憋，可平卧入睡，无其他不适，未在意。1 天前患者开始逐渐出现心前区隐痛，伴左肩及后背部疼痛，伴心悸、出汗、乏力，伴呼吸困难、喘憋，伴咳嗽，咳白痰，无发热，无头晕、晕厥、黑矇，无恶心、呕吐，疼痛症状逐渐加重，自行应用布地奈德福莫特罗粉吸入 2 ～ 3 次后疼痛仍持续不缓解。遂就诊于我院急诊，心电图示完全性右束支传导阻滞，V_3 ～ V_6 导联 ST 段抬高 0.1 ～ 0.3 mV（图 23-1），查心肌酶及肌钙蛋白无明显升高，考虑诊断"急性 ST 段抬高心肌梗死"，患者仍间断有喘憋症状。常规筛查胸部 CT 示右侧气胸，行右侧胸腔闭式引流。现为行进一步诊治收入我院 CCU。患者近期以来，精神、饮食尚可，睡眠欠佳，大小便如常，近期体重无明显变化。

既往史及个人史： 患者高血压 7 年，血压最高达 170/90 mmHg，服用非洛地平缓释片 5 mg qd，监测血压控制在 130 ～ 140/80 mmHg。自幼间断有喘憋症状，7 年前曾因右侧气胸于外院行胸腔闭式引流后好转出院，诊断有慢性阻塞性肺疾病，近 5 年开始规律应用布地奈德福莫特罗粉 2 喷 bid，沙丁胺醇 1 喷 bid，患者间断出现喘憋、咳嗽、咳白痰。否认糖尿病、脑血管病、精神疾病史。20 余年前行胆囊切除术，无过敏史，吸烟 50 年，约 20 支 / 天，近 4 年约 10 支 / 天。饮酒约 4 年，约 2 两 / 天，白酒。父母已逝，母亲因肺病（具体不详）去世，有两姐一弟，大姐有肺部疾病，表现为喘憋

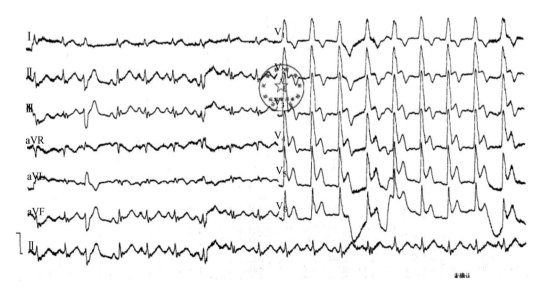

图 23-1　急诊入院心电图

（具体不详），二姐及弟弟体健。

入院查体：血压 130/92 mmHg（左上肢），111/66 mmHg（右上肢）。右侧锁骨中线于第二肋间处留置引流管一根，右肺呼吸音低，双肺可闻及散在哮鸣音。心前区无异常隆起及凹陷，心尖搏动可，各瓣膜区未触及震颤，叩诊心界不大，心率 77 次 / 分，律齐，心音低钝，各瓣膜听诊区未闻及病理性杂音及额外心音，无心包摩擦音。腹软，无明显压痛、反跳痛及肌紧张，肝脾未触及，肠鸣音正常。双下肢无水肿，双足背动脉搏动可。

辅助检查：

- 2021-1-14，胸部 CT 平扫：与 2020-7-11 胸部 CT 比较：①右侧气胸（肺组织压缩 50% 以上），新出现，建议治疗后复查；②右肺上叶支气管较前通畅，壁增厚，请结合临床复查；③双肺支气管壁增厚，局部较前明显，炎症可能，请结合临床复查；④肺气肿、肺大疱；⑤胆囊区改变，请结合病史。

- 2021-1-15，超声心动图：前室间隔运动略减低。

- 2021-1-15，胸部正侧位 X 线片：右侧气胸；右上肺及右肺门区所见，请结合 CT 检查；右下肺索条影，炎性病变或膨胀不全可能，建议复查；双下胸膜病变不除外。

- 2021-1-14 22:13，新型冠状病毒抗体检测（IgG ＋ IgM）：阴性。

- 2021-1-15 03:43，新型冠状病毒核酸检测，口咽拭子：新型冠状病毒核酸检测（2019-nCoV）阴性。

- 2021-1-14 22:01，生化：ALT 7 U/L，AST 13.9 U/L，GLU 6.75 mmol/L。

- 2021-1-14 21:56，DIC 初筛：纤维蛋白原（Fbg）4.63 g/L。

- 2021-1-14 23:28，TnT、心肌梗死三项未见明显异常。

- 2021-1-15 12:04，艾梅乙丙感染项目：未见异常。

- 2021-1-15 06:36，血常规＋C 反应蛋白：白细胞 5.95×10^9/L，中性粒细胞百分比 88.8%，淋巴细胞百分比 10.0%，CRP 15.51 mg/L，血红蛋白 140 g/L，血小板 214×10^9/L。

- 2021-1-15 06:32，P2（新）＋PCT：葡萄糖 7.77 mmol/L，钾 4.53 mmol/L。

- 2021-1-15 06:32，P3：CK-MB（质量）9.10 ng/ml，TnI 1.404 ng/ml。

- 2021-1-15 06:06，肌钙蛋白 T（TnT）0.310 ng/ml（0.001 ～ 0.017 ng/ml）。

- 2021-1-15 05:44，血气分析：血浆 pH 7.361，PCO_2 43.90 mmHg，PO_2 97.00 mmHg，血糖（GLU）7.60 mmol/L，乳酸（Lac）1.30 mmol/L。

入院后诊疗经过：患者急诊入院，心电图示 V_3 ～ V_6 导联 ST 段抬高，查心肌酶及肌钙蛋白无明显升高，拟行急诊冠脉造影检查。术前常规筛查胸部 CT 示新发右侧气胸（图 23-2），考虑心电图变化不能除外气胸所致，请胸外科会诊后行右侧胸腔闭式引流（图 23-3），同时给予扩冠、镇痛治疗后疼痛逐渐缓解。闭式引流后复查心电图示 V_3 ～ V_6 导联 ST 段回落至基线水平（图 23-4），症状明显好转。诊断"右侧气胸，急性非 ST 段抬高型心肌梗死？"。因 ST 段抬高与气胸有直接相关性，抽气引流后 ST 段已经回落，未即刻行冠脉造影检查。

住院后复查 CK-MB、TnI、TnT 较入院轻度升高，不能除外冠脉狭窄可能。入院后予欣康扩冠，曲美他嗪营养心肌，阿托伐他汀调脂，考虑到留置右侧胸腔闭式引流，为降低出血风险暂未加用抗血小板药物治疗。后患者感胸痛较前减轻，生命体征相对平稳，复查心电图 ST-T 较前轻度改变，T 波倒置略加重（图 23-5），复查肌钙蛋白呈下降趋势。先后完善常规检查：床旁超声心动图：左室射血分数正常（63%），前室间隔运动幅度略减低。冠脉 CTA：①冠状动脉总钙化积分 385.2；②冠状动脉右优势型；③冠心病：前降支近段局限性混合斑块形成，管腔重度狭窄；余多发管腔轻度狭窄（图 23-6）。

呼吸系统方面：患者既往慢性阻塞性肺疾病史多年，曾有右侧气胸病史，此次发病合并右侧气胸，诉咳嗽、咳大量白痰，间断有夜间憋气，根据呼吸科会诊意见，针对呼吸道症状予普米克令舒（布地奈德混悬液）＋爱全乐（异丙托溴铵气雾剂）

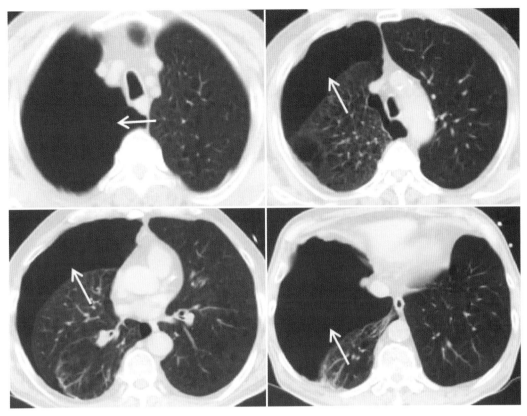

图 23-2　入院胸部 CT：右侧气胸，白色箭头所示胸腔气体

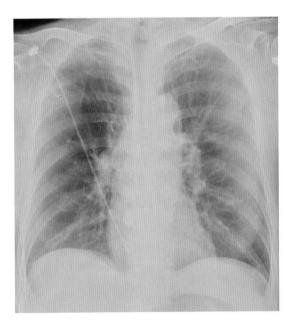

图 23-3　胸腔闭式引流术后胸部正位 X 线片

雾化吸入、布地奈德福莫特罗粉＋噻托溴铵喷雾剂吸入治疗，予头孢唑肟钠抗感染；根据胸外科会诊意见，经充分右侧胸腔闭式引流后逐步夹闭引流管，观察患者未再出现胸闷、胸痛等不适。2021-1-

18 复查床旁胸部 X 线片，与 2021-1-15 比较：右上肺及右肺门区透亮影，较前未见显示；右下肺索条影，较前略有增多，炎性病变不除外；双膈角较前锐利。2021-1-19 拔除胸腔引流置管，伤口局部无皮下气肿。1 周后拆除缝线。

由于冠脉 CTA 显示前降支存在重度狭窄，与心电图演变相符合，考虑合并冠心病可能性极大，应该完善冠脉造影检查。2021-1-25 行冠脉造影，结果示：左前降支近段弥漫性狭窄 90%～99%，第一对角支局限性狭窄 70%～90%，开口病变；钝缘支 a 管状性狭窄 50%～70%；回旋支远段管状性狭窄 50%～70%；右冠状动脉中段局限性狭窄 50%～70%。术中对前降支分叉病变采取边支导丝保护策略，于左前降支近段置入支架 1 枚（3.5 mm×29 mm）。结论：冠状动脉粥样硬化性心脏病，三支病变，累及 LAD、LCX、RCA，LAD-PCI 成功（图 23-7）。术后复查心肌酶降至正常，未诉不适，完善冠心病二级预防药物治疗，予阿司匹林、氯吡格雷抗血小板，阿托伐他汀降脂治疗，出院心电图基本正常（图 23-8）。

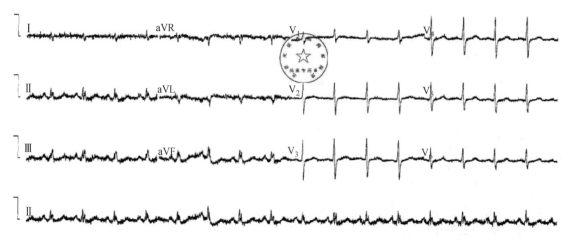

图 23-4　胸腔闭式引流术后心电图

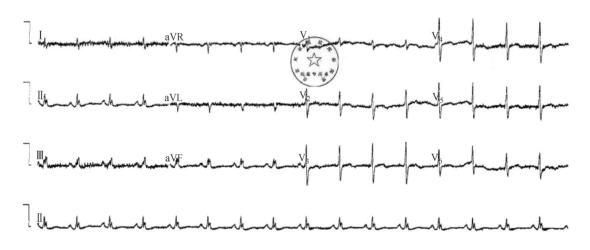

图 23-5　收入院后复查心电图

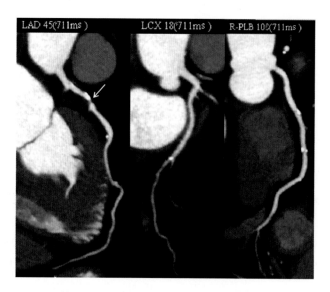

图 23-6　冠脉 CTA：前降支近端重度狭窄

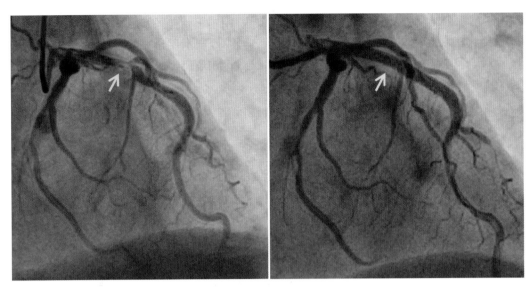

图 23-7　前降支近端狭窄病变及支架后效果

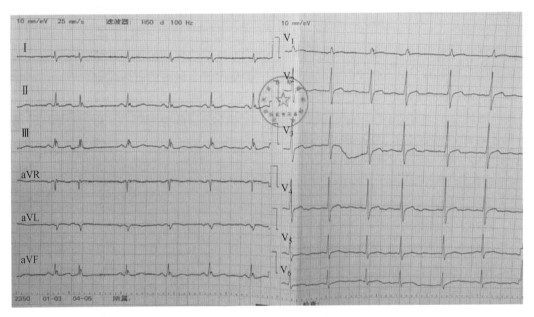

图 23-8　出院心电图

二、病例解析

1. 气胸合并心电图改变临床常见，但气胸合并急性心肌梗死并且心电图随胸腔闭式引流同时出现动态变化较为罕见

气胸是临床较为常见的一种疾病，尤其是因胸痛急诊就诊患者中存在鉴别诊断的常见疾病之一。而急性冠脉综合征患者有胸痛、呼吸困难和心电图（ECG）改变，包括 ST 段偏移或心室内传导阻滞等特征，这些特征与气胸有一定程度的重合。对气胸患者心电图变化的关注始于 20 世纪上半叶，许多肺结核患者采用人工气胸治疗是共同的研究热点[1]。气胸患者与肺栓塞、心肌梗死等其他严重疾病患者的心电图变化模式重叠，引起了研究者的关注[2-4]。在之前的一项研究中，研究人员调查了气胸患者 ST 段的心电图变化；然而，这些结果不足以解释心电图的变化[5]。在另一项研究中，研究人员评估了自发性气胸患者心电图变化的发生率，评估了心电图变化与气胸大小的关系，并分析了低氧血症程度与心电图变化之间的潜在机制[6]。气胸患者

的心电图经常显示明显的异常，气胸最常见的心电图变化包括电轴偏移、心前区导联 QRS 波振幅降低和 T 波倒置。左侧气胸患者较右侧气胸患者更易出现心电轴异常，而右侧气胸患者更易出现 QRS 形态改变（最常见的是右束支阻滞）和 T 波改变（倒置）[7-8]，本例患者发病时出现右束支传导阻滞。大多数情况下，心电图改变在气胸消失后恢复正常，与任何潜在的心脏疾病无关。

胸痛伴心电图改变的另一类少见的疾病是应激性心肌病[9]，而当气胸恰好成为应激的诱因时，同样会出现类似的临床表现，左心室造影或者无创的超声心动是较好鉴别方法[10]，当然这要在除外冠脉狭窄的基础上。既往研究分析气胸引起心电图变化的机制为胸腔内游离空气可能会限制心脏运动，引起冠状动脉受压，增加胸腔内压力可引起静脉回流和每搏量减少，最终导致心动过速。心动过速反过来加重心肌氧耗需求，缩短心肌舒张期灌注，导致冠状动脉缺血[5]。尽管此理论较为合理，但多个此类研究并未同时行冠脉评估，如冠脉 CTA 或者直接冠脉造影，存在漏诊冠心病的可能性[11]。本例患者通过冠脉造影发现前降支重度狭窄，既往有重度肺气肿，属于气胸＋肺气肿＋严重冠心病，与单纯气胸无冠心病患者心电图改变机制不同。此患者发病的病理生理机制为肺气肿、肺功能差的基础上出现大面积气胸，肺氧合能力严重受损，血氧含量下降。冠脉严重狭窄时血流量减少，血氧含量降低进一步加重心肌缺血，引起类似血管闭塞的 ST 段抬高。胸腔闭式引流后肺复张，肺功能恢复，血氧含量与心肌耗氧重新达到平衡，ST 段回落。但在气胸期间持续心肌严重缺血使心肌造成一定程度坏死，心电图出现 T 波双向等序贯表现。

2. 对于考虑高度有合并冠心病的气胸患者要跳出一元论的思维，及早采用多种方法寻找其他病因

本例患者虽然在胸腔闭式引流术后即刻 ST 段恢复正常，右束支传导阻滞消失，同时症状基本缓解，容易让人错误地认为心电图改变是由右侧气胸造成的，单纯采取胸腔闭式引流治疗即可。但是急诊查心肌标记物轻度升高，同时入院后多次复查心电图可见胸前导联 T 波进一步倒置，这一表现较为符合前壁心肌梗死表现。由于患者正在行胸腔闭式引流术，考虑切口出血问题不便于当时行冠脉造影检查，本例病例采用了无创冠脉 CTA 检查的方法评估是否存在冠脉严重狭窄。冠脉 CTA 结果显示前降支近端重度狭窄。待气胸充分吸收拔管后，加用双抗治疗，择期行冠脉造影证实前降支近端重度狭窄，分叉病变，植入一枚支架（3.5 mm×29 mm）。术后 1 年随访规律服用冠心病二级预防药物未再出现胸痛症状，也未再出现气胸。

三、要点提示

- 急诊遇到胸痛＋ST 段抬高并不一定意味着需要急诊冠脉造影，一定通过查体及胸部影像学快速明确是否合并气胸。
- 气胸合并心电图改变是临床常见的一种现象，纠正气胸后心电图恢复正常不能简单将原因归于气胸，需要动态观察心电图演变及心肌酶学变化，防止漏诊，结合是否合并其他冠心病危险因素合理选择有创或无创方法评估是否合并冠脉病变。

参考文献

[1] ARMEN R N，FRANK T V. Electrocardiographic patterns in pneumothorax. Dis Chest，1949，15（6）：709-719.

[2] GODDARD R，SCOFIELD R H. Right pneumothorax with the S1Q3T3 electrocardiogram pattern usually associated with pulmonary embolus. Am J Emerg Med，1997，15（3）：310-312.

[3] DIAMOND J R，ESTES N M. ECG changes associated with iatrogenic left pneumothorax simulating anterior myocardial infarction. Am Heart J，1982，103（2）：303-305.

[4] RAEV D. A case of spontaneous left-sided pneumothorax with ECG changes resembling acute myocardial infarction. Int J Cardiol，1996，56（2）：197-199.

［5］SENTHILKUMARAN S，MEENAKSHISUNDARAM R，MICHAELS A D，et al. Electrocardiographic changes in spontaneous pneumothorax. Int J Cardiol，2011，153（1）：78-80.

［6］KRENKE R，NASILOWSKI J，PRZYBYLOWSKI T，et al. Electrocardiographic changes in patients with spontaneous pneumothorax. J Physiol Pharmacol，2008，59 Suppl 6：361-373.

［7］SLAY R D，SLAY L E，LUEHRS J G. Transient ST elevation associated with tension pneumothorax. JACEP，1979，8（1）：16-18.

［8］KOZELJ M，RAKOVEC P，SOK M. Unusual ECG variations in leftsided pneumothorax. J Electrocardiol，1997，30（2）：109-111.

［9］ABU GHANIMEH M，BHARDWAJ B，ALY A，et al. Takotsubo cardiomyopathy secondary to spontaneous right-sided pneumothorax. BMJ Case Rep，2017，2017：bcr2017219384.

［10］CHO J W，BAE C H. Stress-induced cardiomyopathy with electrocardiographic ST-segment elevation in a patient with pneumothorax. World J Emerg Med，2020，11（4）：260-262.

［11］CLARKE V，MCWILLIAMS E. Myocardial infarction induced by spontaneous pneumothorax. BMJ Case Rep，2010，2010：bcr09. 2009. 2290.

（丁晓松）

病例 24

多发栓塞罪魁祸首——无症状心肌梗死合并左心室血栓脱落

一、病例重现

患者中年男性，45岁，主因"间断左腹痛3周余"于2020-9-14入院。患者3周前（2020-8-23）无诱因出现左腹痛，呈闷痛，持续不缓解，伴左肩部不适，无胸闷、胸痛，无后背痛及颈部紧缩感，无心慌、气短不适，无出汗、恶心、呕吐，急诊就诊，查心肌损伤标志物：CK-MB（质量）1.80 ng/ml，TnI 0.004 ng/ml 阴性，D-二聚体 1.20 mg/L 阴性，完善腹盆腔CT增强见脾梗死，脾动脉近段管腔内低密度影，血栓形成可能大，腹腔干稍粗，肾梗死可能大，普外会诊暂不考虑急诊手术，予克赛 60 mg ih qd 抗凝，乐松（洛索洛芬钠）止痛对症。进一步完善心脏超声检查示EF减低（47%），室间隔心尖段、左心室下壁运动减弱，左心室心尖占位性病变，血栓可能（面积约 2.35 cm²），予拜阿司匹林肠溶片 100 mg qd，胰激肽原酶肠溶片 2 片 tid，通塞脉片 6 片 tid 抗凝治疗。4天前（2020-9-10）出现右侧眼部视物模糊，3天前（2020-9-11）出现左下肢乏力及踝部以下麻木感，于我科门诊就诊，心电图示窦性心律，Ⅱ、Ⅲ、aVF 导联 q 波形成，V₂～V₄导联T波倒置，胸前导联 R 波递增不良，患者左侧腹痛症状缓解，夜间可平卧，无憋喘等不适，活动耐量无明显下降，考虑心梗后心室血栓脱落致多发外周动脉栓塞，收入我科。患者自发病以来，精神好，饮食、睡眠可，大小便如常，近期体重无明显变化。

既往史： 自诉7年前体检正常（具体不详，未见报告），后未再就诊。否认高血压、心脏病、糖尿病史。

个人史： 吸烟史 20 余年，3～4 支/天饮酒史 10 余年，期初 10 瓶啤酒/次，2～3 次/周，持续 5 年左右，现在 1～2 瓶啤酒/次，1 次/日。

入院查体： 体温 36.2℃，脉搏 91 次/分，呼吸 18 次/分，血压 151/108 mmHg（左上肢），138/94 mmHg（右上肢），SpO₂ 99%（未吸氧）。体重 78 kg，身高 180 cm，BMI 24.07 kg/m²，腹围 101 cm。右眼视物模糊，双肺呼吸音粗，未闻及干湿啰音，心前区无异常隆起及凹陷，心尖搏动位于胸骨左侧第五肋间锁骨中线内 0.5 cm，心率 91 次/分，律齐，各瓣膜听诊区未闻及病理性杂音，无心包摩擦音。腹平坦，无明显压痛、反跳痛及肌紧张，肝脾未触及，左侧肾区叩击痛可疑阳性，肠鸣音 3 次/分，双下肢无水肿，双足背动脉搏动弱，双下肢色素沉着，左下肢踝部以下麻木感。

辅助检查：

- 心电图（2020-9-14，我院）：窦性心律，Ⅱ、Ⅲ、aVF 导联 q 波，吸气相 q 波变浅，V₂～V₄导联 T 波倒置，胸前导联 R 波递增不良。

- 超声心动图（2020-8-26，门诊）：左心房增大（LA 4.31 cm），左室射血分数减低（47%），室间隔心尖段、左心室下壁运动减弱，左心室心尖占位性病变，血栓可能。

- 超声心动图（2020-9-15，我院）：左心房增大（LA 3.84 cm），左室射血分数减低（48%），Simpson 法测量 EF 40.3%，室间隔及左心室前壁中段、心尖段运动减弱，左心室下壁心尖段运动减弱，心尖部可见中等回声团块，略有活动，面积约 1.72 cm²，大小为 1.13 cm×1.77 cm。

- 血常规＋CRP：WBC 7.68×10⁹/L，LY 2.05×10⁹/L，GR% 66.2%，HGB 154 g/L，

PLT 397×10⁹/L，CRP 6.10 mg/L。

- 肝功能：ALT 46 U/L，AST 29.0 U/L，ALB 32.6 g/L。
- 肾功能：Urea 9.99 mmol/L，Cr 105 μmol/L，eGFR 60.54 ml/（min·1.73 m²）。
- 电解质：K 4.68 mmol/L，Na 139.3 mmol/L，Cl 4.68 mmol/L。
- 血糖：GLU 23.33 mmol/L。
- 血脂：CHOL 8.13 mmol/L，TG 2.10 mmol/L，HDL-C 1.37 mmol/L，LDL-C 4.97 mmol/L。
- 心肌损伤标志物：CK-MB 2.20 ng/ml，TnI 0.003 ng/ml，TnT 0.015 ng/ml，NT-proBNP 719 pg/ml，阴性。
- DIC 初筛：AT-Ⅲ 131.2%，Fbg 5.27 g/L，D-二聚体 1.80 mg/L，INR 0.86，PT 10.10 s。
- 入院凝血功能和血小板功能检测：ACT 221 s，CR 23.7，PF 3.5。
- 胸部 CT 平扫（2020-9-12，门诊）：①双肺慢性炎症或陈旧性病变可能；②右肺上叶后段局限性肺气肿；③左心稍大，冠状动脉粥样硬化可能。
- 腹盆 CT 平扫＋增强（2020-8-23，急诊）与 2020-8-23 11:52 腹盆 CT 比较：①脾梗死；脾动脉近段管腔内低密度影，血栓形成可能大；

②腹腔干稍粗；③左肾中部及双肾下极异常强化灶，肾梗死可能大，请结合临床及相关实验室检查；④左肾小囊肿；双肾周少许索条。

- 双下肢动脉超声（2020-9-15，我院）：双侧腘动脉及左侧胫后动脉血栓形成。

初步诊断： 左心室心腔血栓形成，冠状动脉粥样硬化性心脏病，陈旧性下壁心肌梗死，心功能 I 级（NYHA 分级），左心房增大，左室射血分数减低，脾梗死，脾动脉近段血栓形成可能，左肾梗死可能性大，双侧腘动脉及左侧胫后动脉血栓。

入院后诊疗经过： 患者以左腹痛症状就诊，入院查体双侧足背动脉搏动弱，左下肢乏力及麻木感，结合腹盆增强 CT 及双下肢动脉超声，明确外周动脉多发栓塞伴脏器梗死，结合超声心动图结果考虑左心室血栓脱落所致（图 24-1），进一步根据心电图（图 24-2）、心脏超声、心肌酶化验结果，考虑陈旧性心肌梗死不除外，但患者无明显胸闷、胸痛及活动耐量降低等症状，考虑无症状心肌梗死。进一步筛查患者心血管疾病危险因素，包括吸烟、饮酒、高脂血症、高血糖。患者入院空腹血糖 23.33 mmol/L 较高，完善口服葡萄糖耐量试验（oral glucose tolerance test，OGTT），诊断 2 型糖尿病，进一步眼底检查考虑糖尿病视网膜病变，结合患者双下肢皮肤色素沉着（图 24-3），考虑糖尿

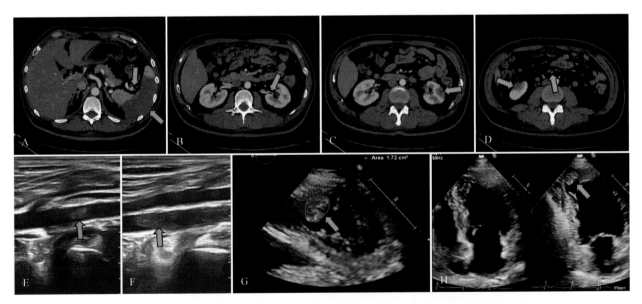

图 24-1　外周动脉多发栓塞： 腹部增强 CT 示脾动脉血栓形成，脾梗死（**图 A**），左肾动脉栓塞（**图 B**）双侧肾梗死（**图 C 和图 D**），肠系膜上动脉血栓（**图 D**）；下肢动脉超声提示双侧腘动脉及左侧胫后动脉血栓（**图 E 和图 F**）；心脏超声提示室间隔及左心室前中段、心尖段运动减弱，左心室下壁心尖段运动减弱，左心室心尖部可见附着血栓（大小 1.13 cm×1.77 cm，面积 1.72 cm²）（**图 G 和图 H**）

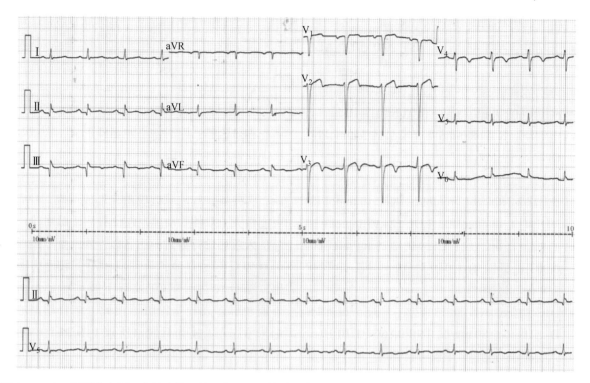

图 24-2 十二导联心电图：窦性心律，Ⅱ、Ⅲ、aVF 导联 q 波形成，$V_2 \sim V_4$ 导联 T 波倒置，胸前导联 R 波递增不良

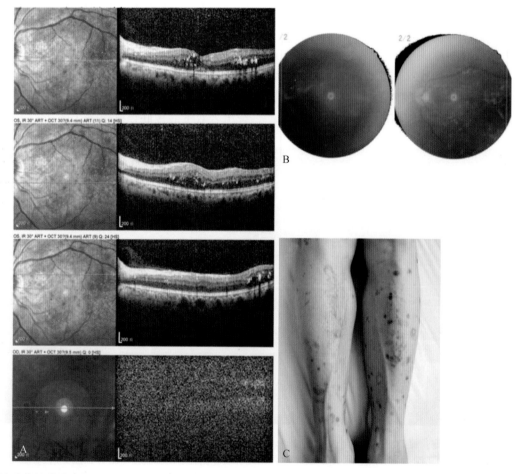

图 24-3 糖尿病相关并发症：眼底检查（图 A 和图 B）示玻璃体积血（右眼），黄斑水肿（左眼），考虑糖尿病视网膜病变；双下肢皮肤色素沉着（图 C）

病患者往往心肌缺血症状不典型。

　　患者入院后再次复查超声心动图，仍提示左心室心尖部血栓，血栓面积较前减小。为了进一步明确患者冠脉及心肌存活情况，完善冠脉 CTA、CMR 及心肌核素检查（图 24-4），提示前降支重度狭窄，合并左心室血栓，给予抗栓治疗，选择阿司匹林 100 mg qd PO，克赛 60 mg q12 h IH 桥接，华法林 3 mg qn PO 抗栓治疗，将 INR 控制在 1.8～2.5，停用克赛，维持阿司匹林＋华法林抗栓治疗，待左心室血栓消失后给予介入治疗，给予降脂、降糖等冠心病二级预防治疗。

　　经抗栓治疗 2 周后，复查心脏超声示左心室血栓消失，拟行冠脉造影＋介入治疗，术前予阿司匹林＋氯吡格雷＋华法林三联抗栓治疗，经冠脉造影证实 LAD 中段重度狭窄（图 24-5），予 LAD 置入 2 枚支架，手术过程顺利。术后继续阿司匹林＋氯

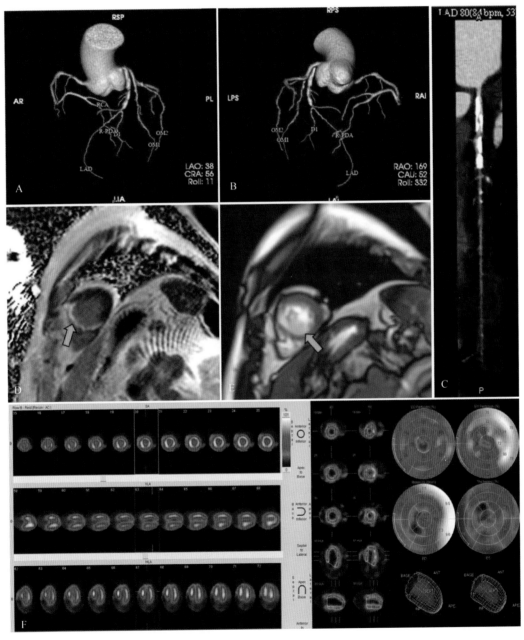

图 24-4　冠状动脉和存活心肌评估： 冠脉 CTA 示冠脉开口正常，右优势型，前降支钙化斑块形成，管腔中-重度狭窄，钝缘支局限性混合斑块，管腔中度狭窄，余多支冠脉管壁腔轻度狭窄（**图 A～C**）；CMR 检查见：左心室运动减低，心尖部运动消失，室壁稍变薄，心尖部间隔壁及下壁延迟强化，透壁性心肌梗死（前降支供血区可能）（**图 D**），心尖部血栓及室壁瘤形成（**图 E**）；静息心肌核素示左心室心尖段、部分间壁心尖段呈透壁性心肌梗死（约占左室壁 7%），左心室部分下壁血流灌注减低（**图 F**）

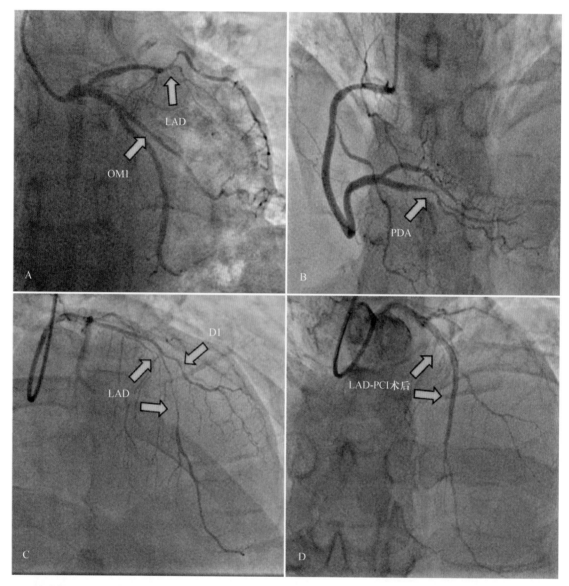

图 24-5　**冠状造影及介入干预治疗：**CAG 示三支病变累及（LAD、LCX、RCA），LADp 弥漫狭窄 70% ～ 90%，LADm 弥漫性狭窄程度 90% ～ 99%，D1 弥漫性狭窄 70% ～ 90%，TIMI Ⅲ级（**图 A**、**图 C**）；OM1 局限狭窄 50% ～ 70%，TIMI Ⅲ级（**图 A**）；PDA 管状狭窄 70% ～ 90%，TIMI Ⅲ级（**图 B**）；LAD 置入 2 枚支架成功（**图 D**）

吡格雷＋华法林抗凝治疗。

　　出院后阿司匹林＋氯吡格雷＋华法林三联抗栓治疗 3 个月，后继续阿司匹林＋氯吡格雷双联抗血小板治疗，1 年后改为阿司匹林单药抗板治疗，强化降脂、降糖，定期门诊随诊，多次复查超声心动图未见心室血栓。

二、病例解析

1. 心肌梗死是导致左心室血栓形成重要危险因素

　　左心室血栓在总人群中的发生率较低，一项

含 8 万余人的系统综述显示，左心室血栓发生率为 0.07%，其中 80% 与缺血性心脏病相关，其余则与扩张型心肌病和应激性心肌病相关（分别为 8.5% 和 4.8%）[1-2]。

　　自从引入 PCI 后，急性心肌梗死（acute myocardial infarction，AMI）患者死亡率显著降低，但其并发症发生率仍较高，左心室血栓引起体循环栓塞影响患者预后。ST 段抬高心肌梗死（STEMI）患者左心室血栓发生率远高于非 ST 段抬高心肌梗死（NSTEMI）患者（43% vs. 5%），以急性前壁心梗发生率较高[3]。及时介入治疗可使 AMI 患者左心室血栓发生率明显降低，但左心室血栓在前壁心肌梗死患者中的发生率仍为 4%～15%[4-5]。一项荟萃分析表明，10 076 例 STEMI 患者中，前壁心梗患者左室血栓发生率高达 9%[6]。

左心室血栓脱落导致系统性栓塞发生率较高，影响患者预后。1 项包含 2300 余例 AMI 患者的研究显示，存在左心室血栓的 AMI 患者外周循环栓塞发生率高达 16.3%，而无左心室血栓患者的栓塞率仅为 2.9%[7-8]。多变量分析表明，左心室血栓是发生体循环栓塞的独立危险因素[8]。其他可能增加体循环栓塞发生率的因素包括严重心力衰竭、左心室扩大、心房颤动和高龄[9]。

2. 左心室血栓形成的危险因素

血栓形成 Virchow 三要素包括血流缓慢、内皮损伤和血液凝固性增强，可以揭示心腔内血栓形成病理机制[10]：①室壁收缩力下降导致血流瘀滞：左心室局部室壁收缩力减弱、消失或反常运动易形成室壁瘤，可导致血液流速减慢乃至瘀滞，是形成左心室血栓的主要病理生理机制[9]。左室射血分数降低是形成左心室血栓最重要的危险因素，左心室舒张期内径增大是另一个左心室血栓形成危险因素[11-12]。②心肌受损程度：心肌受损面积与左心室血栓呈正相关，缺血时间及 PCI 延误程度亦是导致血栓形成的独立危险因素[13]。③血液高凝状态：心肌梗死患者会同时出现高凝和促炎症反应的状态，血小板平均体积、白细胞计数、CRP、抗心磷脂抗体升高等也是左心室血栓形成的危险因素[14-15]。

3. 左心室血栓患者抗栓治疗策略

目前抗栓治疗方案包括：溶栓（链激酶/纤溶酶）、肝素、阿司匹林、华法林[16-18]，但溶栓治疗有导致体循环栓塞的风险[17]，很多研究表明，华法林抗凝可降低存在左心室血栓的心肌梗死患者体循环栓塞的风险，2013 年 ACC/AHA 指南建议，无症状左心室附壁血栓 STEMI 患者应考虑口服华法林抗凝（Ⅱa，C）；伴随前壁及心尖运动消失或共济失调但未形成左心室血栓的 STEMI 患者应进行预防性抗凝治疗（Ⅱb，C）。2015 年 ESC 指南推荐 AMI 伴左心室血栓患者接受 3～6 个月华法林抗凝治疗。最近一项研究显示，47% 的体循环栓塞发生于 AMI 发作 6 个月以内[7]，因此 AMI 伴左心室血栓的患者有必要进行 6 个月以上抗凝治疗，以预防体循环栓塞。由于新型口服抗凝药治疗 AMI 合并左心室血栓尚缺乏大规模的随机对照试验，现阶段尚缺乏有关左心室血栓治疗的有效性和安全性证据。PCI 术后，华法林、阿司匹林、氯吡格雷三联抗栓治疗的出血风险是单独华法林或单独抗血小板药治疗的 3～4 倍[19]。目前尚需要大型随机研究证明预防性三联抗栓治疗是否可预防 AMI 患者 PCI 术后体循环栓塞并发症。

结合本例患者，我们对患者进行积极抗栓治疗，尽早介入干预治疗，术后采用阿司匹林、氯吡格雷、华法林三联抗栓治疗 3 个月，后改为阿司匹林、氯吡格雷双联抗板治疗，患者未再发生血栓事件及出血事件，希望为以后此类心肌梗死后合并左心室血栓患者抗栓治疗提供一定帮助。

三、要点提示

- 前壁心肌梗死、扩张型或应激性心肌病并伴有左室射血分数降低的患者，应当警惕左心室血栓的发生风险。
- 左心室血栓易引发体循环栓塞，尽早介入干预治疗可降低血栓发生风险，建议对高危患者进行抗凝治疗。目前应用于左心室血栓的治疗，国际默认使用华法林，根据血栓、出血风险评估进行个体化治疗至关重要。

参考文献

［1］HABASH F，VALLURUPALLI S. Challenges in management of left ventricular thrombus. Ther Adv Cardiovasc Dis，2017，11（8）：203-213.

［2］LEE J M，PARK J J，JUNG H W，et al. Left ventricular thrombus and subsequent thromboembolism，comparison of anticoagulation，surgical removal，and antiplatelet agents. J Atheroscler Thromb，2013，20（1）：73-93.

［3］MIR J U，RAHEEL JAHANGIR J，ASFANDYAR Q，et al. Left ventricular thrombus in patients with acute anterior wall myocardial infarction. J Ayub Med Coll Abbottabad，2014，26（4）：491-495.

［4］SHACHAM Y，LESHEM-RUBINOW E，BEN ASSA E，et al. Frequency and correlates of early left ventricular thrombus formation following anterior wall acute myocardial infarction treated with primary percutaneous coronary intervention. Am J Cardiol，2013，111（5）：667-670.

［5］SOLHEIM S，SELJEFLOT I，LUNDE K，et al. Frequency of left ventricular thrombus in patients with anterior wall acute myocardial infarction treated with percutaneous coronary intervention and dual antiplatelet therapy. Am J Cardiol，2010，106（9）：1197-1200.

［6］ROBINSON A A，JAIN A，GENTRY M，et al. Left ventricular thrombi after STEMI in the primary PCI era：A systematic review and meta-analysis. Int J Cardiol，2016，221：554-559.

［7］MANIWA N，FUJINO M，NAKAI M，et al. Anticoagulation combined with antiplatelet therapy in patients with left ventricular thrombus after first acute myocardial infarction. Eur Heart J，2018，39（3）：201-208.

［8］SRICHAI M B，JUNOR C，RODRIGUEZ L L，et al. Clinical，imaging，and pathological characteristics of left ventricular thrombus：a comparison of contrast-enhanced magnetic resonance imaging，transthoracic echocardiography，and transesophageal echocardiography with surgical or pathological validation. Am Heart J，2006，152（1）：75-84.

［9］DELEWI R，ZIJLSTRA F，PIEK J J. Left ventricular thrombus formation after acute myocardial infarction. Heart，2012，98（23）：1743-1749.

［10］陈梦佳，Nordbeck P，胡凯. 左心室血栓形成的危险因素及预后意义. 中华心血管病杂志，2018，46（7）：516-522.

［11］BAKALLI A，GEORGIEVSKA-ISMAIL L，KOCINAJ D，et al. Prevalence of left chamber cardiac thrombi in patients with dilated left ventricle at sinus rhythm：the role of transesophageal echocardiography. J Clin Ultrasound，2013，41（1）：38-45.

［12］胡志成，吴灵敏，刘尚雨，等. 并发心室血栓的心肌病的临床特点分析. 中华医学杂志，2019，99（45）：3587-3591.

［13］GIANSTEFANI S，DOUIRI A，DELITHANASIS I，et al. Incidence and predictors of early left ventricular thrombus after ST-elevation myocardial infarction in the contemporary era of primary percutaneous coronary intervention. Am J Cardiol，2014，113（7）：1111-1116.

［14］OKUYAN E，OKCUN B，DINCKAL M H，et al. Risk factors for development of left ventricular thrombus after first acute anterior myocardial infarction-association with anticardiolipin antibodies. Thromb J，2010，8：15.

［15］ACAR Z，ZIYREK M，KORKMAZ L，et al. Mean platelet volume at admission is a determinant of left ventricular thrombus formation after primary percutaneous coronary intervention for first anterior wall myocardial infarction. Acta Cardiol，2014，69（6）：603-609.

［16］ANDRADE J G，DEYELL M W，KHOO C，et al. Risk of bleeding on triple antithrombotic therapy after percutaneous coronary intervention/stenting：a systematic review and meta-analysis. Can J Cardiol，2013，29（2）：204-212.

［17］KEREN A，GOLDBERG S，GOTTLIEB S，et al. Natural history of left ventricular thrombi：their appearance and resolution in the posthospitalization period of acute myocardial infarction. J Am Coll Cardiol，1990，15（4）：790-800.

［18］O'GARA P T，KUSHNER F G，ASCHEIM D D，et al. 2013 ACCF/AHA guideline for the management of ST-elevation myocardial infarction：executive summary：a report of the American College of Cardiology Foundation/American Heart Association Task Force on Practice Guidelines. Circulation，2013，127（4）：529-555.

［19］NIKOLSKY E，MEHRAN R，DANGAS G D，et al. Outcomes of patients treated with triple antithrombotic therapy after primary percutaneous coronary intervention for ST-elevation myocardial infarction（from the Harmonizing Outcomes With Revascularization and Stents in Acute Myocardial Infarction［HORIZONS-AMI］trial）. Am J Cardiol，2012，109（6）：831-838.

（朱超）

病例 25

冠状动脉非阻塞性心肌梗死一例

一、病例重现

患者中年女性，54 岁，因突发意识丧失半小时于 2019-3-18 入院。患者无明显诱因于半小时前突发胸痛、胸闷，呼之可应，牙关紧闭，面色发绀，伴大汗，无肢体抽搐、口吐白沫及口角歪斜，无呕吐，伴小便失禁，家属立即按压其人中，含服硝酸甘油及速效救心丸 10 余片，家属诉症状较前未见好转，立即联系 120 急救中心。转运过程中出现意识障碍，呼之不应，伴小便失禁，立即予持续胸外心脏按压，神志未恢复，牙关紧闭持续存在，至我院急诊抢救室，患者呈昏迷状态，呼之不应，血压及脉氧未测出，心电监护示波为室颤，立即予非同步直流双向波 200 J 除颤，心电监护示波仍为室颤，继续予胸外心脏按压，间断除颤，可达龙（盐酸胺碘酮）静脉推注抗心律失常，查血气分析示代谢性酸中毒合并呼吸性酸中毒，给予气管插管接呼吸机辅助通气，碳酸氢钠静脉滴注纠正酸中毒，患者意识恢复，心电监护示心率 130 次 / 分，为窦性心动过速，血压 90/62 mmHg，脉氧饱和度 100%，为进一步治疗收入 ICU。

既往史及个人史： 半年前出现口腔疱疹，随后蔓延至全身。2 周前就诊于外院，诊断为"寻常型天疱疮"，口服甲泼尼龙 48 mg qd 治疗。否认高血压、心脏病史，其他系统回顾无特殊。否认食物过敏史。否认特殊物质接触史，否认长期药物应用史。无家族性心血管病史。

入院查体： 体温 37.1℃，脉搏 92 次 / 分，呼吸 16 次 / 分，血压 82/57 mmHg（右上肢）。神志清，气管插管状态。背部可见散在直径 0.5 ～ 1 cm 皮损，潮红，部分结痂。双上肺呼吸音粗，右下肺呼吸音稍低，未闻及干湿啰音。心前区无异常隆起及凹陷，心尖搏动位于胸骨左侧第五肋间锁骨中线内 0.5 cm，搏动范围 1.5 cm，各瓣膜区未触及震颤，叩诊心界不大，心率 92 次 / 分，律齐，A2 ＞ P2，第一心音正常，各瓣膜听诊区未闻及杂音及心包摩擦音。腹软，无压痛、反跳痛、肌紧张，肝脾未触及，墨菲征（－），腹部叩诊鼓音，肝肾区无叩痛，肠鸣音 3 次 / 分，双下肢无水肿，双侧足背动脉搏动正常。

辅助检查：

- 血常规（2019-3-17，本院急诊）：WBC 18.14× 10^9/L，HGB 128 g/L，GR 10.83× 10^9/L。
- 血常规（2019-3-18，本院急诊）：WBC 39.79× 10^9/L，HCT 39.3%，GR% 90.5%，GR 36.04× 10^9/L。
- TnT（快速法）（2019-3-17，本院急诊）：TnT 0.046 ng/ml。
- TnT（快速法）（2019-3-18，本院急诊）：TnT 14.000 ng/ml。
- 抢救血气 3（2019-3-17，本院急诊）：pH 7.051，PCO₂ 51.70 mmHg，PO₂ 16.80 mmHg，SO₂ 12.50%，Ca²⁺ 1.08 mmol/L，Cl⁻ 94.9 mmol/L，HCO₃⁻ 14.00 mmol/L，ABE － 16.20 mmol/L，SBE － 19.00 mmol/L。
- 抢救血气 3（2019-3-18，本院急诊）：pH 7.435，PO₂ 164.80 mmHg，K⁺ 3.35 mmol/L，Ca²⁺ 1.03 mmol/L。
- DIC 初筛（2019-3-17，本院急诊）：D- 二聚体 5.963 mg/L，FDP 37.72 mg/L，Fbg 1.75 g/L。
- DIC 初筛（2019-3-18，本院急诊）：D- 二聚体

12.714 mg/L，APTT 24.20 s，FDP 101.33 mg/L，Fbg 1.41 g/L。

- 血氨（2019-3-17，本院急诊）：NH₃ 75 μmol/L。
- P2 ＋ AMY（2019-3-17，本院急诊）：Cr 112.3 μmol/L，ALT 133 U/L，ALB 34.0 g/L，BUN 10.32 mmol/L。
- 胸部 CT 平扫＋增强（2019-3-18，本院急诊）：①气管插管术后；②右侧气胸；③两肺渗出病变及两肺下叶部分不张实变，建议治疗后复查；④双侧肋骨多发骨折。
- 腹盆腔 CT 平扫（2019-3-18，本院急诊）：未见异常。
- 头颅 CT（2019-3-18，本院急诊）：未见异常。
- 胸部 X 线片（2019-3-18，本院急诊）：①双肺纹理模糊，请结合临床必要时复查；②左上肺硬结灶，陈旧性病变可能。

入院后诊疗经过： 患者收入 ICU 后继续给予气管插管接呼吸机辅助通气，哌拉西林舒巴坦 4.5 g q8 h 抗感染，并积极补液联合去甲肾上腺素及多巴胺静脉泵入维持血压，监测血压波动在 90 ～ 103/60 ～ 80 mmHg，并根据血压恢复情况逐渐减量至停用，根据患者自主呼吸恢复情况于 2019-3-19 脱机拔管逐渐过渡为鼻导管低流量吸氧。2019-3-25 复查胸部 X 线片提示双肺病变减少，双侧少量胸腔积液，并结合 WBC 情况停用抗生素。心肌酶谱变化：发病当日 TnT 轻度升高（0.046 ng/ml），第 2 天达峰值（＞ 25 ng/ml），后快速下降，发病第 4 天

后在较低水平持续升高。发病当日 TnI 0.075 ng/ml，第 2 天达峰值（20.681 ng/ml），后快速下降，发病第 5 天后在较低水平持续升高。发病当日 CK-MB 13.1 ng/ml，第 2 天达峰值（＞ 100 ng/ml），后快速下降，发病第 5 天后降至正常。2019-3-19 完善超声心动图提示 LA 2.32 cm，LVEDD 4.56 cm，未见节段性室壁运动异常，LVEF 64%，心包腔少量积液，左心室后壁 0.31 cm。动态心电图检查示窦性心律，房性早搏（460 个），阵发房速，室性早搏（2 个），未见明显 ST-T 改变。为进一步明确猝死原因于 2019-3-27 转入心内科进一次诊治。

患者以胸痛、恶性室性心律失常为主要临床表现，心肺复苏后心电图显示窦性心律，Ⅰ 导联 rS，aVL 导联呈 QS 型，aVR 导联 ST 段抬高，下壁和胸前导联广泛 ST 段压低（图 25-1）。心肌酶学有显著升高及动态变化，但病程早期超声心动图未见节段性室壁运动障碍。为除外特殊类型心肌病，于 2019-3-28 行 CMR 检查，结果显示左心房增大（前后径 51 mm），左心室各节段室壁未见明确增厚。左心室前壁、侧壁运动减低，主动脉瓣，二尖瓣及三尖瓣活动正常，少量心包积液，LVEF 63%。延迟增强左心室心内膜可见线样高信号（图 25-2）。于 2019-4-2 复查超声心动图示左心房及左心室内径轻度增大（LA 3.71 cm，LVEDD 5.41 cm），Simpson 法测左室射血分数 58%。室间隔中段内膜回声增强，运动减弱，二尖瓣轻中度反流。心包腔少量积液，左心室后壁 0.38 cm，左心室下壁 0.34 cm。组织多

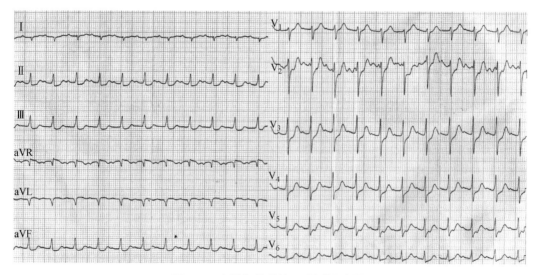

图 25-1　心肺复苏后的 12 导联心电图

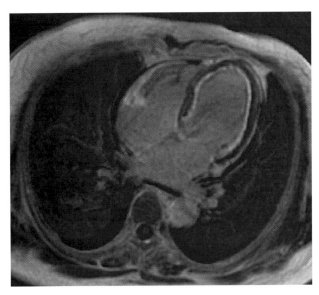

图 25-2　**CMR**：左心室心内膜可见线样高信号

内膜及右心室室间隔心内膜心肌组织进行心肌活检，结果显示：①光镜 HE 染色：大部分心肌纤维内可见脂褐素沉积，免疫组化 Actin（少量＋），Desmin（大部分＋），KI-17（个别＋），CD15（－），CD3（－），CD20（－），CD38（－）。②特殊染色：Masson，PAS 及 D-PAS，刚果红染色阴性，Fe 染色个别阳性；肌纤维内横纹可见，心肌纤维间未见明显淋巴细胞浸润及纤维组织增生，心肌纤维未见明显肥大。③电镜结果：心肌细胞肌原纤维溶解，线粒体数量显著增多，部分线粒体肿胀和嵴断裂；胞质内糖原颗粒增多，脂滴和脂褐素不多，未见髓鞘样结构。心肌细胞基板清晰，未见 T 管扩张，闰盘结构未见异常。心肌间质胶原纤维增多，未见淀粉样物质沉积（图 25-5）。

普勒示 S′降低 6.5 cm/s，E′7.3 cm/s，E/E′8.5，整体纵向应变（GLS）降低－15%，以左心室前壁、侧壁降低为著（－4%～－13%）（图 25-3）。

为明确患者是否存在冠状动脉狭窄，进一步行冠脉造影检查示冠状动脉未见明显异常。左心室造影，提示左心室前壁近心尖部、心尖部、下壁近心尖部收缩减弱，无明显压力阶差及瓣膜反流。右心导管检查结果正常，肺动脉压 27/10 mmHg，右心室压 26/7 mmHg，右心房压 16/3 mmHg，下腔静脉压 12/2 mmHg，上腔静脉压 11/3 mmHg（图 25-4）。同时分别留取左心室下壁、左心室室间隔心

进一步完善门控静息心肌核素显像示：左心室前壁近心尖部、下壁近心尖部、心尖部显像剂摄取稍稀疏；静息状态下 LVEF 值约为 53%；左心室部分前壁、心尖部运动稍减低；CMR 所示左心室心内膜下纤维化，本显像表现为放射性摄取均匀缺失可能（图 25-6）。基因检测未发现患者携带遗传性心脏病相关的基因突变。此外，患者有天疱疮等免疫系统疾病，完善风湿免疫系列检查，包括免疫球蛋白＋补体、ANCA、抗核抗体谱、血尿免疫鉴定系列等检查未见异常。馒头餐及胰岛功能化验，结果回报空腹血糖 4.53 mmol/L，餐后 2 h 血糖 12.05 mmol/L，空腹 C- 肽 3.22 ng/ml，餐后

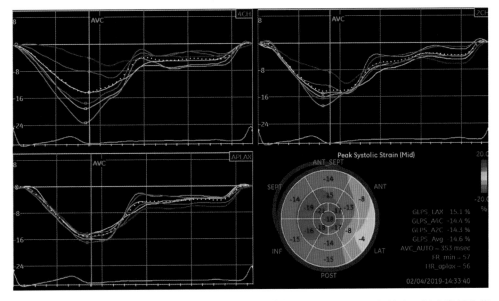

图 25-3　**二维斑点追踪超声心动图**：整体纵向应变降低－15%，以左心室前壁、侧壁降低为著

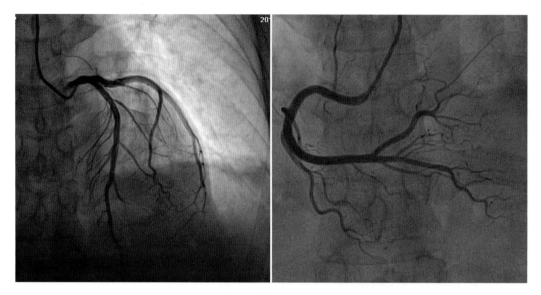

图 25-4　冠脉造影检查示冠状动脉未见明显异常

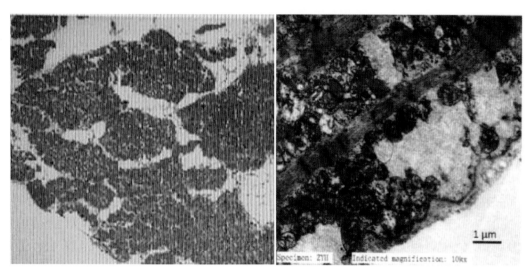

图 25-5　心肌活检的光镜（HE 染色）及电镜

2 h C- 肽 6.60 ng/ml，考虑糖尿病，嘱患者注意饮食，餐后适当活动，暂未予降糖药物。药物治疗上给予可达龙 200 mg qd，预防室性心律失常，继续给予甲泼尼龙 48 mg qd 治疗寻常型天疱疮。患者病情稳定，于 2019-4-12 出院。

出院后一直对患者进行定期随访，患者日常活动未诉胸闷胸痛等不适。1 个月后复查 CMR 示左心房增大（前后径 51 mm），左心室壁整体运动略减低，以心尖部及心尖至乳头肌层面前壁、侧壁较明显。心尖至乳头肌层面可见左心室环周心内膜下 T2WI 稍高信号，心肌灌注相应部位隐约见线样低信号；延迟像示左心室内膜下弥漫线样延迟强化，较

前略变薄，左心室基底部前间隔心内膜下心肌可见条片状低信号区。7 个月后再次复查 CMR 示左心室内膜下弥漫线样延迟强化，较前变薄。左心室基底部前间隔心内膜下心肌仍可见条片状低信号区（图 25-7）。同时复查超声心动图示左心室增大（EDD 5.34 cm），室间隔中段、心尖段运动幅度减弱，左心室前壁、侧壁中段、心尖段运动幅度略减低。Simpson 法测量 EF 值约 49%，左心室心肌长轴应变减低，GLS ＝－ 12.9%，少量心包积液，右心房顶部约 0.5 cm，左心室侧壁 0.4 cm。24 h 动态心电图示窦性心律，平均心率 79 bpm（57 ～ 136 bpm），房性早搏（2221 个），房性早搏未下传，短阵房

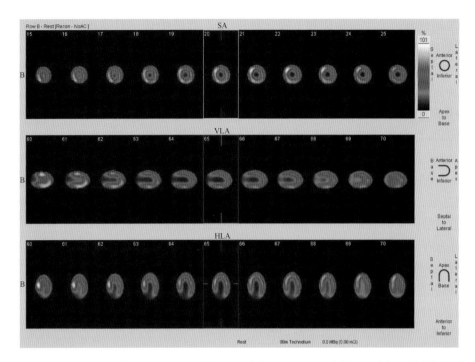

图 25-6　门控静息心肌核素显像：左心室前壁近心尖部、下壁近心尖部、心尖部显像剂摄取稍稀疏

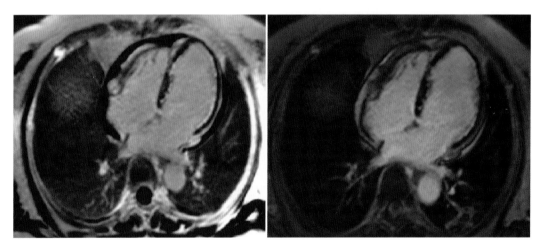

图 25-7　随访期间的 CMR：左图：出院后 1 个月；右图：出院后 8 个月

性心动过速（45 阵），室性早搏（14 个），成对室性早搏，室性逸搏，可见 ST-T 改变。于 2020 年 12 月再次复查超声心动图示左心室增大（LVEDD 5.41 cm），室间隔运动幅度减低，双平面 Simpson 法测量 EF 值约 55%。随访 3 年期间，患者一直未诉特殊不适。

二、病例解析

1. 该患者出现心脏性猝死的病因

猝死是一种突然发生的死亡现象，当今社会猝死的发病率正呈逐年升高趋势，已成为重要死亡原因之一，尤其是心脏性猝死（sudden cardiac death，SCD）。目前据文献报道全球 SCD 的发生率为（50 ～ 100）/10 万[1]，美国年发病人数为 30 万～ 45 万[2]。中国每年约有 180 万人发生猝死，高危年龄为 45 ～ 75 岁，SCD 最多，其次是由于过度劳累导致的脑血管意外与多脏器衰竭。现在已知 SCD 的主要病因包括冠状动脉病变（急性心肌梗死、冠脉血栓形成、栓塞或痉挛）、心肌病（扩张型心肌病、肥厚型心肌病、限制型心肌病、致心律失常右心室心肌病、心肌炎、心脏结节病、心壁内肿瘤等）、心脏瓣膜病〔二尖瓣狭窄和（或）关闭不全、主动脉瓣狭窄和（或）关闭不全、感染性心内膜炎、二尖瓣脱垂或腱索断裂、人造瓣膜功能障碍等〕，各种先天性心血管疾病以及电生理活动异常（原发心电异常或离子通道病，包括长／短QT综合征、Brugada综合征、Lev病、Lenegre病、儿茶酚胺敏感性多形性室速、家族性心室颤动、早复极综合征等）。心肌内折返环是导致恶性心律失常发生的电生理基础，冠脉闭塞或痉挛、血小板血栓、电解质紊乱等是促发恶性心律失常的常见因素。该患者发病前有胸痛、胸闷、出汗等不适症状，随后出现室性心动过速和室颤，病程中心肌酶有类似急性心肌梗死的动态变化，因此首先应该考虑缺血性心脏病，急性心肌梗死诱发的恶性室性心律失常导致猝死发生。然而患者的冠脉造影检查示各冠脉未见斑块及狭窄，不考虑阻塞性冠状动脉狭窄导致的缺血性心脏病，但左心室造影及SPECT均提示左心室壁局部运动减弱，说明患者部分左心室心肌存在一定的损伤，不除外存在非阻塞性冠脉疾病引起的心肌梗死，同时心肌酶的升高还要考虑与心肺复苏相关，因此还需与其他可导致恶性心律失常及猝死的心肌病进行鉴别。

患者为中年女性，首先需鉴别应激性心肌病。应激性心肌病主要表现为应激后短期内（数分钟至数小时）出现的酷似急性心肌梗死的剧烈胸痛、心悸、呼吸困难和晕厥，少数患者以急性心力衰竭为首发症状，甚至出现心源性休克、恶性心律失常、猝死等严重并发症。应激性心肌病患者典型超声表现为左心室收缩末期心尖部呈球囊样扩张而基底部运动代偿性增强，室壁运动明显异常（可减弱、消失，甚至出现反常运动），并且常超出单支冠状动脉供血区域，使左心室在收缩期末期呈现出"章鱼篓"的形态。与此患者明显不符。考虑经胸超声心动图对心肌病检测的局限性，应行CMR除外其他可导致猝死的心肌病，包括肥厚型心肌病，左心室心肌致密化不全，限制性心肌病，心肌淀粉样变，心脏结节病等。

2. 该患者的 CMR 表现是否有助于病因的诊断

该患者 CMR 结果，主要异常表现为左心室内膜下弥漫线样延迟强化，因此先可以除外以下疾病：①肥厚型心肌病是以左心室心肌异常肥厚、舒张功能受损、心肌纤维化以及可能伴随左心室流出道梗阻为主要特征的一种家族多基因遗传性疾病。临床表现变异性较大，有的患者可无明显症状，有的患者以猝死为首发表现。CMR可测量左心室任意节段室壁厚度，同时约65%的HCM患者会出现钆对比剂延迟强化，多表现为肥厚心肌内局灶或斑片状强化，其中以室间隔与右心室游离壁交界处局灶状强化最典型。该患者CMR测量的各节段室壁厚度均在正常范围内，也未见心肌的延迟强化。②左心室心肌致密化不全是以左心室内异常粗大的肌小梁和交错的深隐窝为特征的一种与基因相关的遗传性心肌病，容易引发心力衰竭、心律失常、脑栓塞的发生。该患者CMR的黑血序列未发现左心室心肌致密化不全的三大特征性表现：突出的左心室肌小梁、深陷的小梁间隐窝和变薄的致密化心肌，因此可以除外。

左心室内膜下弥漫线样延迟强化还需考虑以下疾病的鉴别诊断。

（1）心内膜心肌纤维化（endomyocardial fibrosis，EMF）：是限制型心肌病的主要类型，多发生在非洲潮湿的热带和亚热带地区，青少年好发，多呈慢性进行性经过，发展为慢性心力衰竭。少数患者可在无任何症状的情况下发生猝死。EMF包括热带EMF和不伴嗜酸细胞增多性EMF二型。共同特点是心内膜和内膜下心肌纤维增生，纤维主要由胶原纤维构成，弹力纤维少见。前者还表现为大量嗜酸性白细胞浸润和心内膜附壁血栓形成。CMR可见不同形态的强化（弥漫性强化、粉尘状强化、"花瓣样"强化等），以心内膜下或心肌壁内常见。

（2）心肌淀粉样变：是心肌组织内积聚大量具糖蛋白性质的纤维物质，其主要蛋白成分为免疫性轻链蛋白（AC）、非免疫性淀粉蛋白（AA）、类降钙素蛋白（AEI）以及老年性淀粉样变的血浆前蛋白（SA）4种。常见临床表现为右心功能不全症状和体征，累及传导系统可表现为各种心律失常，累及冠状动脉者可出现心绞痛症状。CMR的特征性表现包括：左心室和（或）右心室壁弥漫性增厚，以室间隔更为著；可伴有心房壁及房间隔的增厚（房间隔厚度＞6mm），广泛的心内膜下强化是心肌淀粉样变性最典型的强化形式（约占 42%），严重者可见室壁弥漫样粉尘状强化或透壁性强化。心内膜活检在偏光显微镜下发现刚果红染色组织特征性绿色双折射者可确诊。

（3）心脏结节病：结节病是少见的全身性肉芽肿性疾病，心脏结节病以肉芽肿性炎症为特征，超过半数结节病患者的死亡与心脏受累相关。临床经过较隐匿，患者可因完全性房室传导阻滞和（或）充血性心力衰竭而猝死，甚至以猝死为首发症状。心脏结节病多发于室间隔基底段，炎症期心肌水肿在 CMR 的 T2WI 序列中表现为局限的高信号区，相应区域可见室壁增厚；融合的肉芽肿在 T2WI 像中显示为中心低信号外周高信号的结节，可见炎症受累区域异常延迟强化，纤维化期可见条状或灶状强化，多累及心外膜下，但与冠状动脉分布无关。

虽然该患者 CMR 显示左心室内膜下弥漫线样延迟强化，但心肌活检结果未发现心内膜及心肌组织有特异性病变，无上述心肌病的客观依据，同时完善基因检测未发现与原发性心电疾病与遗传性结构性心脏病相关的基因突变。结合患者以胸痛为首发表现，复苏后的心电图显示窦性心律，I 导联 rS 型，aVL 导联呈 QS 型，aVR 导联 ST 段抬高，下壁和胸前导联广泛 ST 段压低，CMR 显示的左心室内膜下弥漫线样延迟强化符合左主干供血区，且提示大部分心肌存活，因此诊断为左主干痉挛导致的左主干供血区心内膜下心肌梗死，即冠状动脉非阻塞性心肌梗死（MINOCA）。

3. MINOCA 的诊断及预后

MINOCA 于 1951 年首次由 Miller 等在尸检中发现[3]。MINOCA 是指符合急性心肌梗死的诊断标准，但冠状动脉造影未发现明显狭窄（冠状动脉正常或狭窄 < 50%）的多病因临床综合征[4-5]，约占急性心肌梗死患者的 10%。与冠状动脉阻塞性心肌梗死患者相比，MINOCA 患者更年轻，女性居多，以非 ST 段抬高心肌梗死（NSTEMI）更多见，且传统心血管危险因素更少。2016 年欧洲心脏病学会（ESC）首次明确提出 MINOCA 这一概念。2018 年 ESC 颁布的第 4 版全球心肌梗死定义中明确规定 MINOCA 的诊断标准[6]：①符合 AMI 的诊断标准，即肌钙蛋白升高超过 99% 上限，且

伴有以下至少 1 项：急性心肌缺血症状、新的缺血性心电图变化、病理性 Q 波、影像学显示存活心肌丢失或新发节段性室壁运动减弱、CAG 等腔内影像学或尸检证实的冠状动脉内血栓。②冠状动脉无明显狭窄（正常或狭窄 < 50%）。③除外引起心肌酶升高的其他疾病，如心肌炎和肺栓塞等。2019 年美国心脏协会（AHA）关于 MINOCA 的学科声明[7]中也提出相似的诊断标准。根据该患者的临床资料，可诊断为 MINOCA。

MINOCA 的主要病因包括心外膜血管病因（冠状动脉斑块破裂、冠状动脉血栓形成、冠状动脉痉挛和自发性冠状动脉夹层）和微血管病因（冠状动脉栓塞、冠状动脉微血管功能障碍和微循环痉挛）。其中冠状动脉痉挛是各种原因所致的心外膜冠状动脉异常收缩，引起的短暂性心肌缺血可并发心肌梗死、不稳定型心绞痛、心力衰竭和恶性心律失常，甚至导致猝死。冠状动脉内皮功能障碍、交感神经过度兴奋、迷走神经张力抑制、NO 生物活性降低等均易诱发冠状动脉痉挛，尤其吸烟、绝经后女性、午夜与清晨之间发生的心绞痛表现均应优先考虑痉挛性心绞痛。该患者为绝经后中年女性，有长期吸烟史，胸痛于晚上发作，心电图 ST-T 改变特点及 CMR 显示的左心室内膜下弥漫线样延迟强化提示为左主干痉挛导致其供血区域的心肌损伤。

虽然 MINOCA 患者无显著冠状动脉狭窄，但多数患者合并不同程度的心肌损伤，发生心血管不良事件的风险仍较高，需要结合患者的临床表现进行针对性检查和个体化治疗。AHA 发布关于 MINOCA 的科学声明中指出应根据 MINOCA 患者的不同病因进行危险分层，并选择最优化的个体化治疗方案[7]。如对于存在斑块破裂的 MINOCA 患者，应规范双联抗血小板治疗 1 年；对于疑似斑块破裂的患者，建议终身接受单一抗血小板治疗；有轻度动脉粥样硬化的患者，给予他汀类药物；由冠状动脉痉挛导致的 MINOCA，推荐使用钙通道阻滞剂和硝酸酯类药物治疗。此外，患者应注意生活方式的改善以及保持良好的心理状态。

三、要点提示

● CMR、冠状动脉造影和超声心动图是诊断

MINOCA 的重要手段。虽然 MINOCA 患者冠状动脉未见明显狭窄，其不良心血管事件复发风险仍较高，需引起临床高度重视。鉴于 MINOCA 发病机制差异较大，因此应尽早明确潜在病因指导治疗，以改善 MINOCA 患者的预后。

参考文献

[1] FISHMAN I, CHUGH S S, DIMARCO J P, et al. Sudden cardiac death prediction and prevention: report from a National Heart, Lung, and Blood Institute and Heart Rhythm Society Workshop. circulation, 2010, 122（22）: 2335-2348.

[2] GEORGE A L. Molecular and genetic basis of sudden cardiac death. J Clin Invest, 2013, 123（1）: 75-83.

[3] MILLER R D, BUPHELL H B, EEWARHS J E. Myocardial infarction with and without acute coronary occlusion: a pathologic study. AMA Arch Intern Med, 1951, 88（5）: 597-604.

[4] TAMIS-HOLLAND J E, JNEID H. Myocardial infarction with nonobstructive coronary arteries（MINOCA）: It's time to face reality!. J Am Heart Assoc, 2018, 7（13）: e009635.

[5] COLLET J P, THIELE H, BARBATO E, et al. 2020 ESC guidelines for the management of acute coronary syndromes in patients presenting without persistent ST-segment elevation. Eur Heart J, 2021, 42（14）: 1289-1367.

[6] THYGESEN K, ALPERT J S, JAFFE A S, et al. Fourth universal definition of myocardial infarction（2018）. Kardiol Pol, 2018, 76（10）: 1383-1415.

[7] TAMIS-HOLLAND J E, JNEID H, REYNOLDS H R, et al. Contemporary diagnosis and management of patients with myocardial infarction in the absence of obstructive coronary artery disease: a scientific statement from the American heart association. Circulation, 2019, 139（18）: e891-e908.

（李卫萍）

病例 26

急性左主干支架内血栓形成一例

一、病例重现

患者老年女性，78岁，主因"阵发心慌5年余，心动过缓3年"于2020年1月10日入院。5年余前，患者无明显诱因出现心慌，伴胸闷、憋气，持续时间约1小时，休息后可好转，无胸痛、大汗，无恶心、呕吐，患者就诊于北京仁和医院，诊断为"阵发性房颤"，予患者胺碘酮治疗。患者自述平素常于情绪激动后出现上述症状，服用胺碘酮200 mg及休息后可缓解，心慌、憋气7～8天发作1次。3年前，患者于北京仁和医院查心电图示窦性心动过缓，心率为40～50次/分，并开始接受稳心颗粒治疗。近1个月患者自觉心慌、憋气症状发作较前频繁，3～4天发作1次，多于情绪激动时出现，发作时测心率可达170次/分，自诉查心电图示房颤。10天前，患者于我院消化科住院诊治胆总管结石，拟行ERCP＋取石术，术前完善冠脉CTA示左主干、左前降支中度狭窄；回旋支、钝缘支、中间支及右冠状动脉管腔轻度狭窄，动态心电图示窦性心动过缓（平均心率44次/分，最慢心率34次/分，最快心率62次/分），房性早搏，未见明显ST-T改变。1天前（2020-1-9）患者再发房颤，心室率92次/分。现患者为进一步诊治冠脉病变及房颤收入我科。患者发病以来，精神可，睡眠差，口服佐匹克隆片3.75 mg qn助眠治疗；饮食可，大便较少，考虑与进食差相关，小便正常，体重近期无明显变化。

既往史及个人史：高血压史10余年，最高血压180/80 mmHg，平素口服苯磺酸氨氯地平片5 mg qd降压治疗，血压控制在110～125/40～50 mmHg。

冠心病、心绞痛病史10余年，口服阿司匹林100 mg qd、单硝酸异山梨酯片20 mg qd、匹伐他汀2 mg qn。睡眠障碍8年，口服佐匹克隆片3.75 mg qn助眠治疗。1年前患者间断出现双下肢水肿及全身水肿，服用呋塞米20 mg qd治疗。既往双眼因白内障行晶体置换术。否认吸烟史，否认饮酒史。婚育史及家族史无特殊。

入院查体：体温36.6℃，脉搏47次/分，呼吸15次/分，右上肢血压127/40 mmHg，左上肢血压126/41 mmHg。体重45 kg，身高150 cm，BMI 20 kg/m²，腹围80 cm。肺部查体：双肺呼吸音粗，双肺未闻及干湿啰音，无胸膜摩擦音。心脏查体：心前区无异常隆起及凹陷，心尖搏动可，心尖搏动位于胸骨左侧第五肋间锁骨中线内0.5 cm，各瓣膜区未触及震颤，叩诊心界不大，心律齐，P2＝A2，第一心音正常，各瓣膜听诊区未闻及病理性杂音及额外心音，无心包摩擦音。腹部查体：腹平坦，无腹壁静脉曲张，腹软，右上腹轻压痛，其余部位无明显压痛、反跳痛及肌紧张，肝脾未触及，墨菲征（－），双下肢踝部有凹陷性水肿，双足背动脉搏动可。

辅助检查：

- ESR，甲状腺系列，糖化血红蛋白测定，艾梅乙丙感染项目，便常规＋潜血，流式尿沉渣全自动分析＋尿干化学，肿瘤标志物，DIC初筛、肝肾功能、电解质（2019-12-31，友谊医院）：未见异常。

- 血生化（2019-12-31，我院）：总胆固醇6.52 mmol/L，甘油三酯1.22 mmol/L，高密度脂蛋白胆固醇1.42 mmol/L，低密度脂蛋白胆固醇3.86 mmol/L。

- 心肌损伤标志物（2020-1-2，我院）：CK、CK-MB、TnI、TnT、NT-proBNP 均无异常。
- 血常规（2020-1-6，我院）：RBC 4.03×10^{12}/L，HGB 101 g/L，HCT 32.7%，MCV 81.10 fl，MCHC 310 g/L。
- 冠脉 CTA（2020-1-2，我院，图 26-1）：冠状动脉总钙化积分 1336.59，冠状动脉呈右优势型；左主干显影可，管壁局限性钙化斑块，管腔狭窄 50%～69%，前降支近段可见局限性混合性斑块，管腔狭窄 25%～49%，中段可见非钙化及钙化斑块，管腔狭窄 50%～69%，回旋支、钝缘支、中间支及右冠状动脉管腔轻度狭窄。
- 腹盆 CT（2020-1-7，我院）：①胆总管下段结石，肝内外胆管扩张，胰管稍扩张，胆囊炎；②双肾多发囊肿可能；③肠系膜脂膜炎；④腰骶椎改变。

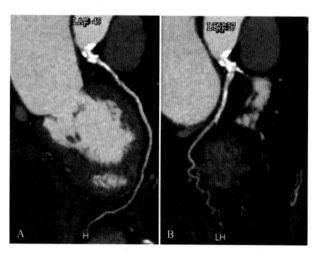

图 26-1　冠脉 CTA：A、B 可见左主干全程及前降支近段钙化斑块，以左主干为著

初步诊断：心律失常，病态窦房结综合征，阵发性心房颤动，窦性心动过缓，冠状动脉粥样硬化性心脏病，稳定型心绞痛，心功能 II 级（NYHA 分级），高血压 3 级（很高危），血脂代谢异常，左心房增大，轻度贫血，胆总管结石，胆囊炎，双眼白内障晶体置换术后，双肾多发囊肿可能，肠系膜脂膜炎，腰骶椎改变，左肺钙化灶，双侧肋骨陈旧性骨折，慢性支气管炎，肺气肿，睡眠障碍。

入院后诊疗经过：住院期间完善超声心动图示左心房前后径 3.81 cm，左心室舒张末径 4.88 cm，左室射血分数 61%，结论：左心房增大。经食管超声心动图：双心房及心耳未见血栓。予药物治疗：达比加群酯胶囊 110 mg bid，拜阿司匹林肠溶片 100 mg qd，氯吡格雷 75 mg qd，苯磺酸氨氯地平 2.5 mg qd，阿托伐他汀钙 20 mg qn，单硝酸异山梨酯 20 mg qd，呋塞米 20 mg qd，补达秀（氯化钾缓释片）500 mg bid，三辰片（佐匹克隆片）7.5 mg qn 等。2020-1-14 行冠脉造影（图 26-2）示左主干狭窄 50%～70%，病变长度局限性，TIMI III 级，有钙化；开口病变；左前降支近段狭窄 90%～99%，病变长度弥漫性，TIMI III 级，有钙化；术中于左主干-前降支近段串联支架 2 枚。预扩张球囊：美敦力 Sprinter Legend 2.5 mm×15 mm；支架：NANO 3.0 mm×36 mm；NANO 3.5 mm×29 mm；后扩张球囊：美敦力 NC Sprinter 3.0 mm×15 mm；最大扩张压力 20 atm；美敦力 NC Sprinter 3.5 mm×15 mm；最大扩张压力 20 atm。15:26 手术结束。

术后返回病房，15:45 患者诉胸痛、胸闷，伴恶心、呕吐，呕吐少量白色黏液，立即床旁行心

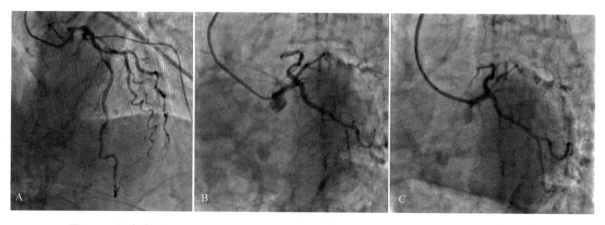

图 26-2　冠脉造影：A、B 示左主干狭窄 50%～70% 及前降支近段重度狭窄；C 示支架术后

电图检查（图 26-3）示窦性心律，房性早搏，Ⅰ、aVL、$V_3 \sim V_6$ 导联可见 ST 段抬高，QRS-T 呈巨 R 波形。查体：神志清楚，痛苦面容，听诊双肺呼吸音粗，未闻及明显干湿啰音，心音低钝，律不齐，可闻及早搏，指脉氧饱和度 91%。立即予鼻导管吸氧 3 L/min，床旁心电监护，心电监护示心率 50 次 / 分，血氧饱和度 90%，血压 74/45 mmHg。

15：54 患者突发意识丧失，呼之不应，大、小便失禁，心电监护示室性逸搏心律，心率 41 次 / 分，伴一过性室性心动过速，立即予胸外按压，静脉推注肾上腺素 1 mg，开放静脉通路，持续静脉滴注 5% 碳酸氢钠，先后予肾上腺素、多巴胺、盐酸替罗非班静脉推注。患者于 16：01 恢复意识，意识淡漠，神志欠清，大动脉搏动恢复，瞳孔无散大，瞳孔对光反射存在，四肢冷，诉胸痛、恶心，测血压 60/40 mmHg，予多巴胺、盐酸替罗非班持续静脉滴注，结合心电图及 PCI 术后发作，考虑发生急性支架内血栓形成可能性大，故立即转至导管室再次行冠脉造影。

患者于 16：08 转运至导管室，患者再次意识丧失，呼之不应，心电监护示波为室颤，大动脉搏动消失、呼吸停止，立即予 200 J 体外非同步电除颤 1 次并立即呼叫麻醉科，持续数秒后患者出现反复室颤（图 26-4），间断予 200 J 体外非同步电除颤，并予患者持续胸外按压，简易呼吸器辅助通气，氧流量调至 10 L/min，间断予盐酸肾上腺素共 7 mg、

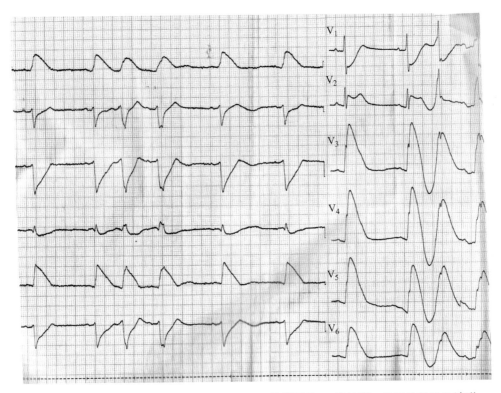

图 26-3　症状发作心电图：Ⅰ、aVL、$V_3 \sim V_6$ 导联可见 ST 段抬高，QRS-T 呈巨 R 波形

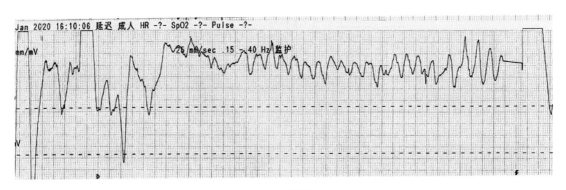

图 26-4　室颤心电图

多巴胺 10 mg 静脉推注，欣维宁（盐酸替罗非班氯化钠注射液）、碳酸氢钠静脉滴注，心电监护示心率 53 次 / 分，血压 70/41 mmHg。15∶25 麻醉科医生至导管室，协助麻醉科医生予气管插管及呼吸机辅助通气，呼吸机模式：P-SIMV，氧浓度 100%，PEEP：6 cmH$_2$O，呼吸：23 次 / 分。

急诊冠脉造影（图 26-5）示左主干狭窄 100% 完全闭塞，TIMI 0 级；血栓。干预：吸栓（ZEEK），左主干球囊扩张（美敦力 Sprinter Legend 2.5 mm× 12 mm，最大扩张压力 16 atm；扩张次数 1；后扩张球囊：美敦力 NC Sprinter 4.0 mm×12 mm；最大扩张压力 14 atm；扩张次数 2），患者 LCA 前向血流恢复，心率恢复，术中置入临时起搏器，予以 IABP（Arrow RediGuard IABP，7 Fr×30 cc）辅助循环。

术后患者意识恢复，大动脉搏动恢复，瞳孔无散大，瞳孔对光反射存在，四肢稍冷。听诊双肺呼吸音粗，未及明显干湿啰音，心音低钝，律不齐，可闻及早搏。腹软，无压痛。术后复查心电图提示 QRS-T 波形恢复（图 26-6）。术后 IABP 穿刺处可

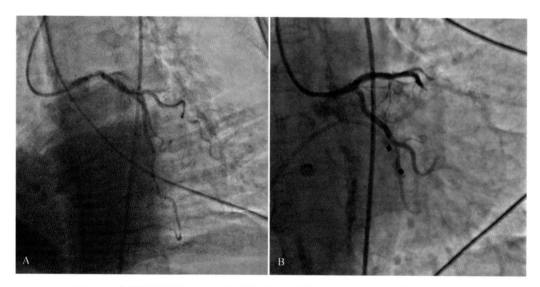

图 26-5　急诊冠脉造影：**A.** 左主干支架内血栓形成；**B.** 左主干支架内血流恢复

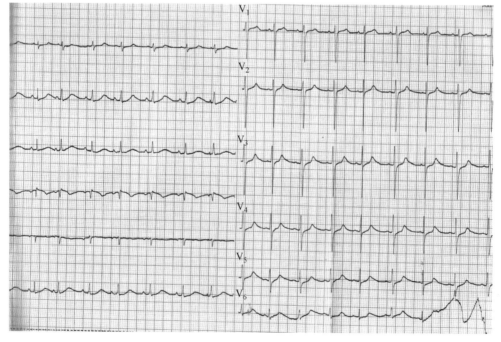

图 26-6　术后返回病房复查心电图

见 6 cm×8 cm 血肿。

术后继续予多巴胺 180 mg ＋ 32 ml 0.9% NaCl 配 50 ml，4 ml/h ＋去甲肾上腺素 4 mg ＋ 0.9% NaCl 配 50 ml，8 ml/h，依据血流动力学情况调整泵入剂量，以维持血流动力学稳定。2020-1-17 血管活性药物剂量减少［去甲肾上腺素及多巴胺泵速均为 0.3 μg/（kg·min）］，血流动力学稳定，故拔除 IABP。

患者气管插管状态，吸痰可吸出血痰，复查胸部 X 线片提示肺出血，考虑心肺复苏相关肺损伤。2020-1-15 停用达比加群、阿司匹林、氯吡格雷，改为低分子量肝素、欣维宁静脉泵入（欣维宁 6 ml/h 静脉泵入，克赛 40 mg q12 h）。2020-1-15 拔除临时起搏器。2020-1-15 复查超声心动图示左心房 3.7 cm，左心室舒张末径 4.3 cm，左室射血分数 51%，前室间隔运动幅度减低。2020-1-17 调整抗栓方案为低分子量肝素＋替格瑞洛 60 mg bid。2020-1-18 血红蛋白进行性下降至＜ 70 g/L，予输注红细胞 400 ml 治疗。2020-1-21 加用阿司匹林 100 mg qd。2020-1-23 调整抗栓方案为阿司匹林 100 mg qd ＋替格瑞洛 90 mg bid ＋低分子量肝素 40 mg q12 h。2020-1-24 停用低分子量肝素。2020-2-7 双下肢静脉超声提示双下肢肌间静脉血栓，予加用利伐沙班

5 mg qd，并于 2020-2-20 停用利伐沙班。

术后复查胸部 X 线片提示肺炎，结合 WBC 升高，考虑存在肺部感染。2020-1-15 予拉氧头孢 1.0 g bid 抗感染，沐舒坦 30 mg bid IV 化痰，2020-1-16 WBC 等感染指标较前升高，升级拉氧头孢为美平抗感染治疗，2020-1-17 感染科会诊后建议升级为美平＋万古霉素抗感染治疗，2020-1-26 复查胸部 X 线片示右肺病变范围较前增加，升级抗生素为美平＋利奈唑胺抗感染治疗，2020-1-20 拔除气管插管改用间断无创呼吸机辅助通气＋面罩吸氧，2020-2-5 患者间断诉喘憋，SpO$_2$ 90% 左右（不吸氧），97%～98%（鼻导管吸氧 3 L/min），患者 WBC 正常，CRP 较前下降，PCT 阴性，抗感染降级为拉氧头孢。2020-2-7 复查胸部 CT 示右侧中量胸腔积液，行右侧胸腔置管引流，首次引流出淡红色清亮胸腔积液共 550 ml，此后间断引流，2020-2-10 患者诉喘憋较前好转，复查胸部超声示胸腔积液明显减少，予拔除引流管。2020-2-12 患者未再发热，且 WBC 正常，故停用拉氧头孢，并予希刻劳口服。

2020-1-15 11:00 患者发作房颤，心电监护示房颤合并快心室率（图 26-7），心室率 131 次/分，监护示 SpO$_2$ 96%，血压 103/52 mmHg，即刻可达龙（盐酸胺碘酮）150 mg ＋ 5% 葡萄糖注射液 20 ml 静

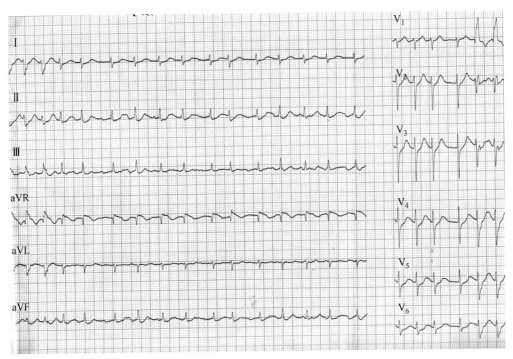

图 26-7　房颤发作心电图：房颤合并快心室率

脉推注 10 min，续胺碘酮 600 mg ＋ 5% 葡萄糖 50 ml 5 ml/h 6 h；2.5 ml/h 18 h 未转复，予西地兰 0.2 mg 静脉推注等处理。2020-1-20 心律转复为窦性心律。2020-1-28 患者再发房颤，血压 129/41 mmHg，心率 90 ～ 120 次 / 分，予西地兰 0.2 mg 静脉推注控制心室率，2020-2-2 转复窦律。

患者住院期间顺利康复，并于 2021-2-20 出院。出院后予阿司匹林 100 mg qd ＋替格瑞洛 90 mg bid 抗血小板治疗，服用 1 年后改为替格瑞洛 90 mg bid 抗栓治疗，随访至今（1 年 3 个月）患者未再发缺血性心血管病事件。

二、病例解析

1. 急性左主干支架内血栓形成的早期识别、病因分析与及时处理

急性左主干支架内血栓形成是 ACS 中最危急的情况之一，多数患者在接受再灌注治疗前即发生猝死，抢救时间极为短暂。该患者在及时接受心肺复苏后转运至导管室紧急行冠脉造影明确左主干闭塞，再次于病变部位行血栓抽吸及球囊扩张，术中行 IABP 辅助，下台时血流动力学恢复相对稳定，ST 段已基本回落至基线，最终经过病情综合诊疗后顺利出院。结合该患者急性左主干支架内血栓的发现及治疗过程，我们总结经验为：早期识别支架内血栓极为重要，需要及时准确识别及快速救治以挽救生命。

左主干支架内血栓形成的心电图类似于前降支近端闭塞，由于同时累及回旋支，V_1 和 aVR 导联可无 ST 段抬高[1]。该患者心电图示广泛前壁导联 QRS-T 呈巨 R 型改变，继之出现室性逸搏心律及室颤，以及低血压（泵衰竭）表现。其中巨 R 型心电图改变表现为 R 波振幅增大，ST 段呈尖峰状抬高，QRS 波轻度增宽，QRS 波、ST 段、T 波形成单个三角形，为心肌梗死超急性期表现，此时患者出现急性严重心肌缺血，患者易发生室颤、猝死及泵衰竭[2]。

根据支架内血栓形成的时间不同，可分为急性（术后 24 小时内）、亚急性（术后 24 小时～ 30 天内）、晚期（术后 30 天～ 1 年）和迟发晚期血栓（术后 1 年以上）[3]。本病例支架内血管发生在支架术后 1 小时内，为超急性支架内血栓形成。急性支架内血栓形成的原因复杂，常见原因有：支架直

径选择过小，支架未完全扩张；支架贴壁不良；斑块未完全覆盖；冠脉夹层；抗血小板药物，包括阿司匹林及氯吡格雷抵抗等[4]。本病例为左主干及前降支病变，入院胸部 CT 可见明显钙化病变，而钙化病变与支架内血栓密切相关[5]。患者再次冠脉造影未见明确冠脉夹层，考虑支架内血栓形成可能与支架贴壁不良、抗栓效果不足有关。

急性支架内血栓形成最重要的处理手段为及时再次冠脉造影并开通闭塞病变。由于解剖结构的特殊性，左主干病变的介入治疗需要尽量确保万无一失，因此强烈建议腔内影像学指导，术中可考虑行血管内超声（intravascular ultra-sound，IVUS）评估，旨在明确冠脉病变特点以指导选择合适支架尺寸，其次明确支架贴壁情况[6]。若存在严重钙化病变，必要时需要旋磨辅助下予以处理。

2. 从支架内血栓形成患者长期抗栓治疗策略角度分析

该患者为 ＞ 75 岁老年女性，介入操作前抗栓治疗方案为达比加群＋阿司匹林＋氯吡格雷，其中氯吡格雷于操作前一日予负荷量 300 mg，整体评估抗栓效果是比较充足的，但术后支架内血栓形成，因此病因首先考虑为支架贴壁不良，其次考虑存在抗栓效果不足。结合既往诸多研究提示氯吡格雷慢代谢可增加血栓风险，氯吡格雷在临床中的抗血小板作用个体差异较大，部分患者因肝 CYP2C19 的基因多态性表现为氯吡格雷抵抗，而氯吡格雷抵抗显著增加缺血性心血管事件的发生[7]。替格瑞洛与氯吡格雷均为 P2Y12 受体拮抗剂，与氯吡格雷比较，替格瑞洛为非前体药，无须经肝代谢激活即可直接起效，无须考虑其代谢酶基因型，与 P2Y12 受体可逆性结合发挥抗血小板的作用，因此，替格瑞洛较氯吡格雷有更强的血小板抑制作用。在对于某些需要从更强的抗血小板治疗中获益的患者，例如复杂 PCI 患者（左主干置入支架、慢性完全闭塞病变、分叉病变）或氯吡格雷治疗时发生过支架内血栓形成的患者，可考虑使用替格瑞洛联合阿司匹林治疗[8]，该治疗方案具有更低的支架内血栓发生率[9-10]。部分研究报告提示在大于 75 岁接受 PCI 的 ACS 患者中该治疗方案可显著减少再梗死和全因死亡的发生风险，且不增

加大出血事件发生风险[11]。需要注意的是在非肝CYP2C19等位基因缺失患者，氯吡格雷与替格瑞洛在预防不良心血管事件方面效果相似[12]，但是该患者住院期间未行氯吡格雷基因检测。该患者最终康复出院，经过1年多随访，患者未再发心血管缺血性事件。

三、要点提示

- 急性左主干支架内血栓形成是PCI术后最为严重的并发症之一，常常与操作（包括支架膨胀不良、支架贴壁不良等）及抗栓不足相关。及时发现、积极抢救对于疾病的预后极为关键。建议左主干病变处理过程中术前、术后行腔内影像学指导。

- 一旦确定支架内血栓形成，建议紧急再次冠脉造影，及时再次行血运重建处理。从抗栓治疗角度，建议阿司匹林＋替格瑞洛抗栓治疗，必要时可行氯吡格雷基因检测指导抗栓治疗策略指定。

参考文献

[1] FIOL M, CARRILLO A, RODRÍGUEZ A, et al. Electrocardiographic changes of ST-elevation myocardial infarction in patients with complete occlusion of the left main trunk without collateral circulation: differential diagnosis and clinical considerations. J Electrocardiol, 2012, 45 (5): 487-490.

[2] LEE M S, BOKHOOR P, PARK S J, et al. Unprotected left main coronary disease and ST-segment elevation myocardial infarction: a contemporary review and argument for percutaneous coronary intervention. JACC Cardiovasc Interv, 2010, 3 (8): 791-795.

[3] CUTLIP D E, WINDECKER S, MEHRAN R, et al. Clinical end points in coronary stent trials: a case for standardized definitions. Circulation, 2007, 115 (17): 2344-2351.

[4] SETO A H, KERN M J. Early stent thrombosis: Nearly gone, but never forgotten. Catheter Cardiovasc Interv, 2018, 91 (5): 849-850.

[5] TAKAHASHI Y, OTAKE H, KURAMITSU S, et al. Prevalence and outcomes of stent thrombosis with in-stent calcified nodules: substudy from the REAL-ST registry. EuroIntervention, 2022, 18 (9): 749-758.

[6] MINTZ G S, LEFÈVRE T, LASSEN J F, et al. Intravascular ultrasound in the evaluation and treatment of left main coronary artery disease: a consensus statement from the European Bifurcation Club. EuroIntervention, 2018, 14 (4): e467-e474.

[7] MATETZKY S, SHENKMAN B, GUETTA V, et al. Clopidogrel resistance is associated with increased risk of recurrent atherothrombotic events in patients with acute myocardial infarction. Circulation, 2004, 109 (25): 3171-3175.

[8] 中华医学会心血管病学分会动脉粥样硬化与冠心病学组, 中华医学会心血管病学分会介入心脏病学组, 中国医师协会心血管内科医师分会血栓防治专业委员会, 等. 冠心病双联抗血小板治疗中国专家共识. 中华心血管病杂志, 2021, 49 (5): 432-54.

[9] WU X, YOU W, WU Z, et al. Ticagrelor versus clopidogrel for prevention of subclinical stent thrombosis detected by optical coherence tomography in patients with drug-eluting stent implantation-a multicenter and randomized study. Platelets, 2021, 32 (3): 404-412.

[10] GOSLING R, YAZDANI M, PARVIZ Y, et al. Comparison of $P2Y_{12}$ inhibitors for mortality and stent thrombosis in patients with acute coronary syndromes: Single center study of 10 793 consecutive "real-world" patients. Platelets, 2017, 28 (8): 767-773.

[11] BIANCO M, CAREGGIO A, BIOLÈ C A, et al. Ticagrelor or Clopidogrel After an Acute Coronary Syndrome in the Elderly: A Propensity Score Matching Analysis from 16, 653 Patients Treated with PCI Included in Two Large Multinational Registries. Cardiovasc Drugs Ther, 2021, 35 (6): 1171-1182.

[12] ZHANG Y, ZHANG Y, SHI X, et al. Clopidogrel versus Ticagrelor in CYP2C19 Loss-of-Function Allele Noncarriers: A Real-World Study in China. Thromb Haemost, 2022, 122 (5): 842-852.

（杨延坤）

冠心病合并血小板增多症急性支架内血栓形成一例

一、病例重现

患者老年女性，62 岁。主因"间断胸闷 20 年，加重 1 年"于 2021 年 3 月 5 日入院。患者 20 年前无明显诱因间断出现胸闷，每次持续数分钟，可自行缓解，胸闷发作时伴头晕，无胸痛、心悸，无晕厥，无咳嗽、咳痰，未诊治。近 1 年症状发作较前频繁，胸闷程度较前加重，未在意。近日因活动耐量较前下降遂就诊于我院。2021 年 2 月 24 日于胸外科拟"胸腺瘤"手术前筛查，术前评估冠脉 CTA 提示冠心病，LAD 中段重度狭窄，右冠远段中度狭窄。为进一步诊疗收入心内科。

既往史及个人史：高血压 17 年，最高血压 198/120 mmHg，口服替米沙坦 80 mg 治疗，未监测血压。2 型糖尿病 13 年，空腹血糖最高 18 mmol/L，口服二甲双胍 0.5 g tid，格列齐特 60 mg qd 治疗，未监测血糖。血脂异常病史，具体不详，未治疗。血小板增多症 4 年，口服阿司匹林 100 mg qd 治疗，未监测血小板计数，入院前停用阿司匹林 1 个月。间断呕吐病史，具体时间描述不详。53 岁绝经，否认心脏病家族史。无烟酒嗜好。否认食物过敏史。否认特殊物质接触史。父母已逝，具体病因不详。个人史及家族史无特殊。

入院查体：体温 36℃，脉搏 71 次 / 分，呼吸 18 次 / 分，血压 149/97 mmHg（左上肢）、155/99 mmHg（右上肢），SpO$_2$ 98%（未吸氧）。BMI 26 kg/m^2，腹围 85 cm，神志清、精神可，未闻及颈部血管杂音，未见颈静脉怒张。双下肺呼吸音清，双肺未闻及干湿啰音。心前区无异常隆起及凹陷，心尖搏动位于左锁骨中线第五肋间内 0.5 cm，各瓣膜区未触及震颤，叩诊心界不大，心率 71 次 / 分，律齐，P2 ＝ A2，各瓣膜听诊区未闻及杂音。腹软，无压痛、反跳痛、肌紧张，肝脾肋下未触及，腹部叩诊鼓音，肝肾区无叩痛，肠鸣音 3 次 / 分。双下肢无水肿，双侧足背动脉搏动正常。

辅助检查：

- 入院心电图（2021-3-5）：窦性心律，非特异性 T 波异常。
- 入院后急查生化（2021-3-5，非空腹）：CK 95 U/L，CK-MB 0.8 ng/ml，TnI ＜ 0.010 ng/ml，TnT 0.002 ng/ml，ALT 13 U/L，AST 13.9 U/L，肌酐 57.4 μmol/L，GLU 9.54 mmol/L，电解质正常。
- 急查 NT-proBNP（2021-3-5）：137 ng/L。
- 血常规（2021-2-22）：PLT 563×10^9/L，WBC 9.06×10^9/L，HGB 126 g/L。

初步诊断：冠状动脉粥样硬化性心脏病，不稳定型心绞痛，心功能 II 级，高血压 3 级（很高危），2 型糖尿病伴血糖控制不佳，血小板增多症，血脂代谢异常，胸腺瘤。

入院后诊疗经过：入院第二日常规实验室化验结果回报心肌标志物、肝肾功能正常，血糖 8.53 mmol/L，糖化血红蛋白 6.8%。LDL-C 1.91 mmol/L，TG 2.17 mmol/L，血小板 448×10^9/L（入院前门诊查 563×10^9/L），PCT 0.43 ng/ml，白细胞、红细胞计数、血红蛋白正常。超声心动图提示 EF 70.5%，左心房略大。2021-3-8 晚餐后常规监测餐后血糖示 2.8 mmol/L，患者未诉不适，给予葡萄糖注射液口服，复查血糖 3.0 mmol/L，复查心电图，与入院时心电图相比提示下壁 T 波倒置，未见明显变化。2 h 后复测血糖 8.7 mmol/L，内分泌科会诊后调整降糖药物方案，停格列奇特，给予二甲双胍 500 mg tid，阿卡波糖 50 mg tid 餐中口服。嘱患者注意饮食，监测空腹及餐后、晚睡前血糖。因 3 月 8 日拟造影，考虑二甲双胍可能因使用造影剂后代谢减慢导致低血糖，遂拟手术后使用。

2021-3-9 凌晨行择期冠脉造影（图 27-1）提示双支病变，LAD 50% 狭窄，RCA 中段狭窄 70%～90%，植入 1 枚 3.5 mm×22 mm 支架。手术过程顺利。术后 2 h 患者过量快速饮水后恶心、呕吐，为胃内容物，对症处理后好转。术后复查血常规提示血小板 568×10⁹/L。给予双联抗血小板药物，考虑血小板增高，容易形成血栓，向家属及患者本人交代血栓形成可能。

术后 12 h 患者偶有胸痛不适，伴胸骨后压迫感，每次发作数分钟可缓解，胸痛发作时血压高，调整降压药，静脉给予硝酸酯类药物扩张血管、降低血压。复查心肌损伤标志物，TnI 轻度升高，

CK、CK-MB 正常；复查心电图提示一过性 Ⅱ、Ⅲ、aVF 导联 ST 段抬高，T 波改变，考虑支架内血栓可能性不除外，向家属及患者本人交代血小板增高容易形成血栓，建议复查冠脉造影。患者因胸痛 1 h 后缓解，暂不同意复查造影。术后加用依诺肝素抗凝治疗。考虑血小板计数较入院前检查升高，氯吡格雷更换为替格瑞洛 90 mg bid 加强抗栓，交代强化抗栓治疗出血风险。患者因胸痛症状持续时间短、药物治疗后自诉症状好转，2021 年 3 月 10 日再次交代复查造影后仍拒绝。

针对血小板增多症，请血液科会诊建议完善血分片、骨髓穿刺、骨髓细胞学＋免疫分型、BCR-ABC 融合基因、JAK2 基因、脊髓活检明确有无特发性血小板增高症。给予羟基脲 500 mg tid PO。患者拒绝骨髓穿刺，末梢血分片未见异常。经反复沟通，2021-3-11 复查冠脉造影（图 27-2）提示 RCA 原支架通畅，后降支次全闭塞，其内可见条索状血

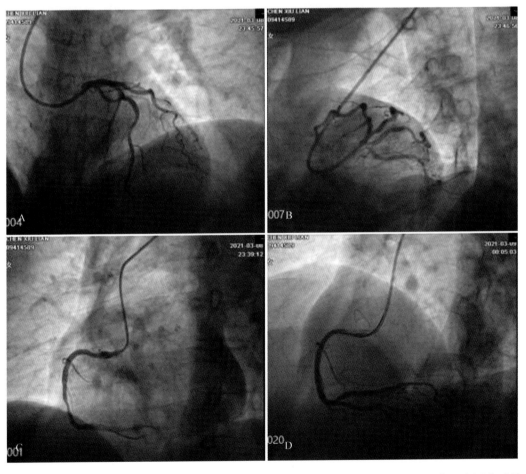

图 27-1　冠脉造影：左前降支狭窄 30%～50%，第一对角支开口狭窄 50%，回旋支大致正常，右冠状动脉中段狭窄 70%～90%（A～C）；D 图为右冠状动脉植入 3.5 mm×22 mm 支架，未见明显残余狭窄

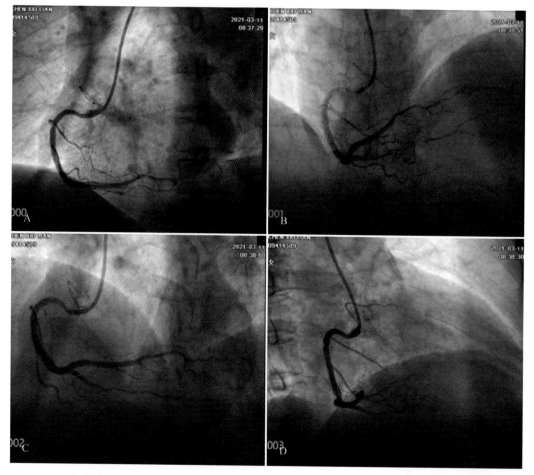

图 27-2　复查冠脉造影：右冠状动脉原支架通畅，后降支远段次全闭塞，其内可见条索状血栓影

栓影，结合术后出现胸痛、心肌标志物轻度升高，伴有心电图改变，考虑诊断"冠状动脉粥样硬化性心脏病、急性非 ST 段抬高性心肌梗死、急性支架内血栓可能性大、Killip Ⅱ 级"，未介入干预，继续抗凝、抗血小板治疗。术后患者未再发胸闷、胸痛，复查心肌标志物恢复正常。出院给予阿司匹林 100 mg qd、替格瑞洛 90 mg bid 抗血小板治疗，替米沙坦 80 mg qd 降压治疗，阿托伐他汀 20 mg qn 调脂治疗，单硝酸异山梨酯 20 mg bid 控制心绞痛，羟基脲 500 mg tid 继续口服至 PCI 术后 3 个月。

出院后半年门诊随访，患者未诉胸痛，定期复查血常规，PLT 较住院期间未见变化（584×10⁹/L，已于术后 3 个月停用羟基脲）。社区化验肝肾功能正常，LDL-C 1.8 mmol/L。复查胸 CT 提示胸腺瘤未见改变，未行手术。

目前患者为 PCI 术后 1 年余，未诉不适，未再发喘憋。门诊复诊查血压 130/60 mmHg，心率 70 次 / 分，双下肢不肿。社区化验复查 LDL-C 1.92 mmol/L，

肝肾功能、电解质、CK、NT-proBNP 正常，糖化血红蛋白 7%。血小板计数 562×10⁹/L。目前药物治疗方案：阿司匹林 100 mg qd，阿托伐他汀 20 mg qn，替米沙坦 80 mg qd。

二、病例解析

1. 支架内血栓形成是 PCI 术后常见并发症之一，术前评估血栓形成风险，术中和术后预防血栓形成是降低风险主要途径。一旦发生支架内血栓形成，尽早介入干预强化抗血小板药物治疗，以降低猝死风险

支架内血栓形成（stent thrombosis，ST）是 PCI 术后严重并发症之一，金属裸支架时代，发生率约 1.2%[1]。随着药物洗脱支架结构设计与材料改进、支架臂不断变薄、药物涂层及聚合物改进、抗血小板药物优化、介入治疗技术尤其腔内影像学技术广泛应用后，ST 发生率明显下降，部分相关临床

RCT 研究 ST 发生率低至 0.5% 以下[2]。但一旦发生 ST，病死率高达 25% ～ 30%。所以早期预防及识别 PCI 术后 ST 是降低其风险的关键。

支架内血栓传统定义为 PCI 术后发生的与靶血管相关的心肌梗死，冠脉造影证实靶病变部位闭塞或者出现血栓，且在术后和发生血栓事件这一时间段中没有对靶血管进行过血运重建术。2007 年由美国和欧洲学者组成的学术研究联盟（ARC）提出了支架内血栓的扩展定义，将支架内血栓分为明确的、很可能的和可能的三类。明确的支架内血栓是指靶病变相关血管原因发生的心肌梗死或死亡或经过造影证实有冠状动脉被血栓闭塞。很可能的支架内血栓是指 PCI 术后 1 个月以内死亡或心肌梗死，未经过造影证实的。可能的支架内血栓是指 PCI 术后 30 天后发生的任何不明原因的死亡。本例患者为 PCI 术后 24 h 内胸痛，心肌肌钙蛋白轻度升高，伴有心电图下壁对应导联动态 ST-T 改变，诊断靶血管 PCI 相关心肌梗死，后续冠脉造影提示尽管右冠原支架内血流通畅，但后降支较 2 天前造影 TIMI 血流 1 ～ 2 级，血管内条索状影像，次全闭塞，考虑内血栓形成可能。如果本例患者进一步行腔内影像学检查则更有助于明确诊断。

按照支架内血栓形成的时间，支架内血栓可分为：①早期支架内血栓：即支架置入后 0 ～ 30 天内发生的血栓，包括急性支架内血栓（支架置入后 24 h 内）和亚急性支架内血栓（支架置入后 24 h ～ 30 天）；②晚期支架内血栓：支架置入后 31 天 ～ 1 年；③迟发晚期支架内血栓：支架置入后超过 1 年。本例患者为急性支架内血栓形成，结合患者病例特点和临床转归，发生 ST 主要发生机制与以下因素有关[3]。

首先，患者因素方面，该患者 2 型糖尿病伴血糖控制不佳，同时合并血小板增多症，均可能导致高凝状态，术前反复检查血小板计数，调整血糖有助于控制上述因素。患者发生 ST 后，尤其在 PCI 术后 3 个月内属于血栓高风险期，双抗基础上给予羟基脲治疗，对于降低再发 ST 风险有一定意义。但考虑到羟基脲副作用，不建议此类患者长期应用。

其次，介入治疗本身损伤冠脉血管内皮，导致继发性血小板激活、活化、聚集，血小板相关因

子、炎症因子释放可以激活和加速凝血系统、血栓形成，支架贴壁不良、支架扩张不全、支架过长（＞ 30 mm）、置入多个串联支架、支架置入术后残余狭窄等支架置入相关因素也是导致急性 ST 发生的原因。本例患者仅在右冠中段置入一枚支架，非小血管、长支架且充分后扩张，保证支架贴壁，局部未见夹层，第二次复查造影提示支架局部血流通畅，术后也给予双抗治疗，但该患者未行阿司匹林或氯吡格雷基因学检测和血小板功能检测，不能除外抗血小板治疗不充分所致。急性 ST 发生后，氯吡格雷换替格瑞洛是避免氯吡格雷抵抗导致血栓形成的主要方法。

再次，PCI 术中斑块脱落、碎屑样物质进入远端血管引起弥散性血管内凝血，并向近端延伸也可形成支架内血栓，远端血管持续性痉挛或严重狭窄也可以产生支架内血栓。因此，可加用 GP Ⅱb/Ⅲa 受体拮抗剂、硝酸酯类药物处理上述问题。

最后，对于此例患者，因术前已了解患者属于血栓高风险人群，除了考虑上述与急性支架内血栓形成风险有关的因素外，PCI 术中策略选择也很重要。该患者尽管血管管腔直径 3.5 mm，不属于药物球囊应用国际专家共识适应证推荐病变，但病变相对局限，局部不合并严重扭曲、钙化、成角病变，无重要分支血管，如果预处理后无明显夹层、血栓形成，可考虑使用药物球囊处理局部病变，降低支架置入后支架引起血小板激活聚集从而诱发血栓形成的风险。

2. 降低支架内血栓形成的风险需要技术与药物并重，围术期药物治疗方案选择与随访很关键

本例患者为冠心病 PCI 术后，合并血小板增多症、2 型糖尿病伴血糖控制不佳等基础疾病，除了关注 PCI 技术与策略、器械选择与操作要点外，介入治疗围术期抗凝方案选择、调整与监控也非常关键。

对于血小板增多症，除该患者长期口服阿司匹林外，术前考虑冠心病可能性大，应术前 3 ～ 5 天给予双联抗血小板药物治疗，同时应监测血小板聚集率，了解血小板功能抑制情况，如果血小板聚集率控制不佳，可进一步行阿司匹林、氯吡格雷基因

型检测，明确是否存在阿司匹林或氯吡格雷抵抗基因慢代谢型，术前更换替格瑞洛或加用第三种抗血小板药物、口服抗凝药，降低围术期血栓形成风险。同时，术后可再次复查上述血小板功能指标，调整抗栓方案。对于已经发生急性 ST 事件，可尽早加用 GP Ⅱb/Ⅲa 受体拮抗剂，尽快复查冠脉造影明确发生可能具体机制。

2 型糖尿病患者也是 PCI 术后高凝状态常见因素之一。糖尿病患者血小板活化、聚集增加，控制血糖，同时加用抗血小板药物、他汀类药物有助于抑制血小板活化和聚集。本例患者住院期间，血糖控制不佳，发生低血糖，除使用二甲双胍外，可考虑使用具有心血管保护作用，且对血小板活化聚集有一定作用的 GLP-1A 类药物降糖可能更佳。

三、要点提示

- 冠心病合并血小板增多症患者接受 PCI 治疗是发生支架内血栓形成高风险人群，术前评估与术后监测是预防和早期识别、处理支架内血栓形成的关键。
- 降低支架内血栓形成的风险不仅关注介入治疗技术与策略，药物方案优化、监测与调整更重要。

参考文献

［1］PALMERINI T，BIONDI-ZOCCAI G，DELLA RIVA D，et al. Stent thrombosis with drug-elutings stents：is the paradigm shifting？J Am Coll Cardiol，2013，62（21）：1915-1921.

［2］KANG S H，CHAE I H，PARK J J，et al. Stent thrombosis with drug-eluting stents and Bioresorbable Scaffolds：evidence from a network meta-analysis of 147 trials. JACC Cardiovasc Interv，2016，9（12）：1203-1212.

［3］NAKANO M，YAHAGI K，OTSUKA F，et al. Causes of early stent thrombosis in patients presenting with acute coronary syndrome：an ex vivo human autopsy study. J Am Coll Cardiol，2014，63（23）：2510-2520.

（黄榕翀）

急性心肌梗死合并冠状动脉扩张症抗血栓策略探讨一例

一、病例重现

该病例为一位 60 岁男性患者，主诉：间断胸痛 1 天。现病史：患者 1 天前劳累后出现胸痛，为胸骨后闷痛，伴左肩部放射痛，伴胸闷及咽部灼烧感，无心悸、大汗，无喘憋、呼吸困难，无反酸、烧心，无头晕、黑矇等症状，服用丹参滴丸 10 粒持续 20 分钟症状可缓解。此后于晚间再次发作上述症状，性质同前，就诊于我院，急诊心电图（图 28-1）显示：Ⅲ、aVF 导联明显病理性 Q 波；外周循环心肌损伤标志物显著增加：CK-MB 17.70 ng/ml ↑，TnI 3.731 ng/ml ↑，TnT 0.370 ng/ml ↑。

既往史：高血压 30 年，每天服用 8 mg 培哚普利，血压 130 ~ 140/90 ~ 100 mmHg；高脂血症 4 年，服用他汀类药物，低密度脂蛋白胆固醇 3.19 mmol/L；糖尿病 4 个月，未服用药物。吸烟 40 余年，每天 20 支，5 年前戒烟。偶尔少量饮酒。

家族史：其父母都患有高血压。有三个哥哥、一个弟弟和两个姐姐，其中一个哥哥患有高血压。未发现其他感染性疾病、遗传性疾病或癌症家族史。

入院查体：体温 36.30℃，脉搏 95 次 / 分，呼吸 17 次 / 分，血压 131/90 mmHg，体重 86 kg，身高 165 cm，体重指数 31.59 kg/m²，腹围 112 cm。心脏检查和其他系统体检均无明显阳性体征。

初步诊断：冠状动脉粥样硬化性心脏病，急性下壁 ST 段抬性高心肌梗死，心功能 Killip Ⅰ 级。

入院后诊疗经过：患者入院后被转移到心脏监

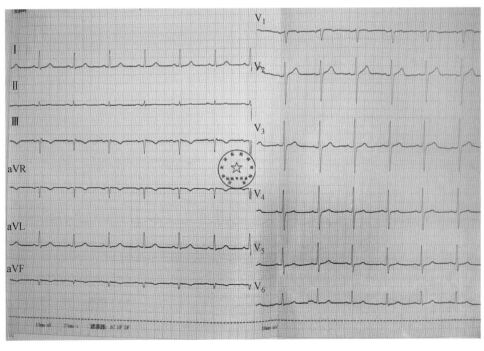

图 28-1　患者急诊心电图：Ⅲ、aVF 导联明显病理性 Q 波

护室进行进一步评估和治疗。药物：双联抗血小板药物（阿司匹林肠溶片，100 mg qd；硫酸氢氯吡格雷片，75 mg qd），低分子量肝素（依诺肝素钠，6000 IU bid，为期一周），他汀（瑞舒伐他汀钙片，10 mg qn），β 受体阻滞剂（酒石酸美托洛尔片，25 mg bid）和血管紧张素受体阻滞剂类药物（氯沙坦钾片，50 mg qd）。患者胸闷和胸痛逐渐缓解。

超声心动图显示左心房直径增大（4.2 cm），右心房和其他心室直径正常，左室射血分数为69%，瓣膜无异常（心室壁均未增厚，运动协调）。肺动脉直径正常。彩色多普勒显示三尖瓣和肺动脉瓣轻度反流。血栓弹性图试验显示凝血因子活性、纤维蛋白原功能和血小板功能均正常。反应时间为 8.4 min，最大振幅值为 56.4 mm，血小板图测试结果显示花生四烯酸抑制率为 45.1%，二磷酸腺苷抑制率为 69.1%，表明该患者没有氯吡格雷抵抗。

第一次冠脉造影术在入院 3 天后进行。图 28-2 显示整个右冠状动脉为动脉瘤扩张，扩张最大处直径为 6.60 mm，是 5 F 造影管的 4 倍，是正常右冠状动脉的 1.70 倍；左冠状动脉前降支部分表现为扩张性改变，被归类为 Markis Ⅱ 型冠状动脉扩张。冠状动脉血供以右为主，左右冠状动脉开口均正常，左冠状动脉区可见钙化点。左前降支中

部为 40% ～ 50% 节段性狭窄，左前降支远端为 40% ～ 50% 节段性狭窄，前向血流为 TIMI 3 级。左回旋冠状动脉正常，前向血流为 TIMI 3 级。右冠状动脉中部第二个转折点后 70% ～ 80% 的局限性狭窄，可见血栓影，正向血流为 TIMI 3 级。随后患者确诊为：急性下壁 ST 段抬高性心肌梗死合并冠状动脉扩张。介入治疗团队讨论后，没有进行额外的经皮冠状动脉介入治疗，因为患者症状已经缓解，冠状动脉前向血流通畅，故建议患者继续目前抗血栓治疗，两周后重新评估冠状动脉，出院后继续服用前述冠心病二级预防药物。

第二次冠脉造影（图 28-3）在第二个月进行。此时，右冠状动脉血栓已消失，前向血流为 TIMI 3 级，前降支冠状动脉和回旋支冠状动脉无明显变化。考虑到目前抗血栓治疗已经对右冠状动脉显示出效果，其余的冠状动脉状况基本稳定，因此，除低分子量肝素外，其余治疗继续。

在第五个月，患者因疲劳和寒冷而突然出现胸痛，并伴有心悸、出汗和呼吸困难。3 小时后，急诊心电图（图 28-4）显示 Ⅱ、Ⅲ 和 aVF 导联的 ST 段抬高 0.1 ～ 0.2 mV，V_1 ～ V_5 导联 T 波倒置。TnI 0.019 ng/ml、TnT < 0.010 ng/ml。当时诊断为：急性下壁 ST 段抬高性心肌梗死。急诊冠脉造影（图 28-5）显示右冠状动脉中部有 100% 闭塞和血

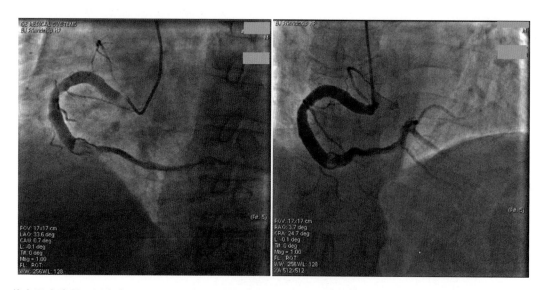

图 28-2　首次冠脉造影：因胸痛、心电图 Q 波和心肌损伤标志物增加入院 3 天后进行。两张图像显示整个右冠状动脉的动脉瘤扩张，直径为 6.60 mm，是 5 F 造影管的 4 倍，是正常右冠状动脉的 1.70 倍以上。右冠状动脉中部出现 70% ～ 80% 的局限性狭窄，在第二个转折点后出现血栓影，正向血流为 TIMI 3 级。介入治疗小组讨论后，没有应用额外的介入治疗，因为患者症状已经缓解，冠状动脉血流通畅

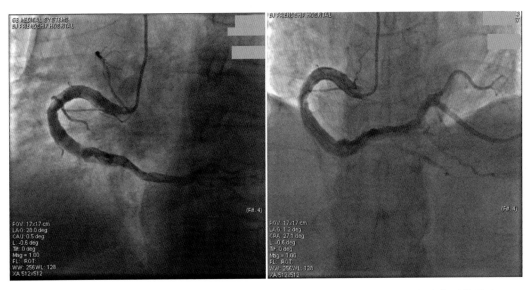

图 28-3 第二次冠脉造影：在第二个月，即治疗后一个月进行，通过阿司匹林（100 mg qd）和氯吡格雷（75 mg qd）以及低分子量肝素（依诺肝素钠 6000 IU bid，持续 1 周）的组合进行治疗。右冠状动脉血栓消失，正向血流为 TIMI 3 级。继续服用阿司匹林和氯吡格雷

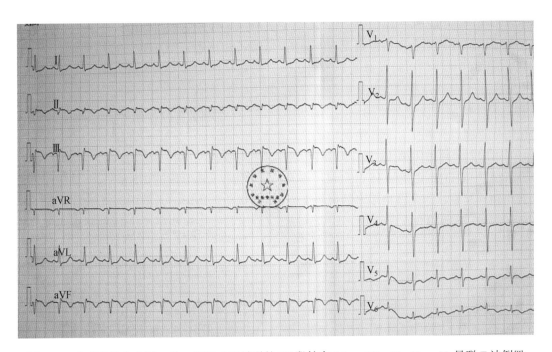

图 28-4 患者急诊心电图：Ⅱ、Ⅲ 和 aVF 导联的 ST 段抬高 0.1 ～ 0.2 mV，V$_1$ ～ V$_5$ 导联 T 波倒置

栓影。遂立即从右冠状动脉的中段到远段进行血栓抽吸，抽吸出少量白色絮状血栓，患者的胸痛缓解。

随后的血栓弹性图试验显示花生四烯酸抑制率为 100%，二磷酸腺苷抑制率为 99.3%，其他指标与第一次相同。这些结果表明，患者对包括阿司匹林和氯吡格雷在内的抗血栓形成药物没有耐药性。由于没有指南或其他成熟经验可供比较，因此很难

决定患者的抗血栓策略。应该像以前一样使用双重抗血小板药物，还是更积极的抗血小板和抗凝剂联合治疗？介入组讨论后，先行用替格瑞洛代替氯吡格雷，如果阿司匹林和替格瑞洛联合使用无效，那么可以考虑口服抗凝剂。因此，抗血栓药物被改为阿司匹林（100 mg qd）和替格瑞洛（替格瑞洛片剂，90 mg bid），并应用一周的低分子量肝素。其他药物包括他汀类药物、β 受体阻滞剂和血管紧

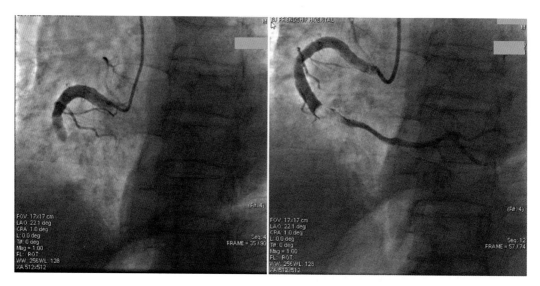

图 28-5 第三次冠脉造影：在突然胸痛后的第五个月进行。左图显示右冠状动脉中间 100% 闭塞，可见血栓影。立即从右冠状动脉的中段到远段进行血栓抽吸，抽吸出少量白色絮状血栓。右图显示了右冠状动脉的再灌注开通的状态，患者的胸痛症状缓解。抗血栓药物改为阿司匹林（100 mg qd）和替格瑞洛（替格瑞洛片剂，90 mg bid），并应用一周的低分子量肝素

张素受体阻滞剂类药物与之前一样使用。

第六个月患者出现轻微胸闷，但是没有明显的心电图变化，谨慎起见我们进行冠脉造影（图 28-6）：右冠状动脉的中部略微模糊，其他血管没有明显变化。胸闷原因推测可能是替格瑞洛的副作用。患者的药物治疗方案没有调整，总体情况稳定。在应用替格瑞洛约 12 个月后（第 18 个月），由于鼻出血，替格瑞洛从 90 mg bid 降至 45 mg bid。几天后，患者胸痛频繁复发，因此替格瑞洛的剂量又恢复到 90 mg bid。在随后的几次尝试中，均未能成功减少替格瑞洛的剂量。在总共 48 个月的观察后，阿司匹林和替格瑞洛联合用药观察了 42 个月，患者病情稳定，未观察到明显的胸痛。

二、病例解析

冠状动脉扩张是指冠状动脉直径扩张至正常或相邻正常节段的 1.5 倍或以上，其发生率在接受冠状动脉造影的人群中为 0.9% ～ 5.3%，其中 80% 以上与冠心病共存[1]，其主要表现包括心绞痛、急

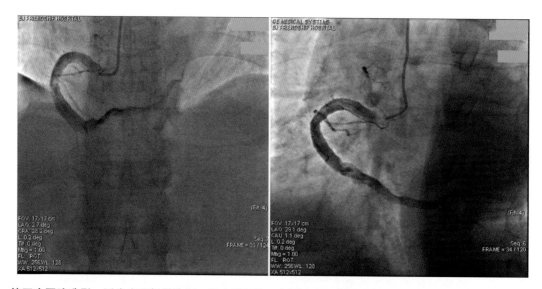

图 28-6 第四次冠脉造影：因为出现轻微胸闷，没有明显的心电图改变，所以在第六个月进行了冠脉造影，显示右冠状动脉的中间略有模糊。胸闷原因被认为是替格瑞洛的副作用。因此，抗血栓药物没有改变

性心肌梗死，心律失常和猝死[2]。冠状动脉扩张的特点是冠状动脉壁的弹力纤维和平滑肌层以未知方式广泛破坏，目前尚不清楚其病因和发病机制[3]。在我们的日常临床实践中，相当一部分冠状动脉扩张患者首先被送往急诊室并得到诊断。Swaye和Valentia报道冠状动脉扩张人群中急性心肌梗死的患病率高于冠心病和其他非冠状动脉扩张患者[4-5]，因此冠状动脉扩张在一定程度上容易发生血栓并发症。然而，对于其治疗，尤其是抗血栓策略，目前尚无共识。在实践中，大多数药物治疗方案都参照冠心病的治疗方案[6-7]。本研究观察了一名急性心肌梗死合并冠状动脉扩张的患者48个月，以探讨其抗血栓策略。

需要强调的是，冠状动脉扩张患者的完整治疗需要综合评估药物，包括抗血栓形成药物、他汀类药物、血管紧张素受体阻滞剂/血管紧张素转换酶抑制剂、β受体阻滞剂、钙通道阻滞剂和抗心绞痛药物，介入治疗包括血栓抽吸、冠状动脉血管成形术、冠状动脉支架植入术等，手术包括扩张冠状动脉切除、折叠、移植和远端移植物结扎[1-2, 6]。该患者被诊断为冠状动脉扩张合并急性心肌梗死，阿司匹林和氯吡格雷联合应用未能预防第二次急性心肌梗死。当替格瑞洛替代氯吡格雷后，冠状动脉处于相对稳定状态，但替格瑞洛的减少与胸痛复发有关。因此，对于该患者，在急性心肌梗死后，阿司匹林和替格瑞洛的联合治疗，看起来比阿司匹林和氯吡格雷的联合治疗更好，尽管血栓弹力图测试显示没有氯吡格雷抵抗。当然，该病例的观察结论还需要严格设计的临床试验去验证，抗凝药物的应用也需要进一步探索和讨论。该病例涉及三个问题，这些问题在日常临床实践中让我们感到困惑。

第一个问题是"冠状动脉扩张患者是否需要抗血栓治疗"。如前文所述，大部分冠状动脉扩张尤其是老年患者合并有冠心病，冠状动脉扩张比冠心病患者更容易出现血栓并发症[4-5]。扩张部位通常是血栓形成部位（罪犯血管），可没有明显的动脉粥样硬化和狭窄改变[6]；由于冠状动脉局部血流异常，血栓通常为大血栓[8]。几项研究发现冠状动脉扩张患者的外周血平均血小板体积较大，这也是抗血小板治疗的原因之一[9]。同时，我们之前的研究团队显示，接受抗血小板治疗的冠状动脉扩张患者，其急性心肌梗死患病率显著低于未接受抗血小板治疗的冠状动脉扩张患者（15.2% vs. 34.7%，$P = 0.020$）[10]。因此，总体而言，冠状动脉扩张具有更高的血栓形成风险，大多数冠状动脉扩张建议基于冠心病的治疗，这些患者应常规服用阿司匹林，至少阿司匹林应该作为一级预防的药物[6]。

第二个问题是"阿司匹林对冠状动脉扩张患者足够吗"。抗血栓药物包括抗血小板药物和抗凝剂。单一抗血小板治疗、双联抗血小板治疗或抗血小板与抗凝剂联合治疗，何者为最佳策略，目前尚未达成共识。腺苷二磷酸受体抑制剂与阿司匹林联合使用的设想尚未在临床试验中得到验证。部分研究显示冠状动脉扩张患者和非冠状动脉扩张患者的不良事件发生率相似[4-5, 11-12]，而其他研究显示冠状动脉扩张患者的不良事件发生率更高[13-14]。有学者议，应对高血栓风险的冠状动脉扩张患者实施长期华法林抗凝治疗，以降低冠状动脉血栓形成的风险及其有害后果，而对无症状冠状动脉扩张患者可以单用阿司匹林治疗[15]。其他研究指出，较大的冠状动脉瘤需要通过联合使用抗血小板药和抗凝剂进行积极治疗[16]。根据我们有限的经验，大多数冠状动脉扩张与冠心病相关，因为冠状动脉扩张中的急性心肌梗死是动脉性血栓事件，其血栓生成的机制可能更多地与血小板功能激活有关，因此，如果患者没有高出血风险，双联抗血小板治疗将是更好的基线药物选择。需要更多的证据来证明抗血栓策略的合理性。

第三个问题是"如何确定急性冠脉综合征合并冠状动脉扩张患者的抗血栓策略"。如果冠状动脉扩张患者出现动脉血栓事件，再灌注治疗的成功率低于正常急性心肌梗死患者。大血栓也可能增加无再流现象、远端栓塞、支架血栓形成等[17-19]。最近发表的一篇系统综述总结说，对于急性冠脉综合征合并冠状动脉扩张的患者，增加抗凝剂似乎比单独使用双联抗血小板治疗更有效，作者建议，如果单一抗血小板治疗/双联抗血小板治疗不能为急性冠脉综合征复发提供足够的保护，尤其是对于没有其他明显狭窄病变的冠状动脉扩张患者，必须考虑使用抗凝剂[20]。目前的冠心病诊疗指南指出，急性冠脉综合征患者应使用双联抗血小板治疗治疗12个月，除非有禁忌证，如出血风险过大[21]。由于担心出血风险，本病例采用相对保守的策略，未使用抗凝剂，仅采用双联抗血小板治疗，结果表明阿司匹林和替格瑞洛联合使用可预防血栓事件，而阿司匹林和氯吡格雷联合使用则无此作用。在PLATO试验中，无论是否计划进行侵入性治疗，替格瑞洛在急性冠脉综合征患者中均优于氯吡格雷，但副作用包括呼吸困难（本例中胸闷被认为是副作用）和较高的出血率[22]。因此，阿司匹林和替格瑞洛联合应用是急性冠脉综合征冠状动脉扩张患者的基线治疗，如果患者血栓形成风险较高，但会显著增加出血风险，也应考虑采用双联抗血小板治疗联合抗凝剂的更积极治疗。

三、要点提示

- 冠状动脉扩张症患者的抗血栓策略建议：①急性冠脉综合征患者在12个月内，建议阿司匹林和替格瑞洛联合使用双联抗血小板治疗，如果患者血栓形成风险较高，也应考虑联合使用双联抗血小板治疗和抗凝剂进行更积极的治疗；②急性冠脉综合征12个月后或非急性冠脉综合征患者，应服用阿司匹林作为主要预防措施，如果患者没有高出血风险，双联抗血小板治疗将是更好的选择。前述要点基于临床经验和本病例提出，仅供临床参考，未来还需要严格设计的临床试验去进一步验证和探索。

参考文献

[1] KATAOKA Y, DOI T. Coronary artery ectasia: Importance of its risk stratification and management. Int J Cardiol, 2021, 322: 43-44.

[2] KAWSARA A, NÚÑEZ GIL I J, ALQAHTANI F, et al. Management of Coronary Artery Aneurysms. JACC Cardiovasc Interv, 2018, 11 (13): 1211-1223.

[3] MARKIS J E, JOFFE C D, COHN P F, et al. Clinical significance of coronary arterial ectasia. Am J Cardiol, 1976, 37 (2): 217-222.

[4] SWAYE P S, FISHER L D, LITWIN P, et al. Aneurysmal coronary artery disease. Circulation, 1983, 67 (1): 134-138.

[5] VALENTE S, LAZZERI C, GIGLIOLI C, et al. Clinical expression of coronary artery ectasia. J Cardiovasc Med (Hagerstown), 2007, 8 (10): 815-820.

[6] KHEDR A, NEUPANE B, PROSKURIAKOVA E, et al. Pharmacologic Management of Coronary Artery Ectasia. Cureus, 2021, 13 (9): e17832.

[7] HO J S, CANNADAY J J, FITZGERALD S J, et al. Relation of Coronary Artery Diameters With Cardiorespiratory Fitness. Am J Cardiol, 2018, 121 (9): 1065-1071.

[8] YOKOKAWA T, UJIIE Y, KANEKO H, et al. Lone aspiration thrombectomy without stenting for a patient with ST-segment elevation myocardial infarction associated with coronary ectasia. Cardiovasc Interv Ther, 2014, 29 (4): 339-343.

[9] MOGHADAM R H, SHAHMOHAMMADI A, ASGARI N, et al. Comparison of mean platelet volume levels in coronary artery ectasia and healthy people: systematic review and meta-analysis. Blood Res, 2018, 53 (4): 269-275.

[10] LIANG S, ZHANG Y, GAO X Y, et al. Is Coronary Artery Ectasia a Thrombotic Disease? Angiology, 2019, 70 (1): 62-68.

[11] BOLES U, ZHAO Y, RAKHIT R, et al. Patterns of coronary artery ectasia and short-term outcome in acute myocardial infarction. Scand Cardiovasc J, 2014, 48 (3): 161-166.

[12] ZHANG Y, HUANG Q J, LI X L, et al. Prognostic Value of Coronary Artery Stenoses, Markis Class, and Ectasia Ratio in Patients with Coronary Artery Ectasia. Cardiology, 2015, 131 (4): 251-259.

［13］WARISAWA T, NAGANUMA T, TOMIZAWA N, et al. High prevalence of coronary artery events and non-coronary events in patients with coronary artery aneurysm in the observational group. Int J Cardiol Heart Vasc, 2015, 10: 29-31.

［14］DOI T, KATAOKA Y, NOGUCHI T, et al. Coronary Artery Ectasia Predicts Future Cardiac Events in Patients With Acute Myocardial Infarction. Arterioscler Thromb Vasc Biol, 2017, 37（12）: 2350-2355.

［15］HART J J, JOSLIN C G. Coronary artery ectasia. Kans Med, 1998, 98（3）: 6-9.

［16］BAMAN T S, COLE J H, DEVIREDDY C M, et al. Risk factors and outcomes in patients with coronary artery aneurysms. Am J Cardiol, 2004, 93（12）: 1549-1551.

［17］ERDEN I, ERDEN E C, OZHAN H, et al. Outcome of primary percutaneous intervention in patients with infarct-related coronary artery ectasia. Angiology, 2010, 61（6）: 574-579.

［18］TIAN F, CHEN Y D, CHEN L, et al. Evaluation of neointimal coverage in patients with coronary artery aneurysm formation after drug-eluting stent implantation by optical coherence tomography. Chin Med J（Engl）, 2013, 126（11）: 2092-2097.

［19］EITAN A, ROGUIN A. Coronary artery ectasia: new insights into pathophysiology, diagnosis, and treatment. Coron Artery Dis, 2016, 27（5）: 420-428.

［20］PRANATA R, YONAS E, CHINTYA V, et al. Is Anticoagulant Necessary in Patients with Coronary Artery Ectasia Presenting with Acute Coronary Syndrome? A Systematic Review of Case Reports. Int J Angiol, 2019, 28（4）: 231-236.

［21］VALGIMIGLI M, BUENO H, BYRNE R A, et al. 2017 ESC focused update on dual antiplatelet therapy in coronary artery disease developed in collaboration with EACTS. Kardiol Pol, 2017, 75（12）: 1217-1299.

［22］WALLENTIN L, BECKER R C, BUDAJ A, et al. Ticagrelor versus clopidogrel in patients with acute coronary syndromes. N Engl J Med, 2009, 361（11）: 1045-1057.

（刘锐锋）

骨折患者 PCI 术后急性支架内血栓形成一例

一、病例重现

患者中年女性，58 岁，主因"间断胸痛 2 天"于 2020-7-8 收治入院。患者 2 天前慢走半小时后出现胸痛，为胸骨后针刺样疼痛，伴有咽干，伴有心悸、大汗、恶心，持续约 10 分钟，休息后可缓解，无胸闷、憋气，无左上肢及肩背部放射性疼痛，无头晕、黑矇、晕厥，无喘憋、呼吸困难等不适，未予诊治。1 天前（2020-7-17 13:00 左右）患者午餐后再次出现胸骨后疼痛，仍为针刺样疼痛，程度较前剧烈，性质同前，含服丹参滴丸 6 粒后不缓解，遂就诊于我院急诊，查心电图提示：Ⅱ、Ⅲ、aVF 导联 ST 段压低，查 TnI 0.662 ng/ml，TnT 0.140 ng/ml，考虑诊断"急性心肌梗死"，予吸氧、阿司匹林及波立维抗血小板、爱倍（硝酸异山梨酯注射液）扩冠治疗，患者症状逐渐好转，为进一步诊治收入心内科病房。患者自发病以来，精神可，食欲一般，睡眠可，二便如常，体重无明显改变。

既往史及个人史：高血压 12 年余，血压最高达 180/120 mmHg，目前口服代文（缬沙坦胶囊）80 mg qd 降压治疗，自诉血压控制在 140/90 mmHg 左右。陈旧性脑梗死 12 年余，无残留后遗症。半月前因家中跌倒，左侧桡骨粉碎性骨折，予石膏固定保守治疗。个人史及家族史无特殊。

入院查体：体温 36.8℃，脉搏 66 次 / 分，呼吸 18 次 / 分，血压 137/88 mmHg，脉氧饱和度 98%（未吸氧）。BMI 21.88 kg/m²，腹围 77 cm。全身皮肤、黏膜无苍白、黄染，无瘀点、瘀斑等出血点。双肺呼吸音粗，未闻及干湿啰音。心前区无异常隆起及凹陷，心尖搏动可，心尖搏动位于胸骨左侧第五肋间锁骨中线内 0.5 cm，各瓣膜区未触及震颤，叩诊心界不大，心率 66 次 / 分，律齐，各瓣膜听诊区未闻及病理性杂音及额外心音，无心包摩擦音。腹部平坦，腹软，无明显压痛、反跳痛及肌紧张，肝肾区无叩痛，肠鸣音 3 次 / 分。左前臂局部压痛、活动受限，石膏外固定状态。双下肢无水肿，双足背动脉搏动正常。

辅助检查：

- 血常规＋C 反应蛋白（2020-7-18，我院急诊）：WBC 9.45×10⁹/L，GR% 76.4%，HGB 128 g/L，PLT 253×10⁹/L。
- 心肌损伤标志物（2020-7-17 16:14，我院急诊）：TnI 0.020 ng/ml，CK-MB（质量）1.10 ng/ml；TnT 0.011 ng/ml。
- NT-proBNP（2020-7-17 16:14，我院急诊）：135 ng/L。
- 肝肾功能（2020-7-17 16:14，我院急诊）：ALT 56 U/L，AST 37.4 U/L，Cr（酶法）53.4 μmol/L。
- DIC（2020-7-17 16:14，我院急诊）：指标均正常。
- 心电图（2020-7-17，我院急诊）：窦性心律，76 次 / 分，V₃ ～ V₆ 导联 ST 段压低，Ⅲ 导联 T 波倒置（图 29-1A）。

初步诊断：冠状动脉粥样硬化性心脏病，急性前壁心肌梗死，心功能 Ⅰ 级（Killip 分级），高血压 3 级（很高危），陈旧性脑梗死，左侧桡骨粉碎性骨折等。

入院后诊疗经过：入院后与双联抗血小板、他汀强化降脂、缬沙坦降压等治疗，患者间断出现胸痛等不适症状，查心电图见 Ⅰ、aVL 导联、

$V_1 \sim V_6$ 导联 T 波倒置（图 29-1B）较前有变化，予低分子量肝素抗凝治疗。

2020-7-23 予冠脉造影见：三支病变（累及 LAD、LCX、RCA），LCX 置入支架 1 枚、LM-LAD 置入支架 1 枚，LAD 置入支架 2 枚，D1-PTCA 成功。术后约 2 h 出现胸痛、头晕、恶心，呕吐一次，心电图检查示：$V_1 \sim V_6$ T 波直立，ST 段抬高 $0.1 \sim 0.2$ mV（之前心电图 $V_1 \sim V_6$ 导联 T 波低平，ST 段压低，图 29-2）考虑支架内血栓形成。立即予急诊 PCI 示：左主干，狭窄程度 90%～99%，病变长度局限性，TIMI 0 级；支架内血栓影；左前降支近段，TIMI 0 级；回旋支近段，TIMI 0 级；LCX-PCI 术后、LM-LAD-PCI 术后、LCX-PTCA 成功、LM-LAD-PTCA 成功、D1-PTCA 成功，术中出现血压下降，考虑心源性休克，术中术后给予多巴胺升压、补液，IABP 辅助循环治疗。术后查心肌损伤标志物（肌钙蛋白、CK-MB）较前升高，DIC 指标提示 D- 二聚体 1.6 mg/L↑，蛋白 C、蛋白 S 活性异常（分别为 151.3%、194%），均高于

正常，抗心磷脂抗体未见异常。术后加用欣维宁抗血小板，多巴胺升压（术后当夜血压平稳后停用），IABP 辅助循环（术后 2 天撤除）等治疗。术后 7 天病情稳定予冠心病二级预防治疗出院，出院后患者规律冠心病二级预防治疗，但多次出现急性心肌梗死入院（2021-9-23、2021-12-10、2022-3-24），2022 年 3 月 24 日就诊于我院，行冠脉造影提示左主干＋三支血管病变，左主干、前降支、回旋支原支架内弥漫性再狭窄，建议患者行冠状动脉旁路移植术（coronary artery bypass graft，CABG）治疗。

二、病例解析

支架内血栓形成是经皮冠脉介入术（percutaneous coronary intervention，PCI）少见但严重的并发症，其定义为支架植入部位形成血栓，导致冠脉完全或不完全闭塞。根据 PCI 后发生的时间不同将其分为急性支架内血栓（支架置入后 24 h 内），亚急性支架内血栓（支架置入后 24 h～30

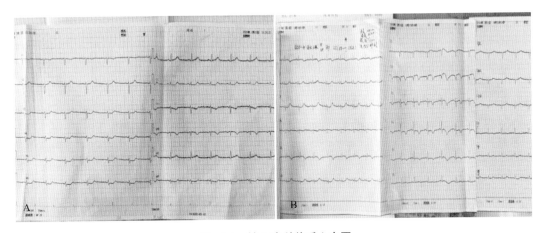

图 29-1　转入我科前后心电图

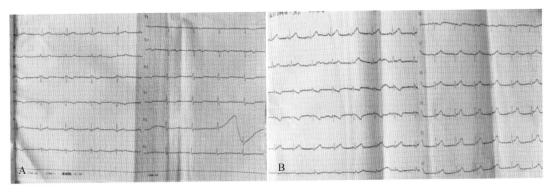

图 29-2　第一次 PCI 术前及术后胸痛发作时心电图

天）、晚期支架内血栓（支架置入后 31 天～1 年）和极晚期（迟发晚期）支架内血栓（支架置入后超过 1 年）四种[1]。虽然随诊近些年来支架置入技术的进步和辅助抗栓治疗的改进，以及新一代药物洗脱支架的使用都在一定程度降低了支架内血栓形成的发生率，但有研究显示支架内血栓形成患者住院死亡率及不良心血管并发症发生率显著高于未发生支架内血栓的患者[2]。

支架内血栓明确的发生机制尚未完全阐释清除，患者的临床特点是预测支架内血栓形成的重要因素，急性冠脉综合征患者不稳定斑块形成伴随血小板的异常激活以及体内异常的凝血系统均促使支架内血栓的形成，而高血压、糖尿病等是支架内血栓的危险因素；此外，PCI 术后多支架、长支架、支架贴壁不良等也是支架内血栓形成的常见因素，抗血小板等治疗中断也是影响支架内血栓形成的重要因素[3]。

凝血系统的异常激活亦可引起血小板活化，形成纤维蛋白网的同时，诱导血小板活化、释放凝血物质，进一步放大凝血瀑布反应，促进血栓的形成。该例患者术前曾有骨折史，术前常规凝血功能检查（PT、APTT、纤维蛋白原、D- 二聚体）指标未见异常，但蛋白 C、蛋白 S 系统功能紊乱，传统认知以为蛋白 C、蛋白 S 系统活性的降低是包括深静脉血栓形成等血栓栓塞事件发生的重要危险因素，且在血小板相关病理性血栓行程中发挥着关键作用[4]。但该患者蛋白 C、蛋白 S 活性在第一次住院 PCI 术后复查活性稍高于正常，考虑不除外机体反馈机制相关，但进一步的解释需要后续的动态复查，患者反复心肌梗死入院，反复支架内血栓形成考虑与自身凝血系统紊乱相关，但遗憾缺少相关检测。

三、要点提示

- 对于冠状动脉介入治疗的患者，在支架置入之前，早期识别支架内血栓形成高危患者，采取有效的预防措施是降低支架内血栓形成的关键。

参考文献

[1] HOLMES D R Jr, KEREIAKES D J, GARG S, et al. Stent thrombosis. J Am Coll Cardiol, 2010, 56（17）: 1357-1365.

[2] MORICE M C, SERRUYS P W, SOUSA J E, et al. A randomized comparison of a sirolimus-eluting stent with a standard stent for coronary revascularization. N Engl J Med, 2002, 346（23）: 1773-1780.

[3] ULLRICH H, MÜNZEL T, GORI T. Coronary Stent Thrombosis-Predictors and Prevention. Dtsch Arztebl Int, 2020, 117（18）: 320-326.

[4] ROSENBERG R D, BAUER K A. Thrombosis in inherited deficiencies of antithrombin, protein C, and protein S. Hum Pathol, 1987, 18（3）: 253-262.

（叶智帅）

病例 30

零对比剂冠脉介入诊疗技术应用于严重肾功能不全患者一例

一、病例重现

患者老年女性，72岁。主因"间断胸闷9年，加重8个月"于2021-9-27入院。9年前（2012年）因家事出现胸闷心悸就诊于哈尔滨医科大学附属第二医院行冠脉造影提示冠脉狭窄（具体不详），未置入支架。3年前再发胸闷，伴气短、出汗，就诊于我院门诊，具体治疗不详，未见明显好转。随后就诊于阜外医院，给予阿司匹林、波立维（硫酸氢氯吡格雷）抗血小板，欣康扩冠等治疗后好转。8个月前症状再发，较前加重，行走50 m后出现胸憋，伴气短、心悸、出汗，现为进一步诊治收入院。患者自发病以来，精神好，睡眠、食欲好，大小便正常，近期体重无明显变化。

既往史及个人史：高脂血症病史20余年，自诉甘油三酯增高，服用匹伐他汀降脂治疗。过敏性鼻炎、过敏性咽炎史20余年，对花粉过敏。高血压史16年，血压最高180/100 mmHg，目前口服络活喜（苯磺酸氨氯地平）、替米沙坦、阿尔马尔（盐酸阿罗洛尔）治疗，未规律监测血压。肺结节史6年。肾病综合征、慢性肾功能不全史4年，目前口服包醛氧淀粉胶囊、复方α酮酸片、黄葵胶囊。高尿酸血症史4年，目前口服别嘌醇缓释胶囊。不宁腿综合征4年。胃窦炎1个月。肾性贫血1个月，目前口服叶酸、琥珀酸亚铁片治疗。支气管炎、支气管扩张病史数年。轻度脂肪肝史数年。反流性食管炎数年。否认糖尿病、脑血管病、精神疾病史。否认肝炎史、结核史、疟疾史。手术史：有，甲状腺结节切除术，外院肠息肉切除术后9年，本院肠息肉切除术后3年。过敏史：有，花粉过敏，磺胺类药物过敏，出现皮疹。自述阿托伐他汀、瑞舒伐他汀过敏，双下肢出现瘙痒感。婚育史、月经史无特殊。

家族史：父亲死于肠癌，母亲死于心功能不全，兄弟姐妹4人，大弟弟心肌梗死，小弟弟和妹妹均健在。

入院查体：体温36℃，脉搏80次/分，呼吸16次/分，血压125/59 mmHg（左上肢）、120/54 mmHg（右上肢），SpO$_2$ 98%（未吸氧）。体重59 kg，身高153 cm，BMI 25.2 kg/m^2，腹围90 cm。发育正常，营养中等。神志清楚，表情自然，自主体位，查体配合。全身皮肤黏膜无黄染，未见肝掌及蜘蛛痣，全身浅表淋巴结无肿大。颈软无抵抗，未见颈静脉怒张及颈动脉异常搏动，颈部血管未闻及杂音。两侧胸廓对称，呼吸运动对等，节律规整，两侧胸廓扩张度对称，双侧语颤对称。双肺呼吸音粗，未闻及干湿啰音，无胸膜摩擦音。心前区无异常隆起及凹陷，心尖搏动可，心尖搏动位于胸骨左侧第五肋间锁骨中线内0.5 cm，各瓣膜区未触及震颤，叩诊心界不大，心率80次/分，律齐，P2＝A2，第一心音正常，各瓣膜听诊区未闻及病理性杂音及额外心音，无心包摩擦音。双下肢无水肿，双足背动脉搏动可。

辅助检查：
- 入院心电图：窦性心律，未见明显ST-T改变。
- 胸部CT（2021-9-26）：与2020-1-7胸部CT比较：①胸部CT平扫未见明确急性炎症，请结合临床；②双肺多发微小结节，大致同前，建议常规年度复查；③右肺下叶局限性肺气肿，同前；④左肺下叶局限性支气管扩张伴索条，大致同前；⑤右肺下叶内基底段少许条索及磨玻璃密度影，较前减少，考虑慢性炎症。

- 血常规＋C反应蛋白：GR% 76.1%，LY% 14.7%，RBC $3.59×10^{12}$/L，HGB 107 g/L，CRP 12.45 mg/L，WBC $6.71×10^9$/L，PLT $243×10^9$/L。
- 冠脉造影（2012年）：冠状动脉为右优势型；左前降支中段50%～60%弥漫性狭窄；回旋支远端不规则；右冠近中段40%～50%弥漫性狭窄（图30-1）。

初步诊断： 冠状动脉粥样硬化性心脏病，不稳定型心绞痛，三支病变（累及LAD、LCX、RCA），心功能Ⅲ级（NYHA分级）；高血压3级（很高危）；高脂血症；肾病综合征，慢性肾功能不全（CKD4期），肾性贫血（轻度）；痛风，高尿酸血症；反流性食管炎；胃窦炎；慢性支气管炎，肺气肿；支气管扩张；双肺结节；脂肪肝；不宁腿综合征；过敏性鼻炎；过敏性咽炎；甲状腺多发结节，甲状腺结节切除术后；高同型半胱氨酸血症，叶酸缺乏症；缺铁性贫血。

入院后诊疗经过： 入院后完善检查：血常规＋C反应蛋白：RBC $3.39×10^{12}$/L，HGB 102 g/L，CRP 9.11 mg/L，WBC $4.88×10^9$/L，GR% 60.1%，LY% 27.5%，PLT $213×10^9$/L。甲状腺系列：T_3 25.71 ng/dl，FT_3 1.96 pg/ml。ESR：45 mm/h。肾功能：Urea 21.50 mmol/L，Cr 334.3 μmol/L，eGFR 18.4 ml/（min·1.73 m^2）。肝功能：ALT 13 U/L，AST 24.7 U/L。TnI：0.008 ng/ml。贫血系列：Fe 4.80 μmol/L，TIBC 33.50 μmol/L，HCY 25.9 μmol/L。血脂：CHOL 2.90 mmol/L，TG 1.95 mmol/L，HDL-C 0.76 mmol/L，LDL-C 1.48 mmol/L。流式尿沉渣全自动分析＋尿干化学：RBC 34/μl，BLD 3＋，PRO 3＋g/L。心脏超声：LA 3.82 cm，LVEDD 4.55 cm，EF 66.9%，左心房增大，左心室舒张功能减低，心包积液（微少量）。腹部超声：未见占位。甲状腺及颈部淋巴结超声：甲状腺部分切除术后，残余腺体回声欠均匀，甲状腺多发结节，TI-RADS 3类。

经过上述检查后，明确患者有冠脉造影检查的指征，但患者近来肾功能明显恶化，eGFR急剧下降，冠脉造影有一定风险，且患者有2012年造影图像，经讨论，予患者行血管内超声成像（IVUS）指导的零对比剂冠脉介入检查及治疗。于2021-9-30行IVUS检查发现：LAD中段、远段无明显狭窄，LAD近段钙化斑块为主，钙化范围等，病变长度约20 mm，最小面积2.02 mm^2（图30-2）；LCX远段和近段可见钙化斑块（图30-3），近段最小面积3.76 mm^2，远段最小面积3.02 mm^2，不进行干预；RCA中段可见纤维斑块，最小面积4.65 mm^2，近段钙化斑块，最小面积4.92 mm^2，不进行干预。于LAD行球囊扩张，球囊膨胀良好（图30-2），然后置入支架并后扩张，最后复查IVUS可见管腔明显扩大，支架贴壁良好（图30-2）。整个手术操作过程，未使用对比剂，全程在IVUS指导下进行。术后患者恢复良好，无不适。

术后继续给予阿司匹林、氯吡格雷抗血小板，欣康（单硝酸异山梨酯）扩冠，他汀类降脂、稳定斑块，替米沙坦片、络活喜、阿尔马尔片控制血压，泮托拉唑钠肠溶片保护胃黏膜，别嘌醇缓释胶囊改善痛风。叶酸片、速力菲片（琥珀酸亚铁）、济脉欣注射液（重组人促红素注射液）改善贫血，

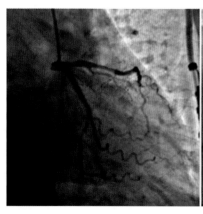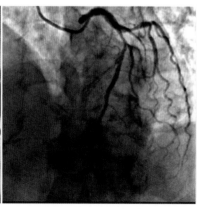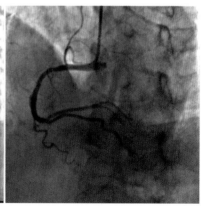

图30-1　患者2012年冠脉造影图像

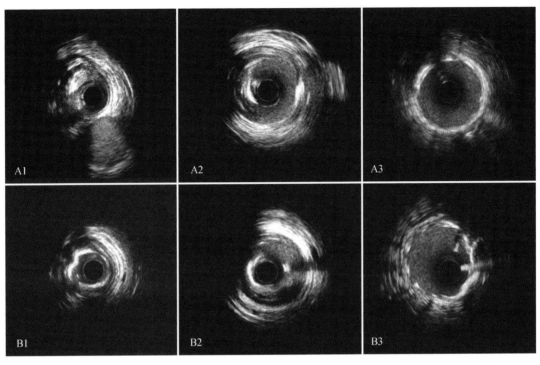

图 30-2　左前降支近中段病变术前术后的 IVUS 影像：A1.左前降支中段病变；**A2**.球囊扩张后；**A3**.支架置入后；**B1**.左前降支近段病变；**B2**.球囊扩张后；**B3**.支架置入后

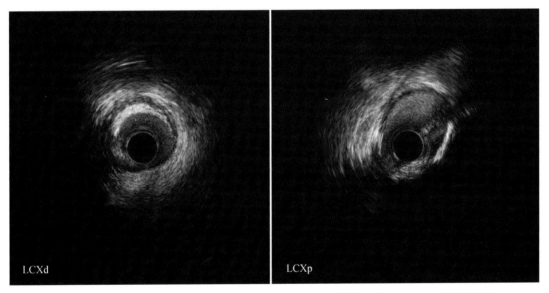

图 30-3　LCX 近段和远段病变的 IVUS 影像：LCXp，回旋支近段；LCXd，回旋支远段

黄葵胶囊、复方 α 酮酸片、包醛氧淀粉胶囊改善肾功能。

二、病例解析

1. 该患者合并严重肾功能不全，是对比剂肾病（CIN）的高危人群

当前，我国心血管病发病人数持续增加，心血管病死亡已占城乡居民总死亡原因的首位。与此相对应，我国的冠心病介入治疗也在迅猛发展，PCI 病例数每年以 5% ～ 15% 的速度增长。因此，含碘对比剂的使用也越来越广泛，而在使用对比剂之后的 CIN 也越来越受到重视和关注。据报道，CIN 在普通人群中的发生率为 0.6% ～ 2.3%，在 PCI 术后总的发生率为 3.3% ～ 14.8%[1-4]，在肾功能不全患者中发生率更高，可达 30% 以上[3-5]，而且研究

发现，随着肾功能不全程度的加重，CIN 的发生率也继续增高[3-4]。当前 CIN 已成为住院获得性肾功能不全的第三大病因[6-7]。

CIN 有严重的危害和后果，可导致 PCI 相关并发症如出血明显增加，心肌梗死、靶血管重建等不良事件发生率显著增加，住院死亡率和长期的死亡率显著增加较无 CIN 者升高 4 ～ 20 倍[8-12]。部分患者肾功能不能恢复到基础状态[10]，还会进一步恶化，甚至需要持续的透析治疗。

该患者血肌酐水平达到 334.3 μmol/L，eGFR 为 18.4 ml/（min·1.73 m^2），属于严重肾功能不全，CKD4 期。如果再行冠脉造影及 PCI，发生 CIN 的风险极高。

2. IVUS 指导的零对比剂 PCI 技术

如前文所述，IVUS 指导的零对比剂 PCI 技术是最近开始被应用于临床的。国外学者已经尝试在肾功能不全患者 PCI 中使用 IVUS 指导操作而不使用对比剂，初步显示可以取得很高的 PCI 成功率[13-14]；另有学者对 CIN 的高危患者（糖尿病、心力衰竭、老年、肾功能不全等）采用 IVUS 指导的方法完成 PCI，结果显示显著地减少了对比剂的使用量，心血管不良事件也有减少的趋势[15]。因此，对该患者应该积极使用 IVUS 指导的零对比剂 PCI 技术。

零对比剂技术的操作技术见前文。适应证为：①对比剂过敏患者；②严重肾功能不全患者；③甲状腺功能亢进患者。零对比剂技术实施的条件：术前应该有既往冠脉造影、冠脉 CTA 或 MRI 的冠脉影像。该患者有 2012 年的冠脉造影影像可供参考，术中成功使用了 IVUS 指导的零对比剂 PCI 技术，顺利植入了支架，术后患者症状改善，肾功能无恶化（血肌酐轻度下降）。

三、要点提示

- 对于严重肾功能不全的患者，伴有明显或严重心肌缺血表现，可考虑血管内超声指导的零对比剂技术。
- 该技术需要借助既往冠脉造影，或 CTA、MRI 冠脉影像，了解血管走形情况。

参考文献

[1] DANGAS G, IAKOVOU I, NIKOLSKY E, et al. Contrast-induced nephropathy after percutaneous coronary interventions in relation to chronic kidney disease and hemodynamic variables. Am J Cardiol, 2005, 95（1）: 13-19.

[2] KINI A S, SARKAR K, RAFAEL O C, et al. Serum creatinine ratio: a novel predictor of mortality after percutaneous coronary intervention in patients with normal and abnormal renal function. Catheter Cardiovasc Interv, 2009, 74（1）: 49-55.

[3] MEHRAN R, AYMONG E D, NIKOLSKY E, et al. A simple risk score for prediction of contrast-induced nephropathy after percutaneous coronary intervention: development and initial validation. J Am Coll Cardiol, 2004, 44（7）: 1393-1399.

[4] RIHAL C S, TEXTOR S C, GRILL D E, et al. Incidence and prognostic importance of acute renal failure after percutaneous coronary intervention. Circulation, 2002, 105（19）: 2259-2264.

[5] SOLOMON R, DAUERMAN H L. Contrast-induced acute kidney injury. Circulation, 2010, 122（23）: 2451-2455.

[6] WAYBILL M M, WAYBILL P N. Contrast media-induced nephrotoxicity: identification of patients at risk and algorithms for prevention. J Vasc Interv Radiol, 2001, 12（1）: 3-9.

[7] NASH K, HAFEEZ A, HOU S. Hospital-acquired renal insufficiency. Am J Kidney Dis, 2002, 39（5）: 930-936.

[8] RUDNICK M, FELDMAN H. Contrast-induced nephropathy: what are the true clinical consequences? Clin J Am Soc Nephrol, 2008, 3（1）: 263-272.

[9] SEELIGER E, SENDESKI M, RIHAL C S, et al. Contrast-induced kidney injury: mechanisms, risk factors, and prevention. Eur Heart J, 2012, 33（16）: 2007-2015.

[10] MAIOLI M, TOSO A, LEONCINI M, et al. Persistent renal damage after contrast-induced acute kidney injury: incidence, evolution, risk factors, and prognosis. Circulation, 2012, 125（25）: 3099-3107.

[11] GRUBERG L，MEHRAN R，DANGAS G，et al. Acute renal failure requiring dialysis after percutaneous coronary interventions. Catheter Cardiovasc Interv，2001，52（4）：409-416.

[12] GRUBERG L，MINTZ G S，MEHRAN R，et al. The prognostic implications of further renal function deterioration within 48 h of interventional coronary procedures in patients with pre-existent chronic renal insufficiency. J Am Coll Cardiol，2000，36（5）：1542-1548.

[13] ALI Z A，KARIMI GALOUGAHI K，NAZIF T，et al. Imaging- and physiology-guided percutaneous coronary intervention without contrast administration in advanced renal failure：a feasibility，safety，and outcome study. Eur Heart J，2016，37（40）：3090-3095.

[14] KAWASAKI D，FUJII K，FUKUNAGA M，et al. Safety and efficacy of carbon dioxide and intravascular ultrasound-guided stenting for renal artery stenosis in patients with chronic renal insufficiency. Angiology，2015，66（3）：231-236.

[15] MARIANI J Jr，GUEDES C，SOARES P，et al. Intravascular ultrasound guidance to minimize the use of iodine contrast in percutaneous coronary intervention：the MOZART（Minimizing cOntrast utiliZation With IVUS Guidance in coRonary angioplasTy）randomized controlled trial. JACC Cardiovasc Interv，2014，7（11）：1287-1293.

（赵慧强 高翔宇）

零对比剂冠脉介入诊疗技术应用于对比剂过敏患者一例

一、病例重现

患者老年女性，65 岁。主因"反复心前区疼痛 10 余年，加重半月"于 2021-12-1 入院。患者 10 余年来反复发作心前区疼痛，多与天气变化有关，每天均有发作，每天发作 1～2 次，每次持续数秒自行缓解，未予重视。5 年前于我院查冠脉 CTA 提示左前降支混合密度斑块，管腔中度狭窄（左前降支近中段可见多发钙化斑及低密度斑块，最大管腔狭窄 50%～75%）。开始规律予阿司匹林抗血小板治疗，因他汀类不良反应，未长期予降脂治疗。半个月来出现心前区疼痛性质加重，伴后背部疼痛，现为进一步治疗收入我科。发病以来，患者一般状态可，饮食可，睡眠差，尿频，夜尿增多，排便正常，体重无下降。

既往史及个人史：发现血压升高 5 年，最高血压 140/100 mmHg；否认糖尿病、脑血管病、精神病史。否认肝炎史、结核史、疟疾史。手术史：无。过敏史：有，欧乃派克（碘海醇注射液），2016 年行冠脉 CTA 检查时注射欧乃派克后表现为周身皮疹、瘙痒，之后未再接触对比剂；输血史：无，预防接种史：无，传染病史：无。其他系统回顾无特殊。否认吸烟史，否认饮酒史。月经史及婚育史无特殊。

家族史：父母不详，否认家族中类似病史、传染病史、遗传病史及肿瘤史。

入院查体：体温 36.3℃，脉搏 55 次/分，呼吸 18 次/分，血压 128/78 mmHg（左上肢），118/75 mmHg（右上肢），SpO₂：98%（未吸氧）。体重 72 kg，身高 156 cm，BMI 26.58 kg/m²，腹围 104 cm。发育正常，营养中等。神志清楚，表情自然，自主体位，查体配合。全身皮肤黏膜无黄染，未见肝掌及蜘蛛痣，全身浅表淋巴结无肿大。颈软无抵抗，未见颈静脉怒张及颈动脉异常搏动，颈部血管未闻及杂音。两侧胸廓对称，呼吸运动对等，节律规整，两侧胸廓扩张度对称，双侧语颤对称。双肺呼吸音粗，双肺未闻及干湿啰音，无胸膜摩擦音。心前区无异常隆起及凹陷，心尖搏动可，心尖搏动位于胸骨左侧第五肋间锁骨中线内 0.5 cm，各瓣膜区未触及震颤，叩诊心界不大，心率 55 次/分，律齐，P2＝A2，第一心音正常，各瓣膜听诊区未闻及病理性杂音及额外心音，无心包摩擦音。腹稍膨隆，无腹壁静脉曲张，腹软，无明显压痛、反跳痛及肌紧张，肝脾未触及，墨菲征（－），腹部叩诊鼓音，肝肾区无叩痛，肠鸣音 3 次/分。肛门及外生殖器未查。双下肢无水肿，双足背动脉搏动可。

辅助检查：
- 入院心电图：窦性心律，未见明显 ST-T 改变。
- 胸部 CT：①胸部 CT 平扫双肺未见明确急性炎症，请结合临床；②右肺上叶实性微小结节，建议年度常规复查；③甲状腺右叶低密度影，请结合超声检查；④右肺中叶及左肺下叶索条影，双肺钙化灶，考虑陈旧性病变可能；⑤冠状动脉硬化表现。
- 血常规＋C 反应蛋白：WBC 5.22×10⁹/L，LY 2.51×10⁹/L，CRP 2.37 mg/L。
- 冠脉 CTA（2016 年）：冠状动脉为右优势型；左前降支混合密度斑块，管腔中度狭窄（左前降支近中段管壁欠规则，可见多发钙化斑及低密度斑块，最大管腔狭窄 50%～75%）。回旋支及右冠可见钙化斑块，管腔未见明显狭窄。

初步诊断：冠状动脉粥样硬化性心脏病，不稳定型心绞痛，心功能 I 级（NYHA 分级）；高血压 2 级（很高危）；高脂血症。

入院后诊疗经过：入院完善各种检查。查 C21 ＋载脂蛋白 A、B、E ＋脂蛋白 a：ALB 37.8 g/L，CHOL 6.18 mmol/L，LDL-C 3.77 mmol/L；HbAIc 6.80%；血型 A 型 Rh 阳性。肿瘤标志物（女性 12 项）、甲状腺系列、ESR、生化 C1、血常规＋ C 反应蛋白、艾梅乙丙感染项目、DIC 初筛、全血 TnT 定量测定、尿蛋白 4 项、尿常规、便常规＋隐血未见异常。腹部超声：轻度脂肪肝，胆囊结石，胆囊壁胆固醇结晶。头颅 MRA：头颅 MRA 未见明确异常。头颅 MRI：缺血性脑白质病变。心肌核素检查：①左心室心尖段及前壁心尖段呈"反向分布"改变，请结合临床；②左心室整体收缩功能正常（LVEF 负荷状态下约 68%，静息状态下约 64%）；③左心室各壁运动未见明显异常；④左心室各室壁机械收缩同步性好。脑血流图：双侧锁骨下动脉狭窄（轻度）。颅内各受检动脉血流速度减低。Holter：窦性心率，房性早搏，ST-T 改变。动态血压监测：平均血压 110/65 mmHg，平均心率 58 次/分；白天平均血压 107/61 mmHg，平均心率 60 次/分；夜间平均血压 122/78 mmHg，平均心率 54 次/分，呈反勺型。超声心动图：LA 3.58 cm，LVEDD 4.71 cm，EF 66%，二尖瓣、三尖瓣、肺动脉瓣轻度反流。

经过上述检查后，明确患者有冠脉介入检查的适应证，但也存在使用碘对比剂的禁忌证。由于存在对碘对比剂过敏，且患者也不能接受再使用对比剂，因此，结合患者有 2016 年 CTA 图像，在充分阅读图像的基础上，予患者行 IVUS 指导的零对比剂冠脉介入检查及治疗。术中 IVUS 检查发现 LM ～ LAD 近段无明显狭窄（图 31-1），LAD 中段 70% ～ 90% 弥漫性狭窄，脂质斑块与钙化斑块混合，未见冠脉夹层及血栓等，病变长度约 32 mm（图 31-2）；LCX 可见钙化斑块病变（图 31-3）；RCA 未见斑块及狭窄（图 31-4）。于 LAD 行球囊扩张，然后置入支架并后扩张，最后复查 IVUS 可见管腔明显扩大，支架贴壁良好（图 31-2）。整个手术操作过程未使用对比剂，全程在 IVUS 指导下进行。术后患者恢复良好，无不适。

二、病例解析

1. 对比剂过敏是临床上行冠脉造影和介入治疗的禁忌证

临床上一些患者对对比剂过敏，这部分患者即使有严重的心肌缺血也无法行介入诊治，因为传统的冠脉造影和介入治疗都是在碘对比剂的指导下进行的。尤其是对于已经发生过过敏的患者，是不能再使用对比剂的，这是冠脉造影的禁忌证。

2. 血管内超声成像指导的零对比剂 PCI 技术

如上所述，临床上的 PCI 技术常规都是在冠脉造影即在对比剂指导下进行的，包括病变的识别和判定、球囊和支架的定位、预扩张效果、支架置入后的评价均需要反复注射对比剂行冠脉造影进行评价。设想在 PCI 中不使用对比剂指导而完成手术操作，那这部分过敏的患者就可以得到诊断和治疗。而近年来诞生的 IVUS 指导的零对比剂 PCI 技术就

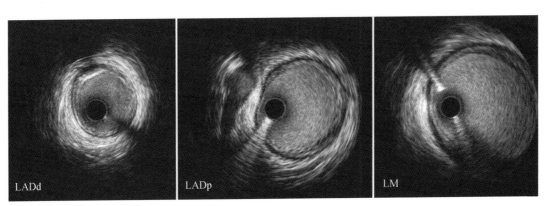

图 31-1　LAD 远段、LAD 近段及 LM 的 IVUS 影像，可见无明显狭窄。LAD，左前降支；LADd，左前降支远段；LADp 左前降支近段；LM，左主干

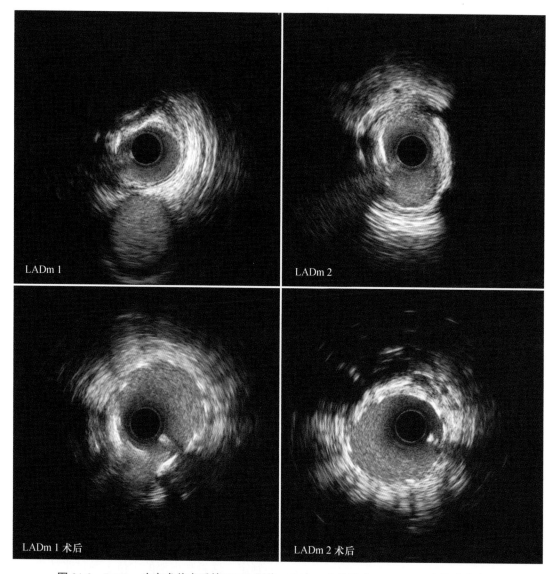

图 31-2　**LADm 病变术前术后的 IVUS 影像**。LAD，左前降支；LADm，左前降支中段

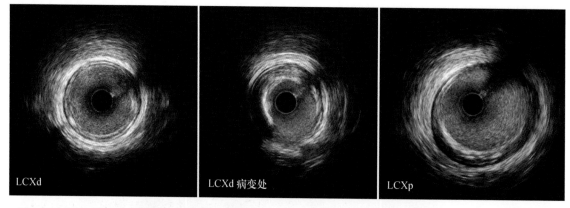

图 31-3　**LCX 的 IVUS 影像**：局部有狭窄病变。LCX，回旋支；LCXd，回旋支远段；LCXp，回旋支近段

实现这一目标。IVUS 是一种更加先进的介入检查技术，是将微型化的超声换能器通过导管技术置入血管腔，经电子成像系统直接观察血管壁和血管腔内的病变情况，在病变的诊断，包括定性和定量，以及在指导介入治疗中较冠脉造影有更多的优势，目前已经有诸多的研究显示在常规冠脉造影指导

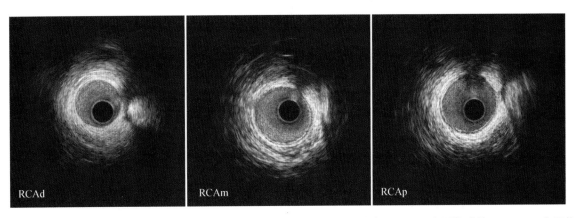

图 31-4　RCA 近段、中段、远段的 IVUS 影像：未见动脉粥样硬化斑块和狭窄。RCA，右冠状动脉；RCAd，右冠状动脉远段；RCAm，右冠状动脉中段；RCAp，右冠状动脉近段

PCI 的基础上加用 IVUS 指导能更优化 PCI 效果，较单纯冠脉造影指导的 PCI 更能改善预后[1-3]。

　　IVUS 指导的零对比剂 PCI 技术是最近开始被应用于临床的。有国外学者尝试在肾功能不全患者 PCI 中使用 IVUS 指导操作而不使用对比剂，初步显示可以取得很高的 PCI 成功率[4-5]；另有国外学者对 CIN 的高危患者（糖尿病、心力衰竭、老年、肾功能不全等）采用 IVUS 指导的方法完成 PCI，结果显示显著地减少了对比剂的使用量，心血管不良事件也有减少的趋势[6]。

　　零对比剂技术的操作：参考国外文献并结合本科的介入经验拟采用以下方法解决该问题：①术前充分阅读既往冠脉造影或 CTA 的影像，了解血管走形情况；②指引导管到位后送入导引钢丝，沿导丝送入 IVUS 导管，进行检查评估；③预扩张球囊定位，在副显示屏上参考相同体位的造影影像定位；④支架定位，在 PCI 前或预扩张后采用 IVUS 再次评价管腔，在拟置入支架的远端正常部位（支架需覆盖的远端点）留电影影像，在拟置入支架的近端正常部位（支架覆盖的近端点）留电影影像，

置入支架时参考副显示屏上述影像置入支架，置入支架后利用 IVUS 评价结果，包括支架近端和远端是否覆盖完全或是否存在夹层等；⑤支架置入后的效果评价，置入支架后不采用造影评价，直接用 IVUS 评价，包括支架扩张是否充分、贴壁是否良好，以及支架近端和远端是否夹层等。

3. 零对比剂技术的适应证和实施条件

　　适应证：①对比剂过敏患者；②严重肾功能不全患者；③甲状腺功能亢进患者。

　　零对比剂技术实施的条件：术前应该有既往冠脉造影、冠脉 CTA 或 MRI 的冠脉图像。

三、要点提示

- 对于存在对比剂过敏，且出现明显或严重心肌缺血表现的冠心病患者，可考虑血管内超声指导的零对比剂技术。
- 该技术需要借助既往冠脉造影、CTA 或 MRI 冠脉影像，了解血管走形情况。

参考文献

[1] AHN J M，KANG S J，YOON S H，et al. Meta-analysis of outcomes after intravascular ultrasound-guided versus angiography-guided drug-eluting stent implantation in 26 503 patients enrolled in three randomized trials and 14 observational studies. Am J Cardiol，2014，113（8）：1338-1347.

[2] JANG J S，SONG Y J，KANG W，et al. Intravascular ultrasound-guided implantation of drug-eluting stents to improve outcome：a meta-analysis. JACC Cardiovasc Interv，2014，7（3）：233-243.

［3］SINGH V，BADHEKA A O，ARORA S，et al. Comparison of inhospital mortality，length of hospitalization，costs，and vascular complications of percutaneous coronary interventions guided by ultrasound versus angiography. Am J Cardiol，2015，115（10）：1357-1366.

［4］ALI Z A，KARIMI GALOUGAHI K，NAZIF T，et al. Imaging- and physiology-guided percutaneous coronary intervention without contrast administration in advanced renal failure：a feasibility，safety，and outcome study. Eur Heart J，2016，37（40）：3090-3095.

［5］KAWASAKI D，FUJII K，FUKUNAGA M，et al. Safety and efficacy of carbon dioxide and intravascular ultrasound-guided stenting for renal artery stenosis in patients with chronic renal insufficiency. Angiology，2015，66（3）：231-236.

［6］MARIANI J Jr，GUEDES C，SOARES P，et al. Intravascular ultrasound guidance to minimize the use of iodine contrast in percutaneous coronary intervention：the MOZART（Minimizing cOntrast utiliZation With IVUS Guidance in coRonary angioplasTy）randomized controlled trial. JACC Cardiovasc Interv，2014，7（11）：1287-1293.

（赵慧强　高翔宇）

病例 32

多支多处冠脉严重钙化反复 PCI 效果不佳旋磨治疗成功一例

一、病例重现

患者老年男性，75 岁，主因"间断胸痛 10 年，再发加重 2 个月"于 2022-3-6 入院。患者 10 年前无明显诱因突发胸骨后疼痛，呈压榨样，伴出汗，无放射痛，持续不缓解，就诊于我院，考虑"急性 ST 段抬高心肌梗死（下壁）"，行急诊冠脉造影，提示 LM 钙化，无明显狭窄，LADp～m 70%～80% 弥漫性狭窄伴钙化，前向血流 TIMI 3 级，LCXo～p 70%～80% 节段性狭窄，LCXd 80%～99% 弥漫性狭窄，前向血流 TIMI 2 级，RCAp～m 60%～70% 弥漫性狭窄，RCAd 100% 闭塞，前向血流 TIMI 0 级，于 RCAd～PDAp 植入支架 1 枚。此后患者规律阿司匹林、氯吡格雷、阿托伐他汀等冠心病二级预防治疗，未诉有胸闷、胸痛等不适。

2 年前患者早饭后再发胸骨后压榨性疼痛，含服速效救心丸 10 粒，症状持续半小时未缓解，就诊于我院急诊，查心电图示 Ⅱ、Ⅲ、aVF 导联 Q 波形成伴 ST 段抬高 0.1 mV，Ⅰ、aVL 导联 ST 段轻压低，考虑"急性下壁心肌梗死"，行急诊冠脉造影示：LMm～d 30%～40% 节段性狭窄伴钙化，LADp～m 70%～80% 弥漫性狭窄伴钙化，前向血流 TIMI 3 级；LCXo～p70%～90% 节段性狭窄，LCXd 90～99% 弥漫性狭窄，前向血流 TIMI 2 级，RCAp～m 70%～80% 弥漫性狭窄伴钙化，RCAd 支架内 100% 闭塞，前向血流 TIMI 0 级，可见血栓影，于 RCAd 支架内行药物球囊扩张血管成形术。由于 LCX 病变较重，按目前指南推荐，应该择期干预，考虑到其为开口病变，如果行支架植入容易影响 LAD 开口，符合药物球囊应用指征。

所以二次手术时，经过充分预处理 LCXo～p 病变，残余狭窄较轻，且无明显夹层，病变适合应用药物球囊，遂行药物球囊扩张血管成形术（图 32-1）。术后规律口服冠心病二级预防药物，期间未再出现胸闷、胸痛症状。

1 年前患者快走或轻体力活动即出现胸骨后压榨样疼痛，伴有心悸，自测早搏数 10/min，休息 5 min 可缓解，就诊于我院，考虑"不稳定型心绞痛"，行冠脉造影提示，LM 全程 40%～50% 节段性狭窄伴钙化，LADp～m 70%～99% 弥漫性狭窄伴钙化，LADd 40%～50% 弥漫性狭窄伴钙化，前向血流 TIMI 2 级，LCXo～p 40%～50% 节段性再狭窄伴钙化，LCXd 100% 闭塞，前向血流 TIMI 0 级，RCAp～m 70%～90% 弥漫性狭窄伴钙化，RCAd 支架通畅，前向血流 TIMI 3 级，可见向 LCXd 发出侧支，血流 3 级。于左前降支先以 1.25 mm 直径磨头旋磨，再以 1.5 mm 磨头旋磨时磨头嵌顿于 LADm，经使用 6 F Guidezilla Ⅱ 延长导管辅助无法撤出磨头，后采用导丝辅助撤出磨头。考虑到 LAD 钙化病变预处理不充分，植入支架很有可能膨胀不全或者贴壁不良，增加支架内血栓风险，故于 LADp 行药物球囊扩张血管成形术（图 32-2）。术后规律口服冠心病二级预防药物。2 个月前爬 2 层楼即可诱发胸骨后压榨样疼痛，伴胸闷、心悸，为进一步诊治收入我科。患者近 2 个月食欲、睡眠、精神可，大小便如常，体重无明显变化。

既往史、个人史及家族史：高血压 10 余年，最高 160/90 mmHg，长期口服蒙诺（福辛普利钠片）降压治疗，现血压控制可。房性早搏、室性早搏（多形、成对、二联律、三联律）、短阵多形

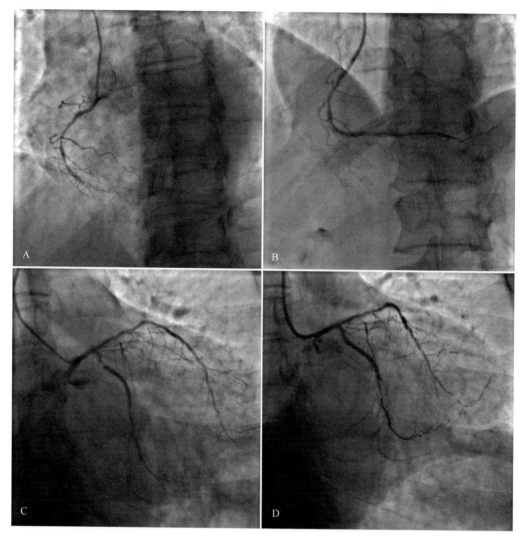

图 32-1　2 年前冠脉造影及 PCI 结果（急诊手术：图 A、B；择期手术：图 C、D）：A. 可见 RCAd 闭塞；**B.** 行药物球囊扩张术后 RCAd 支架内通畅，无明显残余狭窄；**C.** 可见 LCXo ～ p 70% ～ 90% 节段性狭窄；**D.** 行药物球囊扩张术后可见 LCXo ～ p 残余狭窄 40% ～ 50%

室速 1 年，口服参松养心胶囊对症治疗。否认糖尿病、脑血管病史。否认吸烟史。2 位哥哥均因冠心病去世。

入院查体： 体温 36℃，脉搏 61 次 / 分，呼吸 16 次 / 分，血压左上肢 122/62 mmHg，右上肢 111/61 mmHg，体重 63 kg，身高 162 cm，BMI 24.01 kg/m²，腹围 85 cm；神志清，精神可，自主体位，查体配合；未闻及颈部血管杂音，双肺呼吸音清，未闻及干湿啰音；心前区无异常隆起及凹陷，心尖搏动位于胸骨左侧第五肋间锁骨中线内 0.5 cm，搏动范围 1.5 cm，各瓣膜区未触及震颤，叩诊心界不大，心率 61 次 / 分，律齐，A2＞P2，各瓣膜听诊区未闻及病理性杂音及额外心音，无心包摩擦音；腹软，无压痛、反跳痛、肌紧张，肝脾肋下未触及，墨菲征（－），腹部叩诊鼓音，肝肾区无叩痛，肠鸣音 3 次 / 分；双下肢无水肿，双侧足背动脉搏动正常。

辅助检查：

- 实验室检查：血、尿、便常规正常；肝肾功能及电解质正常，甲状腺功能、糖化血红蛋白正常；血总胆固醇 2.73 mmol/L，甘油三酯 0.84 mmol/L，HDL-C 0.79 mmol/L，LDL-C 1.56 mmol/L。

- 入院心电图：窦性心律，可见 Ⅱ、Ⅲ、aVF 导联病理性 Q 波，提示陈旧性下壁心肌梗死（图 32-3）。

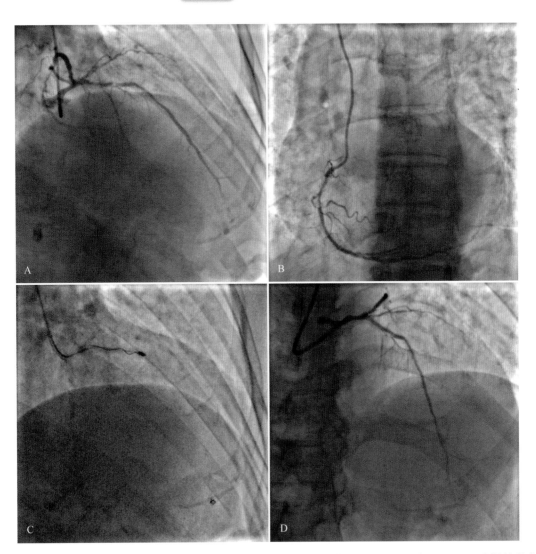

图 32-2　1 年前造影及 PCI 结果：**A.** 可见 LM 全程 40% ～ 50% 节段性狭窄，LADp ～ m 70% ～ 99% 弥漫性狭窄，LADd 40% ～ 50% 弥漫性狭窄；**B.** RCAp ～ m 70% ～ 90% 弥漫性狭窄；**C.** 以 1.5 mm 磨头对 LAD 进行旋磨时嵌顿于 LADp；**D.** 对 LAD 行药物球囊扩张术后 LADp 残余狭窄 40% ～ 50%，LADm 70% ～ 80% 狭窄

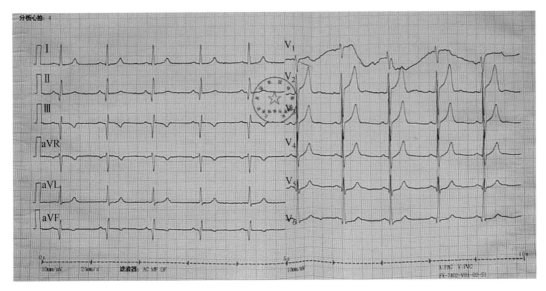

图 32-3　**本次入院心电图：**窦性心律，可见 Ⅱ、Ⅲ、aVF 导联病理性 Q 波，提示陈旧性下壁心肌梗死

- 超声心动图：左心房增大（前后径 4.39 cm），节段性运动异常（下壁），左室射血分数 52.9%，主动脉根部硬化斑块形成。

初步诊断： 冠状动脉粥样硬化性心脏病，不稳定型心绞痛，陈旧下壁心肌梗死，LM ＋三支病变（累及 LAD、LCX、RCA），LAD-PCI 术后，LCX-PCI 术后，RCA-PCI 术后，心功能Ⅱ级（NYHA 分级），心律失常，房性早搏，室性早搏（多形、成对、二联律、三联律），短阵多形室速，高血压 2 级（很高危）。

入院后诊疗经过： 入院后考虑患者诊断明确，近期出现心绞痛症状，有明确冠脉造影指征，完善检查后于 2022-3-8 行冠脉造影，提示 LM 全程 60%～70% 节段性狭窄伴钙化，LADp～m 70%～90% 弥漫性狭窄伴钙化，LADd 40%～50% 弥漫性狭窄伴钙化，前向血流 TIMI 3 级，LCXo～p 80%～95% 节段性再狭窄伴钙化，LCXd 100% 闭塞，前向血流 TIMI 0 级，RCAp～m 70%～90% 弥漫性狭窄伴钙化，RCAd 支架内近段 50% 再狭窄，前向血流 TIMI 3 级，可见向 LCXd 发出侧支，血流 3 级。患者 LM ＋三支病变合并严重钙化，SYNTAX 积分＞33 分，且上次旋磨失败，PCI 风险高，根据 2018 年 ESC 心肌血运重建指南[1]，首选冠状动脉旁路移植术治疗，经与患者及家属充分交代病情，患方拒绝外科手术，要求行 PCI 治疗。

值得一提的是，该患者近两年多次门诊复查，LDL-C 一直在 1.8 mmol/L 以下，其余血脂指标均正常，患者不吸烟，血压控制较好，没有导致冠脉硬化持续进展的明显因素。但患者父母去世，原因不详，两位哥哥均因冠心病去世，可能遗传因素在其冠心病的发生发展中起了主要作用。

经讨论，决定对患者进行分次干预，首先干预右冠，考虑到患者钙化病变较重处 RCAm 直径约 3.0 mm，最大可以选用直径 2.0 mm 左右磨头，选用 7 F SAL1.0 GC，送 Sion GW 至 RCAd，经微导管交换 330 mm 旋磨导丝至 RCAd，采用递进式旋磨，先以 1.25 mm 直径磨头以 15.5 万 rpm 对 RCAm 旋磨 4 次，磨头走行通畅，转速无衰减。继续以 1.75 直径磨头 15.5 万 rpm 再次打磨 5 次，磨头走行通畅，转速无衰减。先后以波科 2.25 mm×10 mm Wolverine Cutting balloon 及 2.5 mm×15 mmCordis EMPIRA balloon 以 18～20 atm 反复扩张 RCAp～d，预扩张效果满意，于 RCAo～d 串联植入波科 Promus PREMIER，3.0 mm×28 mm 及心跃 Excrossal，3.5 mm×36 mm 支架各 1 枚，经 3.0 mm×12 mm NC Sprinter balloon、3.0 mm×15 mm NC Sprinter balloon、3.0 mm×9 mm NC Sprinter balloon、3.5 mm×16 mm Acrostak GRIP balloon 先后以 18～24 atm 扩张，效果满意（图 32-4）。

2022-3-15 二次干预左冠，属于无保护左主干病变，病变累及前三叉，钙化重，经右股动脉预先置入 IABP 辅助循环，经右侧远端桡动脉穿刺，选用 7 F EBU3.5 GC，送 Sion GW 至 LADd，对 LM～LAD 行 IVUS 检查，结果提示 LADp～m

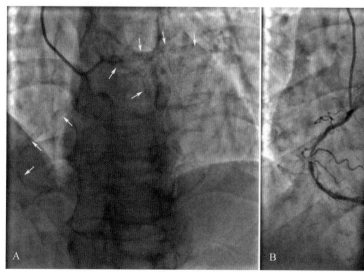
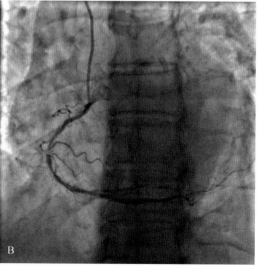

图 32-4　本次入院造影及 PCI 结果：A. LM ＋三支冠脉钙化自发显影（白色箭头所示）；**B.** RCAm～d 重度狭窄；

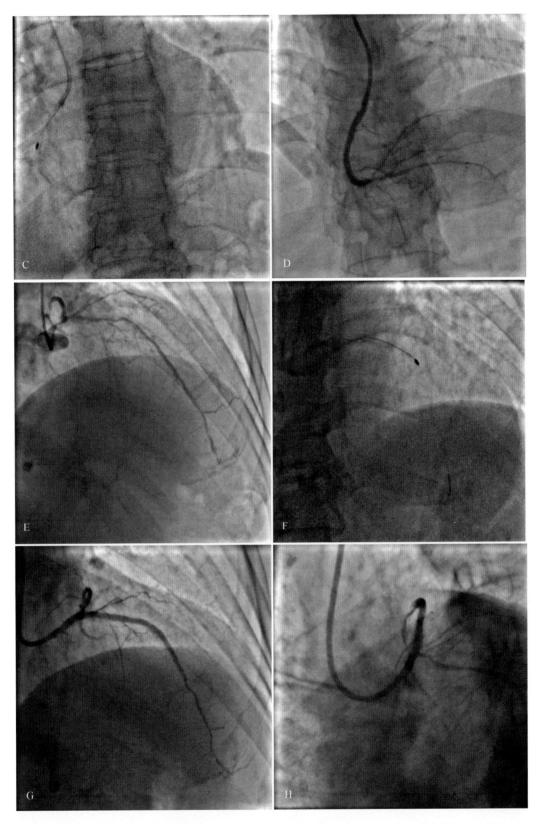

图 32-4　C. 以 1.75 mm 磨头对 RCA 进行旋磨；D. RCA 最终 PCI 结果；E. LM ～ LAD 重度狭窄；F. 以 1.75 mm 磨头对 LAD 进行旋磨；G. 左冠最终 PCI 结果（右头位）；H. 左冠最终 PCI 结果（蜘蛛位）（续）

弥漫钙化，多处可见环形钙化，最小管腔直径 1.66 mm，以微导管交换 330 mm 旋磨导丝至 LADd，先后以 1.25 mm 磨头、16 万 rpm 共计旋磨 60 s，继以 1.75 mm 磨头、15 万 rpm 共计旋磨 150 s，磨头推进顺滑，转速无衰减。复查 IVUS，可见钙化明显减少，钙化环均被破坏。先后以 2.0 mm×10 mm Wolverine Cutting balloon、3.0 mm×10 mm Wolverine Cutting balloon、3.0 mm×10 mm Cordis EMPIRA NC balloon 18～20 atm 预扩张，效果满意，于 LM～LADm 串联植入波科 Promus PREMIER 3.0 mm×32 mm、2.75 mm×32 mm 支架各 1 枚。以 3.0 mm×15 mm Gusta NC balloon、3.5 mm×9 mm NC Sprinter balloon 18～20 atm 进行后扩张，并于 LM～LADp 及 LM～LCXp 行对吻扩张，效果满意，复查 IVUS 支架膨胀充分，贴壁良好，遂撤出 IABP，局部以缝合器缝合，结束手术（图 32-4、图 32-5）。

目前患者出院 40 天，无明显活动后胸痛、胸闷发作。

二、病例解析

1. PCI 过程中常常遇到钙化比较严重的病变，应积极进行腔内影像学检查评估病变特征，当磨则磨

随着人口老龄化的进展，越来越多冠脉严重钙

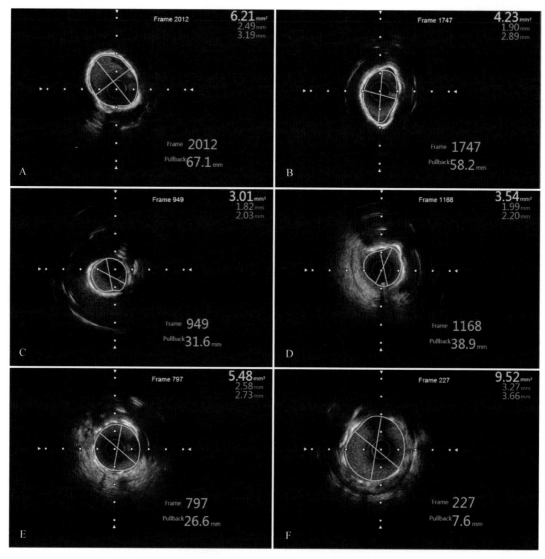

图 32-5　本次入院左冠 PCI 过程中 IVUS 图像：A. 可见 LM 环形钙化；B. LADp～m 管状钙化，此为钙化较厚处；C. LADm 近环形钙化；D. 旋磨后可见 LAD 钙化环破坏，管腔面积扩大；E、F. 支架后扩张后复查 IVUS，可见 LAD（E）及 LM（F）支架膨胀充分，贴壁良好

化的老年人接受 PCI 治疗，也有相对年轻的患者冠脉存在严重钙化，如长期透析、长期血糖或血压控制不佳等情况。冠脉严重钙化会导致球囊扩张效果不佳、支架膨胀不全和贴壁不良，增加再狭窄和支架内血栓风险[2]。采用旋磨治疗不仅可以改善患者预后，相对于常规 PCI 并未增加主要心脏不良事件风险[3]。而 PCI 的技术进步和适应证的不断拓宽，使得介入医师需要面对解剖结构更加复杂的冠脉。尽管更强支撑力的指引导管、更小外径的耐高压球囊和替代斑块修饰技术在不断开发，通过重度钙化病变仍然需要旋磨技术，而对于旋磨操作的复杂性和并发症的担心限制了其推广和应用。旋磨的目的主要有两个：①使用较小的磨头对斑块进行修饰，使管腔顺滑，并破坏冠脉内钙化环的连续性，以便于器械通过和后续的扩张和支架植入；②对大血管小管腔的病变进行递进式旋磨，逐步增大磨头直径，可以有效缩小斑块，对开口病变还可以防止斑块移位或脱垂，这些对后续的 PCI 得到良好的效果都十分有利[4]。

对患者钙化程度的预先判断十分重要，比较简单的方法是通过冠脉 CT 或者造影图像去判断，但前者受 CT 成像的部分容积效应影响，容易高估钙化程度，后者则不易判断是否为内膜下钙化。最好的方法是腔内影像学，如 IVUS 或 OCT。

值得一提的是，对于冠脉严重钙化的患者，如果刻意回避旋磨，有时会造成严重甚至不可挽回的后果。所以遇到钙化严重的患者，最好积极进行 IVUS 或 OCT 检查，明确钙化情况及部位，从而制定最佳策略。

从本例来讲，患者 2 年前造影已经提示 RCAp～m 重度狭窄伴明显钙化，当时为了处理 RCAd 支架内病变，还使用了延长导管加强支撑，考虑到患者再发下壁心梗，支架内的再狭窄合并血栓的罪犯病变处理是比较满意和符合常规的，但还可以择期处理近中段病变，可能考虑到钙化严重，并没有进一步干预。1 年前造影时 RCA 钙化更加明显，但当时在处理 LAD 病变时出现磨头嵌顿而放弃旋磨，导致 PCI 结果不是比较满意，更不会再干预 RCA 病变。本次入院我们首先处理 RCA，考虑到左冠钙化严重而且更加重要，为了节省费

用，没有对 RCA 进行 IVUS 检查，直接进行旋磨，处理结果比较满意。对于左冠，旋磨前后的 IVUS 检查充分证实了我们的判断和旋磨的效果。鉴于术中规范且胆大心细的操作、团队默契娴熟的协作，良好的 PCI 结果和较低的并发症发生率是必然的。

2. 从操作技术角度来讲，耐住性子，规范操作，是减少并发症的关键

在磨头选择方面，极度迂曲的长病变应该选择小磨头，主动脉开口病变或最小管腔直径相对较大的大血管可以选用较大的磨头。通常来说，直径 1.5 mm 的磨头，与血管直径比一般不超过 0.6，常常适合不同的病变，也可以达到比较好的斑块修饰效果。而递进式旋磨从 1.25 mm 的磨头开始，根据需要增加到 1.5 mm 或 1.75 mm，或更大一些，磨头血管直径比不超过 0.7，也是比较安全的。

以下几个方面与操作过程中的并发症风险有关：①旋磨过程中磨头转速衰减超过 5000 rpm；②磨头移动方式；③磨头转速；④单次旋磨时长。啄米式运动是最常采用的方式，这种方法可以最大限度地减少转速衰减和缩短单次旋磨时长（不超过 30 s）。磨头转速在 135 000～180 000 rpm 是安全的，转速过低可能会增加磨头嵌顿的风险，转速过高会增加血小板激活和栓塞的风险。旋磨时声调的改变可为转速衰减提供实时的反馈。

如果出现磨头嵌顿，有下列解决办法[5]：①可以尝试推拉磨头；②置入第二根导丝或送入球囊扩张嵌顿部位；③小心地深插子母导管增加支撑力；④必要时外科干预。

本例患者在 1 年前对 LAD 进行旋磨时，首先使用 1.25 mm 磨头，推进顺利，后更换 1.5 mm 磨头，可能在操作过程中推进幅度过大，出现嵌顿，后经导丝辅助撤出磨头。本次入院以啄米式运动进行旋磨，1.75 mm 磨头并未嵌顿。但无论如何防范，磨头嵌顿等并发症也不可能绝对避免。

总之，旋磨虽然操作相对复杂，但只要多加练习，规范操作，加强团队协作，并发症风险是可控的，而且的确可以改善患者预后。

三、要点提示

- 严重钙化病变是 PCI 的拦路虎，当机立断，充分评估，该磨则磨。
- 准备充分，操作规范，胆大心细，团队协作是关键。

参考文献

[1] NEUMANN F J, SOUSA-UVA M, AHLSSON A, et al. 2018 ESC/EACTS Guidelines on myocardial revascularization. EuroIntervention, 2019, 14（14）: 1435-1534.

[2] SHARMA S K, BOLDUAN R W, PATEL M R, et al. Impact of calcification on percutaneous coronary intervention: MACE-Trial 1-year results. Catheter Cardiovasc Interv, 2019, 94（2）: 187-194.

[3] COUPER L T, LOANE P, ANDRIANOPOULOS N, et al. Utility of rotational atherectomy and outcomes over an eight-year period. Catheter Cardiovasc Interv, 2015, 86（4）: 626-631.

[4] BARBATO E, CARRIÉ D, DARDAS P, et al. European expert consensus on rotational atherectomy. EuroIntervention, 2015, 11（1）: 30-36.

[5] IANNOPOLLO G, GALLO F, MANGIERI A, et al. Tips and Tricks for Rotational Atherectomy. J Invasive Cardiol, 2019, 31（12）: E376-E383.

（马国栋）

ECMO 联合 IABP 辅助下高危 PCI 一例

一、病例重现

患者老年男性，72 岁，主因"间断胸闷 2 年，加重 2 周"于 2021-1-15 入院。2 年前开始出现活动后胸闷喘憋，无胸痛，外院就诊考虑哮喘，予中药化痰利肺等治疗，改善不明显，活动耐力逐渐下降。2 周前症状明显加重，步行 50 米或排便时即可诱发上述症状，外院就诊查心肌酶升高，诊断"急性非 ST 段抬高心肌梗死"，完善冠脉造影提示左主干 + 三支血管病变，建议行旁路移植术。遂到我院外科就诊，查超声心动图提示射血分数 19.1%，外科考虑手术风险极高，转入心内科进一步治疗。患者自发病以来，精神、饮食、睡眠、二便均正常，体重未见明显改变。

既往史及个人史： 高血压史 30 年，最高 180/90 mmHg，口服施慧达降压治疗，血压控制尚可。支气管哮喘 2 年，口服孟鲁司特治疗。50 年前患肺结核，未行规律抗结核治疗。否认糖尿病史，其他系统回顾无特殊。否认食物过敏史。否认特殊物质接触史，否认长期药物应用史。吸烟史 30 年，1 包/日，戒除 2 周，否认饮酒史。父亲已逝，具体不详，母亲死于脑梗死，兄弟姐妹 4 人均体健。

入院查体： 体温 36℃，脉搏 75 次/分，呼吸 18 次/分，血压左上肢 103/62 mmHg，右上肢 110/59 mmHg，SpO_2 99%（未吸氧）。体重 65 kg，身高 175 cm，BMI 21.22 kg/m²，腹围 88 cm。神志清、精神可，未见皮肤瘀点瘀斑、皮下结节及黏膜出血点；未闻及颈部血管杂音；双肺呼吸音清，未闻及干湿啰音；心前区无异常隆起及凹陷，心尖搏动位于胸骨左侧第五肋间锁骨中线内 0.5 cm，搏动范围 1.5 cm，各瓣膜区未触及震颤，叩诊心界不大，心率 75 次/分，律齐，P2 = A2，第一心音正常，各瓣膜听诊区未闻及病理性杂音及额外心音，无心包摩擦音。腹稍膨隆，无腹壁静脉曲张，腹软，无明显压痛、反跳痛及肌紧张，肝脾未触及，墨菲征（—），腹部叩诊鼓音，肝肾区无叩痛，肠鸣音 3 次/分。双下肢无水肿，双足背动脉搏动弱。

辅助检查：

- 胸部 X 线片正侧位（2021-1-8，我院）：①双肺网格及条索，间质性改变可能，合并炎症不除外；②右肺条索及斑片，陈旧性病变可能；③双侧肋膈角变钝，胸膜增厚或少量胸腔积液可能；④置管后状态；必要时胸部 CT 进一步检查。

- 胸部 CT（2021-1-8，我院）：①右肺上叶陈旧性病变可能；②右肺中、下叶及左肺上叶间质性改变，肺水肿可能，感染不除外；③双肺下叶索条，陈旧性病变或慢性炎症可能，双肺肺气肿；④双肺多发微小结节，建议年度复查；⑤双侧胸腔积液伴局限性肺膨胀不全可能；⑥左心室增大，肺动脉增宽，主动脉、冠状动脉硬化；⑦纵隔内肿大淋巴结，建议必要时动态观察；⑧肝 S4 囊肿可能。

- 超声心动图（2021-1-11，我院）：左心房增大（左心房前后径 3.93 cm），左心室增大（舒张末内径 6.6 cm），左室射血分数减低（Simpson 法测量 20%），节段性室壁运动异常（左心室侧壁、后壁及室间隔运动减弱）。

- 入院心电图（2021-1-15，我院）：窦性心律，Ⅰ、aVL 导联 T 波倒置，Ⅱ、Ⅲ、aVF、$V_3 \sim V_6$ ST 段压低 0.1 mV（图 33-1）。

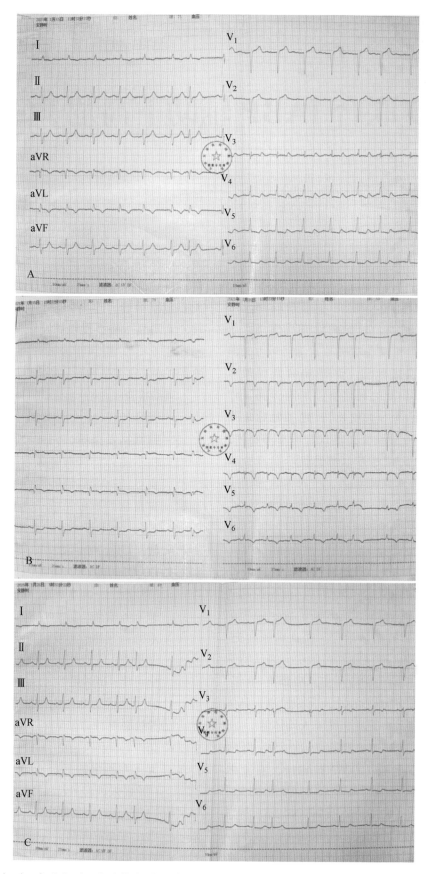

图 33-1　患者入院（A）、术后（B）、出院前（C）心电图：术后复查心电图胸前导联 T 波倒置，复查 TnI 较前升高，考虑 PCI 相关心肌梗死

初步诊断：冠状动脉粥样硬化性心脏病，急性非 ST 段抬高心肌梗死，左主干＋三支病变（累及 LAD、RCA、LCX），心功能 Ⅰ 级（Killip 分级），高血压 3 级（很高危），支气管哮喘，肺气肿，陈旧性肺结核。

入院后诊疗经过：入院后监测患者生命体征，心率 72 ～ 90 次 / 分，血压 97 ～ 123/47 ～ 81 mmHg，无胸闷、胸痛等不适，完善常规化验检查。血常规：WBC 4.39×10⁹/L，HB 120 g/L，HCT 36.5%，PLT 220×10⁹/L；急查生化：ALT 30 U/L，AST 75.2 U/L，Cr 83.5 μmol/L，BUN 5.29 mmol/L，GLU 5.53 mmol/L，K 4.27 mmol/L，CK-MB 54.2 ng/ml。TnI 21.225 ng/ml，TnT 1.2 ng/ml。复查生化：ALB 32.0 g/L，UA 447.6 μmol/L，CHOL 4.91 mmol/L，TG 1.29 mmol/L，HDL-C 0.98 mmol/L，LDL-C 3.01 mmol/L。红细胞沉降率 32 mm/h；同型半胱氨酸 25.0 μmol/L；HbAIc 5.50%。凝血功能未见明显异常。超声心动图（2022-1-18）：LA 4.07 cm，EDD 6.67 cm，左心房、左心室增大，左室射血分数减低，Simpson 法测量 19.1%，左心室整体室壁运动明显减弱，肺动脉高压（中度，估测 SPAP 67.41 mmHg）。

经全面术前评估，考虑患者近期急性心肌梗死，合并严重心功能不全，复杂冠脉病变，术中出现病变处理不完全，心源性休克甚至猝死可能性大，决定在体外膜肺氧合（extracorporeal membrane oxygenation，ECMO）联合主动脉内球囊反搏（intra-aortic balloon pump，IABP）辅助下行经皮冠脉介入术（percutaneous coronary intervention，PCI），冠脉造影示 LM ＋三支病变（累及 LAD、LCX、RCA）：左主干狭窄程度 70% ～ 90%；左前降支近段狭窄程度 100% 完全闭塞，TIMI 0 级，桥状侧支（逆侧）；回旋支近段狭窄程度 70% ～ 90%，远段完全闭塞，TIMI 0 级；右冠状动脉近段狭窄程度 50% ～ 70%，中段狭窄 70% ～ 90%，远段狭窄 50% ～ 70%，后降支狭窄 70% ～ 90%，后侧支狭窄 50% ～ 70%；于 LM ～ LAD 近中段病变处置入支架波科 Promus PREMIER 2.75 mm×24 mm、美敦力 Resolute Integrity RX 3.0 mm×30 mm 支架 2 枚，LCX 病变处贝朗 SeQuent Please 2.75 mm×20 mm 行药物球囊扩张术（图 33-2）。术中行血管内超声

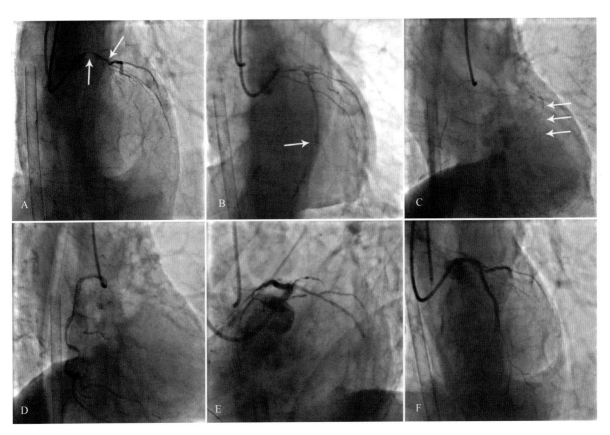

图 33-2　冠脉造影（A ～ D）及 PCI 术后最终结果（E ～ F）

（intravascular ultrasound，IVUS）检查，术前左主干最小管腔直径 2 mm，最小管腔面积 3.73 mm²，左前降支近中段最小管腔直径 1.98 mm，最小管腔面积 3.59 mm²；术后左主干最小支架直径 2.74 mm；最小支架面积 7 mm²，左前降支近中段最小支架直径 2.43 mm，最小支架面积 6.57 mm²。患者术后撤出 ECMO，保留 IABP，患者生命体征平稳，缺血明显改善，于 2021-1-20 拔除 IABP。

药物治疗方面：①患者冠心病诊断明确，入院后予以阿司匹林、替格瑞洛抗血小板，阿托伐他汀调节血脂、稳定斑块，PPI 保护胃黏膜等治疗；患者心功能不全，予酒石酸美托洛尔控制心室率改善预后、左西孟旦改善心功能等治疗。②患者 LDL-C 3.01 mmol/L，予以他汀类联合**依洛尤单抗**强化降脂治疗。③入院后患者血红蛋白持续下降，予完善床旁腹部超声，未见腹膜后血肿，进一步完善胸腹 CT 平扫，未见腹腔出血；2022-1-20 复查血常规，示血红蛋白持续下降至最低 70 g/L，有输血指征，予以输注 B 型 Rh 阳性悬浮红细胞 2 U 纠正贫血，输血后血红蛋白持续回升，出院前复查血红蛋白为 109 g/L。

患者病情平稳后于 2022-1-22 日转入普通病房，复查超声心动图（2022-1-22）：LA 3.91 cm，EDD 6.69 cm，左心房、左心室增大，左室射血分数减低，Simpson 法测量 26%，左心室整体室壁运动减弱，肺动脉高压（轻度，估测 SPAP 41.24 mmHg）。后患者病情平稳，于 2022-1-26 出院。

二、病例解析

1. 机械辅助循环（mechanical circulatory support，MCS）理论上可以为复杂 PCI 手术过程提供稳定的血流动力学支持

自从 Andreas Gruentzig 实施第一例血管球囊成形术以来，介入心脏病学的实践在过去 40 年中发生了巨大的变化。支架设计和介入技术的显著进步改善了高风险患者的治疗，包括复杂冠脉疾病、左心室功能不全以及急性心肌梗死（acute myocardial infarction，AMI）并发心源性休克（cardiogenic shock，CS）的患者，此类患者往往丧失了外科手术的机会。高危 PCI 通常指冠状动脉解剖结构复杂、左心室收缩功能差，具有冠状动脉血运重建指

征，但存在高手术风险的介入操作[1-2]。目前对高危 PCI 没有统一的定义。在缺血负荷重、严重左心功能不全的患者中，PCI 术中冠脉灌注减少的持续低血压可导致严重心肌缺血，并进一步损害已经受损的左心室功能，导致心源性休克及心脏性猝死[1]。机械辅助循环（MCS）理论上可以通过在整个手术过程中提供血流动力学支持、增加心输出量维持心肌和全身灌注、降低心肌需氧量和改善冠状动脉灌注来防止循环崩溃及不良心血管事件发生[3]。

2. 尽管在高危 PCI 术中使用 MCS 有着良好的理论基础，但支持其使用的证据明显不足

目前有一系列 MCS 设备可供使用，在 PCI 期间提供不同程度的血流动力学支持。然而，在纳入接受高危 PCI 患者的随机临床试验中，血流动力学支持的理论益处尚未转化为临床获益，与血管并发症相关的发病率仍然是所有 MCS 设备的"致命弱点"[4-5]。

BCIS-1 研究[6]是一项随机、多中心研究，旨在研究高危 PCI 患者中选择性使用主动脉内球囊反搏（IABP）是否能减少 28 天时的主要不良心脑血管事件，结果发现尽管手术并发症显著减少，但在 28 天时，主要不良心脑血管事件未见显著降低。CRISP AMI 研究[7]同样没有显示出 IABP 可以减少心肌梗死的面积的大小。IABP 对心输出量的影响相对较小，可能没有提供足够的血流动力学支持来影响预后。但就目前来说，鉴于 IABP 的低成本、高可用性、易用性和低创伤，IABP 已成为 PCI 临床实践中的重要工具。特别是对于 IABP 在需要低至中度左心室功能支持的情况下仍是一个有价值的选择。静脉-动脉 ECMO（VA-ECMO）在选择性高危 PCI 中的作用证据有限，主要来自小型登记和观察性研究。该技术可以提供持续的血流动力学支持，允许更长的球囊充气时间和更完整的血运重建，但与其他 MCS 相比，其代价是更高的血管并发症发生率和输血率[8]。

在本病例中，在高危 PCI 患者中联合使用 VA-ECMO 及 IABP，手术过程顺利，冠脉缺血得到明显改善。对于高危 PCI 患者，IABP 可能无法提供足够的血流动力学支持，但是 VA-ECMO 最重要的问题是主动脉向左心室的逆行流动，可能导致

左心室后负荷显著增加，损害左心室功能，进而引起左心室增大、左心房压升高和肺水肿。IABP可以通过减少后负荷和改善冠状动脉灌注来优化VA-ECMO 期间的血流动力学状态，可以降低VA-ECMO 患者的心肌需氧量和肺毛细血管楔压，防止静水性肺水肿。理论上的获益是否能转化成临床获益目前尚没有确切的证据。来自多个大规模注册研究显示 VA-ECMO 联合 IABP 治疗与单独VA-ECMO 治疗相比，额外使用 IABP 在并不显著增加出血事件的同时，可显著降低短期死亡率[9-10]。但这需要 RCT 研究来进一步进行验证。

3. 目前指南对于高危 PCI 患者 MCS 的推荐

从现有文献看，在高危 PCI 中使用 MCS 的证据很弱。尽管如此，美国心脏病学会 / 美国心脏协会 / 心血管造影和干预学会（ACC/AHA/SCAI）已经给出了 Ⅱ b 类推荐，建议 MCS 可能可以作为高危 PCI 的辅助手段，具体决策取决于患者的血流动力学状况、术中预期的循环损害风险，以及血运重建后对血流动力学支持的需求[11]。欧洲心脏病学会 / 欧洲心胸外科协会（ESC/EACTS）与美国同行不同，建议在仔细考虑患者年龄、合并症、神经功能预后和长期预后后，仅在急性心肌梗死合并 CS 的情况下短期使用 MCS（Ⅱ b 类），且不建议在 CS 中常规使用 IABP（Ⅲ 类）[12]。

4. MCS 的适应证以及植入的时间

目前仍有许多问题未得到解答，尤其是哪些确切的患者可能受益于 MCS 的使用，以及不同 MCS 装置的选择。图 33-3 参照国外经验列出的流程图

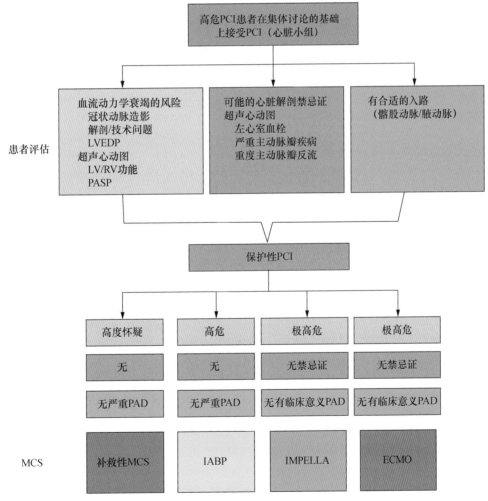

图 33-3　高危 PCI 术前建议仔细评估并选择合适的 MCS。ECMO，体外膜氧合；IABP，主动脉内球囊反搏；IMPELLA，一种左心室-主动脉型轴流式辅助装置；LV，左心室；LVEDP，左心室舒张末压；MCS，机械辅助循环；PAD，外周动脉疾病；PASP，肺动脉收缩压；PCI，经皮冠脉介入术；RV，右心室

仅供参考，具体选择方案可以根据患者的临床特征、冠脉解剖学特征进行综合评估，从而决定是否需要以及需要何种 MCS 装置[13]。

三、要点提示

- 对于高危 PCI，MCS 可提高手术的安全性，有助于确保手术的完整性、完全的血管重建和最佳的技术操作。
- VA-ECMO 联合 IABP 治疗可能使高危 PCI 患者显著获益，但这需要 RCT 研究来进一步进行验证。
- 对于 MCS 的具体选择方案应综合考虑患者的临床特征、冠脉解剖学特征以及技术难度等。

参考文献

[1] ATKINSON T M, OHMAN E M, O'NEILL W W, et al. A practical approach to mechanical circulatory support in patients undergoing percutaneous coronary intervention an interventional perspective. JACC Cardiovasc Interv, 2016, 9 (9): 871-883.

[2] KIRTANE A J, DOSHI D, LEON M B, et al. Treatment of Higher-Risk Patients With an Indication for Revascularization: Evolution Within the Field of Contemporary Percutaneous Coronary Intervention. Circulation, 2016, 134 (5): 422-431.

[3] BURKHOFF D, SAYER G, DOSHI D, et al. Hemodynamics of mechanical circulatory support. J Am Coll Cardiol, 2015, 66 (23): 2663-2674.

[4] SJAUW K D, KONORZA T, ERBEL R, et al. Supported highrisk percutaneous coronary intervention with the impella 2.5 device. The Europella Registry. J Am Coll Cardiol, 2009, 54 (25): 2430-2434.

[5] DIXON S R, HENRIQUES J P, MAURI L, et al. A prospective feasibility trial investigating the use of the impella 2.5 system in patients undergoing High-Risk percutaneous coronary intervention (the PROTECT I trial). initial U. S. Experience. JACC Cardiovasc Interv, 2009, 2 (2): 91-96.

[6] PERERA D, STABLES R, CLAYTON T, et al. Long-term mortality data from the balloon pump-assisted coronary intervention study (BCIS-1): a randomized, controlled trial of elective balloon counterpulsation during high-risk percutaneous coronary intervention. Circulation, 2013, 127 (2): 207-212.

[7] PATEL M R, SMALLING R W, THIELE H, et al. Intra-aortic balloon counterpulsation and infarct size in patients with acute anterior myocardial infarction without shock: the CRISP AMI randomized trial. JAMA, 2011, 306 (12): 1329-1337.

[8] SCHREIBER T L, KODALI U R, O'NEILL W W, et al. Comparison of acute results of prophylactic intraaortic balloon pumping with cardiopulmonary support for percutaneous transluminal coronary angioplasty (PTCA). Cathet Cardiovasc Diagn, 1998, 45 (2): 115-119.

[9] KIDA H, SOTOMI Y, HIKOSO S, et al. Prognostic significance of intra-aortic balloon pumping support in patients with acute myocardial infarction and veno-arterial extracorporeal membrane oxygenation therapy. J Cardiol, 2022, 79 (2): 179-185.

[10] NISHI T, ISHII M, TSUJITA K, et al. Outcomes of Venoarterial Extracorporeal Membrane Oxygenation Plus Intra-Aortic Balloon Pumping for Treatment of Acute Myocardial Infarction Complicated by Cardiogenic Shock. J Am Heart Assoc, 2022, 11 (7): e023713.

[11] RIHAL C S, NAIDU S S, GIVERTZ M M, et al. American Heart Association (AHA), and American College of Cardiology (ACC) 2015 SCAI/ACC/HFSA/STS clinical expert consensus statement on the use of percutaneous mechanical circulatory support devices in cardiovascular care: endorsed by the American Heart Assocation, the Cardiological Society of India, and Sociedad Latino America. J Am Coll Cardiol, 2015, 65 (19): e7-e26.

［12］NEUMANN F J，SOUSA-UVA M，AHLSSON A，et al. 2018 ESC/EACTS Guidelines on myocardial revascularization. Eur Heart J，2019，40（2）：87-165.

［13］RUSSO G，BURZOTTA F，AURIGEMMA C，et al. Can we have a rationalized selection of intra-aortic balloon pump，Impella，and extracorporeal membrane oxygenation in the catheterization laboratory？. Cardiol J，2022，29（1）：115-132.

（胡成平）

反复急性心肌梗死右冠状动脉双层支架断裂一例

一、病例重现

患者老年男性，67 岁，主因"间断胸闷、胸痛 5 年，加重 1 个月"于 2020-4-14 入院。患者 5 年前无明显诱因心前区隐痛，伴胸闷、喘憋，阵发性加重，就诊于我院，诊断为急性下壁心肌梗死，行急诊冠脉造影示左前降支中段肌桥，右冠状动脉近段 80% ～ 95% 狭窄，术中于右冠状动脉置入 1 枚支架（3.5 mm×29 mm），胸痛症状明显缓解，病情好转后出院，此后规律服用阿司匹林、氯吡格雷、他汀类等冠心病二级预防药物。2 年前患者无明显诱因突发胸痛，为心前区剧烈胀痛，范围约手掌大小，持续不缓解，伴胸闷、大汗、喘憋，再次就诊于我院，诊断为急性下壁心肌梗死，急诊冠脉造影示左前降支近段 40% ～ 50% 狭窄，对角支 100% 闭塞，左前降支中段肌桥，回旋支远段 60% ～ 70% 狭窄，高位钝圆支 40% ～ 50% 狭窄，右冠状动脉近段支架内 100% 闭塞，于右冠状动脉置入 1 枚支架（4.0 mm×33 mm）。术后规律服用冠心病二级预防药物，此后无不适症状。1 个月前患者无明显诱因再次胸闷，伴大汗、浑身颤抖，无大小便失禁，无咯血、呼吸困难，无反酸、烧心，无头晕、头痛，无视物模糊、视物旋转及晕厥，自服 10 粒速效救心丸效果不佳，就诊于外院测血压 168/80 mmHg，心肌酶、心电图未见明显异常，未特殊处置，1 小时左右症状缓解。3 天前再次出现大汗、浑身颤抖，无胸闷、胸痛，无视物模糊、视物旋转，无恶心、呕吐，含 1 片硝酸甘油约 10 分钟较前缓解，为行冠脉造影收入我科。患者自发病以来，神清，精神可，睡眠可，二便如常，近来体重无明显改变。

既往史及个人史：高血压史 10 余年，血压最高 200/100 mmHg，服用培哚普利 2 mg qd，硝苯地平控释片 30 mg qd，螺内酯 20 mg bid，富马酸比索洛尔片 7.5 mg qd 联合降压，血压控制可。高脂血症 5 年，规律服用他汀类。14 年前因甲状腺囊肿行甲状腺全切术，术后规律服用甲状腺素片替代治疗。12 年前行右侧肾上腺瘤切除术。发现左心房增大、脂肪肝、反流性食管炎、肝多发囊肿、胆囊多发结石、左肾囊肿、前列腺增大 2 年。否认糖尿病、脑血管病、精神疾病史。否认肝炎史、结核史、疟疾史。否认外伤、输血史，否认食物、药物过敏史。

入院查体：体温 36.3 ℃，脉搏 60 次 / 分，呼吸 18 次 / 分，血压右上肢 130/74 mmHg，左上肢 143/77 mmHg，发育正常，营养中等。神清，查体配合。体重 80 kg，身高 173 cm，BMI 26.72 kg/m^2，腹围 98 cm。全身皮肤黏膜无黄染，未见肝掌及蜘蛛痣，全身浅表淋巴结无肿大。颈软无抵抗，未见颈静脉怒张及颈动脉异常搏动，气管居中，甲状腺不大，颈部血管未闻及杂音。两侧胸廓对称，呼吸运动对等，节律规整，两侧胸廓扩张度对称，双侧语颤对称。双肺呼吸音粗，双肺未闻及干湿啰音，无胸膜摩擦音。心前区无异常隆起及凹陷，心尖搏动可，心尖搏动位于胸骨左侧第五肋间锁骨中线内 0.5 cm，各瓣膜区未触及震颤，叩诊心界不大，心率 60 次 / 分，律齐，第一心音正常，各瓣膜听诊区未闻及病理性杂音及额外心音，无心包摩擦音。腹稍膨隆，无腹壁静脉曲张，腹软，无明显压痛、反跳痛及肌紧张，肝脾未触及，墨菲征（一），腹部叩诊鼓音，肝肾区无叩痛，肠鸣音 3 次 / 分。脊柱无压痛及叩痛。双下肢无水肿，双足背动脉搏动可。

辅助检查：

- 入院心电图：窦性心律，律齐，75 次 / 分，Ⅱ、Ⅲ、aVF 导联 q 波。

初步诊断：冠状动脉粥样硬化性心脏病，不稳定型心绞痛，陈旧性下壁心肌梗死，RCA-PCI 术后，心功能Ⅰ级（NYHA 分级），高血压 3 级（很高危），血脂代谢异常。

入院后诊疗经过：患者老年男性，慢性病程，急性发病。5 年前、2 年前因急性心肌梗死，于 RCA 置入支架 2 枚，术后规律服用冠心病二级预防药物。1 个月前患者无明显诱因再次出现胸闷，伴大汗、浑身颤抖，自服 10 粒速效救心丸效果不佳。化验心肌酶不高，进一步完善超声心动图左心

房增大（4.49 cm），左心室下壁、后壁基底段运动略减弱，左室射血分数 68%。根据患者情况及辅助检查结果，考虑心绞痛再发，继续冠心病二级预防药物治疗。

为评估冠脉病变，入院第 3 天行冠脉造影，结果示左前降支近段狭窄 30% ～ 50%，左前降支中段肌桥；肌桥，第一对角支 100% 完全闭塞，回旋支远段狭窄 50% ～ 70%，钝缘支狭窄 50% ～ 70%，右冠状动脉近段支架内无再狭窄；双层支架中段断裂。进一步行血管光学相干断层成像（OCT）：右冠状动脉近段双层支架断裂，有 1.3 mm 血管无支架覆盖，管腔平均直径为 4.59 mm，未见血栓、破裂斑块及夹层（图 34-1）。综合考虑未进一步干预，继续冠心病二级预防药物治疗，术后第二天出

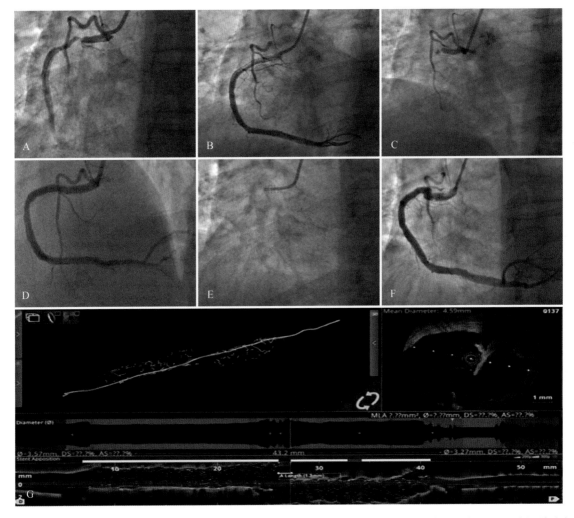

图 34-1 患者冠脉造影及 OCT 图像：A、B. 5 年前冠脉造影和介入治疗，右冠脉近段严重狭窄（**A**），右冠脉支架术后（**B**）；**C、D.** 2 年前冠脉造影和介入治疗，右冠脉近段急性闭塞（**C**），右冠脉支架术后（**D**）；**E、F.** 本次住院冠脉造影右冠状动脉第一转折处支架完全断裂，呈锯齿形，前向血流 3 级；**G.** 支架断裂 OCT 图像

院。出院后定期门诊随访，最长随访至术后2年无不适症状。

二、病例解析

1. 冠脉支架断裂是冠脉介入治疗术后少见的并发症，可导致再狭窄、血栓形成、血管损伤和动脉瘤形成

冠脉支架断裂分为4种类型[1]：Ⅰ型：单处支架金属丝断裂；Ⅱ型：多处支架金属丝断裂；Ⅲ型：支架横断面完全断裂；Ⅳ型：支架横断面完全断裂，伴支架结构移位。很明显该患者属于Ⅳ型支架断裂。研究显示冠脉运动是支架断裂的主要原因，支架置入后冠脉角度和支架近段应切力发生变化[2]。Yang等研究发现支架断裂往往与长支架置入，支架重叠相关。不同冠脉血管分布中右冠状动脉支架断裂更常见，这可能与右冠状动脉近中段血管成角和移动度更大有关，本病例支架断裂就位于右冠脉近中段第一迂曲转折处。而且第二次置入支架比第一次置入支架直径更大，一个大支架（4.0 mm）套在一个小支架（3.5 mm）里。

发生冠脉支架断裂的患者可无临床表现，也可表现为心绞痛，少数患者会发生急性心肌梗死甚至猝死。支架断裂引发的新生内膜增生是支架内再狭窄和支架内血栓形成的机制之一。在目前病例最多的相关系列研究中（6555例患者和1648个支架）发现12%的患者和22%的支架中都出现了支架断裂，并且支架断裂增加了支架内再狭窄、靶病变重建和支架内血栓3倍以上的发生率[3]。OCT检查相比冠脉造影具备更高的分辨率，在支架断裂显影上具有优势。Tommaso Gori等对185例新一代药物洗脱支架置入后即刻（$n = 159$）或择期12个月随访时进行了OCT检查（$n = 26$）。结果显示支架置入后即刻断裂发生率为8.2%（13/159），12个月随访时升高至30.8%（8/26）[4]。该研究提示支架断裂发生率远比我们想象的要高，尤其是OCT腔内影像学应用，更容易发现冠脉造影不可见的支架断裂。

2. 冠脉支架断裂的治疗应综合分析，强调腔内影像学的应用

对于有再狭窄症状的冠脉支架断裂，建议积极干预治疗，包括球囊扩张、再次置入支架、冠状动脉旁路移植术等。其中，对于伴有局部血管瘤形成的支架断裂，冠状动脉旁路移植治疗可能是较好的选择。对于无再狭窄发生的无症状性支架断裂是否需要治疗以防止将来出现严重并发症，多数学者建议严密随访观察，可考虑长期双联抗血小板治疗。Ino等对支架术后6～9个月初次造影发现支架断裂但无支架内再狭窄的21例患者进行随访，术后16个月再次复查造影显示这些患者并无支架内血栓和再狭窄事件发生[5]。该患者就属于无典型症状，且OCT检查冠脉管腔面积足够，血流良好的患者，我们选择了药物保守治疗，术后长期服用双联抗血小板治疗，目前术后2年随访未见不良事件。

三、要点提示

- 冠脉支架断裂是冠脉介入术后少见的并发症，在介入操作中尽量避免易导致支架断裂的因素。
- 一旦发生冠脉支架断裂，需要积极应用腔内影像学评估，综合分析患者临床情况，制订临床策略。

参考文献

[1] DEL TRIGO M, JIMENEZ-QUEVEDO P, FERNANDEZ-GOLFIN C, et al. Very late mycotic pseudoaneurysm associated with drug-eluting stent fracture. Circulation, 2012, 125（2）：390-392.

[2] KANG W C, MOON C 2nd, AHN T H, et al. Multiple stent strut fracture-induced restenosis in a diffuse long lesion treated with overlapping heterogeneous drug-eluting stent. Int J Cardiol, 2008, 130（1）：e30-e33.

［3］KAN J，GE Z，ZHANG J J，et al. Incidence and Clinical Outcomes of Stent Fractures on the Basis of 6，555 Patients and 16，482 Drug-Eluting Stents From 4 Centers. JACC Cardiovasc Interv，2016，9（11）：1115-1123.

［4］SCHOCHLOW K，WEISSNER M，BLACHUTZIK F，et al. Coronary Stent Strut Fractures：Classification，Prevalence and Clinical Associations. J Clin Med，2021，10（8）：1765.

［5］INO Y，TOYODA Y，TANAKA A，et al. Serial angiographic findings and prognosis of stent fracture site without early restenosis after sirolimus-eluting stent implantation. Am Heart J，2010，160（4）：775.

（公绪合）

病例 35

心肌梗死后心源性休克、室壁瘤形成
伴室速诊疗一例

一、病例重现

患者中年男性，56 岁。主因"间断左上腹痛3 天，加重伴喘憋 1 天"入院。患者入院前 3 天无明显诱因出现左上腹痛，为胀痛，每次数分钟，不伴胸闷、胸痛，无肩背部放散，无恶心呕吐，无腹泻，无发热。症状反复发作，未用药，可自行缓解。1 天前症状加重，伴喘憋，不能平卧，持续不缓解，120 送至我院急诊。急诊测血压 79/54 mmHg，查四肢湿冷，颈静脉怒张，双肺满布湿啰音，心率 111 次 / 分，心音低钝，心律齐，双下肢不肿。急诊心电图提示 CRBBB、窦速、广泛前壁心肌梗死（图35-1A）。考虑"冠心病、急性前壁 ST 段抬高心肌梗死、心源性休克，急性左心功能不全"诊断明确，急诊予以去甲肾上腺素、多巴胺、无创呼吸机辅助通气后，血压维持在 90/60 mmHg，腹痛症状逐渐好转。为进一步诊疗收入心内科。

既往史及个人史：高血压 10 年，最高血压180/140 mmhg，口服非洛地平缓释片 2.5 mg bid 控制血压，自诉血压控制在 120/80 mmHg 左右。血脂代谢异常 10 年，未服药。8 年前因"股骨头坏死"接受左髋关节置换术。否认糖尿病，无烟酒嗜好。否认食物过敏史。否认特殊物质接触史。父母已逝，具体病因不详。个人史及家族史无特殊。

入院查体：体温 36.8℃，脉搏 140 次 / 分，呼吸 26 次 / 分，血压 85/65 mmHg（左上肢，多巴胺维持）、85/66 mmHg（右上肢，多巴胺维持），BMI 23.53 kg/m²，SpO₂ 98%（无创呼吸机辅助通气）。神志清、精神可，未闻及颈部血管杂音，未见颈静脉怒张。双下肺呼吸音弱，双肺底闻及湿啰音。心前区无异常隆起及凹陷，心尖搏动位于左锁骨中线第五肋间处，各瓣膜区未触及震颤，叩诊心界不大，心率 140 次 / 分，P2 > A2，心音低钝，律齐，各瓣膜听诊区未闻及杂音。腹软，无压痛、反跳痛、肌紧张，肝脾肋下未触及，腹部叩诊鼓音，肝肾区无叩痛，肠鸣音 3 次 / 分。双下肢无水肿，双侧足背动脉搏动正常。

辅助检查：

- 入院心电图：窦性心动过速，CRBBB，广泛前壁心肌梗死（图 35-1A）。
- 入院后急查生化：CK 1426 U/L，CK-MB 61.3 ng/mL，TnI > 50.000 ng/ml，TnT 8.300 ng/ml，ALT 110 U/L，AST 431.2 U/L，Cr 118.2 μmol/L，eGFR 82 ml/min，电解质、血糖正常。
- 急查 NT-proBNP：7452.0 pg/ml。
- 急查尿常规：正常。
- 急诊床旁超声心动图：左心房大、左室射血分数减低（26%），左心室前室间隔，左心室前壁、侧壁、后壁及心尖部运动减弱。

初步诊断：冠状动脉粥样硬化性心脏病，急性 ST 段抬高心肌梗死，心源性休克，Killips 分级 Ⅳ级，急性左心功能不全，心律失常，窦性心动过速，完全性右束支传导阻滞，间歇性三度房室传导阻滞（图 35-1B），完全性左束支传导阻滞（图 35-1C），高血压 3 级（很高危），血脂代谢异常，亚临床性甲状腺功能减退症，肾功能不全，肝功能损伤，左髋关节置换术后。

入院后诊疗经过：入院后心电监护提示窦速、频发室早、CRBBB，心率波动于 90～120 次 / 分。考虑患者心肌梗死发作时间超过 24 h，症状缓解，

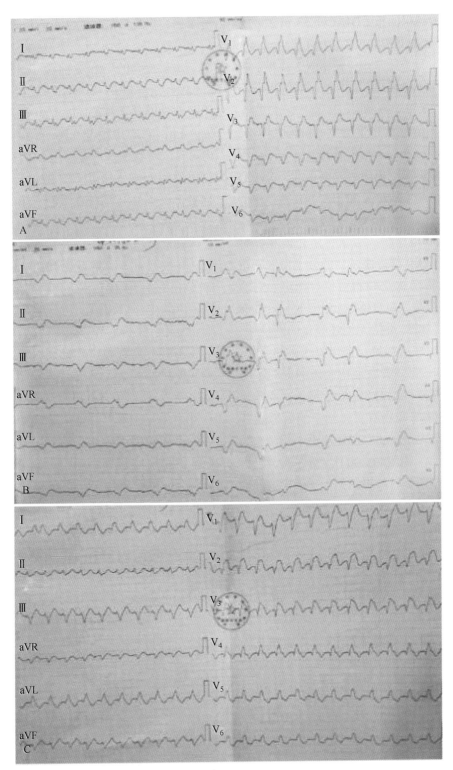

图 35-1　心电图：**A.** 急诊入院提示急性广泛前壁心肌梗死；**B.** 住院期间间歇性三度房室传导阻滞；**C.** 住院期间完全性左束支传导阻滞

同时合并急性左心功能不全、低血压状态、肾功能不全、肝功能异常，按照中国《急性 ST 段抬高心肌梗死诊断和治疗指南》，暂无急诊冠脉造影指征，故积极无创呼吸机辅助通气、药物维持血压、控制

心律失常、保护肝肾功能等治疗。给予多巴胺、去甲肾上腺素 10 h 后，血压仍低于 90/60 mmHg，为保证心肌灌注，植入 IABP。IABP 植入后心电监护可见窦速，间断三度 AVB、新发 LBBB、室早间断

出现。入院后化验结果回报 LDL-C 1.63 mmol/L，TG 1.11 mmol/L，TSH 0.22 mIU/L，PCT 5.15 ng/ml，尿蛋白四项升高，复查尿常规、便常规、血糖、糖化血红蛋白、凝血时间、D-二聚体、电解质分析正常。

入院第二日，静息状态下突发心脏停搏1次，立即给予胸外心脏按压后，抢救成功，复查心肌损伤标志物较入院时升高，电解质复查正常，考虑心律失常、心脏停搏与心肌梗死面积大，合并严重心功能不全、射血分数减低有关。一般治疗积极给予营养支持，持续心电监护、吸氧，防止便秘。针对冠心病，继续 IABP 维持血压、低分子量肝素抗凝、双联抗血小板药物及调脂治疗。针对心力衰竭，监测 24 h 出入量、每日体重变化、NT-proBNP 水平和血氧变化，继续维持无创呼吸机间断使用，根据出入量调整利尿剂剂量，密切关注血钾变化。针对心率快、血压低，药物维持血压的同时，考虑心肌梗死后交感神经兴奋、RAAS 激活、心输出量低及使用多巴胺等药物有关，给予酒石酸美托洛尔，初始剂量 6.25 mg qd，至择期手术前调整为 6.25 mg bid，患者心率维持在 90 次/分左右，自诉喘憋、心悸症状较前好转。停用无创呼吸机辅助通气，逐渐减量至停用多巴胺。

2 周后复测血压 90/60 mmHg，心率 80 次/分，复查心肌损伤标志物，较入院时 CK、CK-MB 恢复至正常水平，TnI、TnT 明显回落至轻度升高，肝功能恢复正常，血肌酐恢复至正常范围，遂择期行冠脉造影明确冠脉病变情况（图 35-3），结果提示左主干合并三支血管病变，LAD 中段闭塞，遂于 LAD 近中段、LM-LAD 近段串联植入支架 2 枚，手术过程顺利。

术后患者血压维持在 90～100/50～70 mmHg，心力衰竭症状反复发作，除给予利尿剂外，加用重组人脑钠肽静脉持续泵入 3 天后，换用沙库巴曲缬沙坦钠 25 mg qd 起始剂量，联合地高辛、螺内酯抗心力衰竭治疗，监测电解质水平和 NT-proBNP 水平，心力衰竭症状逐渐好转。因心电监护提示静息心率仍波动于 80～100 次/分，频发室早，增加伊伐布雷定进一步降低心率、控制心律失常，根据心率情况调整酒石酸美托洛尔 6.25 mg bid，伊伐布雷定 5 mg bid，室早较前明显减少。继续维持阿

司匹林、氯吡格雷和他汀类药物等冠心病二级预防药物治疗。

入院后 40 天出院前复查超声心动图提示 Simpson 法测量 EF 21.8%，心包腔内可见少量心包积液液性暗区（左心室后壁 0.73 cm，左心室侧壁 0.58 cm，右心房顶部 0.76 cm）。左心房、左心室内可见云雾状回声。考虑左心室内血栓形成，与心肌梗死后低血压状态、EF 减低有关，加用华法林抗凝，调整 INR 维持在 2.0～3.0 范围内。出院给予冠心病二级预防药物治疗、抗心力衰竭药物和抗心律失常药物。出院 1 个月后，门诊调整华法林剂量，并根据血压情况调整沙库巴曲缬沙坦钠、酒石酸美托洛尔、伊伐布雷定药物剂量。

出院半年后门诊随访，患者诉乏力，无胸闷、胸痛发作，未诉心悸，偶有喘憋，夜间可平卧，双下肢不肿，复查超声心动图提示左心室扩大、EF 减低（27%）、左心室节段性运动减低、左心室心尖部室壁瘤（图 35-2）、肺动脉高压（中度），左心室内未见血栓。Holter 提示频发室早。因左心室内血栓消退，停用华法林，继续阿司匹林、氯吡格雷抗血小板药物治疗。继续沙库巴曲缬沙坦钠 50 mg bid、酒石酸美托洛尔 12.5 mg bid、伊伐布雷定 5 mg bid 治疗后，家庭监测血压维持在 75～100/50～70 mmHg，心率 70～85 次/分。

PCI 术后 10 个月，患者因"上呼吸道感染"出现发作性喘憋再次入院。入院体格检查血压 112/77 mmHg，未见颈静脉怒张，双肺呼吸音粗，

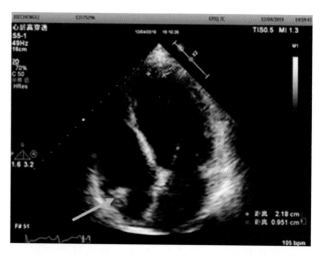

图 35-2 心脏超声： 室壁瘤形成，心室内附壁血栓形成（箭头所示）

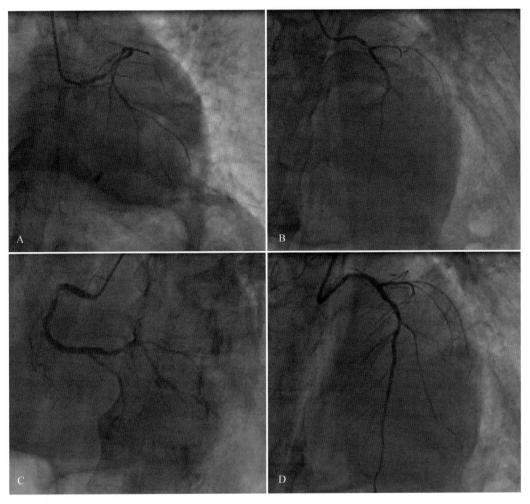

图 35-3　冠状动脉造影：A ～ C. 左主干远段至左前降支近段狭窄 50% ～ 75%，中段 100% 闭塞，回旋支近段狭窄 50%，中远段弥漫性变细，右冠状动脉中段长病变，狭窄 50%，后降支狭窄 75%；**D.** 左主干至左前降支植入支架后显示血流恢复 TIMI 3 级，未见明显残余狭窄

双肺底可闻及干湿啰音，心率 90 次 / 分，可闻及早搏。双下肢轻度水肿。ECG 提示频发室早（图35-4）。超声心动图提示左心房、左心室、右心室增大，全心功能减低，节段性室壁运动异常，左心室心尖部室壁瘤，肺动脉高压（轻中度）。主要诊断为"冠状动脉粥样硬化性心脏病，陈旧性前壁心肌梗死，慢性心功能不全急性加重，心律失常，完全性右束支传导阻滞，频发室早，高血压 3 级（很高危），上呼吸道感染，血脂代谢异常，亚临床性甲状腺功能减退症"。考虑慢性心功能不全急性加重与上呼吸道感染有关，除给予抗感染治疗外，利尿、扩血管，并给予 ARNI、螺内酯、地高辛等药物纠正心力衰竭治疗及冠心病二级预防药物治疗，后喘憋症状好转出院。

PCI 术后 1 年余，患者因"心悸加重"就诊于门诊，复查 Holter 提示频发室早、房早、短阵室速。急查 NT-proBNP 6320 pg/ml，血常规、肝肾功能、心肌损伤标志物、D- 二聚体、凝血时间、电解质正常。胸部 CT 提示双侧胸腔积液。超声心动图复查提示 LVEDd 6.57 cm，EF 34%，左心室、左心房增大，节段性室壁运动异常，左心室心尖部室壁瘤、肺动脉高压（中度）。CMR（图 35-5）提示左心房及左心室增大，左心室室壁运动弥漫性减低，心尖部各壁、乳头肌水平及基底部前壁、前侧壁及前间隔心肌变薄并延迟强化。双侧大量胸腔积液。结合患者既往陈旧性心肌梗死病史，心肌梗死后心力衰竭、EF 减低、左心室扩大合并频发室早、短阵室速，属于猝死高危人群，符合 ICD 植入一类适应证，建议患者行 ICD 植入。术前复查生化检查提示血糖、肝肾功能正常，血尿便常规正常，

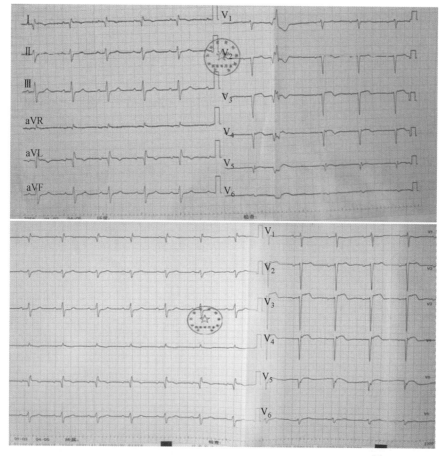

图 35-4 ICD 植入术前（上）与术后（下）常规十二导联心电图

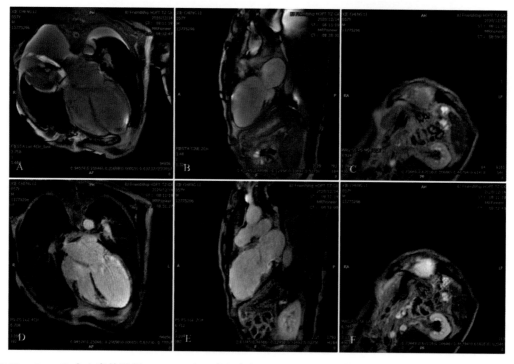

图 35-5 CMR：A ～ C. 右心房前后径 49 mm，右心房左右径 33 mm；左心房前后径 57 mm，左心房左右径 61 mm；左心室短径 66 mm；右心室左右径 41 mm。左心房及左心室增大。心肌厚度基底部、乳头肌水平、心尖部测定提示弥漫性变薄。左心室心尖部各壁、乳头肌水平及基底部前壁、前侧壁及前间隔无运动，乳头肌水平及基底部水平下侧壁、下间隔及下壁运动减低。静息状态心肌灌注未见异常。D ～ F. 乳头肌水平及基底部前壁、前侧壁及前间隔可见延迟强化，考虑心肌梗死

LDL-C 1.56 mmol/L。经过积极利尿后 NT-proBNP 下降，复查胸部 CT 胸腔积液减少。择期成功植入 ICD。术后复查血压 85/50 mmHg，ECG 提示窦律（图 35-4）。考虑患者血压偏低，调整沙库巴曲缬沙坦钠剂量，由第三次住院前 100 mg qd、50 mg qn 调整为 50 mg bid，停用地高辛，继续螺内酯、倍他乐克、伊伐布雷定治疗心力衰竭、控制心律失常，予以氯吡格雷单药抗血小板治疗、他汀类药物调脂等治疗。

目前患者为 PCI 术后 2.5 年，未诉不适，未再发喘憋，每日中等量体力活动 1～2 h，可耐受，6 分钟步行试验 420 m，体重较首次住院时增加 10 kg。门诊复诊查血压 110/60 mmHg，心率 60 次/分，双下肢不肿。复查冠脉 CTA 提示 LAD 原支架通畅。复查生化 LDL-C 1.58 mmol/L，肝肾功能、血糖、电解质、CK、NT-proBNP 正常。目前药物治疗方案：氯吡格雷 75 mg qd，阿托伐他汀 20 mg qn，螺内酯 20 mg bid，酒石酸美托洛尔 12.5 mg bid，伊伐布雷定 5 mg bid，沙库巴曲缬沙坦钠 100 mg bid。

二、病例解析

1. 急性心肌梗死后心源性休克，积极纠正休克后开通闭塞冠脉血管、处理心肌梗死后心力衰竭是改善预后的关键

急性心肌梗死尤其是前壁心肌梗死后并发症的处理是提高抢救成功率，改善患者预后的关键。该患者发病后 24 h 就诊，就诊时合并急性左心衰竭、心源性休克、急性肝功能损伤、急性肾功能不全，均与心肌梗死后低灌注有关。给予升压药物治疗，无创呼吸机辅助通气改善血氧后，血压仍不能维持，应早期 IABP 植入，加用抗心力衰竭药物治疗，后心力衰竭症状逐渐缓解，肝肾功能恢复，证实肝肾功能不全与心肌梗死后心力衰竭有关，IABP 植入可以有效改善心肌灌注和肝肾功能。

通常急诊 PCI 手术应在发病后 12 h 内，最迟不超过 24 h 内完成，而此例患者就诊时间延迟，未能行急性 PCI 手术，选择合适择期手术时机需要根据患者心力衰竭纠正情况、肝肾功能恢复情况和血压、血氧、心率等生命体征情况决定。从冠脉造影、超声心动图及后续 CMR 检查结果分析，本例患者心肌梗死靶血管为左前降支中段，累及心肌梗死面积比较广泛，导致左心室前壁、心尖部、间隔部弥漫性无运动或运动减低，心肌梗死后左心室短期内迅速重构，室壁瘤形成，左心房、左心室内血栓形成，EF 严重减低，提示患者预后不良。因此，开通靶血管 LAD 后，积极给予 RAAS 抑制剂、β受体阻滞剂改善左心室重构和心力衰竭非常重要。

2016 年欧洲心力衰竭指南、2017 年美国心力衰竭管理指南及中国心力衰竭诊断和治疗指南[1] 都推荐沙库巴曲缬沙坦作为心力衰竭治疗的一线药物，推荐等级是 I 类推荐。根据沙库巴曲缬沙坦 RCT 研究纳入标准，起始血压通常建议 100/60 mmHg 以上，而本例患者心肌梗死后多巴胺或 IABP 植入状态下血压持续低于 90/60 mmHg，开通靶病变血管后血压仍较低，因此，尝试应用沙库巴曲缬沙坦起始剂量 25 mg qd，密切关注血压和肾功能，保证心肌、肾灌注，血压监测未见进一步降低。随着心力衰竭症状改善，心脏功能逐渐改善，血压小幅度回升，其后 1～2 个月门诊增加沙库巴曲缬沙坦剂量，最终调整至患者可以耐受最大剂量。尽管本例患者未能增量至 PARADIGM-HF 等相关研究剂量，随着随访时间延长，还是观察到一定获益，包括心力衰竭临床症状消失、体格检查体征好转、改善 NYHA 心功能分级、6 分钟步行试验结果改善、活动耐量增加、EF 升高等。

2. 心肌梗死后 EF 减低、左心室扩大合并新发 LBBB、短阵室速，药物治疗基础上 ICD 植入有利于减低猝死发生率

本例患者急性心肌梗死后并发症除了急性左心衰竭外，还并发各种心律失常，包括心脏停搏、缓慢性心律失常、快速室性心律失常，与心肌梗死后交感神经电风暴、RAAS 激活、心脏重构、心力衰竭、低灌注状态、电解质失衡等多重原因有关。针对上述因素综合处理，密切监护，调整药物方案。由于患者血压偏低，使用 RAAS 系统抑制剂、β受体阻滞剂和醛固酮受体拮抗剂后，后续难以增加剂量。伊伐布雷定是选择性、特异性窦房结 If 通道阻滞剂，减慢心率的同时不影响心肌收缩力和心脏传导。伊伐布雷定减慢心率、改善心力衰竭

患者长期预后的作用已被临床研究证实。对于急性心肌梗死后急性心力衰竭治疗，ETHIC-AHF研究、CARVIVA-HF研究和BAGRIY研究显示[2]，与单用β受体阻滞剂相比，急性心力衰竭入院24～48 h病情稳定的患者联合伊伐布雷定可以进一步改善心力衰竭患者的LVEF、运动耐量和生活质量，提示早期联合伊伐布雷定不但更有效减慢心率，还可易化β受体阻滞剂的剂量上调，后者可能得益于伊伐布雷定对心功能的额外改善。本例患者在心肌梗死后急性心力衰竭稳定后早期加用伊伐布雷定，心率得到比较好的控制，同时血压得以维持。

有数据统计，心肌梗死后猝死占心脏性猝死病因的50%～70%，这些患者发生心脏性猝死的概率比正常人高出4～6倍。心脏性猝死的病因中心律失常占88%，其中室速相关心脏性猝死的占比超过2/3，心肌梗死后左室射血分数低于30%的患者发生心脏停搏的风险更高。本例患者心肌梗死后2年内反复多次复查超声心动图，显示早期开通靶血管、ARNI联合β受体阻滞剂、醛固酮受体拮抗剂等药物治疗后EF较前有所改善，但仍低于35%；左心室持续扩大、心尖部室壁瘤形成，LVEDd 6.57 cm；给予酒石酸美托洛尔和伊伐布雷定治疗后，Holter提示频发室早、短阵室速，患者

心肌梗死后曾心脏停搏、一过性房室传导阻滞、新发LBBB，均预示患者左心室重构，心肌纤维化，预后不良。心肌梗死后慢性期并发室速和室颤适用二级预防ICD植入预防性治疗。植入型心律转复除颤器临床应用中国专家共识[3]推荐在血流动力学不稳定的室性心动过速或者室颤患者中植入ICD，且可不考虑左室功能（Ⅰ级，A类）。ICD适用于预期寿命大于1年的患者，可明显改善患者的死亡率。ICD植入在此类患者是一类适应证，应早期植入，可以降低心肌梗死后猝死的发生率。

三、要点提示

- 急性心肌梗死后心源性休克、合并室性心律失常提示患者预后不良，选择合适纠正低血压、抗心力衰竭药物治疗后，早期积极IABP植入、开通靶血管是改善心肌梗死早期并发症的关键。
- 心肌梗死后稳定期监测心脏结构和功能变化，评估左心室重构进展，对于早期出现心脏停搏，后期反复药物治疗无效室性心律失常尤其室速患者，尽早ICD植入是减少猝死发生的重要手段。

参考文献

［1］中华医学会心血管病学分会心力衰竭学组，中国医师协会心力衰竭专业委员会，中华心血管病杂志编辑委员会．中国心力衰竭诊断和治疗指南2018.中华心力衰竭和心肌病杂志，2018，2（4）：196-225.
［2］中国医师协会心力衰竭专业委员会，国家心血管病专家委员会心力衰竭专家委员会，中华心力衰竭和心肌病杂志编辑委员会．伊伐布雷定临床应用中国专家共识．中华心力衰竭和心肌病杂志，2020，04（02）：84-91.
［3］中华医学会心电生理和起搏分会，中国医师协会心律学专业委员会．植入型心律转复除颤器临床应用中国专家共识（2021）．中华心律失常学杂志，2021，25（4）：280-299.

（黄榕翀）

PCI 术中过敏性休克一例

一、病例重现

患者老年女性，63 岁。主因"间断咽部紧缩感半年"于 2020-8-19 入院。患者半年前开始行走时出现咽部紧缩感，伴胸骨后烧灼感，每次持续 1～2 min，停下休息可缓解，在外院就诊，考虑反流性食管炎，加用抑酸药物治疗后未见明显改善。此后症状仍间断发作，与活动相关，为进一步诊治收入院。

既往史及个人史： 3 个月前胃镜示慢性浅表性胃炎。发现高脂血症 1 周，未服用药物治疗。否认高血压、糖尿病、脑血管病等病史，否认食物、药物过敏史。否认吸烟、饮酒史。否认家族中高血压、冠心病及遗传病等病史。

入院查体： 体温 36.3 ℃，脉搏 66 次 / 分，呼吸 18 次 / 分，血压左上肢 158/81 mmHg、右上肢 155/79 mmHg，SpO$_2$ 98%（未吸氧）。神志清、精神可，未闻及颈部血管杂音；双肺呼吸音清，未闻及干湿啰音；叩诊心界不大，心率 66 次 / 分，律齐，各瓣膜听诊区未闻及病理性杂音，无心包摩擦音；腹软，无压痛、反跳痛，肝脾肋下未触及，肠鸣音 3 次 / 分，双下肢无水肿。

辅助检查：

- 超声心动图（2020-4-17 外院）：房室内径正常，左室射血分数 68%，左心室舒张功能减低，三尖瓣少量反流。

初步诊断： 冠状动脉粥样硬化性心脏病，不稳定型心绞痛，心功能 I 级（NYHA 分级），高血压 1 级（很高危），高脂血症，慢性浅表性胃炎。

入院后诊疗经过： 入院后完善相关检查，静息心电图未见明显异常，化验肝肾功能、血尿便常规、心肌酶、肌钙蛋白均正常，超声心动图提示左心房增大，左室射血分数 70%，室壁运动协调，各瓣膜未见异常。考虑到患者有典型的劳力型心绞痛症状，建议患者行冠脉造影进一步明确诊治。遂于 2020-8-20 行冠脉造影检查，使用的对比剂为碘海醇，造影结果示三支血管病变（累及 LAD、LCX、RCA）（图 36-1）：LAD 中段 90%～99% 节段性狭窄，LCX 远段 50%～70% 弥漫性狭窄，RCA 远段 50%～70% 节段性狭窄。与患者及家属商量后，决定对 LAD 病变进行 PCI 治疗。对 LAD 病变先行球囊扩张，然后置入 1 个支架，手术过程顺利。但置入支架后患者突然开始出现头晕、咽部不适，监测血压下降，最低 50/35 mmHg，反复多次给予多巴胺静脉推注，血压未见明显上升。复查冠脉造影 LAD 远段显影欠佳，不除外冠脉穿孔导致心脏压塞可能，立即予球囊于 LAD 支架内反复多次扩张封堵，并穿刺心包置管，引流出 50 ml 不凝血（事后分析考虑为心包穿刺损伤导致的心包积血）。然而患者仍持续低血压休克状态，此时发现患者全身皮肤发红，可见多处荨麻疹（图 36-2），考虑对比剂致过敏性休克可能性大，立即予肾上腺素 0.5 mg 肌内注射，地塞米松 10 mg 静脉推注。患者循环仍不稳定，随后穿刺右股动脉置入主动脉内球囊反搏（IABP）辅助循环治疗（图 36-3）。此后患者生命体征相对平稳，转入 CCU 进一步诊治。

患者转入 CCU 后予多巴胺联合肾上腺素静脉泵入维持血压，并适当补液扩容。请皮肤科及耳鼻喉科会诊，考虑对比剂过敏引起皮疹、喉头水肿、过敏性休克，建议予甲强龙静脉输注，抑制过敏反应。予甲强龙 40 mg 静脉滴注治疗 3 天，并加用葡

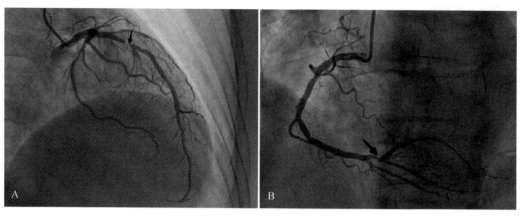

图 36-1 2022-8-20 冠脉造影：A. 左冠状动脉造影显示 LAD 中段重度狭窄（箭头所示）；**B.** 右冠状动脉造影显示 RCA 远段中度狭窄（箭头所示）

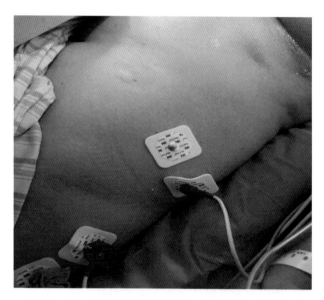

图 36-2 患者出现全身皮肤发红，躯干可见多处荨麻疹

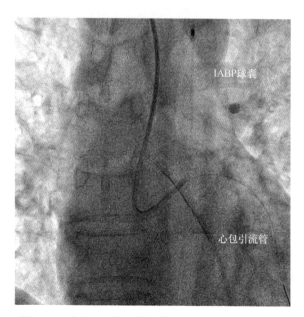

图 36-3 术中行心包穿刺置管引流及 IABP 辅助循环

萄糖酸钙、维生素 C 静脉滴注，普米克（布地奈德）、爱全乐（异丙托溴铵）雾化，仙特明（盐酸西替利嗪）口服等改善过敏症状。患者血压恢复正常，生命体征平稳，术后第二天撤除了 IABP，第三天复查超声心动图心包积液明显减少，拔除了心包穿刺置管。患者病情稳定，术后第 9 天带药出院。

患者出院后规律服用冠心病二级预防药物治疗，1 个月后复查超声心动图心包积液量明显增多，再次住院行心包穿刺引流。此后患者病情平稳，未再出现不良心血管事件。

二、病例解析

本例患者有典型心肌缺血症状，既往无对比剂过敏史，冠脉造影提示 LAD 重度狭窄，PCI 指征明确。PCI 术中出现低血压休克最常见的原因包括介入操作导致的冠脉穿孔、心脏压塞、严重冠脉夹层、冠脉急性闭塞、无复流现象等，而过敏性休克相对来说，发生率并不高。90% 的碘过敏反应发生在注射时及注射后 30 min 左右。目前冠脉介入手术常用的对比剂包括碘海醇、碘普罗胺、碘克沙醇等，据相关报道，过敏发生率基本类似，严重过敏反应如过敏性休克的发生率都极低[1]。安贞医院曾报道碘海醇、碘普罗胺和碘克沙醇过敏反应发生率分别为 0.418%、0.364% 和 1.092%，严重过敏反应发生率分别为 0.023%、0.039% 和 0.009%[2]。该患者在置入支架时出现血压突然下降，当时考虑介入操作并发症可能性大，在没有超声辅助诊断的情况下，进行了心包穿刺。其实当时如果能想到过敏性休克的可能，仔细查看下患者，或许能尽快找到病因，避免误诊导致的医源性损伤。

过敏性休克是最严重的对比剂不良反应，绝大多数为速发型。考虑过敏性休克的患者，抢救时需要第一时间使用肾上腺素，目前指南推荐首选肌内注射，皮下注射已经不推荐使用[3]。反复多次肌内注射肾上腺素且积极液体复苏治疗无效，持续低血压患者可以考虑缓慢静脉滴注肾上腺素。只有在肌内注射无效又无法进行静脉滴注的情况下，才可以考虑静脉推注的给药方式。糖皮质激素如地塞米松、甲强龙以及抗组胺药等可以作为二线救治药物，抑制超敏反应，改善患者的预后。持续液体复苏也是纠正低血压休克的重要手段，指南中也有推荐[4]。如果出现喉头水肿导致窒息的状况，则需要紧急行气管插管或者环甲膜穿刺。IABP 在过敏性休克抢救中的作用并不明确，虽然仍存在争议[5]，但已经有过很多成功的案例报道[6-7]。在有经验的医疗机构，对于难治性全身过敏反应的患者，在应用传统复苏措施治疗无效的时候，体外膜肺氧合（ECMO）应该考虑尽早使用[8]。VA-ECMO 不仅可以改善休克患者的缺氧状态，还能够提供有效的循环支持，其作用要优于 IABP。本例患者发生了严重的对比剂过敏，在应用肾上腺素、大量补液、激素以及升压药物等传统治疗的基础上，联合使用了 IABP 辅助循环，最终抢救成功。

尽管对比剂导致过敏性休克较为少见，但临床上仍应引起我们的重视。为减少对比剂不良反应的发生，应严格掌握对比剂适应证，详细询问患者病史，尤其对高危人群应权衡利弊，谨慎使用。而常规预先给予糖皮质激素和抗组胺药可以减少或者减轻类过敏反应的发生。对于注射碘对比剂短时间内引发的速发型过敏反应，应立即予以抢救及严密观察病情变化。

三、要点提示

- 过敏性休克是少见但极其严重的对比剂不良反应，在冠脉介入诊疗过程中，应该给予重视。
- 肾上腺素是治疗过敏性休克的首选药物，应尽早使用。机械循环支持在这方面应用的证据并不充分，但对于传统治疗效果不佳的患者可能有一定的帮助。

参考文献

[1] WANG C L, COHAN R H, ELLIS J H, et al. Frequency, outcome, and appropriateness of treatment of nonionic iodinated contrast media reactions. AJR Am J Roentgenol, 2008, 191（2）: 409-415.

[2] 魏娟娟, 林阳, 石秀锦. 三种非离子型碘对比剂用于冠状动脉介入治疗致过敏反应发生情况的比较分析. 药物不良反应杂志, 2021, 23（2）: 63-68.

[3] MURARO A, WORM M, ALVIANI C, et al. EAACI guidelines: Anaphylaxis（2021 update）. Allergy, 2022, 77（2）: 357-377.

[4] LI X, MA Q, YIN J, et al. A Clinical Practice Guideline for the Emergency Management of Anaphylaxis（2020）. Front Pharmacol, 2022, 13: 845689.

[5] HUANG Z, ZHANG H, WANG Y, et al. Clinical characteristics and management of iodine contrast media-related anaphylactic shock during cardiac catheterization. World Allergy Organ J, 2020, 13（9）: 100459.

[6] ALAM R, ANANTHARAMAN R. Use of IABP in contrast media-induced anaphylactic shock: the ultimate lifesaver. BMJ Case Rep, 2013, 2013: bcr2013008838.

[7] YEGUIAYAN J M, RAVISY J, LENFANT F, et al. Anaphylactic shock: the advantages of intra aortic balloon counter pulsation for the treatment of heart failure. Resuscitation, 2007, 72（3）: 493-495.

[8] SIMONS F E, EBISAWA M, SANCHEZ-BORGES M, et al. 2015 update of the evidence base: World Allergy Organization anaphylaxis guidelines. World Allergy Organ J, 2015, 8（1）: 32.

（梁思文）

PCI 术后大面积脑出血并发脑疝迅速死亡一例

一、病例重现

患者老年男性，66岁，主因"间断胸痛、胸闷2年余，加重伴心悸半月余"于2021-9-8入院。患者2年前行走约300米后出现前胸部绞痛，伴胸闷气短，无后背放射痛，休息数分钟后可缓解，无心悸，无头晕、黑矇，无反酸、烧心等，未予重视及诊治，此后上述症状间断发作，性质、诱发及缓解因素同前。半月余前无明显诱因上述症状加重，持续约4 h不缓解，伴心悸、心律不齐感，休息后症状未见明显好转，遂于我院急诊就诊，查心肌损伤标志物正常，后于门诊行冠脉CT检查，提示左主干及前降支、回旋支、右冠状动脉中重度狭窄，为进一步诊治收入我科。完善术前检查后于2021-8-25行冠脉造影（图37-1）提示：LM体尾部60%～70%节段性狭窄，LM末端可见动脉瘤，LADp～m 70%～80%节段性狭窄，D1m 70%～90%节段性狭窄，LCXp 40%～50%节段性狭窄，RCAo～m 70%～90%弥漫性狭窄，RCAd 50%～60%节段性狭窄，建议患者行冠脉搭桥或PCI治疗，患者拒绝治疗后出院，今患者要求行PCI治疗收入我科。

既往史： 高血压4个月，最高180/90 mmHg，服用苯磺酸氨氯地平5 mg qd降压治疗，血压控制于140/80 mmHg左右；高脂血症4个月，口服阿托伐他汀20 mg qn调脂；右椎动脉重度狭窄、大脑后动脉重度狭窄及腔隙性脑梗死4个月，口服阿司匹林100 mg qd。吸烟20年，6～7支/天，戒烟4个月，否认饮酒史，个人史、婚育史及家族史无特殊。

入院查体： 体温36.4℃，脉搏74次/分，呼吸15次/分，血压左上肢136/78 mmHg、右上肢138/80 mmHg，体重65 kg，身高165 cm，BMI 23.9 kg/m^2。神志清，精神可，自主体位，查体配合；未闻及颈部血管杂音，双肺呼吸音清，未闻及干湿啰音；心前区无异常隆起及凹陷，心尖搏动位于胸骨左侧第五肋间锁骨中线内0.5 cm，搏动范围1.0 cm，各瓣膜区未触及震颤，叩诊心界不大，心率74次/分，律齐，A2＞P2，各瓣膜听诊区未闻及病理性杂音及额外心音，无心包摩擦音；腹软，无压痛、反跳痛、肌紧张，肝脾肋下未触及，墨菲征（－），腹部叩诊鼓音，肝肾区无叩痛，肠鸣音3次/分；双下肢无水肿，双侧足背动脉搏动正常；生理反射存在，病理反射未引出。

辅助检查：

- 血、尿、便常规正常，肝肾功能及电解质正常，甲状腺功能、糖化血红蛋白正常，血总胆固醇2.77 mmol/L，甘油三酯1.96 mmol/L，HDL-C 0.84 mmol/L，LDL-C 1.64 mmol/L，尿酸479 μmol/L。
- 入院心电图：窦性心律，大致正常心电图（图37-2）。
- 超声心动图：二尖瓣、三尖瓣、主动脉瓣轻度反流，LVEF 72%。

初步诊断： 冠状动脉粥样硬化性心脏病，不稳定型心绞痛，LM＋三支病变（累及LAD、LCX、RCA），左主干动脉瘤，心功能Ⅰ级（NYHA分级），高血压3级（很高危），高脂血症，腔隙性脑梗死，右椎动脉重度狭窄，大脑后动脉重度狭窄。

入院后诊疗经过： 入院后综合考虑患者病情复杂，围手术期风险大，向患者及家属充分交代手术

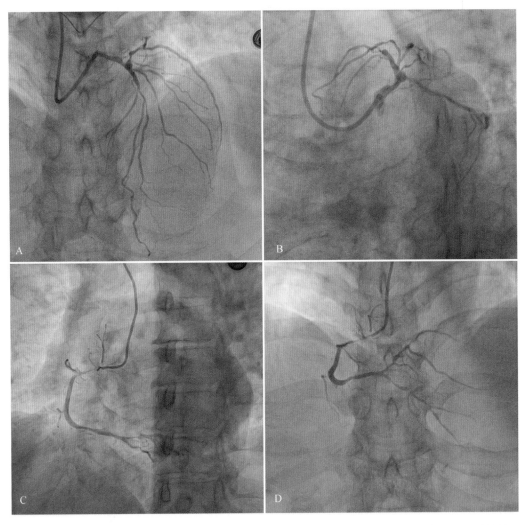

图 37-1　患者冠脉造影图像：A. LADp ～ m 70% ～ 80% 节段性狭窄，D1m 70% ～ 90% 节段性狭窄；**B.** LM 体尾部 60% ～ 70% 节段性狭窄，LM 末端可见动脉瘤，LCXp 40% ～ 50% 节段性狭窄；**C.** RCAo ～ m 70 ～ 90% 弥漫性狭窄；**D.** RCAd 50% ～ 60% 节段性狭窄

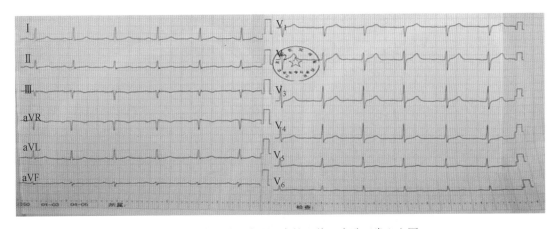

图 37-2　患者入院心电图：窦性心律，大致正常心电图

风险及预后，患者及家属表示理解。经讨论，考虑患者冠脉病变多，病变重，决定分次手术。2021-9-10于导管室行PCI治疗，先对右冠病变进行处理，于RCAo～m置入4.0 mm×36 mm乐普GuReater支架1枚，过程顺利（图37-3）。术后予阿司匹林100 mg qd、替格瑞洛90 mg bid抗血小板，克赛0.6 ml ih q12 h抗凝及其他冠心病二级预防治疗，期间患者无不适主诉。2021-9-11（手术次日）夜间患者因故与家人发生争吵后自测血压升高，但未告知医护人员。2021-9-12凌晨2:15患者突发呕吐，走路不稳，肢体无力，左手指鼻试验欠稳准，行急诊头颅CT提示右额叶脑出血，脑疝（图37-4）。多次请神内、神外科会诊，考虑患者短期内大量出血，止血困难，外科手术风险大，建议保守治疗，予甘露醇全速静脉滴注脱水降颅压治疗，治疗过程中患者出现呼吸、心率、血压明显下降，予以胸外按压及气管插管、呼吸机辅助呼吸、冰袋保护脑组织。患者胃肠减压抽出血液，考虑应激性溃疡出血，予质子泵抑制剂静脉滴注。患者病情危重，当日转入心内科重症监护病房，继续甘露醇降颅压，其间患者心率、血压间断下降，持续多巴胺、去甲肾上腺素静脉泵入升压，间断阿托品、多巴胺静脉推注提升心率及血压，同时予补充液体及电解质、抗感染等药物治疗，患者血压、心率仍间

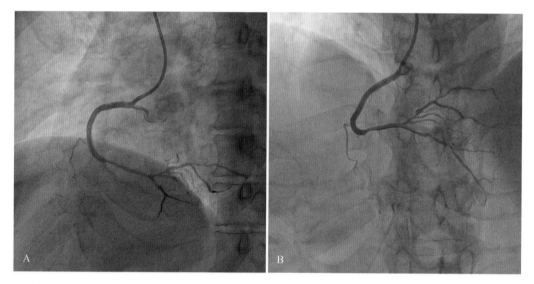

图37-3 患者PCI结果：RCAo～m置入4.0 mm×36 mm乐普GuReater支架1枚（A、B）

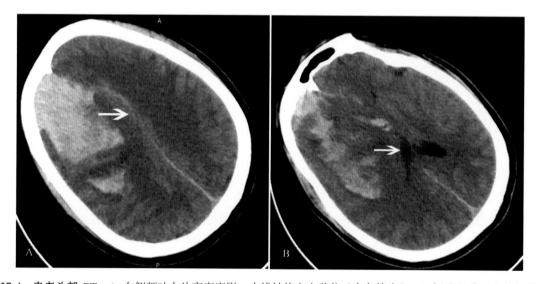

图37-4 患者头部CT：A.右侧额叶大片高密度影，中线结构向左移位（白色箭头）；B.侧脑室受压（白色箭头）

断下降。13:55 左右心电监护示患者心率再次下降至 30 次／分，血压测不出，患者深昏迷，双侧瞳孔等大等圆，直径 3 mm，直接与间接对光反射均为（－），压眶无反应，病理征阴性。经积极抢救无效，患者于 2021-9-13 15:10（发病后 37 h）呼吸及心搏停止，双侧瞳孔散大固定，心电图示波直线，宣布临床死亡。

二、病例解析

1. 药物治疗是基础，合理、个体化的治疗方案是追求的目标

关于患者颅内出血的原因，高血压及术后血压波动、脑动脉硬化、三联抗栓治疗这几方面的因素可能都有参与。

对于急性非 ST 段抬高急性冠脉综合征（non-ST segment elevation acute coronary syndrome，NSTE-ACS）患者来说，无论是否进行介入干预，抗栓治疗都是必需的。就本例患者而言，患者近期出现胸痛症状加重，且冠脉病变严重，缺血风险高，采用阿司匹林及替格瑞洛抗栓治疗是最合理的选择，在 PCI 术前进行抗凝治疗也适用于高危 NSTE-ACS 患者[1]。

那么 PCI 术后在有效抗血小板治疗的基础上是否需要进行抗凝治疗？在临床工作中，出于对急性支架内血栓形成风险或其他问题的考虑，经常会在双联抗血小板治疗的基础上，经验性以低分子量肝素进行强化抗栓治疗，在 2020 年 ESC NSTE-ACS 诊疗指南中并未对此进行推荐，而对于无复流或出现冠脉血栓事件的患者，可以补救性地应用 GP Ⅱ b/Ⅲ a 受体拮抗剂。从患者 PCI 术后图像来看，PCI 结果比较满意，不存在明显的夹层、支架膨胀不全或贴壁不良等问题。所以，对此患者而言，单纯从 PCI 术后预防血栓角度来看，低分子量肝素并不是必需。但是患者左冠病变非常严重，而且左冠更为重要，一旦在二次 PCI 之前出现问题，势必影响患者预后。所以，从预防缺血的角度讲，低分子量肝素又是十分必要的。

NSTE-ACS 患者大出血与死亡率增加明显相关[2]。目前有一些评估出血风险的模型可以应用，比如大家熟知的 CRUSADE、ACUITY 等[3-4]。由于汇总了那些纳入出血高危患者的最新研究，应用 Academic Research Consortium for High Bleeding Risk（ARC-HBR）进行出血风险评估更加实用[5]。根据此项标准，如果满足一项主要标准或两项次要标准，为高出血风险。本例患者根据我们个人经验并不认为其存在较高出血风险，但恰恰满足两项标准，血红蛋白 128 g/L（介于 110 ～ 129 g/L）和缺血性卒中，应为出血高危患者，那么问题来了，如果知道该患者出血风险高，还会应用三联抗栓吗？回答是：缺血和出血同样高危，如何取舍抗栓药物，的确难以两全。

2. 高血压的日常以及围术期管理十分重要，对心血管的危害均不容忽视

患者出血部位位于额叶，近期一项研究显示，高血压与脑叶出血和非脑叶出血均存在密切关系[6]。患者高血压史虽短，但患者平时未关注血压，结合患者全身动脉硬化的程度，有可能高血压存在时间较长，导致患者脑动脉玻璃样变及微动脉瘤，这些病变通过常规检查不易发现，在血压波动及强力抗栓的作用下，共同导致了出血。有研究显示，PCI 术后平均收缩压升高会增加主要不良心脏事件风险[7]。对于该患者而言，高血压可能不仅导致了脑血管的慢性病变，术后的血压波动也是脑出血的重要原因之一。

这也提示我们，高血压的管理，包括冠心病其他危险因素的筛查、管理，是不容忽视的。

三、要点提示

- 最佳药物治疗是冠心病治疗的基础，对医生而言，是技术，也是艺术。
- 在积极治疗冠心病同时，重视相关危险因素的筛查及管理，才能更好地改善患者预后。

参考文献

［1］COLLET J P，THIELE H，BARBATO E，et al. 2020 ESC Guidelines for the management of acute coronary syndromes in patients presenting without persistent ST-segment elevation. Eur Heart J，2021，42（14）：1289-1367.

［2］MEHRAN R，POCOCK S J，NIKOLSKY E，et al. A risk score to predict bleeding in patients with acute coronary syndromes. J Am Coll Cardiol，2010，55（23）：2556-2566.

［3］SUBHERWAL S，BACH RG，CHEN AY，et al. Baseline risk of major bleeding in non-ST-segment-elevation myocardial infarction：the CRUSADE（Can Rapid risk stratification of Unstable angina patients Suppress ADverse outcomes with Early implementation of the ACC/AHA Guidelines）Bleeding Score. Circulation，2009，119（14）：1873-1882.

［4］ABU-ASSI E，RAPOSEIRAS-ROUBIN S，LEAR P，et al. Comparing the predictive validity of three contemporary bleeding risk scores in acute coronary syndrome. Eur Heart J Acute Cardiovasc Care，2012，1（3）：222-231.

［5］URBAN P，MEHRAN R，COLLERAN R，et al. Defining high bleeding risk in patients undergoing percutaneous coronary intervention：a consensus document from the Academic Research Consortium for High Bleeding Risk. Eur Heart J，2019，40（31）：2632-2653.

［6］JOLINK WMT，WIEGERTJES K，RINKEL GJE，et al. Location-specific risk factors for intracerebral hemorrhage：Systematic review and meta-analysis. Neurology，2020，95（13）：e1807-e1818.

［7］GAN L，SUN D，CHENG Y，et al. Post-operative blood pressure and 3-year major adverse cardiac events in Chinese patients undergoing PCI. BMC Cardiovasc Disord，2021，21（1）：623.

（马国栋）

冠脉微循环障碍伴晕厥一例

一、病例重现

患者中年男性，59岁。主因"间断胸痛20余年，再发加重20余天，伴晕厥1次"于2020-7-31入院。患者20余年前无明显诱因出现胸痛，以心前区隐痛为著，范围约巴掌大小，就诊于北京阜外医院，诊断"急性心肌梗死"，予溶栓治疗，并行冠脉造影检查，冠脉未见明显狭窄，予阿司匹林等冠心病二级预防药物治疗。1年后无明显诱因再次出现胸痛症状，性质同前，持续约10分钟，于北京协和医院复查冠脉造影仍示冠脉未见明显狭窄，诊断"劳力性心绞痛"（未见具体资料），继予阿司匹林等冠心病二级预防药物治疗。近10年未规律应用冠心病二级预防药物，3年前曾于北医三院复查冠脉CTA，提示冠脉未见明显狭窄。20余天前患者步行10余米后出现乏力，伴意识丧失，持续数秒，醒后自觉心前区隐痛，无后背、左臂放射痛，无大汗，无喘憋，无双下肢水肿，无大小便失禁，

胸痛持续难以缓解，自行服用速效救心丸10余分钟后胸痛可有缓解，4～5 h后胸痛再发，遂于2020-7-30就诊于我院急诊，查心电图（图38-1）示窦性心律，心率83次/分，Ⅱ、Ⅲ、aVF、V_3～V_9导联ST段压低0.05～0.2 mV，T波倒置，查TnT、TnI阴性，NT-proBNP < 70 ng/L，CK-MB 5.30 ng/ml，考虑"急性冠脉综合征?"，予拜阿司匹林、波立维（硫酸氢氯吡格雷）抗血小板，低分子量肝素抗凝，爱倍（硝酸异山梨酯）扩冠等治疗，复查心电图较前无明显变化，CK-MB 7.120 ng/ml，TnT、TnI阴性，为求进一步诊疗收入心内科。患者自发病以来，神志清，精神可，食欲较差，应用药物辅助睡眠多年，大小便正常，体重无明显变化。

既往史及个人史： 高血压2年，血压最高至160/110 mmHg，口服苯磺酸氨氯地平降压治疗，监测血压130～140/90～100 mmHg；糖尿病24年，口服格华止及注射胰岛素降糖治疗（诺

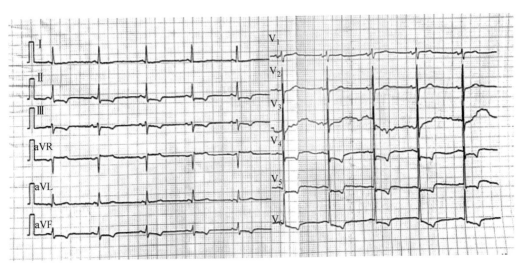

图38-1　入院心电图：窦性心律，心率60次/分，Ⅱ、Ⅲ、aVF、V_3～V_9导联ST段压低0.05～0.1 mV，T波倒置

和灵 R 9 IU 午餐及晚餐前，诺和灵 N 9 IU 睡前），监测空腹血糖为 6.0 ～ 7.0 mmol/L，餐后血糖为 10.0 ～ 11.0 mmol/L，发现糖尿病周围神经病变 1 年余，应用弥可保（甲钴胺）治疗；发现血脂代谢异常 1 年余，未规律应用他汀类药物；发现双侧颈动脉内中膜增厚伴左侧斑块形成，右侧大脑中动脉轻度狭窄，甲状腺右叶囊肿，肺气肿，肺大疱，左肺下叶背段、外基底段实性小结节，脂肪肝，前列腺增大伴钙化，阻塞性通气功能障碍 1 年余。吸烟 40 余年，20 ～ 40 支 / 天；饮酒 40 余年，0.5 ～ 2 斤白酒 / 天。

入院查体： 体温 36.5℃，脉搏 60 次 / 分，呼吸 16 次 / 分，血压 129/76 mmHg（右上肢）、117/70 mmHg（左上肢）。神志清、精神可，未闻及颈部血管杂音；双肺呼吸音清，未闻及干湿啰音；心前区无异常隆起及凹陷，心率 60 次 / 分，律齐，各瓣膜听诊区未闻及病理性杂音及额外心音，无心包摩擦音。腹软，双下肢无水肿，双侧足背动脉搏动正常。

辅助检查：

- 头颅 CT 平扫（2020-7-30，我院）：腔隙性脑梗死不除外，请结合临床复查。
- 胸部 CT 平扫（2020-7-30，我院）：与 2018-11-27 胸部 CT 对比：①双肺内结节，大致同前，建议年度随诊；②双肺多发肺气肿、肺大疱；③脂肪肝。
- 肺部 CT（2020-7-30，我院）：①双侧肺动脉未见明确异常；②双肺内结节，大致同前，建议年度随访；③双肺多发肺气肿、肺大疱，大致同前。
- 心肌损伤标志物（2020-7-31）：TnT < 0.010 ng/ml，TnI 0.006 ng/ml，CK-MB 3.10 ng/ml，NT-proBNP 26.2 pg/ml。

初步诊断： 冠状动脉粥样硬化性心脏病，不稳定型心绞痛，陈旧性心肌梗死，心功能 Ⅰ 级（NYHA 分级），晕厥原因待查，心源性晕厥？脑源性晕厥？高血压 1 级（很高危），2 型糖尿病，血脂代谢异常。

入院后诊疗经过： 患者入院后诉偶有心前区隐痛，监测 TnI、TnT、CK-MB 仍为阴性，多次复查心电图较前无动态变化。结合患者既往病史，予阿司匹林、氯吡格雷抗血小板，他汀类控制血脂、稳定斑块等冠心病二级预防药物治疗，苯磺酸氨氯地平片控制血压，爱倍扩冠等对症治疗。完善常规化验检查，电解质：K⁺ 3.93 mmol/L。血脂：CHOL 3.49 mmol/L ↓，LDL-C 1.65 mmol/L ↓。DIC：PT 11.4，PTA 92.1% ↓，INR 0.99 ↑，AT-Ⅲ 73.4% ↓。肝功能：AST 167.1 U/L ↑，ALT 143 U/L ↑。血糖：HbA1c 8.1% ↑。余化验指标未见明显异常。

为评估患者心功能，完善超声心动图提示：LA 3.72 cm，LVEDD 5.35 cm，LVESD 3.51 cm，EF 63.0%，左心房轻度增大，主动脉根部硬化斑块形成。

为明确患者晕厥原因，查立卧位血压未见明显差异。完善 Holter 提示平均心率 59 次 / 分，最慢心率 46 次 / 分（01:35），最快心率 94 次 / 分（17:48），未见大于 2.0 s 的停搏。房性早搏 22 个，室性早搏 4 个。ST-T 改变。完善头颅 MRI：缺血性脑白质病变，Fazekas1 级。颅脑 MRA 未见明确异常。

为明确患者冠脉情况，于 2020-8-6 完善冠脉造影检查，结果显示：左前降支中段，狭窄程度 50% ～ 70%，TIMI Ⅲ 级；造影过程中见患者 LAD、LCX 及 RCA 血流偏慢，但可充盈至冠脉远端；行 FFR 检查，测得 LAD 基础 Pd/Pa 为 0.95，冠脉内推注硝酸甘油后测得 Pd/Pa 为 0.94，以 180 μg/（min·kg）泵入 ATP 后测得 FFR 为 0.93，CFR 1.2，考虑测量值变化不明显，重新配置 ATP 后测量 FFR 为 0.92，考虑患者对 ATP 不敏感；左心室造影未见左心室增大、明显室壁运动异常及室壁增厚，估测 LVEF 69.6%。结论：冠状动脉粥样硬化性心脏病，单支病变（累及 LAD）。

为进一步评估患者是否存在心肌缺血，完善运动负荷心肌灌注显像（图 38-2、图 38-3）提示左心室下壁中段及基底段、左心室间壁可见放射性稀疏区，余左心室各壁未见异常稀疏缺损区；静息心肌灌注显像示左心室下壁中段、基底段及左心室间壁可见放射性填充，呈 "可逆性" 缺损。

同时，予患者完善心脏增强 MRI（图 38-4），结果提示心肌未见明确坏死纤维化改变。

根据上述检查结果，予患者诊断冠状动脉粥样硬化性心脏病，不稳定型心绞痛，单支病变（累及 LAD），陈旧性心肌梗死，冠脉微血管功能障碍不除外，心功能 Ⅰ 级（NYHA 分级），心源性晕厥不除外，脑源性晕厥不除外等。

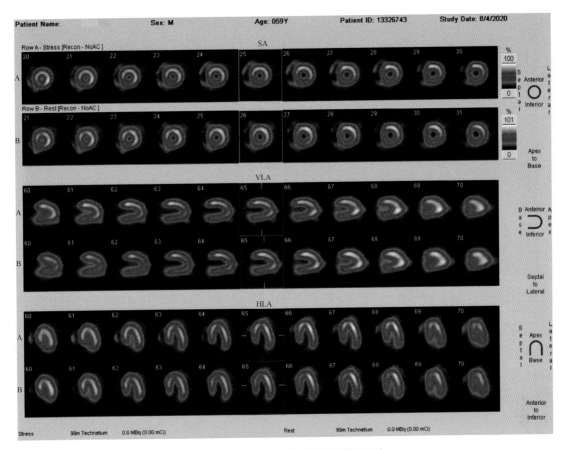

图 38-2　静息和运动负荷心肌灌注显像

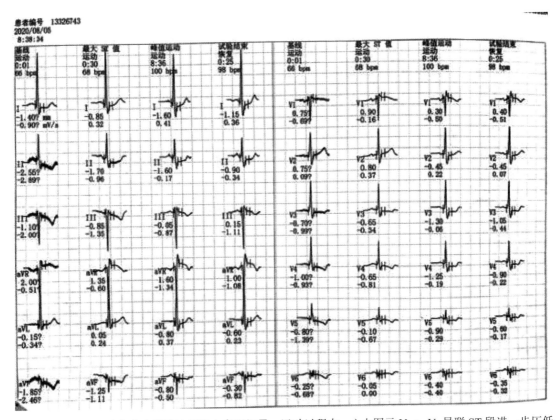

图 38-3　静息和运动负荷心肌灌注显像心电图记录：运动过程中，心电图示 $V_3 \sim V_6$ 导联 ST 段进一步压低

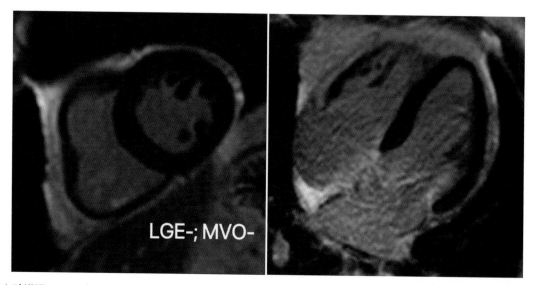

图 38-4 心脏增强 MRI：未见心肌延迟强化（late gadolinium enhancement，LGE）及微循环阻塞（microvascular obstruction，MVO）

治疗上需改善微循环及内皮功能，嘱患者戒烟、酒，加用钾离子通道开放剂尼可地尔舒张冠脉血管、缓解心绞痛症状，曲美他嗪营养心肌改善能量代谢；该患者对硝酸酯类药物不敏感，暂不加用；患者酒精性脂肪肝，肝功能异常，暂不加用他汀类调脂，嘱其控制血糖、血压，改善生活方式，警惕低血糖出现；关注 LAD 病变，规律应用拜阿司匹林抗血小板等冠心病二级预防药物。患者诉胸痛较前缓解，出院。出院予拜阿司匹林抗血小板，苯磺酸氨氯地平片控制血压，喜格迈（尼可地尔）舒张冠脉血管、缓解心绞痛症状，曲美他嗪营养心肌改善能量代谢；予格华止、拜唐苹（阿卡波糖）及注射用胰岛素诺和灵控制血糖；同时加用易善复（多烯磷脂酰胆碱）、葡醛内酯稳定患者肝功能。2020-9-17 复查生化示 ALT 52 U/L，AST 44.6 U/L，CHOL 3.67 mmol/L，LDL-C 2.03 mmol/L。考虑患者肝功能仍未恢复正常，暂未加用他汀类药物治疗。余药物治疗方案同前。

二、病例解析

1. 冠状动脉微循环障碍（coronary microvascular dysfunction，CMVD）是指在多种致病因素的作用下，冠状前小动脉和小动脉的结构和（或）功能异常所致的劳力性心绞痛或心肌缺血客观证据的临床综合征

CMVD 不仅可以单独存在，导致患者心肌缺血，还可与心血管疾病并存，影响患者预后[1]。目前尚无大样本人群的 CMVD 的流行病学资料。以往小样本的临床研究显示，约 40% 的冠心病患者有缺血性心绞痛症状，而冠状动脉造影检查未见狭窄存在，其主要原因是存在 CMVD[2]。

冠状动脉微循环是血流阻力调节和灌注的场所，为组织提供氧气和营养。微循环结构异常表现为管腔阻塞、管壁通透性增加、血管重构、血管面积减少及血管周围纤维化等。而微循环的功能异常常由内皮细胞依赖性血管舒张异常、内皮细胞非依赖性血管舒张异常、微血管缩窄、微血管栓塞和血管外机制导致。

腺苷是最常用的检测冠状动脉微血管功能的非内皮依赖性舒张血管的药物[3]，但本例患者对腺苷不敏感，所得 FFR、CFR 数值未能作为参考。患者心电图示大面积 ST 段压低，Ⅰ、aVL 导联见极小 q 波，心肌核素未见不可逆性缺血表现，CMR 未见延迟强化表现，结合超声心动图结果，考虑该患者既往诊断急性心肌梗死不明确；患者运动过程中，心电图示 ST 段进一步压低，相应导联改变不可用 LAD 病变解释，结合临床资料，考虑诊断"冠状动脉粥样硬化性心脏病，不稳定型心绞痛"明确。

按照 CMVD 的不同病因，我国专家将 CMVD 分为以下 3 种类型：不合并阻塞性冠状动脉疾病的 CMVD、合并阻塞性冠状动脉疾病的 CMVD 以及其他类型的 CMVD[4]。其中，不合并阻塞性冠

状动脉疾病的 CMVD 又称为原发性微血管心绞痛，常伴有动脉粥样硬化的多种危险因素如糖尿病、高血压、高脂血症、吸烟、慢性炎症等。原发性微血管心绞痛可分为稳定型和不稳定型两个类型。其中，原发性微血管稳定型心绞痛的诊断需要具备以下几点：①典型劳力性心绞痛症状但硝酸甘油疗效不佳；②静息或负荷状态下心肌缺血的客观证据（ST 段压低、心肌灌注缺损或心肌代谢产物增多）但无节段性室壁运动异常；③无创或创伤性影像技术测量的 CFR < 2.0；④冠脉造影或冠脉 CT 检查无明显心外膜下冠状动脉狭窄（< 20%）；⑤排除非心源性胸痛和其他心脏疾病。

本例患者存在糖尿病、高血压、吸烟等冠心病危险因素，临床表现为典型心绞痛症状，对硝酸酯类药物不敏感，检查结果示心电图 ST 段持续压低，心肌负荷 SPECT 示可逆性的心肌灌注缺损，超声心动图检查无节段性室壁运动异常，同时，冠状动脉造影提示三支血管无有意义狭窄，CFR 1.2，考虑符合原发性微血管稳定型心绞痛诊断。

治疗方面，对于危险因素的控制：高血压患者首选血管紧张素转化酶抑制剂（ACEI）和血管紧张素受体阻滞药（ARB）治疗[5]。高胆固醇血症患者建议应用他汀类调脂药物，口服降糖药或应用胰岛素控制血糖可改善冠状动脉微血管内皮功能。抗心肌缺血的经典药物：一线治疗药物是 β 受体阻滞剂或非二氢吡啶类钙离子拮抗剂，若效果欠佳可联合应用上述两种药物，若不能耐受 β 受体阻滞剂可应用伊伐布雷定替代[6]。硝酸酯类药物对

合并存在心外膜下冠状动脉狭窄和痉挛的患者效果好，但单纯的 CMVD 含服硝酸甘油疗效较差。本例患者中，经冠脉造影提示，该患者对硝酸酯类药物不敏感，故在后期用药中未予患者应用硝酸酯类药物。尼可地尔是三磷酸腺苷（ATP）敏感性钾通道开放剂，在结构上属于硝酸盐类，可有效扩张心外膜下冠状动脉和冠状小动脉，随机和安慰剂对照的临床试验显示尼可地尔可改善心绞痛症状和心电图运动试验结果，因此尼可地尔应作为冠状动脉微血管心绞痛的首选推荐药物[7]。本例患者加用尼可地尔治疗后，临床心绞痛症状较前明显缓解。

2. 晕厥是指各种原因导致的一过性脑供血不足，从而诱发的快速、短暂、能自行恢复的意识丧失

根据 2018 年欧洲心脏病学会（ESC）晕厥诊断与处理指南新观点[8]，从过去的意识丧失入手改为从短暂意识丧失入手（图 38-5）。其中，非创伤性短暂遗失丧失分为四组：晕厥、癫痫发作、心因性短暂意识丧失以及少见的混杂原因。

引起晕厥的原因多种多样，常见的为心源性、脑源性、血管神经性等。本例患者晕厥特点为无明显前驱、伴随症状，查头颅 MRI 及头颅 MRA 未见明显异常，监测立卧位血压无明显差异，可排除脑源性原因及立卧位血压差异导致晕厥；同时，患者当日晨 10 点进食，11 点出现晕厥症状，无心慌、大汗，可排除低血糖原因。

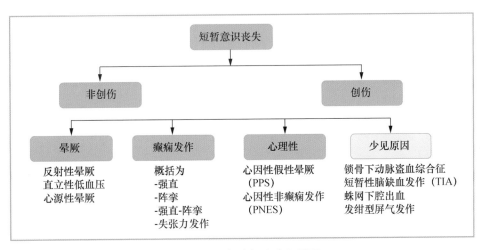

图 38-5　短暂意识丧失与晕厥

目前认为，Bezold-Jarisch 反射系起自心脏内感受器的一种抑制性反射，在人体内主要分布于左心室后下壁，能感受心肌收缩性和心腔内压力变化，其激活可导致反射性心动过缓和血管扩张，出现动脉血压降低[9]。心肌缺血或梗死的患者常表现出自主神经系统症状，包括心律失常、低血压和高血压等。前壁心肌缺血通常引起低血压和快速型心律失常，而下壁或后壁心肌缺血和梗死的患者常表现为低血压和缓慢型心律失常[10]，此现象可能与 Bezold-Jarisch 反射相关。本例患者心电图示下壁导联 ST 段压低，活动后可出现下壁进一步缺血导致心率下降出现晕厥。

在无症状糖尿病患者中，至少有 20% 合并心血管自主神经功能异常[11]。其发病隐匿，临床表现多样，可引起直立性低血压、晕厥、严重心律失常、心脏性猝死而威胁生命。本例患者糖尿病多年，不除外因出现迷走、交感神经失调导致晕厥，建议继续动态观察。

三、要点提示

- 冠状动脉微循环障碍的临床意义日益受到人们的高度重视，但此病的病因、发病机制、临床分型、诊断、治疗和预后等诸多方面仍有很多误区。尽早对该病进行诊断及启动相应治疗，对改善患者的预后及降低远期不良事件发生风险具有重要意义。静脉注射腺苷或双嘧达莫的方法并选用 TTDE、CMR 或 PET 等无创性影像技术测量 CFR，目前 PET 是测量 CFR 的无创性技术金标准。
- 对于晕厥患者，需积极明确原发病。最新指南推荐，对于怀疑癫痫的患者，不明原因晕厥患者可考虑 ILR(植入式循环记录仪) 植入帮助进一步明确晕厥原因判断。

参考文献

[1] MONTALESCOT G, SECHTEM U, ACHENBACH S, et al. 2013 ESC guidelines on the management of stable coronary artery disease: the Task Force on the management of stable coronary artery disease of the European Society of Cardiology. Eur Heart J, 2013, 34 (38): 2949-3003.

[2] CAMICI P G, CREA F. Coronary microvascular dysfunction. N Engl J Med, 2007, 356 (8): 830-840.

[3] WEBB C M, COLLINS P, DI MARIO C. Normal coronary physiology assessed by intracoronary Doppler ultrasound. Herz, 2005, 30 (1): 8-16.

[4] 中华医学会心血管病学分会基础研究学组，中华医学会心血管病学分会介入心脏病学组，中华医学会心血管病学分会女性心脏健康学组，等. 冠状动脉微血管疾病诊断和治疗的中国专家共识. 中国循环杂志, 2017, 32 (5): 10.

[5] HUANG X, ZHANG Y, ZHANG M, et al. Effect of carvedilol on coronary flow reserve in patients with hypertensive left-ventricular hypertrophy. Blood Press, 2010, 19 (1): 40-47.

[6] MUMMA B, FLACKE N. Current Diagnostic and Therapeutic Strategies in Microvascular Angina. Curr Emerg Hosp Med Rep, 2015, 3 (1): 30-37.

[7] LANZA G A, PARRINELLO R, FIGLIOZZI S. Management of microvascular angina pectoris. Am J Cardiovasc Drugs, 2014, 14 (1): 31-40.

[8] BRIGNOLE M, MOYA A, DE LANGE F J, et al. 2018 ESC Guidelines for the diagnosis and management of syncope. Eur Heart J, 2018, 39 (21): 1883-1948.

[9] 徐晴. Bezold-Jarisch 反射的研究进展. 中国临床新医学, 2020, 13 (1): 107-110.

[10] 蒋桔泉, 丁世芳, 陈志楠, 等. 迷走神经反射在下后壁 STEMI 再灌注损伤中的作用. 临床心血管病杂志, 2014, 30 (9): 782-784.

[11] LEFRANDT J D, SMIT A J, ZEEBREGTS C J, et al. Autonomic Dysfunction in Diabetes: a Consequence of Cardiovascular Damage. Curr Diabetes Rev, 2010, 6 (6): 348-358.

（蓝迪慧）

第五篇

起搏电生理类疾病

生理性起搏一例

一、病例重现

患者男性，76岁，于2022年3月收入院，3年前无明显诱因出现心悸，伴胸闷、憋喘、头晕，间歇发作黑矇，无胸痛及放射痛；每次发作无诱因，持续20 min左右可自行缓解，自觉活动耐力下降。就诊于当地医院，行心电图检查提示心律失常、窦性心动过缓，自己未重视。此后上述症状间断发作，发作时自测心率低至20～30次/分。近3个月，患者自觉心悸症状加重，伴晕厥3次，于急诊行心电图提示三度房室传导阻滞，心室率34次/分。既往有高血压史，未规律服药；否认糖尿病、血脂代谢异常、脑血管病史。

入院查体：神志清楚，心率34次/分，血压185/75 mmHg，BMI 20.0 kg/m²；双侧颈静脉无怒张；双肺呼吸音清，双侧肺底未闻及干湿啰音；心界无扩大，心律齐，未闻及病理性杂音；腹软，肝脾未触及肿大；双下肢无水肿。

辅助检查：

- 酸碱、电解质水平均正常，心肌酶指标正常。
- 心电图：窦性心律，三度房室传导阻滞，交界区逸搏心律（图39-1）。
- 超声心动图：左心房内径略增大，其余各房室内径正常，左心室室壁运动协调，左室射血分数正常。

入院初步诊断：心律失常，三度房室传导阻滞，高血压3级。

入院后诊疗经过：患者有心悸、头晕，间歇发作黑矇，伴晕厥病史3年，多次心电图检查提示窦性心动过缓；在入院当天再次发生晕厥，急诊心电图记录到三度房室传导阻滞，心室率34次/分，明确患者晕厥等病因是缓慢心室率。患者既往无应用任何药物史，而且急诊入院检查电解质水平正常，酸碱处于平衡状态，排除药物或内环境紊乱所致三度房室传导阻滞。入院后查心肌酶在正常范围，冠脉CTA未见明显狭窄，超声心动图除左心房内径

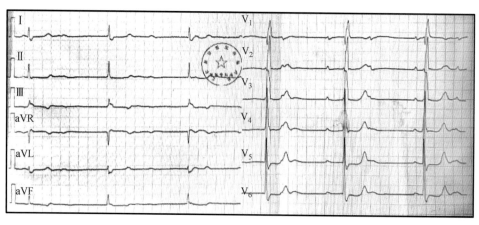

图39-1 心电图：窦性心律，三度房室传导阻滞，交界性逸搏心律

略增大，余房室内径正常，左室射血分数 64.9%，排除结构性心脏疾病或严重心肌缺血导致三度房室传导阻滞，考虑传导系统自身退行性改变引起严重心动过缓。

患者入院后，表现为持续三度房室传导阻滞，心室率波动在 30 ~ 35 次 / 分，排除可逆因素导致心律失常，是植入永久双腔起搏器的明确指征。在完善术前各项检查后，对患者采取左束支区域起搏的生理性方式，将美敦力 3830 心室电极导线深拧至左室间隔面下，顺利植入双腔起搏器（图 39-2）；分别给予高低输出电压起搏，测量心室达峰时间均为 86 ms，V$_1$ 导联呈现为 Sr 形态，QRS 波时限 117 ms（图 39-3、图 39-4）。测试心房阈值 0.75 V，感知 2 mV，阻抗 780 Ω；心室阈值 0.5 V，感知 13 mV，阻抗 640 Ω。术后局部可吸收线缝合伤口愈合好出院。

转归及随访：患者出院后，于起搏器门诊规律随诊。监测起搏阈值、起搏阻抗、感知、评价电极功能。术后 1 个月超声心动图行应变分析，提示左心室内 / 室间心肌运动协调（图 39-5）。

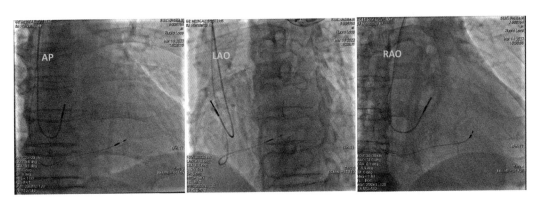

图 39-2　心房与心室电极植入：AP，前后位；LAO，左前斜；RAO，右前斜

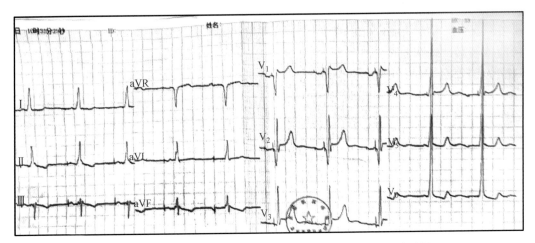

图 39-3　起搏器植入术后心电图：V$_1$ 导联呈现为 Sr 形态，QRS 波时限 117 ms

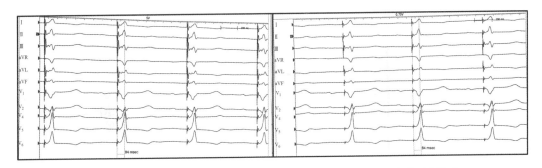

图 39-4　分别给予高（5 V）低（0.75 V）输出电压起搏，测量心室达峰时间均为 86 ms

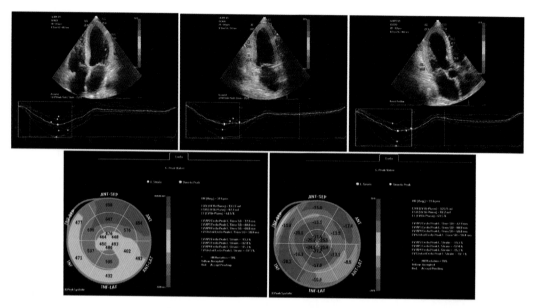

图 39-5　术后 1 个月心脏超声应变分析

二、病例解析

目前临床上采用的生理性起搏方式包括希氏束起搏（his bundle pacing，HBP）和左束支区域起搏（left bundle branch area pacing，LBBAP）。2000 年，Deshmukh 等[1]首次报道了 HBP，随后大量 HBP 相关研究证实了该项技术的可行、安全和有效。但仍存在起搏阈值较高，感知低，易出现交叉感知，部分阻滞部位在希氏束以下的病例无法进行 HBP。

2017 年，我国的黄伟建等[2]报道了在 1 例扩张型心肌病合并左束支传导阻滞（LBBB）患者中施行 HBP 时，输出电压高达 10 V 仍不能纠正 LBBB，遂将电极垂直室间隔旋入左束支区域，患者 LBBB 纠正，QRS 波时限正常，术后 1 年随访，患者左室射血分数由 32% 提高至 62%，并首次提出 LBBAP 的概念。

LBBAP 指刺激脉冲通过夺获左束支主干及其近端分支，激动沿左束支-浦肯野纤维系统传导至心尖，同时扩散至心室游离壁，止于心室基底部，与心室生理性激动顺序一致，通常在一个较低的输出（< 1 V/0.4 ms）下即可实现，伴有室间隔心肌的夺获。目前将左束支主干、左前分支或左后分支、左侧浦肯野系统区域起搏，都定义为 LBBAP 范畴。

LBBAP 的特点：①起搏图形呈右束支传导阻滞当电极从右室间隔面穿室间隔到达左室心内膜下左束支区域时，起搏 QRS 图形从 LBBB 变为右束支传导阻滞；②部分病例可以在心室激动前 20 ～ 30 ms 记录到左束支电位；③左心室达峰时间 ≤ 90 ms（左心室达峰时间指在 V_5 ～ V_6 导联上起搏脉冲到 R 波波峰的时间），用来反映左心室游离壁的除极时间。本病例起搏 V_1 导联表现为 Sr 形态，QRS 波时限 117 ms，左心室达峰时间为 86 ms，证实为 LBBAP。

我国蔡彬妮等[3]对 36 例行左束支起搏的病窦综合征患者行心室同步性分析，比较心室起搏与心房自身下传两种状态下左心室室内及室间同步性。结果显示 LBBAP 时左心室 12 节段收缩速度峰值时间标准差与左心室侧壁基底段与右心室游离壁基底段 Ts 之差在正常范围内，且与自身下传比较未见明显差异。同样，这个患者在植入后随访 1 个月时，超声心动图检查证实心室间及心室内电、机械同步性良好。我们通过 12 例患者的对比研究发现[4]，LBBAP 术后心脏电同步性与机械同步性优于传统的右心室心尖起搏，是一种值得推广的生理性起搏术式。

三、要点提示

● LBBAP 在术后早期即会对左心室收缩同步性产生积极作用，并对远期左心室收缩功能具有保护作用。

- LBBAP 是一种有效且安全的生理性起搏，因

其低而稳定的起搏阈值以及良好的临床获益成为了心脏起搏领域的研究新热点。

参考文献

［1］DESHMUKH P，CASAVANT D A，ROMANYSHYN M，et al. Permanent direct His-bundle pacing：a novel approach to cardiac pacing in patients with normal His-Purkinje activation.Circulation，2000，101（8）：869-877.

［2］HUANG W，SU L，WU S，et al. A Novel Pacing Strategy With Low and Stable Output：Pacing the Left Bundle Branch Immediately Beyond the Conduction Block. Can J Cardiol，2017，33（12）：1736.e1-1736.e3.

［3］蔡彬妮，李琳琳，黄心怡，等 . 左束支起搏的心脏电学和机械同步性及中远期导线稳定性研究 . 中国循环杂志，2020，35（1）：55-61.

［4］SUN Z,DI B,GAO H,et al. Assessment of ventricular mechanical synchronization after left bundle branch pacing using 2-D speckle tracking echocardiography. Clin Cardiol，2020，43（12）：1562-1572.

（彭晖）

LOT-CRT 治疗心力衰竭合并完全性左束支传导阻滞超反应一例

一、病例重现

患者男性，58岁，于2021年5月收入院。2020年底，患者在体检时心电图检查发现"完全性左束支传导阻滞"；平时常伴有乏力、活动后气短。来我院心内科就诊，完善超声心动图检查提示：室间隔、左心室前壁运动减低；左室射血分数减低，Simpson 法测量 EF 36.1%。考虑诊断慢性心功能不全，给予诺欣妥、倍他乐克、螺内酯等药物治疗5个月余，胸闷、气短等症状缓解不明显，活动耐力下降。2021年入院前2周因头晕、血压偏低，自行停用药物。于门诊复查超声心动图显示左室射血分数减低，Simpson 法测量 EF 36%，与6个月前比较无明显改善。既往高血压16年、糖尿病、高脂血症5个月，规律诊治。

入院查体： 血压 100/60 mmHg，心率 91 次/分，心尖搏动位于胸骨左侧第五肋间锁骨中线外1.2 cm，各瓣膜区未触及震颤，叩诊心界扩大，心律齐，第一心音减弱，各瓣膜听诊区未闻及病理性杂音及额外心音。腹软，肝脾未触及肿大；双下肢无水肿。

辅助检查：
- 入院心电图：窦性心律，一度房室传导阻滞，LBBB（图40-1）。
- 超声心动图：见图40-2。

根据上述病史、症状及辅助检查结果，患者入院初步诊断：慢性心功能不全，左室射血分数减低，心功能 II 级（NYHA 分级），心律失常，LBBB，一度房室传导阻滞，冠状动脉粥样硬化，高血压3级（很高危），高脂血症，2型糖尿病。

入院后诊疗经过： 慢性心力衰竭（心衰）患者经过5个多月的传统抗心衰"金三角"药物（诺欣妥、倍他乐克、螺内酯）的优化治疗后，气短症状改善不明显，复查超声心动图，提示 EF 36%（Simpson 法），左心室内径明显增大，左、右心室

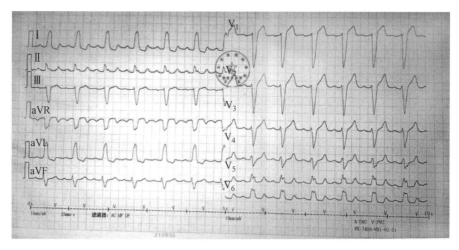

图40-1　入院心电图：窦性心律，一度房室传导阻滞，LBBB（QRS 时限 173 ms）

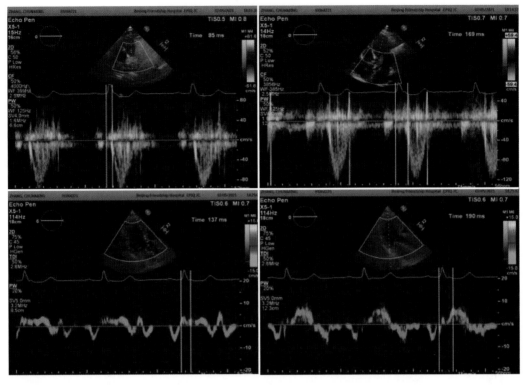

图 40-2　组织多普勒超声：LVEF 35.6%，左右心室射血前时间差为 169 － 85 ＝ 84 ms，室间隔与左心室后壁收缩达峰时间差 190 － 137 ＝ 53 ms

间和左心室内显著收缩不同步。住院期间完善 24 h 动态心电图（Holter）显示：窦性心律，房性早搏（11 个 /24 h），室性早搏（199 个 /24 h，三联律，间位室早），一度房室传导阻滞，LBBB。CMR 检查提示 EF 35%，左心房、左心室增大，室壁运动不协调，增强扫描未见明显延迟强化。结合患者心电图表现为一度房室传导阻滞伴 LBBB 的电学不同步性，属于心脏再同步化治疗（CRT）Ⅰ类适应证[1]。患者在整个病程中未有室性心律失常事件，Holter 仅可见低负荷室早，而且 CMR 检查未提示心肌纤维化或坏死，与患者充分沟通后植入 CRT-P，且右心室电极拟置于左束支区域，经优化的心脏再同步化治疗（LOT-CRT）。

CRT 植入术中，常规穿刺左侧腋静脉，沿长导丝送入长鞘，进入冠状静脉窦后，逆行行冠状静脉造影显示各静脉分支走形。再将 Medtronic 4896- 88 cm 二级左心室电极导线送至后侧静脉远端分支，测试阈值 1.0 V，阻抗 1068 Ω，10 V 起搏无膈肌刺激。沿鞘管引导入导丝和 C315 His 鞘

至右心房，送入 Medtronic 3830- 69 cm 右心室电极，深拧至左室间隔面内膜下，V_1 导联呈现为 Sr 形态；再植入右心房电极，位置满意后，测试：心房电极阈值 0.6 V，感知 3.0 mV，阻抗 560 Ω；右心室电极阈值 0.9 V，感知 15 mV，阻抗 760 Ω（图 40-2）。

患者植入了传统冠状窦左心室电极和左束支区域起搏的右心室电极，经过心电图优化最终选择了单左束支区域起搏的心室起搏方式，术后心电图 QRS 波时限 118 ms（图 40-3）。

转归及随访： LOT-CRT 植入术后 1 周复查超声心动图提示：心脏收缩同步性明显改善，左右心室射血前时间差从 84 ms 减少到 21 ms，室间隔与左心室侧壁收缩达峰时间差从 53 ms 减少到 3 ms（图 40-4）。

术后 1 个月随访，查超声心动图显示，射血分数明显提升，Simpson 法测得 EF 值达到 52.6%，较术前 36.9% 相对值提高了 42.5%，绝对值提高 15.7%，属于 CRT 超反应（图 40-5）。

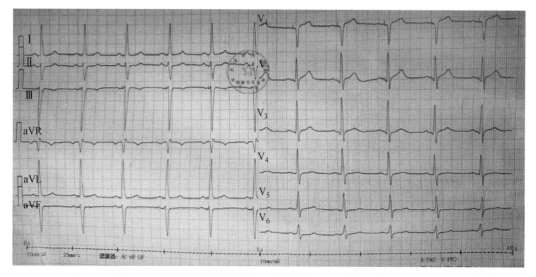

图 40-3　术后单左束支区域起搏心电图：QRS 波时限 118 ms

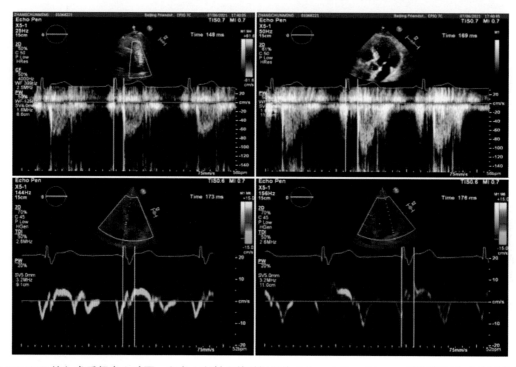

图 40-4　**LOT-CRT 植入术后超声心动图**：左右心室射血前时间差为 169 － 148 ＝ 21 ms，室间隔与左心室后壁收缩达峰时间差为 176 － 173 ＝ 3 ms

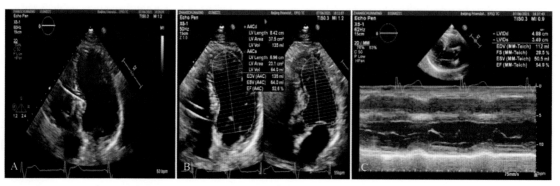

图 40-5　**术后一个月随访超声心动图**：**A.** 左束支区域起搏电极位置，室间隔中部基底段，电极深达室间隔左室面内膜下；**B.** Simpson 法测得 EF 达到 52.6%；**C.** M 型超声测量 EF 为 54.9%

二、病例解析

CRT 已成为晚期心衰合并心室传导延迟（LBBB）患者的非药物治疗首选方法。黄伟剑教授团队在 2017 年首次报道了左束支起搏技术，在保证左心室同步的基础上，可获得稳定且低的起搏阈值及良好的心室感知。已有专家报道以左束支区域起搏（LBBAP）优化方式进行 CRT 治疗（LOT-CRT），能够达到更好的心脏同步化治疗效果。

虽然临床上广泛应用 CRT 治疗心衰，但即使按指南的建议仍有约 30% 患者对 CRT 治疗无反应，部分文献报道无反应率甚至高达 45%。本例患者出现超反应的原因可能与"真性完左"及患者没有心肌纤维化有关。

LOT-CRT 的电学、机械同步性良好，保持了室间及室内的心脏同步性，可使患者获益，是一种值得尝试的新兴起搏方式，但左束支区域起搏同步化治疗的标准及远期预后仍需多中心、大样本、前瞻性随机对照研究提供更多证据。

心力衰竭是临床上高发的心血管疾病，随着我国人口老龄化加剧，心力衰竭的发病率不断增高。心衰的五年存活率仅为 50%，且药物治疗效果不佳，很多患者心功能进一步恶化最后死亡。心脏再同步化治疗（CRT）是目前治疗心衰最有效的器械疗法，可缓解心衰症状，提高生活质量，降低死亡率和猝死发生率等。

近年来，生理性起搏也逐渐被证实对心力衰竭患者有良好的治疗效果，2018ACC/AHA/HRS 心动过缓和心脏传导延迟患者评估和管理指南[2]中就提到，LVEF 36% ～ 50% 的房室传导阻滞患者，如果有永久起搏的指征，预计超过 40% 的时间需要心室起搏，能够提供更多生理性心室激动的技术

（例如，心脏再同步化治疗、**希氏束起搏**）在防止心衰方面优于右心室起搏（Ⅱa）。

中国专家在希氏束起搏的基础上，开发了左束支区域起搏（LBBAP），同样可以纠正伴完全性左束支传导阻滞的心衰患者心脏不同步，达到良好的心衰治疗效果。2019 年国内就有单中心研究证实 LBBAP 可改善心衰合并 LBBB 患者心功能[3]。2021 年国外的 Vij 教授团队也发表了 LBBAP 运用于 CRT 适应证患者的研究，证实 LBBAP 对于此类患者心功能改善明显[4]。

在本例患者中，同时植入了传统左心室电极和左束支电极，经优化后选择单左束支电极起搏，既能明显缩短 QRS 宽度，1 个月随访时 EF 改善也非常明显，达到了 CRT 超反应的标准。单左束支电极起搏同时还能节约电量，最大化患者获益。

三、要点提示

- 射血分数减低的心力衰竭合并完全性左束支传导阻滞（QRS 波时限大于 150 ms）患者在优化药物治疗后效果不佳，且射血分数仍小于 35% 者可行心脏再同步化（CRT）治疗，有助于改善心力衰竭症状，提高远期生存率。
- 双室起搏是心脏再同步化治疗的传统方法，随着希浦系统（希氏束及左束支区域）生理性起搏临床循证医学证据积累越来越充分，其价值越来越受到肯定。由于希浦系统起搏不依赖冠状静脉窦的解剖，植入的成功率大大提升，纠正 LBBB 后的 QRS 时限接近正常，电学同步性改善随之使得双心室同步性进一步改善，临床疗效不亚于传统双室起搏。

参考文献

[1] MICHOWITZ Y，KRONBORG M B，GLIKSON M，et al The "10 commandments" for the 2021 ESC guidelines on cardiac pacing and cardiac resynchronization therapy. Eur Heart J，2021，42（42）：4295.

[2] KUSUMOTO F M，SCHOENFELD M H，BARRETT C，et al. 2018 ACC/AHA/HRS Guideline on the Evaluation and Management of Patients With Bradycardia and Cardiac Conduction Delay：Executive Summary：A Report of the American College of Cardiology/American Heart Association Task Force on Clinical Practice Guidelines，and the Heart Rhythm Society. J Am Coll Cardiol，2019，74（7）：932-987.

［3］ZHANG W，HUANG J，QI Y，et al. Cardiac resynchronization therapy by left bundle branch area pacing in patients with heart failure and left bundle branch block. Heart Rhythm，2019，16（12）：1783-1790.

［4］VIJAYARAMAN P，PONNUSAMY S，CANO Ó，et al. Left Bundle Branch Area Pacing for Cardiac Resynchronization Therapy：Results From the International LBBAP Collaborative Study Group. JACC Clin Electrophysiol，2021，7（2）：135-147.

（孙志军　邸北冰　彭晖）

病例 41

一位"癫痫"患者的曲折诊治经过

一、病例重现

患者女性，56 岁，于 2021 年 5 月收入院。患者 10 年前无明显诱因出现黑矇、随之意识丧失倒地伴肢体抽搐，无大小便失禁、呕吐等，2～3 分钟后自行恢复意识。意识丧失前无视物旋转、胸痛、心悸、大汗等前驱症状，与体位变化无关。10 年来间断晕厥发作十余次，曾先后在多家三甲医院行动态心电图（Holter）（包括 72 h Holter 监测）、超声心动图、脑血流图、头颅 MRI、头颅 CTA 等检查未见明显异常。脑电图提示轻度异常，可见阵发高幅尖样波，考虑"癫痫"可能，入院前 1 年开始规律服用抗癫痫药物治疗，但仍有晕厥发作。

既往高血压史 3 年，未规律服用降压药物。高脂血症史 2 年余，规律服用瑞舒伐他汀降脂治疗。头颅 CT 平扫发现腔隙性脑梗死；否认糖尿病、精神疾病史。

入院查体： 血压 124/90 mmHg（右上肢），123/84 mmHg（左上肢）；心前区无异常隆起及凹陷，心尖搏动位于胸骨左侧第五肋间锁骨中线内 0.3 cm，各瓣膜区未触及震颤；心率 61 次 / 分，律齐，P2 ＝ A2，心音正常，各瓣膜听诊区未闻及病理性杂音及额外心音，无心包摩擦音；腹软，肝脾未触及肿大；双下肢无水肿。

辅助检查：
- 颈部 MRI（2017-3-27，本院，图 41-1）：①颈 2～3、颈 3～4、颈 4～5、颈 5～6、颈 6～7 椎间盘突出；②颈椎退行性改变。
- 头颅 MRI（2016-1-19，外院，图 41-2）：未见异常。
- 脑血流图（2013-11-15，本院，图 41-3）：未见明显异常。
- 72 h 长程动态心电图（2018-10-17，外院，图 41-4）：窦性心律、偶发房性早搏。
- 脑电图（2015-8-17，本院，图 41-5）：全导可见阵发性高幅尖波，H 诱发阳性。
- 入院心电图（2021-5-21，本院，图 41-6）：窦性心律，未见 ST-T 改变。

初步诊断： 晕厥原因待查：心源性晕厥？脑源性晕厥？心律失常：房性早搏。高血压 1 级（中危）。高脂血症。腔隙性脑梗死。癫痫。

入院后诊疗经过： 患者反复晕厥病史 10 年，曾多次接受心脏和神经系统相关检查，未明确导致晕厥的原因；尽管脑电图轻度异常，神经内科考虑不除外癫痫可能，但患者在服用抗癫痫药物后仍有晕厥发作。晕厥发作前无前驱症状、与体位变化无关，意识恢复后未遗留任何神经系统症状，怀疑心源性晕厥可能性大。

根据 2018 年 ESC 晕厥管理指南[1]，该患者符合不明原因晕厥，具有植入长程心电监测器（insertable cardiac monitor，ICM）的 I 类适应证（A 级证据）（图 41-7）。

转归及随访： 患者在植入 ICM 后第 12 天于家中再次发生晕厥前兆，通过远程传输监测设备上传心电监测数据后发现患者当时出现多次严重心脏停搏及严重心动过缓，最长停搏时间 11 s（图 41-8）。随后该患者再次住院行双腔永久起搏器植入术，术后随访至今未再发作晕厥。

首都医科大学附属北京友谊医院

MRI检查报告

检查号：2017032100000956

科别：骨科门诊	性别：女　年龄：52岁	住院号：/
临床诊断：1：颈椎病；　2：周围神经病；　3：重度骨关节病；		门诊号6415251

检查名称：脊柱　　　　　　　　　　　　　　检查时间：2017-03-25

检查技术：矢状面：T1WI，T2WI，T2WI+FS；横断面：T2WI

影像所见：

　　　　颈椎生理曲度变直，椎体顺列尚可，椎体边缘轻度骨质增生，椎间盘在T2WI
上信号减低，颈2-3、颈3-4、颈4-5、颈5-6、颈6-7椎间盘突出，硬膜囊前缘受压，
相应水平椎管稍狭窄，椎旁软组织信号未见异常。

印　　象：
1、颈2-3、颈3-4、颈4-5、颈5-6、颈6-7椎间盘突出；
2、颈椎退行性改变。

报告医师：■　　　审核医师：■　　　　报告时间：2017-03-27

审核医师签字　■

此报告仅供临床医生参考

图 41-1　颈部 MRI

影 像 学 报 告 单

索引号: 20160116001645　　　　　　　　　病历号:
　　　　　　　　　　　　　　　　　　　　门诊号: 0000761619

▇▇▇▇▇▇▇▇　　年　龄: 51岁　　　　影 像 号: 056900

性　别: 女　　　科　室: 神经内科门诊　　设备类型: 无

检查部位: [头部 平扫-血管造影]　　　　检查日期: 2016-01-19

影像:

　　脑实质内未见异常信号影,脑室系统大小,位置及形态正常,中线结构居中,脑沟和脑裂无异常表现,头皮软组织无肿胀。

　　各扫描层面内鼻窦形态大小及信号正常;双侧眼球大小及位置与无特殊。

　　MRA: 左侧椎动脉纤细,余未见明显异常血管影,各大血管分布及形态正常。

诊断:

　脑MRI检查未见异常;

　左侧椎动脉纤细。

建议:

　11

报告医生: ▇▇▇　审核医生: ▇▇▇▇▇▇　报告时间: 2010-01-19 09:21:50

注: 本报告提供临床医师参考,影像科医师签字有效。请妥善保管,遗失不补!

图 41-2　头颅 MRI

首都医科大学附属北京友谊医院

经颅多普勒超声报告单

姓名	■■■■■■	性别	女	年龄	48	科别	神内	超声号	
临床诊断	晕厥					卡号:			

TCD检查结果：
峰值流速：cm/s
深度：cm

R　　　　　　　　　　　　　　　　　　　　　L

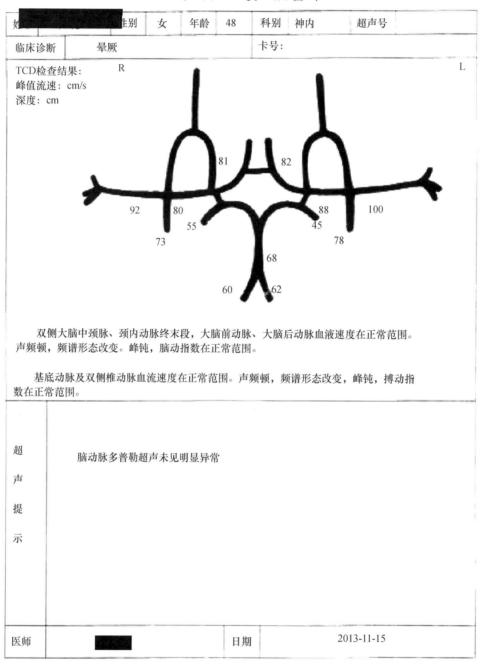

双侧大脑中颈脉、颈内动脉终末段，大脑前动脉、大脑后动脉血液速度在正常范围。声频顿，频谱形态改变。峰钝，脑动指数在正常范围。

基底动脉及双侧椎动脉血流速度在正常范围。声频顿，频谱形态改变，峰钝，搏动指数在正常范围。

超声提示	脑动脉多普勒超声未见明显异常

医师	■■■■■	日期	2013-11-15

图 41-3　脑血流图

动态心电图报告

病人信息

姓名	▮▮72h ❼	病床号	
性别	女	分析通道	II　V1　V5
年龄	53 岁	记录时间	2018-10-16 09:17:40
病人编号		导入时间	2018-10-18 09:15:40

统计报告

总心搏数: 96673　　　　　　　　记录时长: 24小时 0分钟　　　　　　　　通道数: 12

心率　　　　　　　　　　　　　　　　　　**心动过速/过缓事件**
最慢　47次/分　发生于10-17 07:37:26　　　心动过缓总持续时间: 00:03:12
最快　102次/分　发生于10-16 18:59:36　　　心动过速总持续时间:
平均　67次/分　　　　　　　　　　　　　　最长心动过缓心搏数: 　　25次　发生于10-17 06:42:33
　　　　　　　　　　　　　　　　　　　　　最长心动过速心搏数:

停搏(长RR间期)
总计　　0次

室性早搏		**房性早搏**	
单发	0	单发	13
成对	0	成对	0
室速	0	房速	0
二联律	0	二联律	0
三联律	0	三联律	0
总计	0	总计	13 (<0.1%)

ST段事件
ST段压低　　　　　　　　　　　　　　　　ST段抬高
II　　　　　　　　　　　　　　　　　　　　II
V1　　　　　　　　　　　　　　　　　　　　V1
V5　　　　　　　　　　　　　　　　　　　　V5

结论

窦性心律
偶发室上性期前收缩
ST段动态改变<0.1mV

签名 ▮▮▮▮▮　　　　　　　　日期　2018-10-18

图 41-4　72 h 长程动态心电图

睡眠脑电图报告

姓名		性别 女	年龄 50	左右利 右	科室 神内门	床号	病历号
临床诊断	癫痫	CT 号			MRI 号		
记录日期	2015.8.27	门诊号			编号 s9305		

清醒脑电图

基本节律　　11-12 C/S，两侧　基本对称　，波幅波率调节（好，尚可，欠佳，差）。

一般描记　清醒时背景节律调节尚可，调幅可见。全导可见阵发性波幅高，左右差别不显

睁闭眼反应　睁闭眼反应抑制完全

闪光刺激　闪光刺激未见同步化

蝶骨电极　双侧蝶骨电极未见异常

H 诱发　注射后1分钟患者觉心里难受，头痛，与犯病时比较症状较轻，换药后症状缓解

睡眠脑电图（自然、剥夺、）睡眠　；药物（水合氯醛、其他）

睡眠分期 Awake、Ⅰ、Ⅱ、Ⅲ、Ⅳ、REM、Awaking

　睡眠Ⅰ、Ⅱ期全导可见阵发性中至高幅尖波，左右差别不显

临床异常波发作情况

发作时间	临床表现	脑电起始改变	发作中改变	发作后改变

电生理描述：

异常脑电图：全导可见阵发性中至高幅尖波，定位不显。　H诱发可疑阳性

医生：

2015-8-27

图 41-5　脑电图

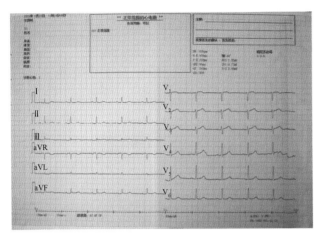

图 41-6　入院心电图

二、病例解析

　　晕厥是一种常见的临床症状，是由全脑灌注不足引起的短暂性意识丧失，持续时间短，可迅速而自发地恢复。晕厥的病因可分为神经反射性晕厥、心源性晕厥和直立性低血压等。神经反射性晕厥是最常见的类型，通常预后较好，而心源性晕厥患者与未发生晕厥的患者相比死亡风险增加至少 1 倍[2]。

　　晕厥患者的常用检查手段包括动态心电图、直立倾斜试验、体外循环记录仪甚至腔内心脏电生理检查。但这些检查的诊断率均较低，动态心电图阳性发现率仅为 2%，体外循环记录仪为 20%，在无器质性心脏病患者中心脏电生理检查仅为 11%，同时长时间使用这些体外设备，患者的依从性也往往偏低。经过详细病史询问、体格检查和常用检查手段仍无法明确晕厥病因者，称为不明原因晕厥[3-4]，约占所有晕厥患者的 1/3。Framingham 研究表明经过常规检查后有 36.6% 的晕厥患者无法明确病因，而这些不明原因的晕厥患者死亡风险为健康人群的 1.32 倍。另有研究发现，大多数不明原因晕厥的病因可能为心源性晕厥。

　　诊断心源性晕厥的关键是明确症状与心电图改变的相关性，但是动态心电图等常规心电检查仅能记录 24 h 至 7 天的心电信息；而晕厥多呈散发，通常相邻 2 次发作间隔较长，因此持续记录心电信息对于晕厥患者的诊断十分重要。

　　相对于常规方法在病因诊断方面的不足，ICM 是一种植入皮下的持续记录心律失常事件的长程监测器，能够及时、准确、完整地记录到症状发作时的心电活动情况，其病因诊断率为常规院内动态心电图监测的 6.5 倍，可以帮助 78% 的患者明确诊断[5]。此外，ICM 不仅辅助明确晕厥病因，更可为心脏性猝死预防提供重要临床证据[4, 6]。本例患者反复晕厥病史 10 年，曾在多家三甲医院反复接受各项心脏及神经系统常规检查均不能明确晕厥原因，尤其多次行 Holter 检查未能监测到严重心律失常事件；但通过植入 ICM 进行持续监测后，在 2 周的时间内及时捕获到患者晕厥发作时的心电信息，准确判断心脏停搏是导致患者晕厥的原因，并及时植入起搏器避免晕厥再次发生，降低了患者心脏性猝死风险。

ILR（植入式心电记录器）推荐适应证	推荐级别	证据级别
ILR适用于反复晕厥患者病因评估的早期阶段，尚未达到高风险标准且在设备的电池寿命内复发的可能性很高的患者。（175，176，181-184，202）	I	A
ILR适用于晕厥达到高风险标准的患者中，综合评估未能发现导致晕厥的原因，不能采取特定治疗。（174，180，188，195）	I	A
疑似晕厥发作或周期性反射性晕厥发作事件，可能需要特定治疗的患者，应考虑植入ILR（184-186）。	IIa	A
在怀疑或未经证实的癫痫患者中，可以考虑植入ILR（137，189-191）	IIb	A
无法解释的摔倒患者，可以考虑植入ILR（191-194）	IIb	A

图 41-7　2018 ESC 晕厥管理指南 ICM 适应证

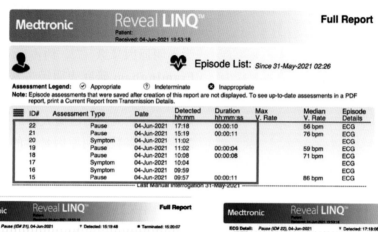

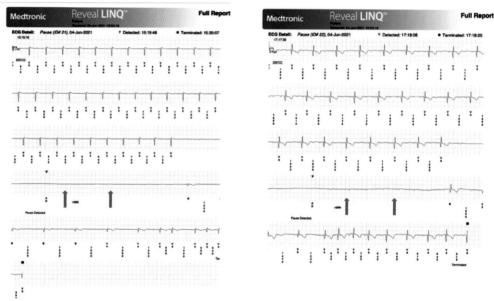

图 41-8 患者植入 REVEAL-LINQ™ 第 12 天发生晕厥前兆时记录心电情况：当天发生 5 次心脏停搏分别 4 s、8 s、10 s、11 s、11 s，3 阵严重心动过缓事件，红色框及红色箭头所示

三、要点提示

- 不明原因晕厥是临床诊治难题，本例患者晕厥病史 10 年。多次发作晕厥且行多次动态心电图及其他相关检查均不能明确诊断，属于不明原因晕厥。
- 由于患者脑电图有可疑阳性，长期以癫痫治疗。
- 植入 ICM 后 2 周内确诊晕厥原因，通过记录患者晕厥发作时的心电图证实为间歇性高度房室传导阻滞伴心室停搏所致的心源性晕厥。
- 明确晕厥原因是缓慢性心律失常后，植入起搏器后至今半年未再发作晕厥。

参考文献

［1］BRIGNOLE M, MOYA A, DE LANGE F J, et al. 2018 ESC Guidelines for the diagnosis and management of syncope. Eur Heart J, 2018, 39（21）: 1883-1948.

［2］赵亚楠. 单中心晕厥病因的调查分析. 中国医学科学院北京协和医学院, 2019.

［3］周游. 植入型心电事件记录仪在晕厥诊断中的作用. 心电与循环, 2020, 39（1）: 19-22.

［4］周游，陈柯萍．植入式心电事件监测器的临床进展．中国循环杂志，2019，34（11）：1134-1137.

［5］李桂香，黄德群，陈军，等．植入式心脏监测器的临床应用与研究进展．中国医疗设备，2018，33（11）：109-112.

［6］赵阳，商鲁翔，孙华鑫，等．植入式心电事件监测器在晕厥门诊中的应用评价．新疆医科大学学报，2018，41（9）：1067-1070.

（孙志军　彭晖）

病例 42

STEMI 合并左侧间隔分支阻滞一例

一、病例重现

患者女性，68岁，于2019年12月收入院。患者7年以来，间断出现胸痛，主要发生于活动后，持续数分钟，休息或含服硝酸甘油后可缓解，无心悸、大汗、头晕、头痛，无恶心、呕吐，无腹泻、腹痛，未予重视。入院前2天，患者感胸痛症状发作较前频繁，每日均有发作；入院当日，无明显诱因再发持续性胸痛，程度较前加重，服用硝酸甘油及速效救心丸后稍有缓解，就诊于我院急诊，查心电图显示：窦性心律，$V_2 \sim V_4$ 导联 ST 段抬高 $0.1 \sim 0.3$ mV，QRS 波移行于胸导 $V_1 \sim V_2$，$V_1 \sim V_3$ 导联 R 波振幅逐渐增加，$V_4 \sim V_6$ 导联 R 波逐渐下降，提示"急性前壁心肌梗死"，左侧间隔分支阻滞可能。

既往史： 既往有高血压史10年，最高 160/100 mmHg，平素口服氨氯地平1片/天，未规律监测血压；糖尿病史20余年，皮下注射优泌林（精蛋白锌重组人胰岛素）控制血糖；血脂代谢异常史多年，未规律服用药物治疗。50余年前因阑尾炎行阑尾切除术。母亲因心脏病病逝，弟弟患有冠心病并置入支架。

入院查体： 神志清楚，体温 36.5℃，脉搏 79次/分，呼吸 18次/分，血压左上肢 112/68 mmHg、右上肢 118/72 mmHg，SpO_2 98%（未吸氧）。未见皮肤瘀点瘀斑、皮下结节及黏膜出血点，未闻及颈部血管杂音。双肺呼吸音清，未闻及干湿啰音。心前区无异常隆起及凹陷，心尖搏动位于胸骨左侧第五肋间锁骨中线内 0.5 cm，各瓣膜区未触及震颤，叩诊心界不大，心率 79次/分，心律齐，P2 ＜ A2，各瓣膜区未闻及杂音，无心包摩擦音。腹软，无压痛、反跳痛、肌紧张，肝脾未触及，墨菲征阴性，腹部叩诊鼓音，肝肾区无叩痛，肠鸣音3次/分，双下肢无水肿，双侧足背动脉搏动正常。

辅助检查：

- 急诊心电图见图 42-1。
- 心肌损伤标志物：TnI 0.055 ng/ml，TnT ＜ 0.01 ng/ml，NT-proBNP 791 pg/ml。
- 血常规、肝肾功能、电解质未见明显异常。

初步诊断： 冠状动脉粥样硬化性心脏病，急性前壁心肌梗死，心功能 Ⅰ 级（Killip 分级），心律失常：左侧间隔分支阻滞？高血压2级（很高危），2型糖尿病，血脂代谢异常，阑尾切除术后。

入院后诊疗经过： 患者以胸痛为主要表现，既往有冠心病危险因素，心电图显示胸导联 $V_2 \sim V_4$ 导联 ST 段抬高以及左侧间隔分支阻滞可能，考虑急性前壁心肌梗死，罪犯血管考虑为前降支。急诊冠脉造影显示三只血管病变（LAD、LCX、RCA），LAD 中段次全闭塞（90%～99%），远段完全闭塞，血流 TIMI 0 级；LCX 远段次全闭塞（90%～99%），血流 TIMI 2 级；RCA 近中段狭窄 70%～90%，血流 TIMI 3 级，远段狭窄 30%～50%，血流 TIMI 3 级（图 42-2）。考虑靶病变位置为 LAD 中段及远段，分别于 LAD 中段及远段置入支架，术后最重狭窄程度＜30%，血流 TIMI 3 级。

术后患者胸痛症状明显缓解，收入心脏监护病房，给予阿司匹林、氯吡格雷、低分子量肝素、阿托伐他汀、比索洛尔、福辛普利等药物治疗。PCI 后即刻至次日复查心电图，$V_2 \sim V_4$ 导联 ST 段逐渐回落，T 波低平/倒置，胸导联 QRS 波移行位于

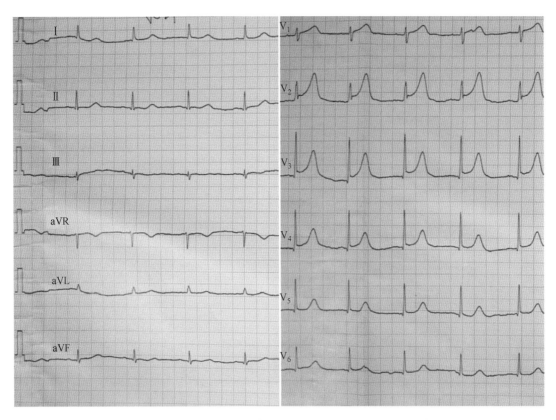

图 42-1　急诊心电图： 窦性心律，$V_2 \sim V_4$ 导联 ST 段抬高 $0.1 \sim 0.3$ mV，QRS 波移行于胸导 $V_1 \sim V_2$，$V_1 \sim V_3$ 导联 R 波振幅逐渐增加，$V_4 \sim V_6$ 导联 R 波逐渐下降

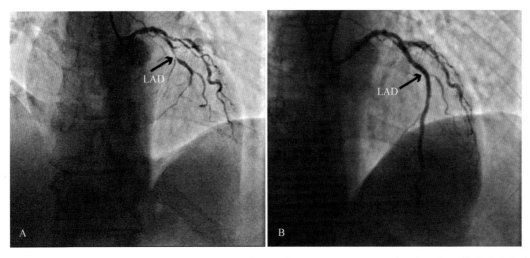

图 42-2　急诊冠脉造影：A. LAD 中段次全闭塞，远段完全闭塞，**B.** PCI 后 LAD 血流通畅。投照体位均为头位 30 度

$V_2 \sim V_3$，RV2 ＜ RV6，提示左侧间隔分支阻滞消失（图 42-3、图 42-4）。

住院期间，完善超声心动图显示左心房增大，节段性室壁运动异常，左室射血分数减低（42.3%），肺动脉高压（中度），未见心肌肥厚。由于患者拒绝干预其余血管，遂予冠心病二级预防药物，进行相应疾病宣教，待病情平稳后出院。

二、病例解析

该患者因胸痛入院，入院心电图提示 $V_2 \sim V_4$ 导联 ST 段抬高 $0.1 \sim 0.3$ mV，胸导 QRS 波移行早，V_2 即为 R 型，V_3 导联 R 波振幅最高，$V_4 \sim V_6$ 导联 R 波逐渐下降，入院诊断为急性前壁心肌梗死，行冠脉造影显示前降支中远段次全闭塞至完全闭塞，

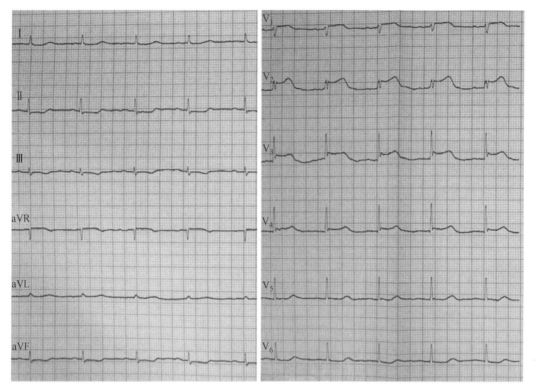

图 42-3　PCI 术后即刻心电图： 胸导联 QRS 波移行位置改变，变为 $V_2 \sim V_3$

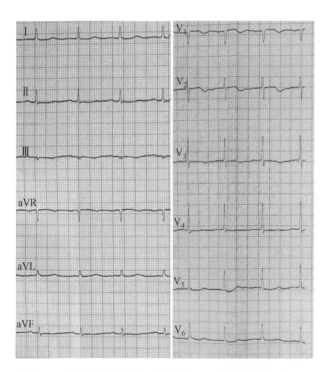

图 42-4　术后次日心电图： 胸导联 QRS 波移行仍位于 $V_2 \sim V_3$ 导联，$V_2 \sim V_4$ 导联 ST 段回落，T 波倒置

开通前降支后胸导 QRS 波移行变晚。胸导联 QRS 波移行早的原因有逆钟向转位、右心室肥厚、正后壁心肌梗死、右束支传导阻滞、A 型预激综合征等，

结合患者冠脉造影结果以及心电图一过性改变的特点，考虑患者胸导 QRS 波移行改变为左侧间隔分支阻滞表现。左侧间隔分支阻滞的发病率及患病率目前没有明确报告，MacAlpin 观察了 26 000 份心电图，发现符合左侧间隔分支阻滞的心电图比例仅占 0.5%[1]。最常见的病因为心肌缺血、Chagas 心肌病以及肥厚型心肌病[2]。由于没有被普遍接受的心电图诊断标准，目前欧美主流的指南并没有给出左侧间隔分支阻滞的明确标准[3]，这可能与左侧间隔分支的解剖结构变异较多有关[4]。

1. 左侧间隔分支的解剖及血供

1906 年，日本病理学家田原淳（Sunao Tawara）发现左束支有三个主要分支，分别为左前分支，左后分支以及左侧间隔分支。左束支从右心室面穿过室间隔后，走行于主动脉瓣无冠窦与右冠窦之间，在室间隔偏后部分分支。左前分支长而细、变异大，跨过左心室流出道止于前乳头肌；左后分支为左束支的主要延续，短而粗，形态、长度较恒定，止于左心室后组乳头肌；左侧间隔分支存在于 65% 的心脏，起源及形态变异很大，最常起源于左后分支，终止于室间隔中部及心尖[5]。

左束支的分支主要由左前降支及右冠脉供血。左前分支与左后分支有接近一半的比例接受左前降支与右冠脉的双重供血，而左侧间隔分支只接受左前降支供血（表 42-1），这也意味着左前降支发生阻塞后就可能会发生左侧间隔分支阻滞。

表 42-1　左前分支、左后分支、左侧间隔分支的血供[6]

	左前分支	左后分支	左侧间隔分支
LAD 单独供应	40%	10%	100%
LAD & RCA 双重供应	50%	40%	0
RCA 单独供应	10&	50%	0

2. 左侧间隔分支阻滞的诊断

左前分支与左后分支阻滞的心电图特点已经被大家熟知，但是左侧间隔分支阻滞非常容易被临床医生忽略。由于左侧间隔分支支配区域为中部室间隔及心尖部，对应胸前导联为 $V_2 \sim V_4$ 导联，其发生阻滞后引起该部位心肌除极延迟，相应 QRS 振幅增加。典型的心电图特点为胸导中间导联（$V_2 \sim V_4$）QRS 波 R 波振幅高，两侧 QRS 波 R 波振幅低。将胸导联 QRS 波并排摆放，R 波呈现"新月"形或"牛角面包"形。左侧间隔分支阻滞目前没有被普遍接受的诊断标准，但几乎所有的诊断标准中都包含 QRS 过早移行[6]。我们在此列出一种接受度较高的诊断标准：①QRS 波时限通常小于 120 ms，额面电轴正常；②V_1、V_2 或 V_3 导联 R 波振幅大于 15 mm；③胸导联 QRS 波移行在 V_1 或 V_2 导联（V_1 导联 rS 波，V_2 导联 R 波）；④$V_1 \sim V_3$ 导联 QRS 波 R 波振幅逐渐增加，V_4 导联开始 QRS 波 R 波振幅逐渐下降；⑤排除其他原因引起的类似 QRS 波改变（右心室肥厚、正后壁心肌梗死、右束支传导阻滞、A 型预激综合征等）[6-7]。该患者心电图的一过性改变，应该考虑为心肌缺血导致的左侧间隔分支阻滞，Chagas 心肌病以及肥厚型心肌病引起的左侧间隔分支阻滞会持续存在，可排除。

三、要点提示

- 与大家熟知的左前分支及左后分支阻滞的心电图不同，左侧间隔分支阻滞经常被临床医生忽略。其最大的特点就是水平电轴（胸导联）的偏转，而肢体导联电轴不发生偏转。发作左侧间隔分支阻滞时，胸导联移行变早（V_1 或 V_2 即开始移行），胸导联 R 波振幅呈现"新月"形或"牛角面包"形改变（$V_1 \sim V_3$ 导联 R 波振幅逐渐增加，$V_4 \sim V_6$ 导联 R 波振幅逐渐降低）。与左前分支和左后分支大多数都是双重供血不同，左侧间隔分支只有左前降支供血。出现左侧间隔分支阻滞提示患者可能存在前降支重度狭窄甚至闭塞。有助于提前识别有风险的患者，指导临床医生积极诊疗。

参考文献

[1] MACALPIN R N. In search of left septal fascicular block. Am Heart J, 2002, 144（6）: 948-956.

[2] PÉREZ RIERA A R, FERREIRA C, FERREIRA FILHO C, et al. Electrovectorcardiographic diagnosis of left septal fascicular block: anatomic and clinical considerations. Ann Noninvasive Electrocardiol. 2011; 16（2）: 196-207.

[3] SURAWICZ B, CHILDERS R, DEAL B J, et al. AHA/ACCF/HRS recommendations for the standardization and interpretation of the electrocardiogram: part III: intraventricular conduction disturbances: a scientific statement from the American Heart Association Electrocardiography and Arrhythmias Committee, Council on Clinical Cardiology; the American College of Cardiology Foundation; and the Heart Rhythm Society. Endorsed by the International Society for Computerized Electrocardiology. J Am Coll Cardiol, 2009, 53（11）: 976-981.

[4] BAYÉS DE LUNA A, RIERA A P, BARANCHUK A, et al. Electrocardiographic manifestation of the middle fibers/septal fascicle block: a consensus report. J Electrocardiol, 2012, 45（5）: 454-460.

[5] SILVERMAN M E, GROVE D, UPSHAW C B Jr. Why does the heart beat? The discovery of the electrical system of the heart. Circulation, 2006, 113（23）: 2775-2781.

［6］PÉREZ-RIERA A R，BARBOSA-BARROS R，BARANCHUK A. Left septal fascicular block：Characterization，differential diagnosis and clinical significance. London：UK：Springer Publishing Company，2016.

［7］SOCIEDADE BRASILEIRA DE CARDIOLOGIA. DIRETRIZES DA SOCIEDADE BRASILEIRA DE CARDIOLOGIA SOBRE ANÁLISE E EMISSÃO DE LAUDOS ELETROCARDIOGRÁFICOS（2009）［Guidelines of Sociedade Brasileira de Cardiologia about analysis and issuance of expert opinion in electrocardiographic（2009）］. Arq Bras Cardiol，2009，93（3 Suppl 2）：2-19.

（于善栋）

病例 43

左心房前壁瘢痕及二尖瓣环折返房扑一例

一、病例重现

患者老年女性，79岁。主因"阵发性心悸5年"入院。患者5年前无明显诱因出现间断心悸，无胸闷、胸痛及肩背部放射痛，无乏力、大汗，与活动及情绪无明显相关性，无头晕、头痛，无黑矇及一过性意识丧失，无恶心、呕吐，服用美托洛尔、参松养心胶囊数小时至数天缓解，发作频率2～3次/年，患者未予重视。后间断因"心悸"就诊于我院急诊，对症治疗后好转出院。患者于入院前4天再次发作心悸，查心电图示"心房扑动"，为进一步诊治收入我科。患者自发病以来，精神食欲可，睡眠好，二便如常，体重无明显变化。

既往史及个人史：高血压史40年，血压最高220/120 mmHg，平素口服替米沙坦降压，血压控制在140/90 mmHg左右；高脂血症史40年，目前口服阿托伐他汀治疗，未规律监测；静脉曲张史40年，口服迈之灵治疗；冠心病史13年，规律口服阿司匹林qd治疗；白内障史10余年；腔隙性脑梗死史3年；否认糖尿病、精神疾病史。否认肝炎史、结核史、疟疾史。否认过敏史及输血史。否认特殊物质接触史。个人史及家族史无特殊。

婚育史：21岁结婚，育有1儿1女，丈夫女儿均体健，儿子患高血压和糖尿病。

家族史：父母已逝，死因不详。母亲生前患高血压和糖尿病，兄弟姐妹3人，1姐有脑卒中病史，遗留偏瘫后遗症，1姐患有高血压和冠心病，弟弟患冠心病。否认家族中类似病史、传染病史、遗传病史及肿瘤史。

入院查体：体温36.5℃，脉搏91次/分，呼吸18次/分，血压左上肢144/93 mmHg、右上肢149/89 mmHg，SpO$_2$ 98%（未吸氧）。神志清、精神可，未见皮肤瘀点瘀斑、皮下结节及黏膜出血点；未闻及颈部血管杂音；双肺呼吸音清，未闻及干湿啰音；心前区无异常隆起及凹陷，心尖搏动位于胸骨左侧第五肋间锁骨中线内0.5 cm，各瓣膜区未触及震颤，叩诊心界不大，心率114次/分，律不齐，P2＜A2，各瓣膜区未闻及杂音，无心包摩擦音；腹软，无压痛、反跳痛、肌紧张，肝脾未触及，墨菲征（－），腹部叩诊鼓音，肝肾区无叩痛，肠鸣音3次/分，双下肢无水肿，双侧足背动脉搏动正常。

辅助检查：
- 入院心电图：房扑不等比下传、完全性右束支传导阻滞（图43-1）。
- 血常规＋C反应蛋白（2021-7-7，我院）：未见明显异常。

初步诊断：心房扑动，冠状动脉粥样硬化性心脏病，心功能Ⅰ级（NYHA分级），高血压3级（很高危），高脂血症，下肢静脉曲张，白内障。

入院后诊疗经过：入院后完善肝肾功能、心肌损伤标志物、凝血功能、NT-proBNP未见明显异常。超声心动图示左心房增大，左心房前后径4.59 cm，左心室下壁、侧壁、后壁运动幅度减低。完善经食管超声心动未见心房血栓。排除禁忌证后完善冠脉造影，结果显示单支病变（累及LAD），狭窄程度50%～70%，未干预。行腔内电生理检查，腔内图

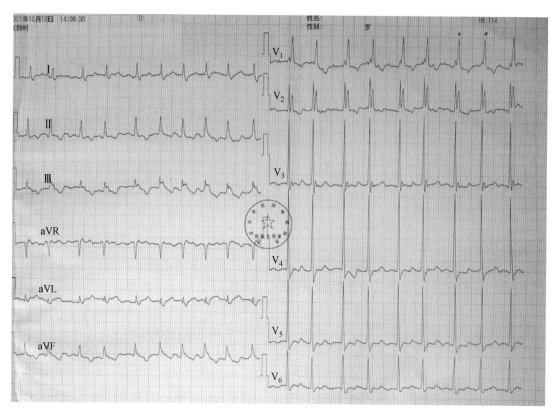

图 43-1　入院心电图：房扑不等比下传，完全性右束支传导阻滞

显示心动过速周长 214 ms，CS 9 ～ 10 处 A 波最早（图 43-2）。

分别于 CS 9 ～ 10、CS 1 ～ 2、CS 5 ～ 6 处以 200 ms 周长行心房拖带标测，结果显示 CS 9 ～ 10 处起搏后间期（PPI）219 ms（图 43-3A），CS 1 ～ 2 处 PPI 220 ms（图 43-3B），CS 5 ～ 6 处 PPI 218 ms（图 43-3C），三处拖带 PPI-TCL 均小于 30 ms，考虑二尖瓣环在折返环上。

使用高精密度标测技术于左心房行激动标测及电压标测。高精密度标测是使用特殊标测导管在心腔内连续高密度采集心肌电位，有助于快速明确心律失常机制。电压标测结果显示左心房前壁存在低电压区，前壁中部电压最低，考虑为瘢痕区（图 43-4A）。激动标测结果显示激动绕前壁瘢痕区及二尖瓣环的双环折返。前壁瘢痕区与二尖瓣环之间部分为两个折返环的共同通路，且为缓慢传导区（图 43-4A、图 43-4B）。该处电位频率明显快于 CS 电位（绿色点），且为长程碎裂电位（图 43-4C）。结合以上特点，考虑该处为两

个折返环的共同关键峡部。在前壁瘢痕区及二尖瓣环之间行线性消融，消融过程中心动过速终止（图 43-5）。消融后反复心房刺激，未再发作心动过速。出院时患者心电图提示窦性心律，完全性右束支传导阻滞（图 43-6）。随访至今，患者未再发作心动过速。

二、病例解析

左心房扑动一般出现于有左心房手术（房颤射频消融，左心房外科手术）史的患者。由于手术使左心房形成了人为的阻滞线，容易形成阻滞线依赖的折返[1]。但是，有少部分左心房扑动患者之前并无左心房手术史，且对这部分患者研究较少。最近，有学者对左心房自发扑动的特点进行了描述。在该研究中，223 例因左心房扑动进行射频消融的患者当中，只有 15 例患者是左心房自发扑动。在这 15 例患者当中，有 13 例患者为大折返房扑，2 例患者为局灶房速，高精密度标测结果显示 9 例

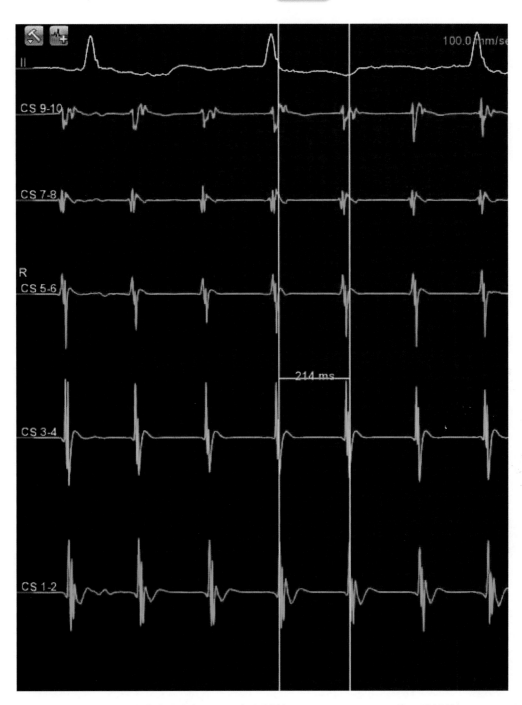

图 43-2　心动过速时腔内图：心动过速周长 214 ms，CS 9 ~ 10 处 A 波最早

患者前壁存在低电压区（即瘢痕），前壁瘢痕与二尖瓣环之间形成缓慢传导区，导致患者出现绕二尖瓣环和（或）前壁瘢痕折返的房扑，在前壁瘢痕与二尖瓣峡部行线性消融可以成功终止房扑[2]。因此，前壁瘢痕可能在左心房自发扑动的发生中发挥了重要的作用。在报道的左心房前壁瘢痕相关的房扑病例中，有相当部分的瘢痕位于左心房前壁中部，这个部位是主动脉压迹的区域，该区域由于主动脉长期压迫，容易发生纤维化，形成瘢痕。本病例左心房前壁无电压区也与主动脉压迹区域高度重合。

高精密度标测是近年来在三维电解剖标测和多

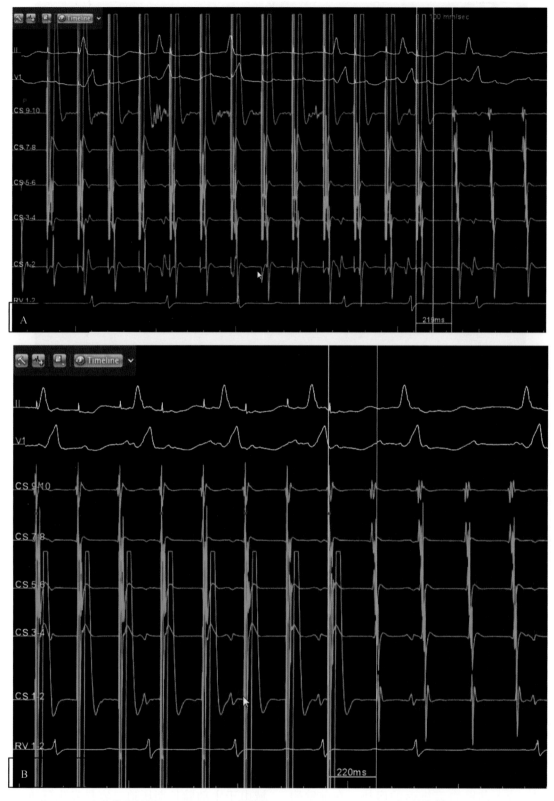

图 43-3 心房拖带标测：**A.** CS 9 ~ 10 处拖带，PPI 219 ms；**B.** CS 1 ~ 2 处拖带，PPI 220 ms；

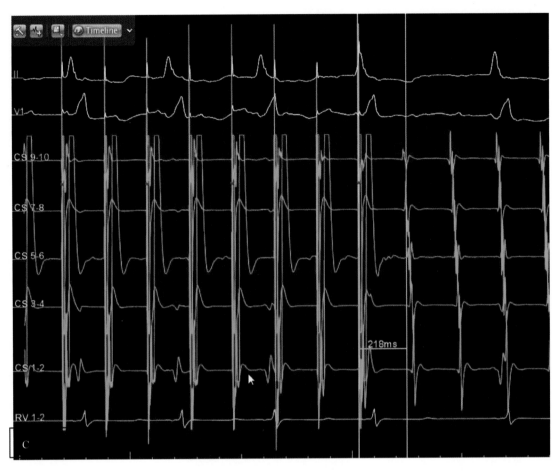

图 43-3 　C. CS 5 ～ 6 处拖带，PPI 218 ms（续）

电极标测技术的基础上出现的一种新技术。传统的单导管标测技术标测速度慢，在心腔内取点数量有限，难以显示复杂心律失常的机制。高精密度标测能够在短时间内在心腔内采集上千个不同位置的电位信息，大大提高了复杂心律失常的诊断准确率。有研究显示，对于左心房扑动的消融，传统的标测方法定位的峡部并不十分准确，这也影响了消融成功率。例如，传统的标测方法诊断的二尖瓣峡部依赖、左心房顶部依赖的房扑，经高精密度标测后发现，部分关键峡部并不在二尖瓣峡部及左心房顶部[3]。结合本例病例来看，拖带标测结果显示二尖瓣环在折返环，单导管标测未必能发现左心房前壁折返环，可能会误认为该房扑为二尖瓣环依

赖的房扑，应消融二尖瓣峡部，但是消融二尖瓣峡部难度较大，不易达到完全阻滞。高精密度标测提示前壁存在瘢痕区，激动除绕二尖瓣环折返外，还绕前壁瘢痕折返，且前壁瘢痕区与二尖瓣环之间存在缓慢传导，有异常电位，考虑为共同关键峡部，于前壁消融成功终止房扑。

三、要点提示

- 左心房自发扑动并不多见，左心房前壁瘢痕可能在其中发挥了重要作用。
- 高精密度标测有利于阐明复杂心律失常机制，提高诊断准确性及消融成功率。

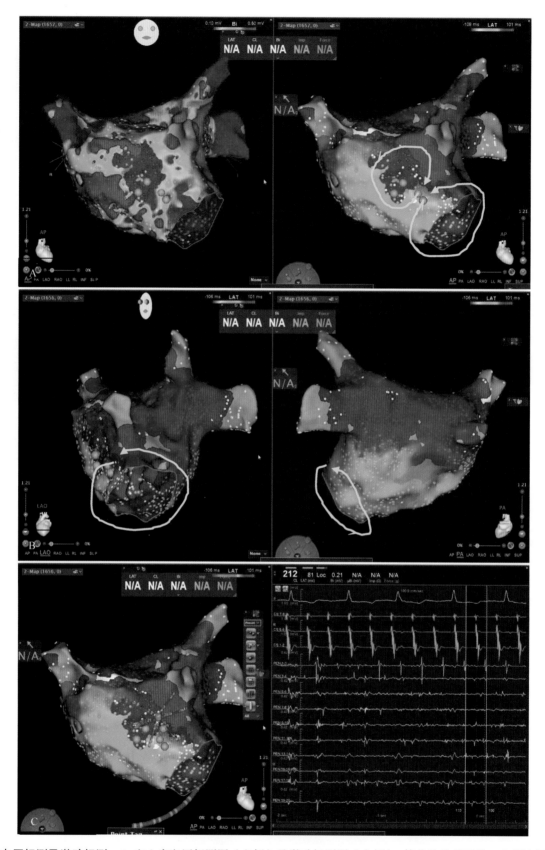

图43-4　电压标测及激动标测：A. 左心房电压标测图（左侧）及激动标测图（右侧），体位均为前后位。左侧电压标测图，以红、橙、黄、绿、青、蓝、紫代表不同的电压水平，从红到紫，电压逐渐升高，设置电压小于0.1 mV为红色，大于0.5 mV为紫色。若无电位，则显示为黑色。电压标测图显示前壁中部有一黑色区域，代表无电位区，应为瘢痕区。右侧激动标测图代表心房激动顺序，以不同颜色代表激动顺序，依次为红、橙、黄、绿、青、蓝、紫，白色弧形箭头代表激

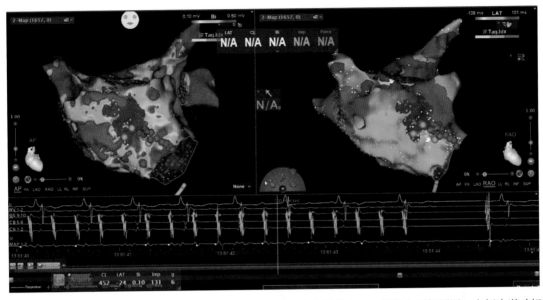

图 43-5　在前壁瘢痕区及二尖瓣环之间行线性消融，消融过程中房扑终止。左侧为电压标测图，右侧为激动标测图

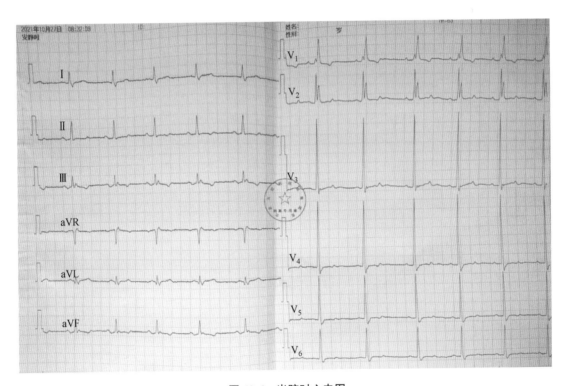

图 43-6　出院时心电图

动传导方向；激动标测结果显示左心房存在两个折返环，分别为绕二尖瓣折返环以及绕左心房前壁瘢痕折返环，前壁瘢痕与二尖瓣峡部之间为共同通路；红色、橙色、黄色色带较窄，提示此处为缓慢传导区。**B.** 左心房的左前斜位（左侧图）与后前位（右侧图）激动标测图，左前斜更加清楚地显示激动在二尖瓣环为逆钟向折返，后前位提示后壁激动为被动传导。**C.** 瘢痕区附近区域（左侧绿色点，右侧黄色导联）电位明显快于 CS 处电位（右侧绿色导联），且为长程碎裂电位，考虑此处为关键峡部

参考文献

［1］SAOUDI N，COSÍO F，WALDO A，et al. A classification of atrial flutter and regular atrial tachycardia according to electrophysiological mechanisms and anatomical bases；a Statement from a Joint Expert Group from The Working Group of Arrhythmias of the European Society of Cardiology and the North American Society of Pacing and Electrophysiology. Eur Heart J，2001，22（14）：1162-1182.

［2］SCHAEFFER B，AKBULAK R Ö，JULARIC M，et al. High-Density Mapping and Ablation of Primary Nonfocal Left Atrial Tachycardia：Characterizing a Distinct Arrhythmogenic Substrate. JACC Clin Electrophysiol，2019，5（4）：417-426.

［3］TAKIGAWA M，DERVAL N，FRONTERA A，et al. Revisiting anatomic macroreentrant tachycardia after atrial fibrillation ablation using ultrahigh-resolution mapping：Implications for ablation. Heart Rhythm，2018，15（3）：326-333.

（于善栋）

持续性房颤合并冠心病心衰射频消融一例

一、病例重现

患者老年女性，79 岁，主因"发现心跳加快半月余，伴活动后胸闷、气短 3 天"于 2021-11-22 入院。入院前半月，患者在家自测血压时发现心率快，无心悸、气短、胸闷、胸痛、头晕、黑矇、晕倒等不适。患者自觉心动过速一直未缓解，6 天前于外院就诊，行心电图提示：快速心房颤动，心室率 125 次 / 分。外院超声心动图示：EF 51%，左心、右心房增大，二尖瓣、三尖瓣大量反流，给予酒石酸美托洛尔 25 mg bid 控制心室率，效果欠佳。3 天前，患者出现胸闷、气短，活动后加重，休息可缓解，活动量较前下降，于我院门诊就诊，行心电图示：快速心房颤动，心室率 118 次 / 分。不伴胸痛、头晕、黑矇、恶心、呕吐等症状，无端坐呼吸及夜间阵发性呼吸困难。现患者为进一步诊治，以"心律失常，心房颤动，心功能不全"收入我科。自发病以来，患者精神可，食欲可，睡眠可，二便如常，体重无变化。

既往史及个人史：高血压史 30 余年，血压最高 150/100 mmHg，平时服用苯磺酸氨氯地平控制血压，血压控制在 130/80 mmHg。冠心病史 10 余年，置入 5 枚支架（介入情况具体不详），术后规律服用冠心病二级预防药物，2 年前于外院复查冠脉造影，支架通畅。否认糖尿病、脑血管病史。个人史及家族史无特殊。

入院查体：体温 36.6，脉搏 102 次 / 分，呼吸 18 次 / 分，血压 118/93 mmHg（右上肢）、125/97 mmHg（左上肢），SpO$_2$ 99%（未吸氧）。神志清、精神可。未闻及颈部血管杂音，双肺呼吸音粗，可闻及少量湿啰音，心前区无异常隆起及凹陷，叩诊心界不大，心尖搏动位于胸骨左侧第五肋间锁骨中线内 0.5 cm，各瓣膜区未触及震颤，心率 140 次 / 分，心律绝对不齐，第一心音强弱不等，各瓣膜听诊区未闻及病理性杂音及额外心音，无心包摩擦音。腹软，无压痛、反跳痛、肌紧张，肝脾未触及，墨菲征（－），腹部叩诊鼓音，肝肾区无叩痛。肠鸣音 3 次 / 分，双下肢轻度水肿，双侧足背动脉搏动正常。

辅助检查：

- 入院心电图：心房颤动，无明显 ST-T 改变（图 44-1）。

初步诊断：持续性心房颤动，冠心病，支架置入术后，心功能Ⅲ级（NYHA 分级），高血压 2 级（极高危），高脂血症。

入院后诊疗经过：入院后进一步完善检查，肝肾功能、甲状腺功能、血常规、尿常规、便常规未见明显异常。NT-proBNP 3526 pg/ml，心脏超声示：LA 5.06 cm，LVEDD 6.12 cm，EF 35.8%，左心室整体室壁运动减弱，二尖瓣中重度反流，二尖瓣后叶占位（面积约 1.65 cm^2）。

1. 心功能不全

患者有冠心病、高血压等基础病，心脏超声示：EF 35.8%，入院后根据 24 小时出入量酌情利尿，并给予沙库巴曲缬沙坦钠、螺内酯、酒石酸美托洛尔等改善心功能。

2. 冠心病

继续冠心病二级预防治疗，他汀类降脂，欣康扩冠。

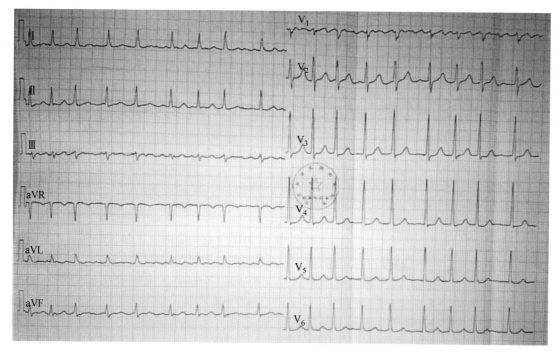

图 44-1　入院心电图

3. 心房颤动

患者 CHA$_2$DS$_2$-VASc 评分：6 分（心功能不全 1 分，高血压 1 分，年龄＞ 75 岁 2 分，女性 1 分，冠心病 1 分）。HASBLED 评分：2 分（高血压 1 分，年龄＞ 65 岁 1 分）。患者为高卒中风险，给予达比加群 110 mg bid 抗凝。根据 2020 欧洲心脏病学会（ESC）房颤指南，对于持续房颤合并射血 分数降低的心功能不全患者，可首选射频消融。与患者及家属沟通后，同意房颤射频消融。2021-11-23 完善经食管超声心动图，左心房及心耳未见血栓。2021-11-25 在导管室局部麻醉下行房颤射频消融术，术式为双肺静脉隔离＋左心房顶部线＋左心房底部线＋二尖瓣峡部线性消融，并给予 200 J 同步电复律后，转为窦性心律（图 44-2），术后继

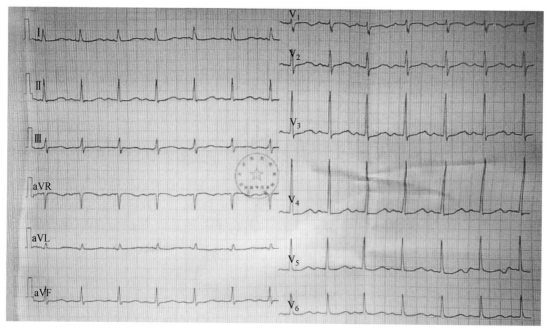

图 44-2　术后心电图

续达比加群抗凝，可达龙（盐酸胺碘酮）维持窦性心律。术后患者胸闷、气短症状明显缓解，于2021.11.29出院。

4. 二尖瓣后叶占位

入院后请心外科会诊，提示高龄，外科瓣膜手术治疗风险相对较大，可观察随访，或行内科介入治疗。此次住院期间未干预，告知患者定期复查心脏超声。出院后每个月房颤门诊复诊，均为窦性心律。患者自诉胸闷、气短症状消失，双下肢水肿消失。2022-2-14复查心脏超声：LA 4.88 cm，LVEDD 5.82 cm，EF 50.0%，左心室室壁运动轻度减弱，二尖瓣轻中度反流，二尖瓣后叶占位（面积约 1.65 cm^2）。

二、病例解析

流行病学研究表明，房颤与冠心病具有多种相同的危险因素，例如老年、高血压、糖尿病、肥胖、吸烟、饮酒、慢性肾病等，这些因素既会引发房颤，也会导致冠心病。中国房颤注册研究（CRAF）数据显示，非瓣膜性房颤患者合并冠心病比例高达 37.3%，瓣膜性房颤患者合并冠心病比例 12.4%[1]。因此，临床中二者常合并存在。

1. 对于确诊冠心病并已行支架置入术后的患者，伴发房颤、心功能不全时，可考虑行射频消融治疗房颤

房颤是一种最常见的心律失常。关于房颤的管理，众多临床试验结果表明，心室率控制或节律控制在心血管终点事件方面无显著差异，因此，二者均为房颤的一线治疗。临床上，首选抗心律失常药物对房颤患者进行心室率控制或节律控制。既往指南均建议对于有症状的房颤患者，抗心律失常药物治疗无效，且患者有意愿，才推荐行房颤射频消融术。然而，近年来，随着房颤导管消融技术的进步，其有效性和安全性得到广泛认可。一些临床试验如CABANA、CAPTAF、SARA 结果均表明导管消融在窦性心律维持以及症状改善方面均优于药物治疗[2-4]。因此，房颤导管消融的推荐适应证已从阵发性房颤逐渐拓展至持续性房颤乃至长程持续性房颤（图 44-3）[5]。CASTLE-AF 研究表明房颤导管消融可降低房颤合并心力衰竭患者的死亡风险[6]。另有临床研究表明，在已行冠脉支架置入术的患者中，如合并房颤，导管消融比药物治疗更能降低患者全因死亡率及主要不良心血管事件发生率[7]。

因此，对于本例房颤合并冠心病支架置入术后、心功能不全患者，建议行射频消融术。在术后 3 个月随访中，患者仍为窦性心律，症状明显缓

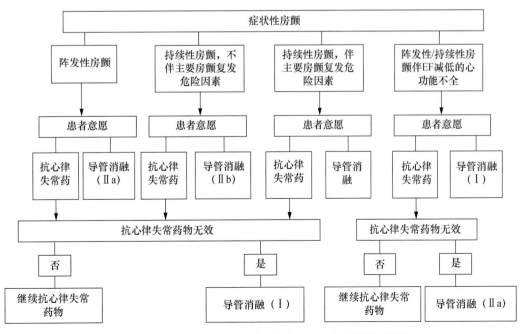

图 44-3 引自 2020 欧洲心脏病学会（ESC）房颤管理指南

解。复查心脏超声，心功能明显改善。但仍需要进一步随访患者的心律情况。

2. 房颤合并冠心病的抗凝治疗

对于房颤合并冠心病患者的抗凝治疗，需要综合评估房颤血栓栓塞风险、冠脉缺血风险以及出血风险。2021欧洲心脏病学会（ECS）新型口服抗凝药（NOAC）指南推荐对于大多数慢性冠状动脉疾病房颤的患者，可改为NOAC单药治疗。对于择期PCI患者，术后6个月即可改为NOAC单药治疗，对于ACS PCI患者，术后7天或1个月可改为NOAC＋氯吡格雷，术后1年改为NOAC单药治疗（图44-4）[8]。

本例患者冠心病PCI病史10余年，近一年未出现胸闷、胸痛等症状，CHA$_2$DS$_2$-VASc评分：6分，为高卒中风险，HASBLED评分：2分，为低出血风险。根据指南给予达比加群单药抗凝。可兼顾房颤的血栓栓塞风险及冠脉缺血风险。

三、要点提示

- 对于房颤合并冠心病PCI术后及心功能不全的患者可积极行射频消融术。
- 对冠心病合并房颤抗凝治疗，需要综合评估房颤血栓栓塞风险、冠脉缺血风险以及出血风险。

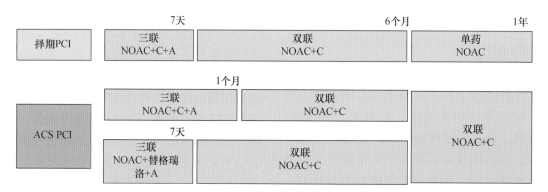

图44-4　引自2021欧洲心脏病学会（ESC）NOAC指南：A，阿司匹林；C，氯吡格雷；NOAC，新型口服抗凝药

参考文献

［1］SUN Y，ZHU J，MA C，et al. Stroke Risk Status，Anticoagulation Treatment，and Quality-of-Life in Chinese Patients with Atrial Fibrillation：China Registry of Atrial Fibrillation（CRAF）. Cardiovasc Ther，2019，2019：7372129.

［2］MARK D B，ANSTROM K J，SHENG S，et al. Effect of Catheter Ablation vs Medical Therapy on Quality of Life Among Patients With Atrial Fibrillation：The CABANA Randomized Clinical Trial. JAMA，2019，321（13）：1275-1285.

［3］BLOMSTRÖM-LUNDQVIST C，GIZURARSON S，SCHWIELER J，et al. Effect of Catheter Ablation vs Antiarrhythmic Medication on Quality of Life in Patients With Atrial Fibrillation：The CAPTAF Randomized Clinical Trial. JAMA，2019，321（11）：1059-1068.

［4］MONT L，BISBAL F，HERNÁNDEZ-MADRID A，et al. Catheter ablation vs. antiarrhythmic drug treatment of persistent atrial fibrillation：a multicentre，randomized，controlled trial（SARA study）. Eur Heart J，2014，35（8）：501-507.

［5］HINDRICKS G，POTPARA T，DAGRES N，et al. 2020 ESC Guidelines for the diagnosis and management of atrial fibrillation developed in collaboration with the European Association for Cardio-Thoracic Surgery（EACTS）：The Task Force for the diagnosis and management of atrial fibrillation of the European Society of Cardiology（ESC）Developed with the special contribution of the European Heart Rhythm Association（EHRA）of the ESC. Eur Heart J，2021，42（5）：373-498.

[6] MARROUCHE N F，BRACHMANN J，ANDRESEN D，et al. Catheter Ablation for Atrial Fibrillation with Heart Failure. N Engl J Med，2018，378（5）：417-427.

[7] CHONG E，CHANG H Y，CHEN Y Y，et al. When Atrial Fibrillation Co-Exists with Coronary Artery Disease in Patients with Prior Coronary Intervention-Does Ablation Benefit？. Heart Lung Circ，2016，25（6）：538-550.

[8] STEFFEL J，COLLINS R，ANTZ M，et al. 2021 European Heart Rhythm Association Practical Guide on the Use of Non-Vitamin K Antagonist Oral Anticoagulants in Patients with Atrial Fibrillation. Europace，2021，23（10）：1612-1676.

（陈丽竹）

病例 45

房颤射频消融后应用伊布利特复律导致
尖端扭转型室速（TdP）一例

一、病例重现

患者老年女性，65岁。因"阵发性心悸1年余"于2019-8-27入院。患者1年前无明显诱因出现阵发性心悸，无头晕、黑矇，未诊治。3个月前因肾周感染住院，查心电图示心房颤动，给予美托洛尔控制心室率、达比加群抗凝治疗，仍有心悸发作，为求进一步诊治入院。患者自发病以来，精神可，睡眠可，二便正常。

既往史及个人史：脊髓灰质炎后遗症，脊柱侧弯，双下肢畸形。类风湿关节炎史10余年，口服雷公藤多苷片20 mg tid治疗。否认高血压、糖尿病、甲状腺功能亢进等病史。否认食物过敏史、特殊物质接触史及家族遗传病史。

入院查体：体温36.5℃，脉搏78次/分，呼吸17次/分，血压111/66 mmHg。神清状可，脊柱侧弯，双下肢变形，听诊双肺呼吸音粗，未闻及干湿啰音，心率103次/分，第一心音强弱不等，节律绝对不整，各瓣膜区未闻及病理性杂音，肝脾未触及，双下肢无水肿，双侧足背动脉搏动正常。

辅助检查：

- 入院心电图：心房颤动，完全性右束支传导阻滞（图45-1）。
- 化验检查：肝肾功能、血糖、血脂、电解质未见异常，血、尿常规未见异常，心肌损伤标志物及D-二聚体均正常。
- 超声心动图：左心房增大，前后径4.58 cm，左心室心尖部增厚（1.30 cm）、卵圆孔未闭。

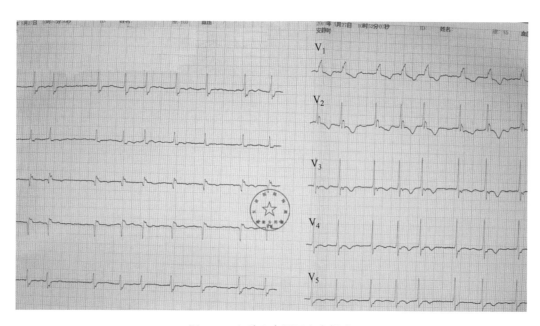

图 45-1　入院心电图示心房颤动

- 经食管超声心动图：左心房云雾状回声，双房及左心耳未见血栓，卵圆孔未闭。
- 冠脉 CTA：未见明显狭窄。

入院诊断：持续性心房颤动，脊髓灰质炎，类风湿关节炎。

入院后诊疗经过：患者自觉心悸，心电图示房颤，给予倍他乐克（酒石酸美托洛尔）25 mg bid 控制心室率及达比加群 110 mg bid 抗凝治疗，房颤诊断明确，排除房颤射频消融禁忌后行腔内电生理检查及射频消融术，首先进行双侧股静脉穿刺，放置心室起搏电极及冠状静脉窦电极，行房间隔穿刺后进行左心房造影，应用 Pentary 进行左心房三维重建，随后完成双肺静脉隔离及左心房顶部线及底部线消融，患者仍为房颤心律，给予 1 mg 伊布利特稀释后静脉缓慢推注，推注完毕后约 2 min 转为窦性心律，但患者心率慢，35 ～ 40 次 / 分，且 QT 间期明显延长为 540 ms（图 45-2），考虑长期房颤窦房结功能受抑制及伊布利特药物影响，随后患者出现频发室早，并出现尖端扭转型室性心动过速（torsade de pointes，TdP）（图 45-3），TdP 可

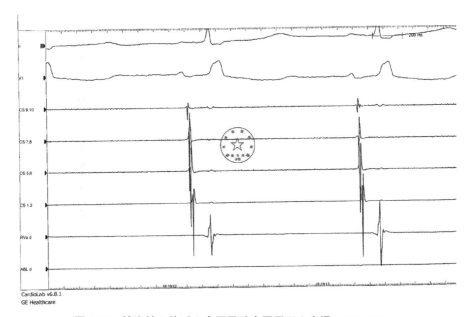

图 45-2 转窦性心律后心电图及腔内图显示心率慢，QTc 540 ms

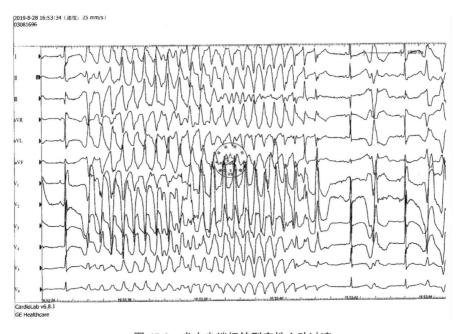

图 45-3 术中尖端扭转型室性心动过速

自行终止，但反复发作。考虑与使用伊布利特引起QT间期延长相关，立即给予静脉补钾补镁治疗，但患者仍发作 TdP。不能排除 TdP 与心动过缓相关，置入临时起搏器起搏右房，起搏频率设置为 90 次/分。患者室早、TdP 明显减少，但 QTc 仍延长。次日，患者 QTc 开始逐渐缩短，并逐渐恢复正常，未再发作 Tdp（图 45-4）。出院时给予达比加群 110 mg bid，可达龙 200 mg tid（1 周后 200 mg bid，2 周后 200 mg qd），共治疗 3 个月，3 个月后复查心电图为窦性心律，患者无心悸不适症状，停用上述药物。

二、病例解析

伊布利特是一种新型Ⅲ类抗心律失常药物，可延长动作电位时程和有效不应期，其主要机制为：①抑制复极相 K^+ 外向电流；②促进平台期缓慢内向 Na^+ 电流；③促进平台期内向 Ca^{2+} 电流。由于其对心房肌的作用较心室肌显著，因此，临床上主要应用于快速房性心律失常的治疗，尤其是转复新发房颤和房扑，具有安全、快速、高效的特点。近年来，伊布利特的使用范围有所增加，逐渐应用于持续性房颤复律及房颤射频消融术中。

伊布利特作为一种转复率高、相对安全有效的新型抗心律失常药物，自 1995 年经美国 FDA 审批通过后被广泛应用于房颤、房扑的转复。并有多位国外学者研究证实应用伊布利特即时转复射频消融术后持续性房颤是一种可供选择的、有效的治疗方法[1-3]，因此近年来国内外诸多中心在射频消融术中应用其来提高转复率。并且多项研究已证实伊布利特在行射频消融术后早期持续性房颤中相对于胺碘酮成功率更高，复律所需时间更短[4-6]。我们中心对于持续性房颤消融未能转复窦性心律的患者均给予静脉注射伊布利特，不能复律后选择电击复律。但伊布利特也有一定的副作用：①心脏副作用，TdP 的发生率 4%，多见于给药 1 h 内；②心外副作用，多为消化道症状，发生率 1%。

本病例静脉注射伊布利特（0.01 mg/kg）后反复出现 TdP 的原因及处理：①药物引起 QT 间期延长，诱发了 TdP，该患者复律后 QT 间期明显延长为 540 ms，立即静脉补充钾、镁后逐渐缩短，第二天 QTc 降为 432 ms。②患者复律后心率慢，最初为 35 ～ 40 次/分，出现 TdP 后我们也采用了心房起搏治疗（90 次/分），随后心率逐渐增加至 60 次/分，可能是由于长时间房颤引起窦房结功能受到抑制，心率慢本身也是诱发 TdP 的一个因素。③患者手术前血钾为 3.84 mmol/L，

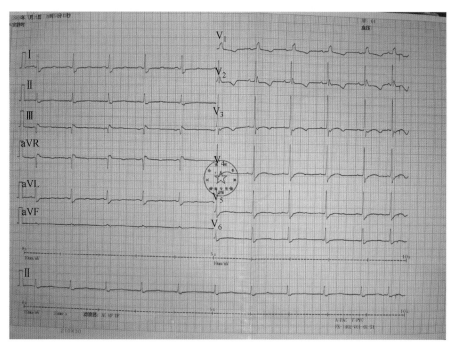

图 45-4　术后心电图

虽然在正常范围，但仍属于正常低值，应该补钾至 4.5 mmol/L 以上，血钾偏低本身容易诱发室性早搏甚至室性心动过速。正由于药物延长了 QT 间期，发生 TdP 的风险随着 QT 间期的延长而逐渐增加，并且这种风险可因心动过缓和低血钾而加大。

由于伊布利特可导致 TdP，因此在应用此药之前：第一，避免与延长 QT 间期的药物合用；第二，监测血钾，尽量使血钾维持在 4.5 mmol/L 以上；第三，可以预防性补钾、补镁（2.0 ～ 4.0 g）；第四，心率如果 < 50 次 / 分，可以应用阿托品、异丙肾上腺素，甚至可以起搏治疗；第五：应用伊布利特后要心电监护至少 4 h。

本例患者经过补钾、补镁以及临时起搏治疗后 TdP 先是频繁发作，最终停止发作，三天后安全出院。由于患者行动不便及疫情原因未再来医院就诊，电话随访患者未再出现心悸不适症状。

三、要点提示

- 尖端扭转型室性心动过速（TdP）是临床上可危及生命、需要紧急处理的恶性心律失常。常见病因为各种原因所致的 QT 间期延长综合征、严重的心肌缺血或其他心肌病变、使用延长心肌复极药物（如胺碘酮等）以及电解质紊乱（如低钾、低镁）等。因此在诊疗过程中要关注患者原发心脏病的严重程度、注意患者 QT 间期以及电解质的情况，并给予相应的治疗。

- 有些持续性房颤患者在射频消融术后需要给予伊布利特复律，因此对于持续房颤患者术前尽量使血钾浓度维持在 4.5 mmol/L 以上，QT 间期在正常范围内，并且准备好氯化钾和硫酸镁及除颤器备用，在注射药物时仔细观察心电监护，心电监护至少 4 h，这样可以尽量避免 TdP 发生。

参考文献

[1] 侯煜，刘俊，李晓枫，等. 单剂量伊布利特即时转复射频消融术后持续性心房颤动临床观察. 中国循环杂志，2010，4（25）：120-123.

[2] SINGH S M，D'AVILA A，KIM S J，et al. Intraprocedural use of ibutilide to organize and guide ablation of complex fractionated atrial electrograms：preliminary assessment of a modified step-wise approach to ablation of persistent atrial fibrillation. J Cardiovasc Electrophysiol，2010，21（6）：608-616.

[3] SCHWARTZ R A，LANGBERG J J. Atrial electrophysiological effects of ibutilide infusion in humans. Pacing Clin Electrophysiol，2000，23（5）：832-836.

[4] 张海澄，郭继鸿，方全，等. 静脉注射伊布利特与普罗帕酮转复心房颤动和扑动的多中心研究. 中华医学杂志，2005，85（12）：798-801.

[5] 孙建玲，郭继鸿，张楠，等. 伊布利特治疗心房扑动的疗效观察. 中华心律失常学杂志，2005，9（4）：302-303.

[6] KAFKAS N V，PATSILINAKOS S P，MERTZANOS G A，et al. Conversion efficacy of intravenous ibutilide compared with intravenous amiodarone in patients with recent-onset atrial fibrillation and atrial flutter. Int J Cardiol，2007，118（3）：321-325.

（张鹤萍）

NSTEMI 合并心衰 PCI 术后室速室颤猝死一例

一、病例重现

患者男性，62 岁，主因"间断胸痛 1 年余，加重伴胸闷、憋气 4 天"于 2021 年 2 月 27 日入院。患者自诉 1 年前受凉后出现后背部疼痛，以右侧为著，为针扎样疼痛，持续数小时不缓解，无胸骨后及心前区疼痛，无左颈、左额面部、左肩臂部放射痛，无胸闷、心悸、大汗，无头晕、黑矇、晕厥，无发热、咳嗽、咳痰，无恶心、呕吐等。就诊于社区医院，考虑为颈椎病所致，予按摩理疗 1 个月后症状未再发作。2 周前情绪激动后突发胸闷、憋气，伴心悸，无胸痛、大汗，夜间可平卧休息，无双下肢水肿等不适，就诊于社区医院予丹参滴丸口服后半小时左右上述症状可缓解。4 天前自觉胸闷、憋气症状较前加重，持续时间明显延长，爬 5 层楼后自觉喘憋明显（自诉既往无此表现），遂就诊于我院急诊，行心电图示：心房扑动（呈 2 : 1，3 : 1 下传），心率 122 次 / 分，室性早搏。化验心肌损伤标志物升高：TnI 6.334 ng/ml，TnT 0.8 ng/ml，CK-MB（质量）16.9 ng/ml，NT-proBNP 14 732.0 pg/ml。完善超声心动图示左心室整体室壁运动减弱，以室间隔及左心室前壁为著，左心房增大，LVEF 28%。结合患者症状、病史、辅助检查，急诊考虑诊断急性非 ST 段抬高心肌梗死（non-ST segment elevation myocardial infarction，NSTEMI）、心功能不全，予阿司匹林、替格瑞洛抗血小板，低分子量肝素抗凝等治疗。患者胸闷、憋气较前明显好转，但仍诉心悸，为行进一步诊治收入我科 CCU。患者发病以来，精神、饮食、睡眠可，大小便如常，近期体重无明显变化。

既往史： 发现阵发性心房颤动、心房扑动 3 年，表现为心悸，发作时自行口服丹参滴丸。20 余年前患脑梗死，目前遗留左下肢肢体活动迟缓，此后长期口服阿司匹林。发现 2 型糖尿病 3 年，平时口服二甲双胍 1 片三餐前，格列齐特 1 片早餐前，自测空腹血糖约 7.0 mmol/L，餐后 2 h 血糖 8.0 ～ 9.0 mmol/L。其他系统回顾无特殊。

个人史： 吸烟史 50 年，平均 10 支 / 天，否认饮酒史。家族史无特殊。

入院查体： 体温 36.2 ℃，脉搏 73 次 / 分，呼吸 20 次 / 分，血压 98/78 mmHg（左上肢）、90/60 mmHg（右上肢），SpO$_2$ 98%（未吸氧）。体重 64 kg，身高 165 cm，BMI 23.41 kg/m^2，腹围 82 cm。两侧胸廓对称，呼吸运动对等，节律规整，双肺呼吸音粗，双肺未闻及干湿啰音，无胸膜摩擦音。心前区无异常隆起及凹陷，心尖搏动可，心尖搏动位于胸骨左侧第五肋间锁骨中线内 0.5 cm，各瓣膜区未触及震颤，叩诊心界不大，心率 114 次 / 分，心律绝对不齐，P2 ＝ A2，第一心音强弱不等，各瓣膜听诊区未闻及病理性杂音及额外心音，无心包摩擦音。腹平软，无腹壁静脉曲张，无明显压痛、反跳痛及肌紧张，肝脾未触及，墨菲征（－），肠鸣音 3 次 / 分。双下肢无水肿，双足背动脉搏动可。

辅助检查：

- 心电图（2021-2-27，入院）：心房扑动，2 : 1 下传（图 46-1）。
- 血常规（2021-2-2，急诊）：WBC 9.51×10^9/L，GR% 71.0%，RBC 3.68×10^{12}/L，HGB 118 g/L，PLT 209×10^9/L，CRP 28.52 mg/L。
- 生化（2021-2-26，急诊）：ALT 39 U/L，ALB 37.5 g/L，Cr 84.7 μmol/L，K 4.23 mmol/L，

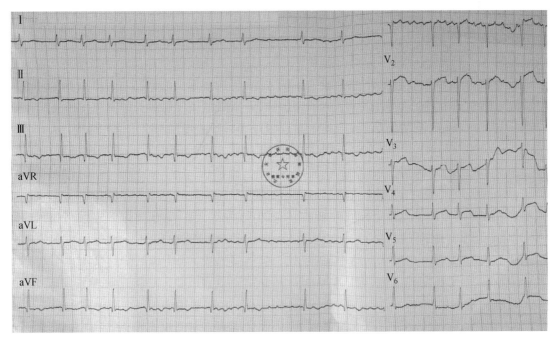

图 46-1　入院心电图

CK-MB（质量）16.9 ng/ml，TnI 6.334 ng/ml，TnT 0.84 ng/ml。eGFR 69.7 ml/（min·1.73 m²）。

- DIC 初筛（2021-2-26，急诊）：D- 二聚体 0.8 mg/L。
- NT-proBNP（2021-2-26，急诊）：14 732.0 pg/ml。
- 胸部 CT（2021-2-25，急诊）：双肺散在小叶间隔增厚，双下肺散在磨玻璃密度影，炎症或间质性肺水肿；心脏增大、心包少量积液、双侧胸腔积液，请结合临床。右肺中叶及左肺上叶舌段慢性炎症；肺气肿；双肺多发小结节，建议常规年度复查；纵隔部分稍大淋巴结，建议动态观察；肝内散在低密影，囊肿不除外，请结合腹部相关检查。
- 超声心动图（2021-2-26，急诊）：左心房增大（LA 4.29 cm），余房室内径正常，EDD 5.20 cm，左室射血分数减低，Simpson 法测量 EF 28%，左心室整体室壁运动减弱，以室间隔及左心室前壁为著。

入院诊断：冠状动脉粥样硬化性心脏病，急性非 ST 段抬高心肌梗死，心功能 Ⅱ 级（Killip 分级），心律失常，阵发性心房颤动，心房扑动（2∶1，3∶1 下传），室性早搏，2 型糖尿病，脑梗死后遗症，双侧胸腔积液，双肺炎症，轻度贫血，低蛋白血症。

入院后诊疗经过：患者老年男性，慢性病程，急性发作，1 年前出现后背疼、胸闷、憋气等不适，此次情绪激动后症状加重；入院查超声心动图示左心室整体室壁运动减弱，左室射血分数减低，结合心电图、心肌酶等化验检查结果，考虑急性非 ST 段抬高心肌梗死、心功能不全。患者有糖尿病、吸烟等冠心病危险因素，故首先考虑患者心功能不全与缺血性心脏病有关。

入我科 CCU 后嘱卧床休息，低盐低脂糖尿病饮食，予持续心电监护、记出入量、监测血压、心率、心律、血糖水平。患者入院 TIMI 危险评分 2 分，GRACE 危险评分 156 分，CRUSADE 评分 58 分，房颤 HAS-BLED 评分 2 分，CHA_2DS_2-VASc 评分 4 分。入院后继予阿司匹林、替格瑞洛抗血小板，低分子量肝素抗凝，他汀类控制血脂、稳定斑块治疗等冠心病二级预防药物治疗。间断予呋塞米静脉推注利尿，先后给予西地兰静脉推注、左西孟旦及重组人脑钠肽静脉泵入改善心功能等治疗，患者胸闷、憋气症状较前好转。患者血压偏低，暂未加用 ACEI/ARB 类药物，患者入院心电图示心房扑动，予可达龙静脉泵入抗心律失常治疗，心电监护仍示心率较快，后予小剂量 β 受体阻滞剂及螺内酯口服减慢心室律、改善心室重构。

患者既往症状表现为以后背针刺样疼痛为主，无明显劳力性胸痛等典型冠心病症状，但合并较多冠心病危险因素，考虑心功能不全仍为缺血性心肌病导致。入院完善相关检查除外手术禁忌后于2021-3-3行冠脉造影检查，结果示：左主干狭窄程度50%～70%，病变长度局限性，TIMI Ⅲ级；左前降支近段狭窄程度90%～99%，病变长度弥漫性，TIMI Ⅲ级；左前降支中段狭窄程度70%～90%，病变长度局限性，TIMI Ⅲ级；回旋支近段狭窄程度50%～70%，病变长度弥漫性，TIMI Ⅲ级；回旋支远段狭窄程度50%～70%，病变长度弥漫性，TIMI Ⅲ级；右冠状动脉中段狭窄程度90%～99%，病变长度局限性，TIMI Ⅲ级；右冠状动脉近段狭窄程度50%～70%，病变长度弥漫性，TIMI Ⅲ级；右冠状动脉后降支狭窄程度50%～70%，病变长度弥漫性，TIMI Ⅲ级。结论：冠状动脉粥样硬化性心脏病；LM＋三支病变（累及LAD、LCX、RCA）。于LAD置入支架1枚，RCA行PTCA（普通球囊）。术后第二天转入普通病房继续治疗。患者转入血压95/54 mmHg，心电图示心房颤动，继续予阿司匹林、替格瑞洛抗血小板，瑞舒伐他汀10 mg qn调脂稳定斑块，博苏（富马酸比索洛尔）2.5 mg qd控制心室率等冠心病二级预防治疗。加用呋塞米20 mg qd口服利尿，地高辛0.125 mg qd口服强心治疗。其他方面：患者合并2型糖尿病，入院后予格华止、格列齐特降糖治疗，完善化验示高尿酸血症，予别嘌醇降尿酸、碳酸氢钠片碱化尿液。患者间断诉恶心、纳差，予雷贝拉唑抑酸、保护胃黏膜，加斯清（枸橼酸莫沙必利）改善胃肠动力等治疗。

2021-3-7夜间患者睡眠中突然出现深大呼吸，面色发绀，呼之不应，双侧颈内动脉搏动无法触及，立即予持续胸外按压，连接心电监护，监护仪示心室颤动，予双向非同步直流电200 J除颤，并予简易呼吸器辅助通气，患者心电监护仍为心室颤动，血压波动在57～72/21～33 mmHg，脉氧饱和度波动在60%～70%，先后予双向非同步直流电200 J除颤4次，并予肾上腺素3 mg静脉推注，予多巴胺10 μg/（kg·min）持续静脉泵入。患者自主呼吸仍未恢复，脉氧饱和度难以维持，04:18气管插管成功，接呼吸机辅助通气支持，

P-SIMV模式，氧浓度100%，PEEP 6 cmH$_2$O，呼吸频率16次/分。患者仍反复发作心室颤动，难以纠正，继续胸外按压，予胺碘酮150 mg静脉推注，再次予双向非同步直流200 J电除颤2次，同时予碳酸氢钠注射液静脉滴注、补液扩容等药物治疗。04:51心电图检查示室性逸搏，心率45次/分，测血压57/39 mmHg，此过程中继续胸外按压，予肾上腺素0.3 μg/（kg·min）持续静脉泵入。患者仍为意识丧失状态，心电监护提示室性逸搏，心率20～40次/分，血压波动在57～97/39～46 mmHg，脉氧饱和度波动在50%～60%，继续胸外按压，持续多巴胺、肾上腺素静脉泵入。向患者家属交代病情，预后极差，家属表示理解。06:56患者心搏停止，自主呼吸消失，大动脉搏动消失，双侧瞳孔散大固定，对光反射消失，行心电图示波呈直线，宣布临床死亡。

患者猝死当天接受动态心电图检查，后回顾动态心电图结果示患者为心房颤动、心房扑动，频发室性早搏。夜间频发室早诱发间断扭转性室速，后转为室颤（图46-2）。

二、病例解析

1. 室性心律失常是急性心肌梗死后心脏性猝死的重要原因

心脏性猝死（sudden cardiac death，SCD）定义是指由于各种心脏原因引起的突然发生、进展迅速的自然死亡，死亡发生在症状出现后的1 h以内。随着床旁心电监护、动态心电图、植入式长程心电监测等技术的进步，越来越多的证据显示SCD多数由心室颤动（室颤）引起，大部分患者先出现室性心动过速（室速），继而恶化为室颤，进而死亡。冠心病是成人SCD最主要的病因，即便是在血运重建的时代，SCD依然是急性心肌梗死（acute myocardial infarction，AMI）最常见的死因，占到患者全因死亡率的24%～40%[1]。有研究显示，20%～25%的冠心病患者甚至以SCD为首发症状[2]。血运重建能一定程度降低AMI患者SCD风险[3]。

但也有研究显示在裸金属支架时代，血运重建的方式（PCI或CABG）对于降低SCD的发生率

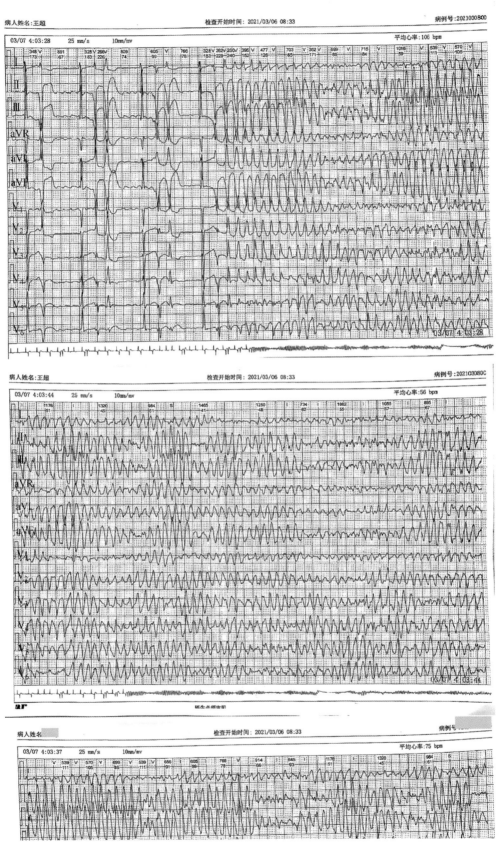

图 46-2　动态心电图结果

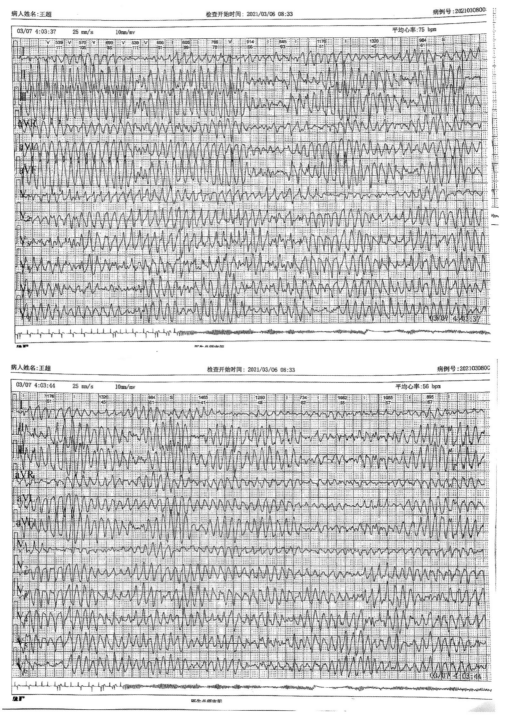

图 46-2（续）

并没有显著影响[4]。丹麦的一项相关注册研究纳入了 2804 例接受直接 PCI 的患者，平均随访 4.7 年，结果显示 SCD 仍是该类患者院外死亡的首要原因，其占比超过其他所有心源性死亡原因的总和[5]。另一项 CABG 治疗心力衰竭的临床研究也显示，即便在接受 CABG 完全血运重建的缺血性心力衰竭患者中，5 年 SCD 累计发生率仍可达 8.5%[6]。由

此可见，即便接受了血运重建治疗，冠心病等缺血性心脏病患者仍有较高的 SCD 发生率，该患者入院后已对前降支和右冠病变进行了介入治疗，并在冠心病二级预防的基础上给予了 β 受体阻滞剂和胺碘酮等药物抗心律失常治疗，仍在术后第四天因室速、室颤发生了 SCD，抢救无效死亡，也符合这一研究结论。如前文所述，近 1/5 的冠心病患者

以 SCD 为首发症状，SCD 发病突然，进展迅速，欧美研究统计的抢救成功率仅为 5%[7]，在我国，部分研究显示国内 SCD 的抢救成功率甚至不到 1%[8]。因此，对冠心病、心肌梗死等 SCD 高危人群进行积极预防，对于降低 SCD 的发生率和病死率具有重要意义。

2. 植入型心律转复除颤器在心肌梗死患者 SCD 预防中的应用

植入型心律转复除颤器（implantable cardioverter defibrillator，ICD）的诞生对于预防 SCD 具有重大意义，多项大型临床试验已充分证实 ICD 是目前预防 SCD 最为有效的治疗措施[9]。但该患者此次为 NSTEMI 入院，属于 AMI 患者，对于 AMI 患者是否应该即刻接受 ICD 植入，一直有不同的声音：DINAMIT 研究是一项探讨 ICD 植入对 AMI 患者治疗意义的前瞻性、随机对照的临床试验，该研究入组 674 例急性心肌梗死发作后 6～40 天的患者，其中 332 例患者接受 ICD 治疗，平均随访 30 个月，结果显示 ICD 组和非 ICD 组全因死亡率差异无统计学意义。ICD 组虽然明显降低患者出现心律失常的病死率，却明显增加了非心律失常病死率[10]。IRIS 研究也是一项关注 AMI 患者预后的前瞻性、随机对照临床试验，该研究入选心肌梗死后 5～31 天的患者共 898 例，其中 445 例接受了 ICD 治疗，平均随访 37 个月，结果显示 ICD 组和非 ICD 组总的病死率无显著差异，但 ICD 组患者 SCD 的发生率显著降低[11]。

ICD 对 SCD 的预防分为二级预防和一级预防两个方面。根据《植入型心律转复除颤器临床应用中国专家共识（2021）》，ICD 二级预防指在已发生过心脏停搏或发生过有血流动力学障碍的持续性室速患者中应用，以预防再次发生心脏停搏及血流动力学障碍等不良事件，其Ⅰ类适应证包括：①非可逆原因导致的特发性室颤或血流动力学不稳的持续性室速，引起心脏停搏后存活者（证据水平 A）；②伴有器质性心脏病的自发持续性室速或室颤患者，无论血流动力学是否稳定（证据水平 B）；③心肌梗死 48 h 后发生的非可逆性原因导致的室颤或血流动力学不稳的室速患者（证据水平 A），以及血流动力学稳定的持续性单形性室速患者（证

据水平 B）；④心肌梗死 48 h 后不明原因的晕厥，电生理检查能够诱发出持续性单形性室速患者（证据水平 B）；⑤非缺血性心脏病，出现非可逆原因的室速/室颤导致心脏停搏或血流动力学不稳定的持续性室速患者（证据水平 A），以及血流动力学稳定的持续性单形性室速患者（证据水平 B）；⑥各种离子通道疾病，如出现过心脏停搏或持续性室速，药物（如 β 受体阻滞剂）治疗无效或无法耐受者（证据水平 B）；⑦不明原因的晕厥患者，电生理检查诱发出血流动力学不稳定的持续性室速或室颤（证据水平 B）。而一级预防则是针对从未发生过心脏停搏的高危人群如心肌梗死、心力衰竭等患者，植入 ICD 以预防可能发生的 SCD 事件，其Ⅰ类适应证具体包括以下几个方面：①心肌梗死 40 天后及血运重建 90 天后，经优化药物治疗后心功能Ⅱ级或Ⅲ级（NYHA 分级），LVEF ≤ 35%；或者心功能Ⅰ级（NYHA 分级），LVEF ≤ 30%（证据水平 A）；②既往心肌梗死导致的 NSVT，LVEF ≤ 30%，电生理检查能够诱发出持续性室速、室颤者（证据水平 B）；③非缺血性心脏病患者，经优化药物治疗 3～6 个月后心功能Ⅱ级或Ⅲ级，LVEF ≤ 35%（证据水平 B）。但在真实世界中，由于 SCD 发生的突然性和进展的迅速性，绝大多数患者难以有机会接受 ICD 的二级预防，一旦发生室颤或合并血流动力学障碍的持续性室速的恶性心律失常，大多以抢救失败，SCD 告终。而 ICD 一级预防的临床应用仍较低。我国一项单中心研究显示，在符合植入 ICD 一级预防指征的 AMI 患者中仅有 1.8% 在 1 年内接受了 ICD 植入治疗[12]。

本病例患者的情况也是如此。综合该患者情况，完善血运重建治疗并优化药物治疗后，患者情况符合 ICD 植入的一级预防推荐指征，但在进一步完善动态心电图检查的过程中即出现室速、室颤等恶性心律失常。按照标准流程，如该患者抢救成功，在血运重建治疗的 90 天后，重新接受心脏超声等相关评估，如仍为心功能Ⅱ级或Ⅲ级（NYHA 分级），LVEF ≤ 35% 或心功能Ⅰ级（NYHA 分级），LVEF ≤ 30% 则符合 ICD 二级预防的Ⅰ类适应证，强烈建议应植入 ICD 治疗预防 SCD 的发生。不幸的是该患者最终抢救无效死亡，丧失了进一步评估

及治疗的机会，这也是临床较多急性心肌梗死患者面临的窘境。

3. ICD 1.5 级预防在 SCD 预防中的意义

正是由于临床实践中 ICD 治疗的二级预防和一级预防中存在的这一尴尬境地，中国专家开创性地提出"1.5 级预防"的概念。1.5 级预防是指在符合一级预防适应证的基础上，同时满足以下 1 项或以上高危因素：①晕厥或先兆晕厥；② NSVT；③频发室性早搏（＞10 次／小时）；④ LVEF ＜25%。对于这类患者，则建议植入 ICD 治疗进行 SCD 的 1.5 级预防。按照这一更新，该患者符合其中的第③条指征，且该患者射血分数显著减低（心脏超声 LVEF 28%，术前可进一步完善心肌核素等检查进一步评估心功能），可以认为其同时满足③、④两项推荐，可建议植入 ICD 进行 SCD 的 1.5 级预防。虽然目前这一概念尚未在国际上得到统一认可，但已有多项临床研究支持 1.5 级预防对减少高危患者 SCD 事件的意义。Improve SCA 研究是一项关于 ICD 预防 SCD 的前瞻性、非随机、国际多中心临床研究，在全球 17 个国家或地区的 86 个中心共纳入符合 ICD/CRT-D 植入适应证的一级及二级预防患者 3889 例，平均随访 20.8±10.8 个月，随访结果显示，ICD 的室颤／室速事件治疗中 86% 为恰当治疗，1.5 级预防组患者的恰当治疗率显著高于一级预防组，接受 ICD 植入的 1.5 级预防患者较未植入患者的全因死亡率降低 49%[13]。

三、要点提示

- SCD 是 AMI 患者住院期间死亡的重要原因，室速／室颤等恶性心律失常又占据了引发 SCD 的主要病因。对于合并心力衰竭、室性早搏等高危因素的患者，在住院期间应当严密监测，警惕恶性心律失常导致 SCD 的风险。

- 本例患者冠脉病变重、心功能差，虽然入院后对前降支和右冠进行了介入治疗，并加用冠心病二级预防和抗心律失常药物等规范治疗。但患者血管病变弥漫，右冠近段、回旋支仍存在残余狭窄，合并房扑、房颤、室性早搏，存在心肌缺血，有潜在恶性心律失常的风险。由于按照国际指南推荐，患者仅符合 ICD 一级预防指征，既往无室速／室颤、晕厥／晕厥前兆等证据，因此在血运重建治疗后按计划先完善动态心电图检查，评估 ICD 植入指征，但在完善检查期间即发生了尖端扭转型室性心动过速，继而室颤，抢救无效死亡。这也再次提示我们 SCD 发病突然，进展迅速，对于这类潜在高危患者，可能按照 1.5 级预防要求，尽早进行 ICD 植入积极预防 SCD 的发生是更好的选择。

参考文献

[1] ZAMAN S, KOVOOR P. Sudden cardiac death early after myocardial infarction: pathogenesis, risk stratification, and primary prevention. Circulation, 2014, 129（23）: 2426-2435.

[2] MYERBURG R J, KESSLER K M, CASTELLANOS A. Sudden cardiac death: epidemiology, transient risk, and intervention assessment. Ann Intern Med, 1993, 119（12）: 1187-1197.

[3] MÄKIKALLIO T H, BARTHEL P, SCHNEIDER R, et al. Frequency of sudden cardiac death among acute myocardial infarction survivors with optimized medical and revascularization therapy. Am J Cardiol, 2006, 97（4）: 480-484.

[4] NISHIYAMA K, SHIZUTA S, DOI T, et al. Sudden cardiac death after PCI and CABG in the bare-metal stent era: Incidence, prevalence, and predictors. Int J Cardiol, 2010, 144（2）: 263-266.

[5] PEDERSEN F, BUTRYMOVICH V, KELBÆK H, et al. Short- and long-term cause of death in patients treated with primary PCI for STEMI. J Am Coll Cardiol, 2014, 64（20）: 2101-2108.

［6］RAO M P，AL-KHATIB S M，POKORNEY S D，et al. Sudden Cardiac Death in Patients With Ischemic Heart Failure Undergoing Coronary Artery Bypass Grafting：Results From the STICH Randomized Clinical Trial（Surgical Treatment for Ischemic Heart Failure）. Circulation，2017，135（12）：1136-1144.

［7］DE VREEDE-SWAGEMAKERS J J，GORGELS A P，DUBOIS-ARBOUW W I，et al. Out-of-hospital cardiac arrest in the 1990's：a population-based study in the Maastricht area on incidence，characteristics and survival. J Am Coll Cardiol，1997，30（6）：1500-1505.

［8］HUA W，ZHANG L F，WU Y F，et al. Incidence of sudden cardiac death in China：analysis of 4 regional populations. J Am Coll Cardiol，2009，54（12）：1110-1118.

［9］PINSKI S L，FAHY G J. Implantable cardioverter-defibrillators. Am J Med，1999，106（4）：446-58.

［10］CLELAND J G，GHOSH J，FREEMANTLE N，et al. Clinical trials update and cumulative meta-analyses from the American College of Cardiology：WATCH，SCD-HeFT，DINAMIT，CASINO，INSPIRE，STRATUS-US，RIO-Lipids and cardiac resynchronisation therapy in heart failure. Eur J Heart Fail，2004，6（4）：501-508.

［11］STEINBECK G，ANDRESEN D，SEIDL K，et al. Defibrillator implantation early after myocardial infarction. N Engl J Med，2009，361（15）：1427-36.

［12］刘翀，沈珈谊，韦铁民，等. 急性心肌梗死一级预防植入复律除颤器的现状及影响因素分析. 中国慢性病预防与控制，2019，27（9）：698-701.

［13］ZHANG S，CHING C K，HUANG D，et al. Utilization of implantable cardioverter-defibrillators for the prevention of sudden cardiac death in emerging countries：Improve SCA clinical trial. Heart Rhythm，2020，17（3）：468-475.

（梁拓）

严重低钾血症引起恶性室性心律失常导致 ICD 持续放电一例

一、病例重现

患者老年男性，69 岁，主因发现心功能不全 10 余年，喘憋 2 个月于 2021 年 6 月 25 日入院。患者 10 余年前体检时发现心功能不全、冠状动脉粥样硬化性心脏病（未见具体报告单），无胸闷、胸痛、心悸，无喘憋、呼吸困难、气短，无头晕、头痛、晕厥，无双下肢水肿等不适症状，外院医师建议住院治疗，患者拒绝。遂予口服抗血小板、降压、改善心功能等对症治疗。此后患者规律服药，定期于当地社区医院随诊。1 年前患者因脑梗死于我院神经内科住院治疗，其间完善 24 h 动态心电图示房性早搏，频发室性早搏，部分成对、部分呈二联律、部分呈三联律，呈多种形态，短阵室速，室性异搏，ST-T 改变。超声心动图示左心房、左心室增大，左室射血分数减低（EF 25.4%），左心室整体室壁运动减弱。予患者阿司匹林、氯吡格雷抗血小板，普伐他汀降脂稳定斑块，倍他乐克稳定心率等对症治疗。患者出院后规律服药，2 个月前患者无诱因出现活动后喘憋，伴气短，休息 10 ～ 15 min 可自行缓解，静息及夜间无上述症状，伴晨间咳白色黏痰，量不详，后逐渐变为粉红色泡沫痰，无胸痛、胸闷、呼吸困难，无头晕、晕厥、黑朦，患者 2 次就诊于外院呼吸内科，复查超声心动图示左室射血分数减低（EF 32%），左心室整体室壁运动幅度减低，左心增大，主肺动脉增宽，主动脉瓣反流（轻度），二尖瓣反流（重度），三尖瓣反流（轻度），肺动脉高压（中度），左心室舒张、收缩功能减低，心包积液（少量）。予患者抗感染、利尿、扩冠、改善心功能等对症治疗，患者上述症状间断复发，外院医师建议就诊于心内科，患者遂

就诊于我院心内科门诊，现为求进一步诊治收入我科。患者自发病以来，精神、食欲、睡眠可，二便如常，体重下降 5 kg。

既往史： 高血压史 10 余年，血压最高 160/95 mmHg，目前规律口服苯磺酸氨氯地平 5 mg qd 控制血压，血压控制在 130/90 mmHg；2 型糖尿病史 5 年余，目前规律口服二甲双胍 1 片（早餐中）、拜唐苹 1 片（早餐、午餐中），皮下注射诺和灵 N 6 IU qn 控制血糖，监测空腹血糖 7.5 ～ 8 mmol/L，餐后血糖 13 ～ 15 mmol/L；脑梗死、血脂代谢异常、脑动脉粥样硬化、颈动脉粥样硬化、双侧颈动脉内中膜增厚伴斑块、双下肢动脉硬化病史 1 年，脑梗死未遗留肢体后遗症，目前口服阿司匹林抗血小板，他汀类降脂稳定斑块等对症治疗；慢性支气管炎史 20 余年，间断应用喘定等对症治疗；40 余年前右手因机器事故粉碎性骨折，遗留右手指短缺。

个人史： 吸烟史 20 余年，20 支 / 天，20 余年前戒烟；饮酒 20 余年，约 4 两白酒 / 天，10 余年前戒酒。

入院查体： 体温 36.2 ℃，脉搏 70 次 / 分，呼吸 18 次 / 分，血压左上肢 107/63 mmHg、右上肢 102/64 mmHg，SpO$_2$ 99%（未吸氧）。体重 60 kg，身高 160 cm，BMI 23.4 kg/m^2，腹围 94 cm。双肺呼吸音粗，双肺未闻及干湿啰音，无胸膜摩擦音。心前区无异常隆起及凹陷，心尖搏动可，心尖搏动位于胸骨左侧第五肋间锁骨中线内 0.5 cm，各瓣膜区未触及震颤，叩诊心界稍大，心率 70 次 / 分，律不齐，P2 ＝ A2，第一心音正常，各瓣膜听诊区未闻及病理性杂音及额外心音，无心包摩擦音。腹

稍膨隆，无腹壁静脉曲张，腹软，无明显压痛、反跳痛及肌紧张，肝脾未触及，肠鸣音 3 次 / 分。双下肢无水肿，双足背动脉搏动可。

辅助检查：

- 超声心动图（2021-3-31，外院）：左室射血分数减低（EF 32%），左心室室壁运动幅度减低，左心增大，主肺动脉增宽，主动脉瓣反流（轻度），二尖瓣反流（重度），三尖瓣反流（轻度），肺动脉高压（中度），左心室舒张、收缩功能减低，心包积液（少量）。

- 实验室检查：CHOL 4.80 mmol/L，TG 1.10 mmol/L，LDL-C 3.09 mmol/L，HDL-C 0.87 mmol/L，空腹血糖 7.22 mmol/L，钾 4.35 mmol/L，CK-MB（质量）1.10 ng/ml，TnI 0.026 ng/ml，TnT < 0.010 ng/ml，NT-proBNP 6276 pg/ml。

- 入院心电图（2021-6-25）：窦性心律，左前分支阻滞，频发室性早搏（图 47-1）。

- 超声心动图（2021-6-25，我院）：左心房、左心室内径增大（左心房前后径 4.69 cm），右心房内径正常高限，右心室内径正常，左室射血分数减低，Simpson 法测量 EF 21.5%，二尖瓣前后叶回声增强，对合欠佳，三尖瓣位置正常，对合欠佳，余瓣膜无异常，室壁不厚，左心室整体室壁运动减弱。肺动脉内径正常。房室腔内未见血栓回声。下腔静脉内径约 1.95 cm，吸气塌陷率 > 50%。心包积液液性暗区：左心室下壁 0.55 cm。

- 彩色多普勒：二尖瓣中重度反流流束，三尖瓣中度反流流束（估测肺动脉收缩压 72.24 mmHg），肺动脉瓣、主动脉瓣轻度反流流束。诊断：左心房、左心室增大，左室射血分数减低，左心室舒张功能减低，左心室整体室壁运动减弱，肺动脉高压（重度），心包积液（少量）。

- Holter：窦性心律，房性早搏，频发室性早搏、部分成对、部分呈二联律、部分呈三联律、呈多种形态，短阵室速，室性逸搏，ST-T 改变，请结合临床（图 47-2）。

初步诊断： 心律失常，短阵室速，频发室性早搏，室性逸搏，房性早搏，冠状动脉粥样硬化性心脏病，稳定型心绞痛，心功能 Ⅱ 级（NYHA 分级），左心功能不全，左心房、左心室增大，左室射血分数减低，二尖瓣反流（重度），肺动脉高压（中度），高血压 2 级（很高危组），2 型糖尿病，血脂代谢异常。

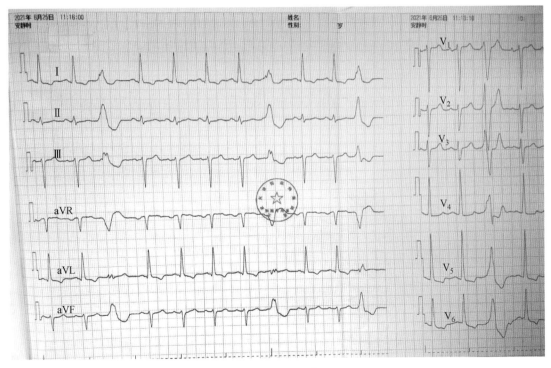

图 47-1　入院心电图

入院后诊疗经过：患者老年男性，慢性病程；体检时发现心功能不全，当时无明显胸闷、喘憋等不适症状，疾病诊断后长期口服抗血小板、降压、改善心功能药物治疗，因个人依从性原因服药欠规律。我院 24 h 动态心电图示房性早搏，频发室性早搏、部分成对、部分呈二联律、部分呈三联律、呈多种形态，短阵室速，室性逸搏，ST-T 改变。超声心动图示左心房、左心室增大，左室射血分数减低（EF 25.4%），左心室整体室壁运动减弱等。近期无明显诱因出现活动后喘憋，伴气短，持续 10 ～ 15 min 可自行缓解，静息及夜间无发作，伴晨间咳白色黏痰，后逐渐变为粉红色泡沫痰。考虑失代偿心力衰竭发作、频发室性早搏、短阵室速等。患者入院后仍间断诉轻度喘憋，予低流量吸

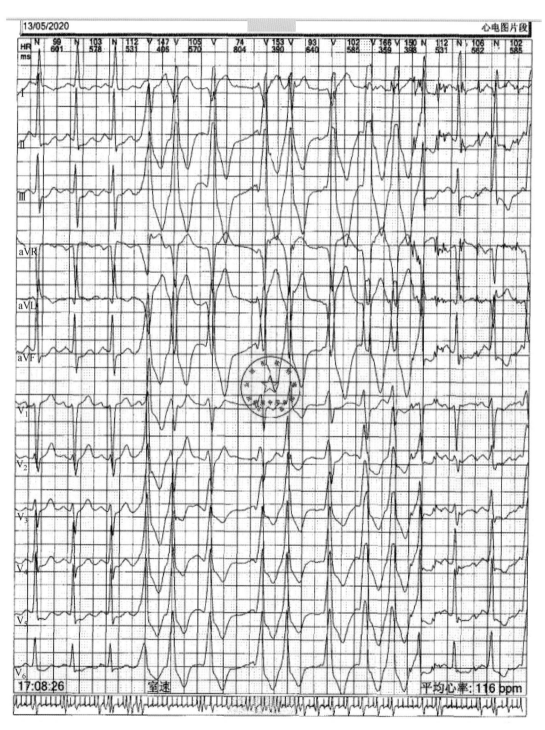

图 47-2　我院 Holter 报告节选

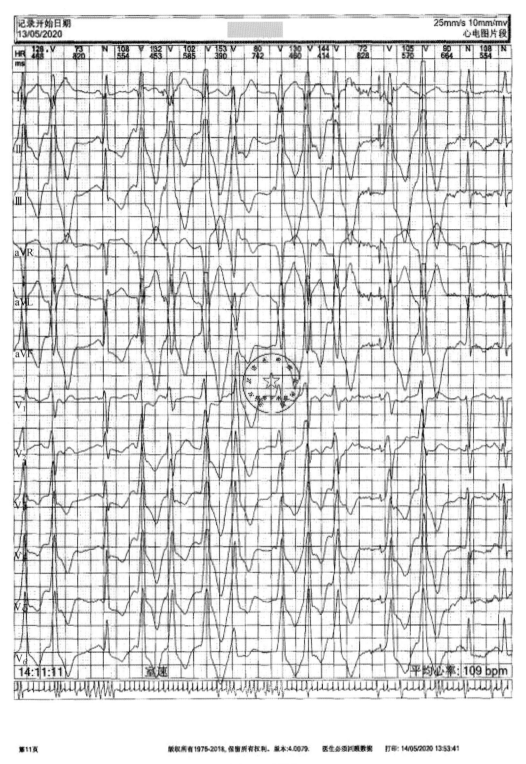

图 47-2（续）

氧，监测出入量，关注电解质水平变化，予阿司匹林抗血小板，苯磺酸氨氯地平降压，沙库巴曲缬沙坦改善心室重构，倍他乐克抗心律失常稳定心率，间断利尿及二甲双胍、拜唐苹、胰岛素控制血糖对症等治疗。

患者符合 ICD 植入 I 类适应证，除外手术禁忌后，先行完善冠状动脉造影检查，结果示：冠状动脉粥样硬化性心脏病，单支病变，累及 LAD。冠状动脉起源及分布：正常，右优势型；既往介入治疗：无；左前降支近段，狭窄程度 30% ～ 50%，病变长度管状性，TIMI Ⅲ级；左前降支远段，狭窄程度 30%～50%，病变长度弥漫性，TIMI Ⅲ级；第一对角支 a，狭窄程度 50%～70%，病变长度局限性，TIMI Ⅲ级；开口病变；未行干预。于 2021-6-29 在导管室局麻下行 ICD 安置术：患者取平卧位，常规消毒铺巾，0.75% 利多卡因局部麻醉，在左锁骨下 3 cm 处做一斜切口，约 3 cm 长，皮下逐层分离达筋膜层，在胸大肌表面作一囊袋，直接穿刺左锁骨下静脉，在导丝引导下送入 9 F 撕开鞘，通过撕开鞘顺利放入心室主动螺旋电极挂在右室心尖部肌小梁内。测试心室电极参数：心室 R 波＞ 10 mV，阈值 0.9 V，阻抗 680 Ω，测试参数满意后嘱患者大咳嗽、深吸气和呼气均无起搏失夺获。电极远端用不吸收缝线固定于胸大肌上，反复牵拉后无移动。彻底止血后将 ICD 与电极连接，将多余长度导线放置 ICD 底面，放置于囊袋内，起搏器参数设置起搏低限频率 45 次 / 分，ICD 参数设置起搏低限频率 45 次 / 分，快速型心律失常治疗区间共设置 3 个分区：VT1 区、VT 区、VF 区，VT1 区识别频率为 160～180 次 / 分，治疗方式包括 Burst 及 Ramp，无除颤治疗，VT 区识别频率 180～220 次 / 分，治疗方式为 Burst ＋ Ramp，后接三次 41 J 除颤治疗，VF 区识别频率为≥ 220

次 / 分，治疗方式为直接 41 J 除颤治疗。测试参数正常后逐层缝合囊袋、皮下，缝合皮肤。最后 X 线透视电极导线无移位，留正侧位图，结束手术。术后每日予伤口消毒换药，左锁骨下静脉伤口未见渗血、渗液，患者心力衰竭症状改善，于 2021-7-6 拆线出院。

出院后患者规律口服抗血小板、降压、降脂等药物，间断有喘憋发作，2021-8-7 夜间突发心悸胸闷，伴头晕、黑矇，ICD 反复放电，遂急呼 120 至我院急诊，急诊完善心电图示室性心动过速（图 47-3），其间 ICD 反复放电十数次（图 47-4），先后予利多卡因、胺碘酮泵入，患者室速仍不终止，此时急查血液化验回报患者血钾 2.48 mmol/L，追问病史，患者独居，近日饮食差，仅进食咸菜馒头等，考虑血钾偏低为摄入量不足导致，恶性心律失常与电解质紊乱有关，即刻予口服钾水及静脉补钾纠正电解质紊乱后患者室速终止，急诊留观期间未再出现室速发作及 ICD 放电。事后行 ICD 程控可见 2021-8-7 夜间反复 VT/VF 发作。

患者症状好转后予口服氯化钾缓释片带药离院，嘱患者规律饮食，定期心内科门诊或社区化验复查电解质、肝肾功能。出院后 6 个月随访患者未诉再出现 ICD 放电。

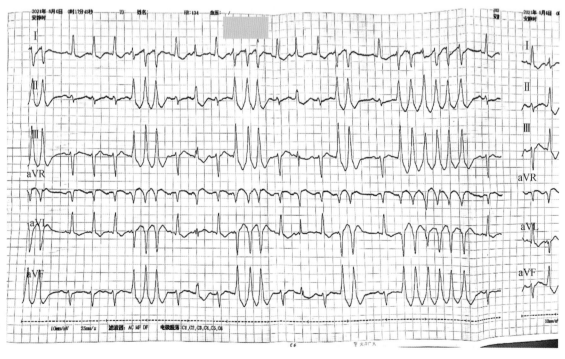

图 47-3　患者急诊心电图

ZOOM ③ View™
QUICK NOTES ③ Report

06 Aug 2021 13:53

All Events Since Last Reset (Continued) (29 Jun 2021)

06 Aug 2017 01:01	VT at 202 min⁻¹, ATPx
06 Aug 2017 01:00	VT at 222 min⁻¹, ◆ ATPx2
06 Aug 2017 00:59	NonSustV at 226 min⁻¹, Nonsustained
06 Aug 2017 00:58	VT at 228 min⁻¹, ATPx1
06 Aug 2017 00:58	VT-1 at 213 min⁻¹, ◆ ATPx2
06 Aug 2017 00:54	VT-1 at 200 min⁻¹, ◆ 41J, 41J
06 Aug 2017 00:54	VT at 212 min⁻¹, ◆ ATPx2
06 Aug 2017 00:53	VT at 221 min⁻¹, ATPx1
06 Aug 2017 00:52	VF at 252 min⁻¹, 41J
06 Aug 2017 00:50	VT-1 at 205 min⁻¹, ATPx1
06 Aug 2017 00:48	NonSustV at 216 min⁻¹, Nonsustained
06 Aug 2017 00:47	VT-1 at 229 min⁻¹, ATPx1
06 Aug 2017 00:47	VT at 209 min⁻¹, ATPx1
06 Aug 2017 00:42	VF at 227 min⁻¹, ATPx1
06 Aug 2017 00:41	VT-1 at 224 min⁻¹, ATPx1
06 Aug 2017 00:35	VT-1 at 207 min⁻¹, ◆ ATPx1, 41J, 41J, 41Jx2
06 Aug 2017 00:34	VT at 213 min⁻¹, ◆ ATPx2, 41J
06 Aug 2017 00:31	VT-1 at 201 min⁻¹, ◆ ATPx1, 41J, 41J, 41Jx1
06 Aug 2017 00:30	VT at 201 min⁻¹, ◆ ATPx2

Page 6 of 8

ZOOM ③ View™
QUICK NOTES ③ Report

06 Aug 2021 13:53

All Events Since Last Reset (Continued) (29 Jun 2021)

06 Aug 2017 00:29	NonSustV at 224 min⁻¹, Nonsustained
06 Aug 2017 00:29	VT-1 at 221 min⁻¹, ATPx1
06 Aug 2017 00:26	VT at 206 min⁻¹, ATPx1
06 Aug 2017 00:26	VT at 214 min⁻¹, ◆ ATPx2
06 Aug 2017 00:25	NonSustV at 135 min⁻¹, Nonsustained
06 Aug 2017 00:25	VT at 221 min⁻¹, ATPx1
06 Aug 2017 00:24	VT at 225 min⁻¹, ◆ ATPx2
06 Aug 2017 00:23	VT at 195 min⁻¹, ATPx1
06 Aug 2017 00:18	VT at 205 min⁻¹, ◆ ATPx1, 41J
05 Aug 2017 23:54	VT-1 at 211 min⁻¹, ◆ ATPx3, 41J, 41J, 41Jx4
05 Aug 2017 23:52	VT at 212 min⁻¹, ◆ ATPx1, 41J, 41J, 41Jx1
05 Aug 2017 23:48	VT-1 at 222 min⁻¹, ◆ ATPx3, 41J
05 Aug 2017 23:46	VT-1 at 205 min⁻¹, ◆ ATPx1, 41J
05 Aug 2017 23:29	VT at 220 min⁻¹, ◆ ATPx2, 41J
20 Jul 2017 23:50	VF at 233 min⁻¹, 41J
20 Jul 2017 02:39	VF at 228 min⁻¹, ◆ ATPx1, 41J
19 Jul 2017 08:17	VT at 217 min⁻¹, ◆ ATPx1, 41J

Page 7 of 8

图 47-4　**ICD 程控报告节选**

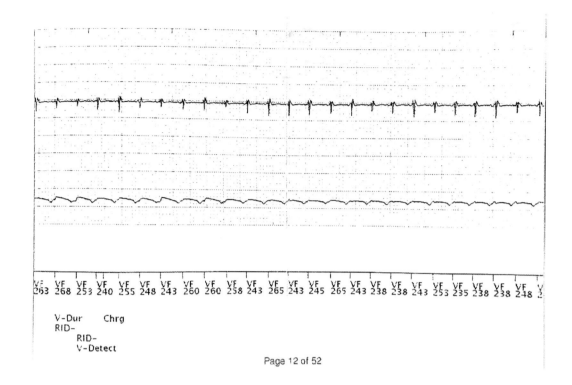

Attempt 2

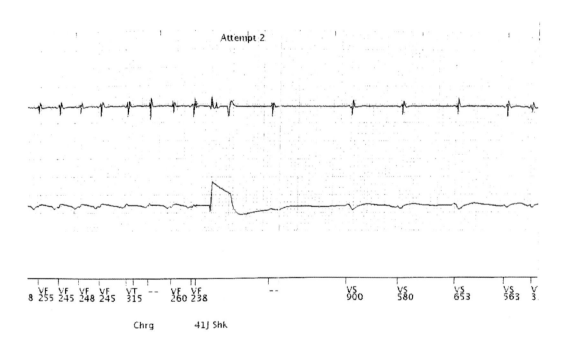

图 47-4（续）

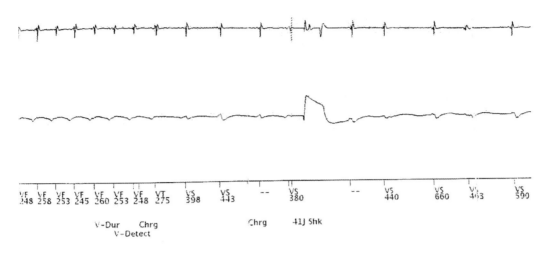

VF VF VF VF VF VF VF VT VS VS -- VS -- VS VS VS VS
248 258 253 245 260 253 248 275 398 443   380   440 660 463 590

V-Dur   Chrg   Chrg   41J Shk
V-Detect

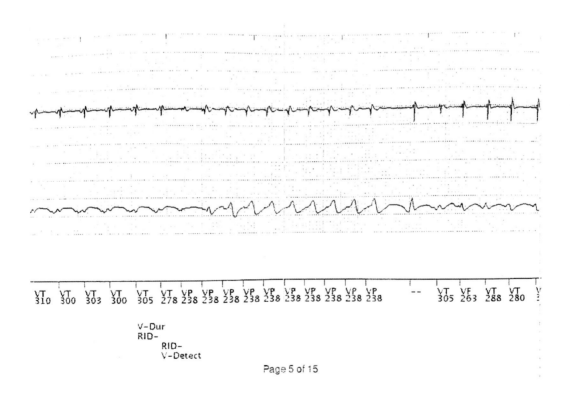

VT VT VT VT VT VT VP VP VP VP VP VP VP VP VP VP -- VT VF VT VT V
310 300 303 300 305 278 238 238 238 238 238 238 238 238 238 238   305 263 288 280

V-Dur
RID-
     RID-
     V-Detect

图 47-4（续）

二、病例解析

1. 植入型心律转复除颤器是心力衰竭患者心脏性猝死的重要预防手段

心力衰竭（heart failure，HF）是多种心血管疾病（cardiovascular disease，CVD）尤其是心肌梗死患者的终末阶段及主要死因[1]，号称心内科的"恶性肿瘤"，虽然急诊血运重建治疗的应用逐年增加，心肌梗死后心功能不全的发病率仍呈上升趋势[2]。HF患者出院1个月再住院率高达25%，五年死亡率可达50%，超过部分肿瘤类疾病[3-4]。β受体阻滞剂、ARNI/ACEI/ARB、醛固酮受体拮抗剂等药物的规范应用一定程度上改善了患者的远期预后，但即便规范用药，HF患者晚期仍常因心室重构、心脏纤维化及RASS系统激活等原因出现恶性心律失常事件导致心脏性猝死（sudden cardiac death，SCD）风险显著增加。SCD是指死亡发生在症状出现后的1 h内的各种心脏原因引起的突然发生、进展迅速的死亡。HF患者的心脏性猝死多数由室颤引起。SCD发病突然，进展迅速，欧美研究统计的抢救成功率仅为5%[5]，国内部分研究显示我国SCD的抢救成功率甚至不到1%[6]。

植入型心律转复除颤器（implantable cardioverter defibrillator，ICD）的问世及发展改变了HF患者心脏性猝死的命运，是现有治疗方法中预防HF患者心脏性猝死的最佳方法，多项临床研究已经证明，稳定HF、LVEF降低且接受规范药物治疗的患者，植入ICD安全有效。ICD是一种能识别并及时终止恶性室性心律失常的植入式电子装置，可以持续候监测和保护心脏，一旦监测到患者出现恶性心律失常，可以迅速识别并针对患者发生的心律失常事件发放不同的治疗，包括抗心动过速起搏、低能量电转复、高能量电击除颤及抗心动过缓起搏等，可以有效预防心脏性猝死的发生。

2021年最新发布的《中国心力衰竭诊断与治疗质量评价和控制指标专家共识》指出：对经β受体阻滞剂和ACEI/ARB/ARNI等药物优化治疗至少3个月后LVEF仍≤35%的HFrEF（射血分数降低的HF）患者，医生建议植入ICD以预防心脏性猝死[7]。另外，兼具ICD和心脏再同步化治疗（cardiac resynchronization therapy，CRT）功能

的CRT-D在HF后期治疗中有更多的应用。CRT-D不但具有CRT三腔起搏器的起搏功能，使心力衰竭、心脏扩大的患者左右心室收缩更加同步，改善HF，治疗心动过缓，改善心功能，并且兼备ICD心脏自动除颤器的电复律功能，能准确识别室速、室颤，并及时抗心动过速治疗或电除颤，有效防止心脏性猝死发生。LEVF过低、合并频发室性早搏、短阵室性心动过速、晕厥或晕厥先兆病史的HF患者应积极考虑植入。

我国《植入型心律转复除颤器临床应用中国专家共识（2021）》中，将ICD二级预防（指在已发生过心脏停搏或发生过有血流动力学障碍的持续性室速患者中应用以预防再次发生心脏停搏及血流动力学障碍等不良事件）的Ⅰ类适应证定义为：①非可逆原因导致的特发性室颤或血流动力学不稳的持续性室速，引起心脏停搏后存活者（证据水平A）；②伴有器质性心脏病的自发持续性室速或室颤患者，无论血流动力学是否稳定（证据水平B）；③心肌梗死48 h后发生的非可逆性原因导致的室颤或血流动力学不稳的室速患者（证据水平A），以及血流动力学稳定的持续性单形性室速患者（证据水平B）；④心肌梗死48 h后不明原因的晕厥，电生理检查能够诱发出持续性单形性室速患者（证据水平B）；⑤非缺血性心脏病，出现非可逆原因的室速/室颤导致心脏停搏或血流动力学不稳定的持续性室速患者（证据水平A），以及血流动力学稳定的持续性单形性室速患者（证据水平B）；⑥各种离子通道疾病，如出现过心脏停搏或持续性室速，药物（如β受体阻滞剂）治疗无效或无法耐受者（证据水平B）；⑦不明原因的晕厥患者，电生理检查诱发出血流动力学不稳定的持续性室速或室颤（证据水平B）。而一级预防则是针对从未发生过心脏骤停的高危人群如心肌梗死、HF等患者，植入ICD以预防可能发生的SCD事件。本例患者心脏超声提示射血分数仅21.5%，完善Holter检查显示存在频发室性早搏、短阵室性心动过速，符合指南中推荐的ICD二级预防植入的Ⅰ类适应证。

2. ICD频繁放电分析与处理

交感电风暴又称电风暴、儿茶酚胺风暴、ICD电风暴等，是指临床反复发作的恶性心律失常（室

速或室颤）及心脏性猝死。其定义主要是 24 h 内自发多次血流动力学不稳定的室颤、室速（2 ～ 3 次或以上），需要紧急干预（电复律）。心内科常见的交感风暴主要发生在 HF 患者和急性冠脉综合征后，电复律是立即终止恶性心律失常最有效的方法。之所以成为交感电风暴，是因为其发病机制与交感神经过度激活、β 受体反应性增高及希氏束-浦肯野纤维（His-Purkinje system，HPS）传导异常有关。文献数据显示，ICD 诊断的敏感性可达 100%，特异性在 85% ～ 95%，治疗恶性室性心律失常的有效性几乎可达 100%[8]。事后分析原因，该患者是因为摄入不足导致严重低钾血症引发的顽固性室速，在 ICD 的保驾下避免了心脏性猝死事件的发生。

该病例中 ICD 电击治疗虽然拯救了患者的生命，但也给患者了造成一定的痛苦和伤害，就诊期间患者对发生的电击事件极其恐惧，甚至要求关闭 ICD 治疗功能。在临床实践中，ICD 术后频繁电击的常见原因有反复 VT/VF 发作、电风暴、ICD 治疗无效及误放电。其中尽量减少不适当的 ICD 放电也是心内科医生应该关注的一项关键问题。MADIT-Ⅱ、SCD.HF 等研究数据显示，接受 ICD 治疗的患者 4 年内会平均有约 1/3 发生一次电击事件，其中 16% ～ 18% 是不恰当治疗。综合既往研究的数据分析，10% ～ 17% ICD 和（或）CRT-D 植入的患者在随访期间曾发生过不恰当或不必要的电击治疗，并且大约 10% 的不恰当治疗出现在术后的第一年内[8-9]。这给患者带来不必要的痛苦，甚至因此影响了后续 ICD 的治疗效果。因此 ICD 的植入并不是一蹴而就的事情，强化 ICD 的术后随诊，关注患者除 ICD 参数以外的治疗方案，包括原发病的治疗、优化心脏病药物方案及定期 ICD 程控，以及治疗患者存在的其他合并症。具体结合本例患者，对 ICD 患者的随访甚至应该包括关注患者的饮食和营养状态。常见的改善频繁电击的处理措施包括优化抗药物治疗如调整 β 受体阻滞剂类药物的剂量，调整程控参数，包括出现无效放电时增加电击能量以提高 ICD 治疗成功率，延长 VT/FVT 识别间期，提高 VF 诊断频率，增加 ATP 治疗以减少电击治疗的概率。对于部分患者，可能需要加强综合药物治疗同时延长 VT 识别间期、关闭 VT 及 FVT 区电击治疗，加强 ATP 治疗以避免电击事件。而对于已经最优药物治疗并调整程控参数后仍无法改善治疗效果的患者，可与患者商议后，结合患者室速发作情况酌情行导管消融治疗。

三、要点提示

● 室速／室颤是 HF 患者晚期死亡的重要原因，即便对于最优化药物治疗的 HF 患者，SCD 的发生率依然居高不下。ICD 的应用对于 HF 患者的猝死预防有划时代的意义。只有减少猝死事件，才有可能给这些患者调整药物、优化治疗方案，甚至等待心脏移植的时机。而 ICD 电击治疗在拯救患者生命的同时，也会给患者带来一些痛苦，降低患者的生活质量，严重的会导致 HF 患者的心功能进一步恶化，还会导致部分患者焦虑症、抑郁症的发生。因此 ICD 术后更要强化对患者的随诊管理，关注患者不良事件的发生，避免因为治疗方案或参数设置不当导致的频繁放电及误放电增加患者的痛苦。

参考文献

［1］GBD 2017 DALYs and HALE Collaborators. Global, regional, and national disability-adjusted life-years（DALYs）for 359 diseases and injuries and healthy life expectancy（HALE）for 195 countries and territories, 1990-2017: a systematic analysis for the Global Burden of Disease Study 2017. Lancet, 2018, 392（10159）: 1859-1922.

［2］SULO G, IGLAND J, ØVERLAND S, et al. Heart failure in Norway, 2000-2014: analysing incident, total and readmission rates using data from the Cardiovascular Disease in Norway（CVDNOR）Project. Eur J Heart Fail, 2020, 22（2）: 241-248.

［3］殷鹏，齐金蕾，刘韫宁，等 . 2005—2017 年中国疾病负担研究报告 . 中国循环杂志，2019，34（12）：1145-1154.

［4］王增武，胡盛寿 .《中国心血管健康与疾病报告 2019》要点解读 . 中国心血管杂志，2020，25（5）：401-410.

［5］DE VREEDE-SWAGEMAKERS J J，GORGELS A P，DUBOIS-ARBOUW W I，et al. Out-of-hospital cardiac arrest in the 1990's：a population-based study in the Maastricht area on incidence，characteristics and survival. J Am Coll Cardiol，1997，30（6）：1500-1505.

［6］HUA W，ZHANG L F，WU Y F，et al. Incidence of sudden cardiac death in China：analysis of 4 regional populations. J Am Coll Cardiol，2009，54（12）：1110-1118.

［7］中国医师协会心血管内科医师分会心力衰竭学组，中国 HF 中心联盟专家委员会，王华，等 . 中国心力衰竭诊断与治疗质量评价和控制指标专家共识 . 中国医学前沿杂志（电子版），2021，13（3）：52-62.

［8］BURKE M C，GOLD M R，KNIGHT B P，et al. Safety and Efficacy of the Totally Subcutaneous Implantable Defibrillator：2-Year Results From a Pooled Analysis of the IDE Study and EFFORTLESS Registry. J Am Coll Cardiol，2015，65（16）：1605-1615.

［9］DECKERS J W，ARSHI B，VAN DEN BERGE J C，et al. Preventive implantable cardioverter defibrillator therapy in contemporary clinical practice：need for more stringent selection criteria. ESC Heart Fail，2021，8（5）：3656-3662.

（梁拓）

第六篇

高血压

病例 48

白塞病累及肾动脉致肾血管性高血压一例

一、病例重现

患者青年女性，29 岁，主因"左侧闭目困难伴口角向右歪斜半年"于 2020-12-31 收入耳科，入院诊断为特发性面神经麻痹（左）。入院后测血压为 191/117 mmHg，心率 70 次 / 分，化验：血钾 3.21 mmol/L，内科教研室会诊后建议加用硝苯地平控释片 30 mg qd，氯化钾缓释片补钾治疗；建议进一步完善肾上腺及肾动脉超声检查、头颅 MRI、24 h 动态血压监测。2021-1-1 患者出现头晕、恶心、呕吐，测血压 190/115 mmHg，急查血钾 2.83 mmol/L，予口服及静脉补钾，急查头颅 CT 平扫未见异常，排除脑出血，耳科考虑原发性醛固酮增多症，继续予降压、补钾治疗。2021-1-1 晚自诉头晕、恶心、手足麻木感，测血压为 199/112 mmHg，予盐酸乌拉地尔静脉泵入降压治疗。2021-1-2 复查血钾 3.44 mmol/L，2021-1-3 加用螺内酯 20 mg bid 口服。2021-1-4 ～ 2021-1-7 在口服硝苯地平控释片 30 mg qd、静脉泵入盐酸乌拉地尔后患者血压仍波动在 160 ～ 191/87 ～ 113 mmHg，自觉乏力、纳差、头晕、头痛症状较前有所改善。2021-1-7 患者主因"发现血压升高 1 周"收入心内科。患者发病以来精神可，失眠多梦，纳差，尿多，体重无明显变化。

既往史及个人史： 患者 20 年前曾患"左侧周围性面瘫"，自述治疗 1 周后治愈。5 年前患者反复口腔、外阴溃疡，皮肤结节红斑，脱发，关节痛，炎症指标升高，自身抗体阴性，就诊于北大医院诊断为白塞病，曾接受白芍总苷、来氟米特秋水仙碱、沙利度胺、柳氮磺胺吡啶等药物治疗 2 年，已停药 2 年，目前双下肢可见多发结节红斑，换季时可出现双膝关节游走性疼痛，偶有口腔溃疡，外用喷药可缓解，无外阴部或肛门溃疡。否认心脑血管病、糖尿病及神经精神疾病史；否认肝炎史、结核史、疟疾史；否认手术史、过敏史及出血史。吸烟史 8 年，4 ～ 5 支 / 天；饮酒史 8 年，偶尔聚会时饮白酒、啤酒。未婚未育。父亲健在，母亲因食管癌在 60 岁时去世。有姐姐 2 人，大姐有鼻窦炎病史，二姐有肾结石病史。

入院查体： 右上肢血压 174/103 mmHg，左上肢血压 178/106 mmHg，右下肢血压 224/105 mmHg，左下肢血压 220/100 mmHg，体温 36.2 ℃，脉搏 108 次 / 分，呼吸 15 次 / 分。体重 50 kg，身高 164 cm，BMI 18.59 kg/m²，腹围 78 cm。发育正常，营养中等。神志清楚，表情自然，自主体位，查体配合。全身皮肤黏膜无黄染，未见肝掌及蜘蛛痣，全身浅表淋巴结无肿大。双肺呼吸音粗，双肺未闻及干湿啰音，无胸膜摩擦音。心前区无异常隆起及凹陷，心尖搏动可，心尖搏动位于胸骨左侧第五肋间锁骨中线内 0.5 cm，各瓣膜区未触及震颤，叩诊心界不大，心律齐，第一心音正常，各瓣膜听诊区未闻及病理性杂音及额外心音，无心包摩擦音。腹部平坦，无腹壁静脉曲张，腹软，无明显压痛、反跳痛及肌紧张，肝脾未触及，墨菲征（－），腹部叩诊鼓音，肝肾区无叩痛，肠鸣音 3 次 / 分。双下肢无水肿，双足背动脉搏动正常。

辅助检查：

- 2020-12-30 血常规＋C 反应蛋白：白细胞 6.2×10⁹/L，中性粒细胞绝对值 3.62×10⁹/L，血红蛋白 113 g/L，血小板 279×10⁹/L，C 反应蛋白 2.22 mg/L。

- 2020-12-31 D-二聚体 0.6 mg/L。
- 2020-1-2 心肌损伤标志物：TnT ＜ 0.01 ng/ml，NT-proBNP 406 ng/L。
- 2020-12-30 胸部 CT 平扫：①双肺未见明确急性炎症，请结合临床；②左肺上叶微小结节，建议年度复查；③右肺斑片索条，考虑慢性炎症可能；④右肺下叶小钙化灶。
- 2021-1-4 醛固酮＋肾素（立位）：血浆醛固酮（立位）＞ 100.00 ng/dl ↑，直接肾素（立位）＞ 500.0 μIU/ml ↑。醛固酮＋肾素（卧位）：血浆醛固酮（卧位）47.80 ng/dl ↑，直接肾素（卧位）306.3 μIU/ml ↑。
- 2021-1-5 血清皮质醇：8 AM 11.64 μg/dl，4 PM 16.52 μg/dl，0 PM 3.30 μg/dl。
- 2020-12-31 至 2021-1-7 治疗过程中血钾水平变化：3.21—2.83—4.29—3.25—3.41—3.44—3.19—3.71—3.6—3.41—3.22—3.37—3.06 mmol/L。
- 2021-1-1 肾上腺超声：双侧肾上腺区未见占位。
- 2021-1-4 肾动脉超声：双肾动脉血流未见异常。
- 2021-1-5 腹部平扫＋增强 CT 检查（图 48-1）：①双侧肾上腺形态、密度未见明确异常；②腹主动脉上段管壁增厚，动脉炎？③左肾动脉近段管腔重度狭窄、左侧副肾动脉，结合临床；④肝内多发钙化灶。
- 2021-1-1 头颅 CT 平扫：未见明确异常。
- 2021-1-4 头颅 MRI 平扫：未见明确异常。
- 2021-1-4/5 24 h 动态血压监测：全天平均血压 188/115 mmHg，心率 83 次 / 分，白天平均血压 190/115 mmHg，心率 83 次 / 分，晚

上平均血压 179/112 mmHg，心率 83 次 / 分。
- 2020-1-7 入院心电图：窦性心动过速。

入院诊断：胸闷待查，高血压 3 级（很高危），继发性醛固酮增多症？腹主动脉上段动脉炎？左肾动脉近段管腔重度狭窄，左侧副肾动脉，肝内多发钙化灶，低钾血症，白塞病。

入院后诊疗经过：入院完善相关化验检查：白细胞 8.86×10⁹/L，中性粒细胞绝对值 6.17×10⁹/L，血红蛋白 134 g/L，血小板 288×10⁹/L，C 反应蛋白 0.57 mg/L；谷丙转氨酶 10 U/L，谷草转氨酶 19.1 U/L，白蛋白 42 g/L，球蛋白 41.2 g/L，肌酐 49.8 μmol/L，钾 3.62 mmol/L，TnI 0.007 ng/ml，TnT ＜ 0.01 ng/ml；ESR 23 mm/h，总胆固醇 5.0 mmol/L，甘油三酯 0.69 mmol/L，低密度脂蛋白胆固醇 2.48 mmol/L；尿蛋白 4 项：免疫球蛋白 IgG 1.02 mg/dl，转铁蛋白 0.88 mg/dl，微量白蛋白 9.64 mg/dl，α 1-微球蛋白 1.83 mg/dl；尿常规、便常规、同型半胱氨酸（Hcy）测定、甲状腺系列、糖化血红蛋白测定、肿瘤标志物（女性 12 项）、抗核抗体谱 20 项、抗 ENA 抗体谱、抗中性粒细胞胞浆抗体谱、类风湿因子＋抗连 O 及血清 IgG 亚类测定四项均未见异常。24 h 尿钾 39.2 mmol/L ↑，尿量 3.4 L，24 h 尿钾定量 133.28 mmol ↑。24 h 动态血压监测：24 h 平均血压 134/78 mmHg，平均心率 74 次 / 分；白天平均血压 140/84 mmHg，平均心率 77 次 / 分；夜间平均血压 105/50 mmHg，平均心率 60 次 / 分。24 h 动态心电图：窦性心律，房性早搏，未见明显 ST-T 改变。超声心动图示各房室内径正常（左心房 3.28 cm，左心室 4.78 cm），左室射血分数正常（62%），各瓣膜无明显异常，室间隔基底段厚

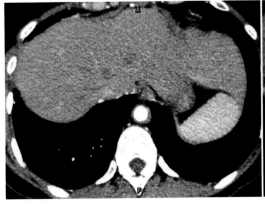
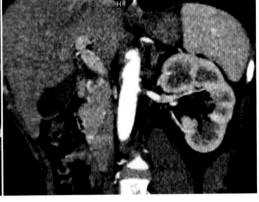

图 48-1 腹部平扫＋增强 CT 检查：降主动脉管壁增厚，左肾动脉近段管壁增厚伴重度狭窄

约 1.07 cm。肝胆胰脾肾超声未见异常。颈部超声示左侧颈动脉内-中膜增厚；双侧椎动脉血流通畅；双侧锁骨下动脉可显示段血流通畅。眼科会诊：高血压视网膜病变Ⅰ级。

入院后 2021-1-7 给予患者硝苯地平控释片 30 mg qd，螺内酯 20 mg bid 及补钾等对症治疗，同时继续盐酸乌拉地尔静脉泵入协同降压治疗，2021-1-8 调整降压治疗为富马酸比索洛尔 5 mg qd，硝苯地平控释片 30 mg qd，螺内酯 20 mg bid，替米沙坦 80 mg qd 及口服氯化钾溶液治疗。2021-1-10 血压 110/65 mmHg，心率 83 次 / 分，2021-1-11 晨停替米沙坦。2021-1-13 日晨测血压 124/56 mmHg，心率 57 次 / 分，2021-1-14 晨测血压 155/91 mmHg，心率 64 次 / 分。2021-1-14 全科病例讨论后建议拟择期行肾动脉造影，明确肾动脉狭窄情况，必要时置入支架；完善 PET-CT 明确白塞病是否处于活动期，明确肾动脉狭窄是否与白塞病相关，与患者沟通病情及治疗建议，患者拒绝进一步检查和治疗，予带药出院。出院带药：硝苯地平控释片 30 mg qd，富马酸比索洛尔 5 mg qd，螺内酯片 20 mg bid，补达秀缓释片 500 mg bid。

外院诊疗经过：2021-2-22 至 2021-3-2 患者就诊于北京某医院心内科，入院后完善血常规：WBC 5.35×10^9/L，HGB 111 g/L，PLT 248×10^9/L；生化：K 3.6 mmol/L，Cr 74 μmol/L，Alb 40 g/L，ALT 10 U/L；血脂 4 项：TC 3.99 mmol/L，TG 0.92 mmol/L，HDL-C 1.23 mmol/L，LDL-C 2.32 mmol/L；抗磷脂抗体谱 6 项：ACL-IgG 可疑（±）；细胞因子：TNFα 11.5 pg/ml；心肌酶、血脂 4 项、HCY、甲状腺功能、HbA1c、ANA 17 项、ANCA、CRP、ESR、Ig、LA、补体、（3 甲氧基）肾上腺素＋（3 甲氧基）去甲肾上腺素、24 h 尿儿茶酚胺阴性。泌尿系超声：左肾较对侧肾偏小；双肾结构尚清，肾盂、输尿管未见扩张。超声心动图示 LVEF 62%，心脏结构与功能未见明显异常。血管超声：双侧颈动脉局部管壁稍增厚；右侧椎动脉阻力增高；左肾动脉狭窄；锁骨下动脉、上肢动脉、下肢动脉、髂动脉、下肢深静脉、肠系膜镜面、肾静脉超声未见异常。TCD：左侧大脑中动脉轻度狭窄。入院后予硝苯地平控释片 30 mg qd，螺内酯 20 mg qd，氯化钾缓释片 0.5 g bid ～ 1 g bid，富马酸比索洛尔

5 mg qd 降压。内分泌科会诊：患者外院肾素、醛固酮结果支持继发性醛固酮增多症，结合 CT 提示左肾动脉重度狭窄，支持肾血管性高血压诊断。眼科会诊：未见眼底病变。免疫科会诊：目前白塞病诊断明确，合并多发动脉狭窄；治疗上建议加用泼尼松 30 mg qd、环磷酰胺 2 片 qod 或赛可平（吗替麦考酚酯）0.5 g bid 治疗。结合患者入室辅助检查及免疫科会诊结果，目前考虑白塞病致多发动脉狭窄、肾血管性高血压，予加用泼尼松 30 mg qd、赛可平 0.5 g bid 治疗，左侧特发性面瘫方面，入院后予维生素 B_1 片、复合维生素 B、叶酸、弥可保等营养神经治疗，定期免疫科门诊随诊。患者住院血压控制在 133/58 mmHg。诉口服硝苯地平控释片 30 mg bid、螺内酯 20 mg qd、富马酸比索洛尔 5 mg qd 降压，血压控制在 150/90 mmHg 左右。

患者出院后规律于风湿免疫科门诊随诊：2021-4-14 门诊，醋酸泼尼松龙片 30 mg qd，赛可平 0.5 g bid，泼尼松每两周减 1 片，至 3 片 / 天维持，其他药物不变。2021-6-24 门诊，醋酸泼尼松龙片 15 mg qd，赛可平 0.5 g bid，建议泼尼松 2.5 片 qd，2 周减量至 2 片 qd，维持 1 个月后复查。2021-8-12 门诊，醋酸泼尼松龙片 10 mg qd，赛可平 0.5 g bid。2022-1-4 门诊醋酸泼尼松龙片 5 mg 与 10 mg 交替，赛可平 0.5 g bid 服用。

2021-12-31 患者于北京某三甲医院复查腹盆增强 CTA（图 48-2）提示降主动脉胸段 T8 ～ T12 水平管壁增厚，管腔轻度狭窄。腹腔干及肠系膜上动脉起始部管壁环周增厚，管腔轻中度狭窄；左肾动脉起始段管腔重度狭窄，左肾副肾动脉。血管外科建议择期行肾动脉手术治疗。2022-1-17 患者因右侧卵巢黄体破裂，全麻下腔镜检查＋右卵巢囊肿剔除术，故推迟血管外科肾动脉手术，继续服用醋酸泼尼松龙片 10 mg qd，赛可平 0.5 g bid。

2022-2-25 至 2022-3-1 患者于血管外科住院期间血压 118 ～ 134/61 ～ 72 mmHg，心率 61 ～ 80 次 / 分，降压药物同前。2022-2-28 双肾动脉超声示左肾双支肾动脉，自腹主动脉发出，上方者管径宽约 0.32 cm，管腔内血流通畅，PSV 57 cm/s，进入肾上极；下方者近心段血流纤细，血流束宽约 0.23 cm，该处 PSV 490 cm/s，远心段血流通畅，PSV 53 cm/s；右侧肾动脉肾外段显示尚清晰，血流

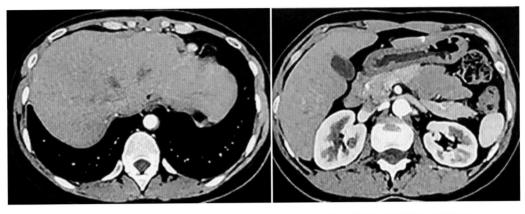

图 48-2　腹盆增强 CTA：降主动脉管壁增厚，左肾动脉近段管壁增厚伴重度狭窄

通畅，充盈良好，PSV 99 cm/s。双肾内动脉血流信号分布未见明显异常。左肾叶间动脉 PSV 23 cm/s，RI 0.51。右肾叶间动脉 PSV 31 cm/s，RI 0.60。提示左肾双支肾动脉可能，其一者重度狭窄（> 70%）。2022-3-1 局麻下行左侧股动脉穿刺，猪尾导管行腹主动脉造影示左肾动脉起始段重度狭窄，右肾动脉血流通畅。Cobra 导管、肾动脉 Guiding 配合，以 4.0 mm×20 mm、5.0 mm×20 mm Sterling 球囊（直径 × 长度）逐级扩张狭窄段，后继之以 5.0 mm× 20 mm 药物洗脱球囊（Orchid，先瑞达）扩张，贴附病变处，复查造影示无明显弹性回缩，未见夹层。2022-3-2 患者左肾动脉球囊扩张术后血压下降显著，晨测血压 107/54 mmHg，心率 52 次 / 分，故停用硝苯地平控释片、富马酸比索洛尔、螺内酯等降压药，予抗血小板等治疗。2022-3-3 患者血压 137/80 mmHg，心率 70 次 / 分，患者无不适，出院。2022-4-13 复查双肾动脉超声示左肾见双支肾动脉，自腹主动脉发出，上方血流束宽约 0.35 cm，PSV 50 cm/s；下方者管径宽约 0.45 cm，管腔内血流通畅，PSV 148 cm/s。双肾内动脉血流信号分布未见明显异常。

术后 2 个月随诊，患者未服用降压药，血压控制于 120 ～ 140/70 ～ 80 mmHg。

二、病例解析

1. 以高血压，低血钾，血浆肾素、醛固酮水平，肾动脉狭窄病因等角度明确白塞病致肾动脉狭窄的诊断思路

该患者为青年女性，以血压显著升高伴低钾血症为主要临床特点，以患者青年女性、血压显著升高、低血钾为切入点，重点筛查继发性高血压病因。该患者入院化验提示低血钾，予补钾治疗后血钾水平无明显回升，其中低钾血症病因包括钾摄入减少、分布异常、丢失过多（汗液丢失、肠道丢失、尿路丢失增多）等，该患者无摄入不足、无腹泻等，考虑尿路丢失增多为主。高血压合并低钾血症时，临床上最为常见的原因为醛固酮增多症，分为原发性醛固酮增多症（肾上腺皮质增生、醛固酮腺瘤等）和继发性醛固酮增多症（肾动脉狭窄、肾素瘤等）两大类，需要注意的是原发性醛固酮增多症时血钾可降低，亦可为正常[1-2]。

高血压合并低血钾时，下一步拟完善血浆肾素活性和血浆醛固酮浓度测定、肾动脉及肾上腺情况评估。依据肾素、醛固酮水平亦可以做分析鉴别诊断：包括①低醛固酮＋低肾素：利德尔综合征、先天性肾上腺皮质增生症、表观盐皮质激素增多症；②正常醛固酮＋正常肾素：库欣综合征；③高醛固酮＋低肾素：原发性醛固酮增多症[2]；④高醛固酮＋高肾素：肾动脉狭窄、肾素瘤、主动脉缩窄。该患者完善肾素、醛固酮检测后提示高肾素、高醛固酮，考虑为继发性醛固酮增多症，患者入院时四肢血压测定情况排除主动脉缩窄，结合腹盆 CTA 示肾上腺未见异常、左肾动脉近段重度狭窄，排除肾素瘤，考虑继发性醛固酮增多与肾动脉狭窄相关，该患者为肾血管性高血压诊断成立。

肾动脉狭窄（renal artery stenosis，RAS）分为动脉粥样硬化性和非动脉粥样硬化性，大多 RAS 由动脉粥样硬化所致，多见于有多种心血管危险因素的老年人，而非动脉粥样硬化性 RAS 病因包括大动脉炎、纤维肌性发育不良、血栓、栓塞、主动

脉夹层累及、结节性多动脉炎、白塞病等，其中大动脉炎和纤维肌性发育不良最为常见[3]。该患者为青年女性，除高血压、少量吸烟外，无动脉粥样硬化危险因素（肥胖、糖尿病、高脂血症、年龄＞40岁），颈动脉、椎动脉、锁骨下动脉未见显著动脉粥样硬化性改变，故不考虑RAS主因为动脉粥样硬化。纤维肌性发育不良性RAS为非动脉粥样硬性、非炎症性动脉壁肌性病变所致，病变大多位于肾动脉主干中远段，可累及一级分支，该患者腹盆CTA可见降主动脉、左侧肾动脉近段管壁增厚，不符合纤维肌性不良性RAS的诊断。诊断方面，该患者符合炎性RAS特点，包括年龄＜40岁，女性多见，CTA检查明确腹主动脉、分支动脉及肾动脉受累证据明确，且炎症指标（ESR）明显升高，结合患者合并白塞病，一元论角度考虑白塞病累及肾动脉导致RAS，另一方面从二元论角度，该患者同时合并白塞病及大动脉炎。

2. 白塞病致肾动脉狭窄特点、治疗及预后

白塞病（Behcet's disease，BD）是一种全身性、慢性、血管炎症性疾病，主要临床表现为复发性口腔溃疡、生殖器溃疡、眼炎及皮肤损害，也可累及血管、神经、消化道、关节、肺、肾等。本病的基本病变为血管炎，全身大小血管均可累及，10%～20%患者合并大中血管炎，是致死致残的主要原因。动脉壁的弹力纤维破坏及动脉管壁内膜纤维增生，造成动脉狭窄、扩张或产生动脉瘤。静脉系统受累较动脉系统多见[4]。欧洲抗风湿病联盟（EULAR）在2008年白塞病管理指南和2018年白塞病管理更新中指出动脉受累方面包括肺动脉瘤和血栓、主动脉和外周动脉瘤[5-6]。2021年法国白塞病管理推荐中对于动脉受累的描述与EULAR

推荐类似[7]。该患者既往因反复口腔、外阴溃疡，皮肤结节红斑诊断为白塞病成立，但患者平素未规律服药及定期复查，本次入院时血化验示ESR增加，影像学提示腹主动脉及左肾动脉狭窄，考虑存在白塞病活动，遗憾的是该患者住院期间未行PET-CT进一步评估炎症活动状态[8]。

治疗方面与大动脉炎累及肾动脉有相似之处，当疾病处于活动期时，需积极抗炎治疗，在诱导缓解期，建议糖皮质激素与免疫抑制剂联合治疗[9]，本病例采用醋酸泼尼松龙片30 mg QD＋赛可平（吗替麦考酚酯分散片）0.5 g bid治疗，治疗过程中逐渐减量激素水平至每日10 mg，在随访过程中，患者接受降压药物治疗，血压及心率控制可，10个月时复查腹盆CTA仍提示左肾动脉狭窄存在。考虑左肾动脉球囊扩张可改善肾缺血、改善高血压及减少降压药物，择期再次住院行左肾动脉球囊扩张术，术后患者血压水平显著下降，术后继续接受激素＋免疫抑制剂联合治疗，随访至2个月时，患者未服用降压药，血压控制可，但仍待长期随访结果。

三、要点提示

- 肾动脉狭窄是中青年女性患者继发性高血压的重要病因之一。在高血压合并低血钾的患者中，除重点筛查原发性醛固酮增多症外，结合高肾素、高醛固酮、低血钾特点，需注意肾动脉狭窄的诊断。
- 白塞病累及肾动脉患者在接受激素及免疫抑制剂治疗同时，可考虑行经皮血管成形术，以改善血压控制、减少降压药物使用等，但药物治疗仍为基础治疗，并需动态密切监测。

参考文献

[1] FUNDER J W, CAREY R M, MANTERO F, et al. The Management of Primary Aldosteronism: Case Detection, Diagnosis, and Treatment: An Endocrine Society Clinical Practice Guideline. J Clin Endocrinol Metab, 2016, 101（5）: 1889-1916.

[2] 中华医学会内分泌学分会肾上腺学组. 原发性醛固酮增多症诊断治疗的专家共识. 中华内分泌代谢杂志, 2016, 32（3）: 188-195.

［3］中国医疗保健国际交流促进会血管疾病高血压分会专家共识起草组.肾动脉狭窄的诊断和处理中国专家共识.中国循环杂志，2017，32（9）：835-844.

［4］中华医学会风湿病学分会.白塞病诊断和治疗指南.中华风湿病学杂志，2011，15（5）：345-347.

［5］HATEMI G，SILMAN A，BANG D，et al. EULAR recommendations for the management of Behçet disease. Ann Rheum Dis，2008，67（12）：1656-1662.

［6］HATEMI G，CHRISTENSEN R，BANG D，et al. 2018 update of the EULAR recommendations for the management of Behçet's syndrome. Ann Rheum Dis，2018，77（6）：808-818.

［7］KONE-PAUT I，BARETE S，BODAGHI B，et al. French recommendations for the management of Behçet's disease. Orphanet J Rare Dis，2021，16（Suppl 1）：352.

［8］XI X Y，GAO W，GUO X J，et al. Multiple cardiovascular involvements in Behçet's disease：unique utility of ^{18}F-FDG PET/CT in diagnosis and follow-up. Eur J Nucl Med Mol Imaging，2019，46（10）：2210-2211.

［9］马莉莉，戴晓敏，刘云，等.中国大动脉炎性肾动脉炎（TARA）诊治多学科专家共识.复旦学报（医学版），2019，46（6）：711-725.

（杨延坤）

29 岁女性高血压致心功能不全一例

一、病例重现

患者青年女性，29 岁。主因"夜间盗汗 1 个月余，胸闷、气短伴活动耐量减低 14 天"于 2021-5-21 入院。患者 1 个月余前因月经紊乱服用中药汤剂（成分不详）治疗 5 天，后突发夜间盗汗，量大，浸透上衣，无胸闷、胸痛、喘憋，无咳嗽、咳痰，无夜间阵发性呼吸困难等伴随症状。14 天前自觉活动耐量减低，爬 6 层楼出现胸闷、气短，夜间出现憋醒，伴胸闷、气短，无胸痛，无咳嗽、咳痰，无腹痛、腹胀，坐位约 1 min 症状可缓解，未重视及诊治。此后间断出现夜间憋醒，自觉活动耐量较前明显下降，步行约 100 m 即可出现胸闷、气短，伴食欲下降、尿量减少，偶有恶心，无呕吐。11 天前就诊于外院，完善相关化验检查：ALT 49.6 U/L ↑，LDL-C 3.22 mmol/L，GLU 7.80 mmol/L ↑，TSH 7.6895 μIU/ml ↑，anti-TG 25.70 IU/ml ↑，anti-TPO 8.12 IU/ml ↑。予中药汤剂治疗，自觉夜间盗汗、乏力、胸闷等症状较前无缓解。3 天前就诊于北京某医院，完善检查：TNI 0.073 μg/L ↑，NT-proBNP 4683 pg/ml ↑，hs-CRP 9.25 mg/L ↑。2 天前我院心内科门诊查体示：血压 176/145 mmHg，心率 118 次 / 分，律齐，未闻及杂音。超声心动图示：LA 4.69 cm，LVEDD 6.31 cm，EF 23.3%，左心室整体室壁运动减弱，左心室收缩、舒张功能减低，右心室收缩功能减低，中度肺动脉高压。患者为求进一步诊治，以"心功能不全，甲状腺功能减退，心肌病？"收入我科。患者自发病以来，睡眠及精神状态欠佳，近 2 周食欲欠佳，尿量减少，大便如常，自觉体重无明显波动（现体重 100 kg，诉成年后体重波动于 95 ～ 100 kg），BMI 37.18 kg/m²。

既往史及个人史： 入学体检（约 10 年前）测血压偏高，后间断自测血压均高于正常范围，未予重视及诊治。支气管哮喘 10 余年，既往需使用舒利迭（沙美特罗替卡松）、万托林（硫酸沙丁胺醇）控制，目前偶有打喷嚏时使用万托林；否认心脏病史，其他系统回顾无特殊。否认食物过敏史，否认特殊物质接触史，否认长期药物应用史。

月经史： $12 \dfrac{5-9}{45-90}$。末次月经时间：2021 年 5 月 14 日。月经量偏多，颜色正常，无痛经，有血块。未口服避孕药。

婚育史： 26 岁结婚，未育，丈夫体健。

家族史： 父亲 20 岁前诊断高血压，目前药物控制，BMI 32.65 kg/m²；母亲 50 岁前诊断 2 型糖尿病，BMI 28.58 kg/m²。否认家族中类似病史、传染病史、遗传病史及肿瘤史。

入院查体： 体温 36.4℃，脉搏 110 次 / 分，呼吸 18 次 / 分，血压左上肢 190/160 mmHg、右上肢 190/148 mmHg，SpO₂ 98%（未吸氧）。体重 100 kg，身高 164 cm，BMI 37.18 kg/m²，腹围 95 cm。神志清、精神可，全身皮肤黏膜无黄染，浅表淋巴结无重大，眼睑无水肿，未见颈静脉怒张。未闻及颈部血管杂音；双肺呼吸音清，左肺底可闻及湿啰音；心前区无异常隆起及凹陷，心尖搏动位于胸骨左侧第五肋间锁骨中线外 0.8 cm，搏动范围 1.5 cm，各瓣膜区未触及震颤，叩诊心界大，心率 110 次 / 分，律齐，P2 ＞ A2，第一心音正常，各瓣膜听诊区未闻及病理性杂音及额外心音，无心包摩擦音；腹膨隆，无腹壁静脉曲张，腹软，无压痛、反跳痛、肌紧张，肝未触及，脾左侧腋前线肋下 2.5 cm 可触及，墨菲征（－），腹部叩诊鼓音，肝肾区无叩痛，肠鸣音 3 次 / 分，双下肢轻度凹陷性水肿，双侧足背动脉及双侧桡动脉搏动减弱。

辅助检查：

- 入院心电图：窦性心动过速，未见 ST-T 改变（图 49-1A）。
- 胸部 CT 平扫（2021-5-18，我院）：①双肺磨玻璃密度灶，炎症可能，请结合临床及实验室检查，建议复查；②心脏增大，心包少许积液；③右侧胸腔积液（图 49-2）。

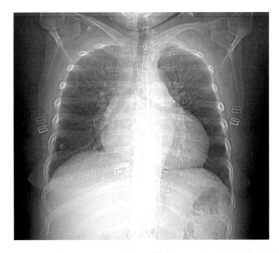

图 49-2　胸部 CT：心脏体积增大，心包可见少许积液

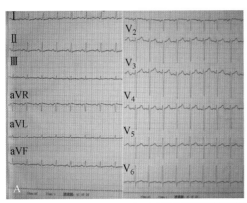

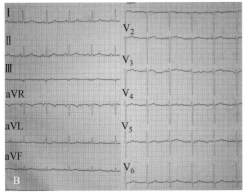

图 49-1　患者入院及出院心电图

- 超声心动图（2021-5-18，我院）：全心增大（LAD 4.69 cm，RAD 5.64 cm，EDD 6.31 cm，RVD 4.32 cm），左室射血分数减低，Simpson 法测量 EF 23.3%，右心室收缩功能减低，各瓣膜无明显异常，室壁不厚，左心室整体室壁运动减弱，肺动脉内径正常。左心室心尖部小梁样结构略丰富，心包积液（少量）。下腔静脉内径 2.32 cm，吸气塌陷率＜ 50%。
- 彩色多普勒：三尖瓣轻＋度反流流束（估测肺动脉压 60.4 mmHg），二尖瓣、肺动脉瓣轻度反流流束。建议进一步行影像学检查（表 49-1）。

初步诊断：慢性心功能不全急性加重，全心增大，高血压型心肌病？肥胖型心肌病？扩张型心肌病？心功能Ⅳ级（NYHA 分级），高血压 3 级（极

表 49-1　患者住院及随访期间超声心动图结果

指标	2021-5-18	2021-5-24	2021-7	2021-10	2022-3
LA 前后径（cm）	4.69	4.82	4.27	4.18	4.19
LVEDD（cm）	6.31	6.35	5.73	5.53	5.39
LVEF（%）	23.2	27.9	49.3	54.2	64.6
RV 基底部横径（cm）	4.32	3.97	3.08	3.86	\
室间隔厚度（cm）	1.06	1.05	1.02	0.91	1.02
彩色多普勒	三尖瓣轻＋度反流，二尖瓣、肺动脉瓣轻度反流	二尖瓣、三尖瓣、肺动脉瓣轻度反流	二尖瓣、三尖瓣轻度反流	二尖瓣、三尖瓣、肺动脉瓣轻度反流	三尖瓣轻度反流

高危），右侧胸腔积液，甲状腺功能减退。

入院后诊疗经过：入院后监测患者生命体征，心率 70 ～ 110 次 / 分，血压 120 ～ 190/70 ～ 140 mmHg，无心悸、胸闷、气短等不适主诉。完善常规化验检查，生化：ALT 71 U/L ↑，AST 86.5 U/L ↑，LDL-C 3.44 mmol/L ↑，CK-MB 7.40 ng/ml ↑，TnI 32.487 ng/ml ↑，TnT 0.180 ng/ml ↑，NT-proBNP 9501 pg/ml ↑；尿蛋白：IgGU 1.77 mg/dl ↑，TrfU 5.04 mg/dl ↑，AlbU 61.00 mg/dl ↑，a1-MU 1.65 mg/dl ↑；动脉血气 PO_2 68.40 mmHg ↓；D 二聚体 1.12 μg/ml ↑。尿便常规、肾功能、电解质水平等未见异常。根据患者症状及辅助检查结果，考虑诊断心功能不全、心肌损伤、高血压 3 级（很高危）、低氧血症。

对于患者的治疗，早期急性心力衰竭合并高血压阶段，予患者心电监护、低流量吸氧，宣传教育（包括限制入量、保持大便通畅等）。药物选择上：予新活素（冻干重组人脑利尿钠肽）改善心力衰竭症状，亚宁定（盐酸乌拉地尔）紧急降压（血压降至 150/100 mmHg 左右时改为口服降压治疗），呋塞米、托拉塞米交替应用利尿，西地兰强心、减慢心室率等，口服药物包括沙库巴曲缬沙坦、卡维地洛联合螺内酯新"金三角"改善心肌重塑治疗，以及曲美他嗪改善心肌代谢、伊伐布雷定控制心室率、茶碱平喘等对症治疗。入院 2 天后患者胸闷、气短症状较前缓解，夜间可平卧。2 天后复查 NT-proBNP 显著下降至 1268 pg/ml，心肌损伤标记物 TnI 和 TnT 也分别下降至 9.928 ng/ml 和 0.320 ng/ml，停用新活素及西地兰，沙库巴曲缬沙坦、卡维地洛及伊伐布雷定剂量根据患者血压及心率情况进行动态调整，动态血压监测示：24 h 平均 145/95 mmHg。入院 4 天后患者血压降至 120 ～ 140/70 ～ 90 mmHg，心率波

动在 70 ～ 90 次 / 分。治疗过程中各指标变化详见表 49-2。

1. 心功能不全方面的诊断及鉴别诊断

入院完善相关检查寻找心功能不全的原发疾病。结合患者情况，需考虑鉴别以下疾病。

（1）心肌病变：①肥胖型心肌病：为排除性诊断，指肥胖者出现的心肌病变，且不能用高血压、冠心病、糖尿病等其他已知疾病解释。临床表现可从无症状亚临床心功能障碍至 NYHA 分级 IV 级或扩张性心肌病。该患者青年女性，体型肥胖，除外其他疾病后可考虑该诊断。②高血压型心肌病：高血压导致心脏后负荷增加，长期重度高血压状态导致心脏结构与功能的一系列改变，临床多以左心功能不全多见，表现夜间阵发性呼吸困难、端坐呼吸、咳粉红色泡沫痰等，长期失代偿可导致肺动脉高压，继而继发右心功能不全，出现全心衰表现。该患者近 10 年间断自测血压值偏高，未重视及诊治，近期门诊及入院测量血压均显著升高，伴有胸闷、气短等心功能不全症状，需考虑高血压型心肌病可能。③扩张型心肌病：为左心室和（或）右心室扩张且收缩功能障碍的心肌疾病，常合并电生理异常，主要表现为进行性心力衰竭、心律失常、猝死和栓塞，症状既单独存在，也可同时出现与其相关的其他疾病，如传导系统疾病、瓣膜 / 房室间隔缺损，左心室非致密化改变，以及一些非心脏性疾病，如骨骼肌病、部分脂肪营养不良、感觉神经性耳聋。该患者心力衰竭症状明显，超声心动图示全心增大伴左室射血分数减低，需结合患者病史、家族史、体格检查以及进一步检查（包括 CMR、心内膜心肌活检）等除外扩张型心肌病可能。

（2）心肌炎：指各种原因引起的心肌炎性损

表 49-2　治疗过程中各指标变化情况

指标	2021-5-21	2021-5-22	2021-5-23	2021-5-24	2021-5-25	2021-5-26	2021-5-27	2021-5-28
TnI（ng/ml）	1.62	32.487	9.928	7.273		3.982		0.108
NT-ProBNP（pg/ml）	9501		1268			699		334
体重（kg）	100		95.5	95.4	94.2	91.2	92.9	93.2
入量（ml）		2720	1950	1660	2075	1300	1030	1370
尿量（ml）		4000	2100	2750	2100	1700	1350	1580

伤所导致的心功能受损，包括收缩、舒张功能减低和心律失常。其中感染是最主要的致病原因，病原体以病毒最为常见，包括肠道病毒、腺病毒、巨细胞病毒等。临床谱广泛，可表现为活动后轻微胸闷不适到急性左心衰竭甚至猝死。该患者因心功能不全、心肌损伤入院，但无感染等前驱症状，可完善病原学相关检查、必要时行心肌活检明确病因。鉴于以上考虑，患者入院后详细询问前驱感染史和家族史，完善病原学相关筛查，并复查超声心动图、完善CMR以寻找病因。

经反复询问病史，患者否认咳嗽、咳痰、腹痛、腹泻等前驱感染史，否认心脏相关疾病家族史。病原学检测中，EBV壳抗原IgM抗体、IgG抗体以及EBV核抗原IgG抗体阳性，余病毒、支原体等检测均为阴性。复查外周血及单个核细胞的EBV-DNA检测，结果显示EBV-DNA拷贝数均低于检测下限；且触诊及超声检查未及异常肿大浅表淋巴结，感染科会诊不考虑患者存在EBV急性感染，无抗感染治疗指征。影像学检查中，CMR未见心肌水肿、损伤等表现。故不考虑心肌炎所致心功能不全可能。完善心肌核素检查，结果提示：左心室心腔扩大、室壁稍变薄、心尖部著，血流灌注不均匀减低；左心室整体收缩功能明显减弱（LVEF：静息状态下约21%）；左心室各室壁运动弥漫性减弱，增厚率减低；左心室各室壁机械收缩同步性差；综上表现，考虑不除外扩张型心肌病可能（原发？肥胖、高血压继发？）（图49-3）。CMR结果提示：左心室增大、双房增大；左心室远段室间隔条状及片状延迟强化，左心功能不全，右室功能减低，少量心包积液；考虑心肌病（扩张型心肌病？其他？）（图49-4A、B，表49-2）。结合以上检查，考虑患者心肌病诊断明确。病因方面：患者否认心脏相关疾病家族史，否认酒精、药物等接触史，完善免疫相关检查未见异常，暂不支持家族性、获得性以及继发性扩张型心肌病诊断。患者血压升高数年，未规律监测及诊治，入院经降压、改善心力衰竭症状等治疗1周后，复查超声心动图，心腔扩大及左心室收缩功能较前有所恢复（表49-1）。综上考虑，该患者为高血压型心肌病可能性大，长期血压控制不佳导致心肌重塑，最终恶化为心功能不全。因此，探索高血压病因及进行血压控制对该患者意义重大。

2. 高血压诊断及鉴别诊断

该患者为青年女性，其血压升高需除外继发性高血压可能。入院详细追问药物接触史，除外药物相关性血压升高。进一步完善肾素、醛固酮、皮质醇节律等生化检查，并完善肾上腺CT、放射性核

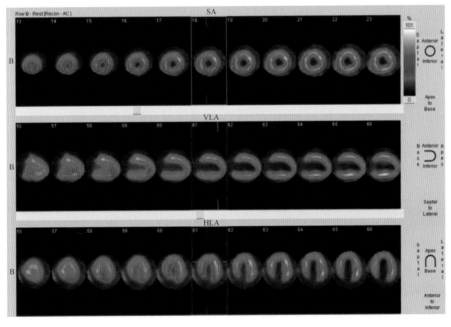

图49-3　静息心肌核素：左心室血流灌注不均匀减低

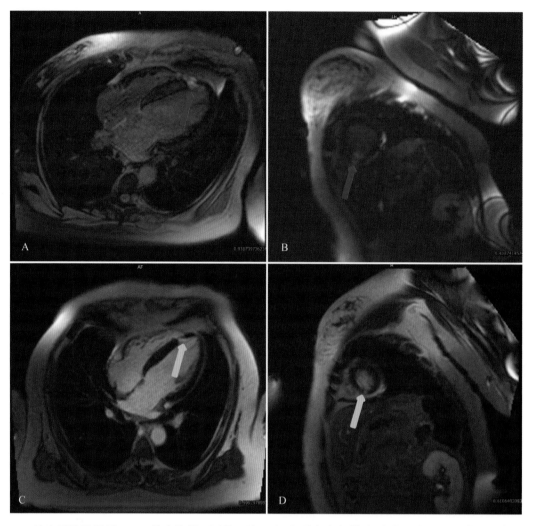

图 49-4　CMR 检查及随访结果：5.24 检查结果，可见四腔心（**A**）及左室短轴（**B**）切面的延迟强化（红色箭头）；9.14 检查结果，可见四腔心（**C**）及左室短轴（**D**）切面的延迟强化（黄色箭头）范围较前缩小

表 49-3	患者住院及随访期间 CMR 检查结果	
指标	2021-5-24	2021-9-14
RA（mm）	43×49	42.9×39.5
LA（mm）	56×49	47.6×38.7
LV 短径（mm）	70.4	50.5
RV 左右径（mm）	40	36.1
心肌运动	LV、RV 运动减弱	LV、RV 运动未见明确减低
延迟强化	LV 远段室间隔可见条状及片状延迟强化	心尖部间隔壁可见延迟强化，范围较前缩小

素碘标记的间碘苄胍（I-MIBG）闪烁扫描、肾动脉超声、垂体 MRI、睡眠监测等相关辅助检查，未见明显异常，遂排除肾血管性、肾实质性高血压，以及嗜铬细胞瘤、库欣综合征、睡眠呼吸暂停等疾病，考虑该患者原发性高血压可能性大。

除外继发性高血压后，对于确诊的高血压患者，仍需行进一步的诊断性评估，包括是否存在影响预后的心血管危险因素及靶器官损害和相关的临床状况等。该患者合并的心血管疾病危险因素有：高血压 3 级，肥胖及缺少体力活动。除心力衰竭及尿微量白蛋白升高外，考虑存在高血压肾损害，暂未发现其他靶器官损害及合并的临床状况。对于患者的治疗，进行减重及生活方式调整等相关知识宣教，并予亚宁定静脉泵入紧急降压治疗，血压降至150/100 mmHg 左右时改为口服降压治疗，药物选择有改善心肌重构作用的沙库巴曲缬沙和卡维地洛，入院 4 天后患者血压降至 120 ～ 140/70 ～ 90 mmHg，心率波动在 70 ～ 90 次 / 分。

3. 院外随访

经过 9 天（2021-5-29）的治疗，患者胸闷、气短症状缓解，生命体征平稳，复查 NT-proBNP 334 pg/ml，心肌损伤标记物 TnI 和 TnT 分别为 0.108 ng/ml 和 0.024 ng/ml，复查心电图大致正常，心率 72 次 / 分（图 49-1B）。其他化验、检查指标均有所好转后出院。

院外规律药物治疗及门诊复诊。出院 2 个月后（2021-7）根据患者血压情况，逐渐滴定沙库巴曲缬沙坦剂量至 200 mg bid。未再出现胸闷、气短，家庭自测血压平稳，波动在 120 ～ 130/70 ～ 85 mmHg，心率 65 ～ 80 次 / 分。除药物治疗外，积极对患者进行宣教，包括调整饮食结构、适当活动、减重等。

出院 2 个月（2021-7）、5 个月（2021-10）及 10 个月（2022-3）均复查超声心动图，结果显示左心房、左心室内径增大较前减轻，左心室收缩、舒张功能及右心室收缩功能逐渐恢复正常（表 49-1）。出院 4 个月后（2021-9）复查 CMR，结果显示双房、左心室增大较前减轻，左心室运动减低较前明显好转，延迟强化区域较前范围缩小，左心功能较前好转（图 49-4C、D，表 49-3）。

二、病例解析

2004—2010 年中国心血管病死因分析显示，高血压心脏病是继缺血性心脏病、脑血管疾病之后的第三大死因，并呈上升趋势。目前国内外学者对高血压心脏病的定义尚无统一意见，但有学者将其定义为高血压合并心脏结构和功能的变化，又称为高血压心脏重构，是高血压致人体靶器官损害的表现形式之一。包括了左心室肥厚、左心房增大以及心脏舒张和收缩功能障碍，临床表现为症状性心力衰竭和心律失常等[1]。该疾病患者的治疗首要方法是控制血压，研究显示积极降压可有效减轻心脏肥厚，使其部分甚至完全恢复正常形态，改善受损的左心室收缩功能。对于既往曾患心力衰竭或目前仍有心力衰竭症状与体征的高血压患者，其血压目标水平为 < 130/80 mmHg[2]。对于伴心力衰竭或 LVEF 降低的患者，临床研究表明，ARNI/ACEI、醛固酮受体阻滞剂（螺内酯）、β 受体阻滞剂，钠–葡萄糖共转运蛋白 2（SGLT2）抑制剂等共同组成心力衰竭治疗的"新四联"用药。本例患者入院后完善详尽检查，考虑诊断"心功能不全，高血压型心肌病？扩张型心肌病？肥胖型心肌病？"。予沙库巴曲缬沙坦、卡维地洛联合螺内酯等新"金三角"治疗，并根据病情将沙库巴曲缬沙坦快速滴定至最大治疗剂量。随访 10 个月后，患者血压维持在靶目标范围内，心肌重构指标（左心房、左心室增大，左室收缩功能减低，CMR 延迟强化范围等）均得到了较强明显改善。结合患者的随访转归，也肯定了该例患者高血压型心肌病的诊断。

在"心功能不全 心肌病？"诊断中，影像学检查的地位尤为重要。在该患者的诊疗过程中，超声心动图及 CMR 为其诊断及鉴别诊断提供了重要依据。

高血压型心肌病中，超声心动图可提供心脏室壁厚度、各腔室大小的数据，对左心室肥厚的诊断较心电图更为敏感，且可进行左心室、左心房功能的评估。斑点追踪技术则可早期发现心肌局部区域功能异常，用于高血压患者亚临床心功能障碍的筛查[3]。CMR 则不依赖于对心脏几何形态的假设，能更精确地测量出左心室质量、心脏各腔室及壁的尺寸；能在整个心脏的收缩功能障碍出现之前，检测出高血压患者心脏各区域的局部运动（包括舒张和收缩）功能减低与不协调[4]。CMR 在分辨心脏组织成分上充满前景，后期钆增强技术及 T1-mapping 技术可检测出心肌纤维化病灶，研究显示量化的病灶范围与心脏舒张功能障碍的严重程度呈正相关[3]。在该例患者中，结合患者病史、症状及各项检查结果，考虑高血压型心肌病可能性更大，但患者拒绝行进一步心肌活检，部分诊断依据尚未完善。

CMR 在肥胖型心肌病的检查中有明显优势，可早期客观的反应心脏结构和功能，观察心肌组织局部变化，同时能定量检测心肌细胞内三酰甘油含量，心肌细胞内三酰甘油含量将来可能成为肥胖型心肌病发生生物学标志和疗效观察指标之一[5]。扩张型心肌病作为最常见的心肌病类型，CMR 能通过检测心肌水肿和钆延迟强化的分布查找病因，病情可以评估患者心肌组织纤维化的程度以及心脏形态、功能、心肌灌注的改变。

CMR作为一种非侵入性心脏成像方式，已发展成为一种极具价值且应用成熟、广泛的临床诊断与科研工具。与其他影像学检查相比，CMR具有无电离辐射、多平面成像且图像质量不依赖于声窗，以及较高的空间和时间分辨率等多项优势，可在单次检查中提供关于心肌解剖、功能和组织的详细信息。除心脏形态和功能评估外，CMR在提供详细的非侵入性心肌组织表征方面具有其独有的优势[3]。延迟增强CMR（DE-CMR）延迟强化成像因其较高的空间分辨率，目前被认为是检测存活心肌、识别心肌损伤范围的金标准[6]。

三、要点提示

- 以"心功能不全"就诊的患者，需根据患者情况进行个体化鉴别诊断，以探寻原发疾病并进行针对性治疗。因多平面成像及高分辨率等多项优势，CMR已成为心肌病变诊断和鉴别诊断重要影像学检查手段，DE-CMR则被认为是检测存活心肌、识别心肌损伤范围的"金标准"。

参考文献

[1] TACKLING G，BORHADE M B. Hypertensive Heart Disease. In：StatPearls. Treasure Island（FL）：StatPearls Publishing，2022.

[2] 中国高血压防治指南（2018年修订版）.中国心血管杂志，2019，24（1）：24-56.

[3] SCHUMANN C L，JAEGER N R，KRAMER C M. Recent Advances in Imaging of Hypertensive Heart Disease. Curr Hypertens Rep，2019，21（1）：3.

[4] JANARDHANAN R，KRAMER C M. Imaging in hypertensive heart disease. Expert Rev Cardiovasc Ther，2011，9（2）：199-209.

[5] MCGAVOCK J M，VICTOR R G，UNGER R H，et al. Adiposity of the heart，revisited. Ann Intern Med，2006，144（7）：517-524.

[6] DEMIRKIRAN A，EVERAARS H，AMIER R P，et al. Cardiovascular magnetic resonance techniques for tissue characterization after acute myocardial injury. Eur Heart J Cardiovasc Imaging，2019，20（7）：723-734.

（刘霄燕）

病例 50

以急性心力衰竭为主要表现的高血压心脏病一例

一、病例重现

患者青年男性，37 岁，主因"间断胸闷 20 余天"。患者 20 余天前无明显诱因出现胸闷、憋气，活动后加重，夜间曾被憋醒，不能平卧，伴咳嗽，无咳痰、发热、胸痛、放射痛、腹胀，无头晕、黑矇、出汗等症状，自行服用莫沙必利症状略减轻。近 10 余天症状反复，就诊于急诊，测血压170/110 mmHg，查腹部＋盆腔 CT 平扫提示胰颈上方脂肪间隙模糊，考虑渗出性改变；双侧胸腔积液；左心室增大；心包积液。初步诊断"心功能不全"，急诊留观予强心、利尿、降压、抗凝、胸腔穿刺引流胸腔积液治疗后收入我科进一步诊治。

既往史及个人史： 高血压 6 年余，最高 190/130 mmHg，口服拜新同、比索洛尔降压治疗，自诉血压波动于 130 ～ 140 mmHg/90 ～ 100 mmHg。吸烟约 17 年，约 10 支 / 天，已戒烟 6 年。饮酒史约 17 年，间断少量饮酒（每次白酒不超过 50 g）。

家族史： 父亲因脑梗死去世，生前患高血压、糖尿病，母亲健在，患高血压、糖尿病。

入院查体： 体温 36℃，脉搏 110 次 / 分，呼吸 16 次 / 分，血压左上肢 165/121 mmHg，右上肢166/139 mmHg，体重 97 kg，BMI 32.07 kg/m²。双肺呼吸音粗，双肺底可闻及少许湿啰音，无胸膜摩擦音。心前区无异常隆起及凹陷，心尖搏动可，心尖搏动位于胸骨左侧第五肋间锁骨中线外 0.5 cm，各瓣膜区未触及震颤，叩诊心界向左增大，心率127 次 / 分，律不齐，P2 ＝ A2，第一心音强弱不等，各瓣膜听诊区未闻及病理性杂音及额外心音，无心包摩擦音。腹膨隆，无腹壁静脉曲张，腹软，

无明显压痛、反跳痛及肌紧张，肝脾未触及。双下肢轻度水肿，双足背动脉搏动可。

辅助检查：

- 实验室检查：抗核抗体谱 8 项、抗 ENA 抗体谱、抗中性粒细胞胞浆抗体谱、抗链 O ＋C 反应蛋白＋类风湿因子、病毒六项、EB病毒核酸探针检测、便常规＋隐血、ESR、结核分枝杆菌扩增荧光检测、体液肿瘤标志物、24 h 尿蛋白定量、胸腔积液、腹水常规肌生化未见明显异常。Cr 92.1 μmol/L；eGFR 84.47 ml/（min · 1.73 m²）。
- 胸部常规超声：双侧胸腔积液。
- 腹部超声：胆囊壁增厚。
- 胸部 CT 平扫（2022-1-4，图 50-1A）：双肺间质性病变可能；心脏弥漫增大，肺动脉主干增宽；双侧胸腔积液伴双肺部分膨胀不全，右侧为著。
- 心电图示心房颤动伴快速心室率，Ⅱ、Ⅲ、aVF、V₄ ～ V₆ 导联 T 波倒置。

入院诊断： 慢性心功能不全急性发作，心功能Ⅳ级（NYHA 分级），心律失常，持续性心房颤动伴快心室率，心脏扩大，高血压 3 级（很高危），心包少量积液，慢性肾功能不全（CKD 2 期），双侧胸腔积液伴双肺部分膨胀不全，高尿酸血症。

入院后诊疗经过： 入院查 TnT 0.026 ng/ml，NT-proBNP 5093 ng/L。尿蛋白四项：微量白蛋白18.2 mg/dl，a1 微球蛋白 2.76 mg/dl，转铁蛋白1.58 mg/dl，免疫球蛋白 IgG 1.79 mg/dl；尿微量白蛋白 / 肌酐 200.85 mg/g；空腹血糖 5.99 mmol/L，糖化血红蛋白（HbA1c）6.0%；血脂四项：总胆固醇 3.56 mmol/L，高密度脂蛋白 0.68 mmol/L，低密

度脂蛋白 2.56 mmol/L，甘油三酯 1.64 mmol/L；甲状腺功能正常，肝功能正常。超声心动图（2022-1-7）提示左心室室壁增厚（1.4～1.97 cm），室间隔基底段增厚（约 1.96 cm），全心增大（左房前后径 4.5 cm，上下径 6.85 cm，左右径 3.84 cm），左心室舒张末内径 5.91 cm，左室射血分数减低（41.1%），左心室整体室壁运动减弱，各瓣膜未见异常，肺动脉高压（中度），心包积液（少量）。结合病史、症状、NT-proBNP 升高，"慢性心功能不全急性发作"诊断明确，TnT 轻度升高考虑与快速房颤所致心肌损伤有关，继续予强心、利尿、抗凝（利伐沙班 20 mg qd）治疗后，咳嗽好转，夜间可平躺，双下肢水肿逐渐消退。胸腔积液引流后，胸腔积液相关检查除外肿瘤、感染、结核，患者咳嗽症状好转，复查胸部 CT（2022-1-11，图 50-1B）示双肺多发微结节，双肺上叶点状钙化灶，胸腔积液消失。为进一步明确心力衰竭原因行冠脉造影结果未见冠脉狭窄（图 50-2）。

CMR 检查结果提示左心室各壁心肌增厚；全心运动减低，左心功能不全；左心室各壁心肌及室间心肌增厚，以心尖-乳头肌水平间隔壁为著。左右心室流出道未见狭窄或增宽。左心室各壁心肌增厚伴多发斑片状延迟强化（图 50-3）。

出院后给予硝苯地平控释片、沙库巴曲缬沙坦钠片控制血压改善心脏重构、呋塞米、螺内酯利尿治疗心衰；针对房颤给予地高辛、倍他乐克控制心室率，利伐沙班片（20 mg qd）抗凝治疗。定期门诊复查 ECG、心脏超声。2 个月后再次住院复查 Holter 提示持续性房颤（图 50-4A），复查超声心动图（2022-3-7）提示 EF 44.6%，左室整体室壁运动减弱，肺动脉压正常；经食管心脏超声左房内未见血栓，行房颤射频消融手术成功恢复窦性心律（图 50-4B）后出院。2022-5-7 复查心脏超声提示 LVEF57%，室壁运动协调，肺动脉高压正常。心电图示窦性心律 Ⅱ、Ⅲ、aVF、V₄～V₆ 导联 T 波倒置。血压控制在 130～140/70～90 mmHg，一般

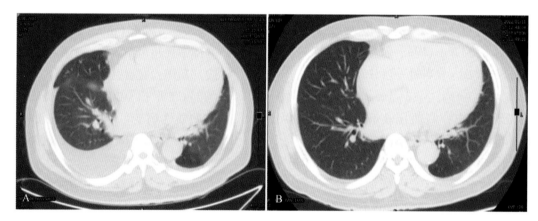

图 50-1　A. 第一次住院治疗前胸部 CT 提示心脏弥漫增大，肺动脉主干增宽；双侧胸腔积液伴双肺部分膨胀不全，右侧为著。B. 经过纠正心衰治疗 1 周后复查胸部 CT 心脏增大，肺动脉增宽，双侧胸腔未见积液

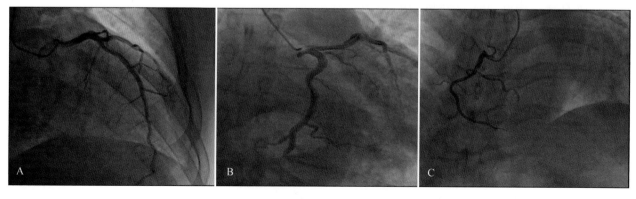

图 50-2　冠脉造影：A. 冠脉分布呈左优势型；B. 回旋支粗大；C. 右冠细小

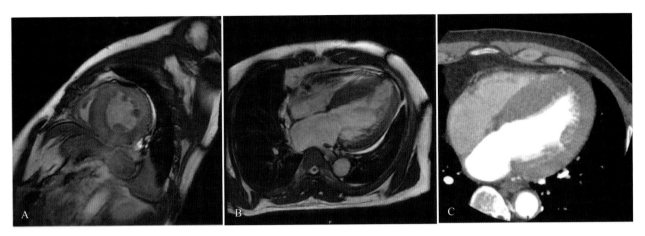

图 50-3　CMR：A. 舒张期短轴左心室各壁心肌增厚；**B.** 舒张期四腔心左心室各壁心肌增厚伴多发斑片状延迟强化；**C.** 左心室加强 CT 舒张期可见各室壁心肌肥厚

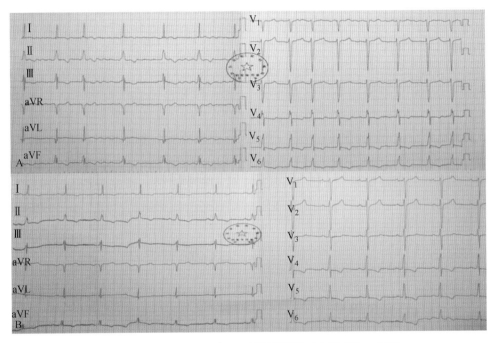

图 50-4　A. 房颤心电图；**B.** 射频消融术后窦性心律心电图

体力活动无胸闷喘憋，继续定期门诊随访。

二、病例解析

　　高血压心脏病为长期体循环动脉血压增高引起左心室肥厚、扩大直至发生心力衰竭的一种临床很常见的心脏疾病。是高血压发展到中后期的结果，左心室为克服增高的后负荷而逐渐发生心肌纤维肥大、向心性肥厚，后逐渐出现左心室扩张、左心室舒张末期压力及左心房压力增高、肺淤血、左心功能不全直至发生全心衰竭。临床主要表现为左心功能不全。胸部影像学检查有左心室增大和肺淤血表现（图 50-1）。心电图可见左心肥大伴劳损，也可出现左心房肥大。超声心动图显示左心室壁增厚伴心室腔扩大。有研究显示 70% 的心力衰竭由高血压所致；同时可能出现与之相关的冠心病，心房颤动等心脏合并症[1-2]。

　　急性心力衰竭是指心脏在短时间内发生心肌收缩力明显减低或心室负荷急剧加重而至心排血量急剧下降，导致组织器官灌注不足和急性淤血的临床综合征。应在纠正心力衰竭的同时积极寻找病因。该患者发现高血压史 6 年，血压控制不佳，超声心

表 50-1　超声心动图随访指标

日期	室间隔厚度（cm）	左心室后壁厚度（cm）	舒张末内径（cm）	左室射血分数 %	左心房前后径（cm）	升主动脉（cm）
2022-1-7	1.39	1.61	5.91	41.1	4.50	3.39
2022-3-7	1.35	1.52	6.17	44.6	4.57	3.66
2022-5-7	1.61	1.39	5.91	57.6	4.04	3.78

动图及 CMR 均提示左心室室壁增厚，可能的病因及疾病包括有高血压、肥厚型心肌病、心肌淀粉样变、Fabry 病等。患者经过积极纠正心力衰竭、控制血压、控制心室率、行射频消融恢复窦性心律、改善心室重构等治疗，第一次住院期间心功能不全症状明显改善，经过随访 4 个月 LVEF 明显改善、左心房内径缩小（表 50-1），临床特点及转归符合高血压心脏病表现。

该患者左心室心肌肥厚应与如下疾病鉴别：①肥厚型心肌病（HCM），HCM 是一种家族性疾病，常染色体显性遗传。心肌增厚可发生在心室的任何部位，但最常见的是室间隔的非对称肥厚，约占 90%[3-6]。高血压是导致左心室肥厚的最常见最主要危险因素，结合该患者心脏超声、CMR 和心脏增强 CT 均提示室间隔及左心室肥厚（图 50-3），但高血压导致的心功能不全通过严格控制血压，纠正心力衰竭，心功能（LVEF）会有显著改善。而肥厚型心肌病不会有如此短期明显的改变。故本例考虑高血压心脏病可能性大，尚缺乏肥厚型心肌病的明确证据，建议患者及家族做基因检测，但患者意愿不强烈。继续保持定期随访，药物控制血压、监测血压，改善生活方式包括减盐（6 g/d）、运动、减重、戒烟、限酒。②心脏淀粉样变性：心脏淀粉样变性是一种由淀粉样原纤维在心脏细胞外区沉积导致的疾病，几乎所有的临床心脏淀粉

样变性（＞ 95%）都是由转甲状腺素蛋白淀粉样变性（ATTR 型）或轻链淀粉样变性（AL 型）引起，心脏淀粉样变性通常表现为下肢水肿、颈静脉压升高、肝淤血、腹水和呼吸困难等症状和体征，这些是由以右心衰竭为主的限制型心肌病引起。心脏淀粉样变性的钆剂延迟增强成像动力学表现具有高度特征性，该患者 CMR 无此特征。③ Fabry 病：是由定位于 X 染色体长臂（Xq22.1区）的 α - 半乳糖苷酶 A 基因的致病性变异引起，是一种 X 连锁遗传疾病，是最常见的溶酶体蓄积性疾病，从而引发一系列临床表现。心脏型患者大部分时间都无症状，40 ～ 80 岁时可能出现 LVH、肥厚型心肌病、传导异常和心律失常[7]，后期随访可进一步完善基因学检测，必要时心肌活检进一步明确。

三、要点提示

- 对于以心力衰竭为首发表现的年轻患者，应考虑多种病因，但高血压仍然是最常见的病因之一。
- 高血压合并心力衰竭的患者经过积极的降压、纠正心力衰竭等综合管理，临床症状及预后可能获得显著改善。即使在发生显著心肌重构的患者中亦可明显获益。

参考文献

[1] MIGAJ J, KAŁUŻNA-OLEKSY M, JANUS M, et al. Hypertrophic cardiomyopathy or hypertensive heart disease？Kardiol Pol, 2021, 79（7-8）：883-884.

[2] CHUAH S H, MD SARI N A, CHEW B T, et al. Phenotyping of hypertensive heart disease and hypertrophic cardiomyopathy using personalized 3D modelling and cardiac cine MRI. Phys Med, 2020, 78：137-149.

[3] MARON B J. Clinical Course and Management of Hypertrophic Cardiomyopathy. N Engl J Med, 2018, 379（7）：655-668.

［4］Medical Masterclass contributors, FIRTH J. Cardiology: hypertrophic cardiomyopathy. Clin Med（Lond）,2019,19（1）: 61-63.

［5］LEDNEV P V, STONOGIN A V, LYSENKO A V, et al. Gipertroficheskaia kardiomiopatiia: sovremennoe sostoianie problemy［Hypertrophic cardiomyopathy: current state of the problem］. Khirurgiia（Mosk）, 2019,（1）: 83-88.

［6］KUUSISTO J. Genetics of hypertrophic cardiomyopathy: what is the next step? Heart, 2020, 106（17）: 1291-1292.

［7］NAKAO S, TAKENAKA T, MAEDA M, et al. An atypical variant of Fabry's disease in men with left ventricular hypertrophy. N Engl J Med, 1995, 333（5）: 288-293.

（王刚）

高血压急症综合治疗一例

一、病例重现

患者男性，37 岁，出租车司机。主因"间断肉眼血尿、视物模糊 20 余天"于 2021-6-11 收入我院。患者 20 余天前无诱因出现全程肉眼血尿，伴尿频，无视物模糊，无发热、腰痛，无尿急、尿痛，无恶心、呕吐，持续 1 天症状好转。次日就诊于当地社区查尿常规示尿蛋白 2＋，红细胞 60/HPF，给予消炎治疗（不详），1 周后复查尿蛋白 3＋，隐血＋。10 余天前，患者于社区体检查血生化：Cr 295 μmol/L，Urea 13.45 mmol/L，ALB 44.7 g/L；尿常规：蛋白 3＋，隐血 1＋；测血压 204/159 mmHg，给予缬沙坦 80 mg qd ＋硝苯地平控释片 30 mg qd ＋琥珀酸美托洛尔缓释片 47.5 mg qd 降压治疗，血压控制在 140～150/100 mmHg。4 天前，患者就诊于同仁医院查血压 160/100 mmHg，建议停用缬沙坦，给予硝苯地平控释片及琥珀酸美托洛尔缓释片治疗，血压控制欠佳。患者入院前 2 日未服降压药，自觉头晕、恶心，视物模糊加重就诊。

既往史及个人史： 发现高脂血症 10 天，未服用降脂药物。否认糖尿病、冠心病、脑血管病。否认既往慢性肺病、肝病及肾病史。吸烟史 20 年，10～20 支 / 天，否认饮酒史。28 岁结婚，育 1 女，体健。父母健在，否认高血压史，无兄弟姐妹。

入院查体： 体温 36.5 ℃，脉率 86 次 / 分，呼吸 18 次 / 分，血压左上肢 188/132 mmHg、右上肢 188/127 mmHg、左下肢：192/135 mmHg、右下肢 194/129 mmHg。腹围 96 cm，身高 170 cm，体重 80 kg，BMI 28.37 kg/m²。神清，无贫血貌。双颈动脉未闻及杂音，甲状腺无肿大。双肺呼吸音粗，未闻及干湿啰音。心界不大，心率 86 次 / 分，律齐，未闻及杂音。腹软，无压痛，肝脾未触及，未闻及腹部血管杂音。双下肢无水肿。

辅助检查：

- 血常规：WBC 5.45×10⁹/L，HGB 130 g/L，PLT 213×10⁹/L。
- 尿常规：尿蛋白 Trace，隐血阴性。
- 尿蛋白四项：微量白蛋白 14.50 mg/dl，α 1-微球蛋白 6.02 mg/dl，免疫球蛋白 IgG 0.87 mg/dl，转铁蛋白 0.74 mg/dl，均高于参考范围。
- 24 h 尿蛋白定量：0.54 g，24 h 尿量 3.35 L，尿蛋白含量 0.16 g/L。
- 尿微量白蛋白 / 肌酐（ACR）：184.02 mg/g。
- 肝功能：ALT 8 U/L，AST 10.2 U/L。
- 肾功能：Cr 313.6 μmol/L，BUN 17.08 μmol/L，ALB 41.8 g/L，UA 498 μmol/L。
- 血脂：CHOL 5.37 mmol/L，TG 2.14 mmol/L，HDL-C 0.76 mmol/L，LDL-C 3.43 mmol/L。
- 电解质：K⁺ 4.41 mmol/L，Na⁺ 140.8 mmol/L。
- D- 二聚体：阴性。
- 乙肝、丙肝抗体：阴性。
- 抗链球菌溶血素 O 试验、类风湿因子、抗核抗体谱：阴性。
- 抗肾小球基底膜抗体：阴性。
- 入院心电图（图 51-1）：窦性心律，左心室高电压，继发 ST-T 改变。
- 超声心动图（外院，2021-6-7）：LA 3.31 cm，LVEDD 5.40 cm，LVEF 55%。双房扩大，室间隔及左心室后壁肥厚，二尖瓣关闭不

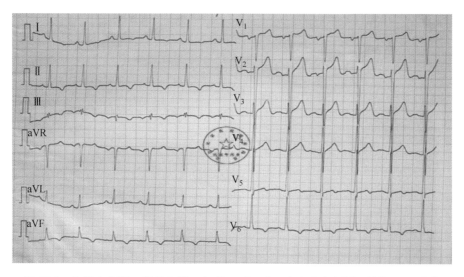

图 51-1　入院心电图：窦性心律，心率 86 次 / 分，左心室高电压，继发 ST-T 改变

全（轻度）。

- 入院胸部 CT 平扫：①胸部未见明确急性炎症；②双肺微结节，建议年度复查；③左冠脉钙化，心包积液。

初步诊断：高血压 3 级（极高危组），高血压急症，高血压急症肾损害，急性肾损伤，高脂血症，高尿酸血症，双房增大，室间隔及左心室后壁增厚，心包积液。

入院后诊疗经过：入院后，考虑患者为高血压急症，制订了静脉联合口服用药降压治疗方案。首先应用亚宁定（盐酸乌拉地尔）400 μg/min 泵速起始泵入，根据患者血压水平，逐渐调整亚宁定泵入速度。同时患者合并肾功能不全，血肌酐明显升高，ACEI/ARB/ARNI 类药物及利尿剂等药物均存在禁忌，故选择二氢吡啶类 CCB 联合 β 受体阻滞剂降压方案。给予患者硝苯地平控释片 30 mg qd、琥珀酸美托洛尔缓释片 47.5 mg qd 降压治疗，并予阿托伐他汀 10 mg qn 调脂治疗。但入院当日在静脉联合口服用药 5 h 后，亚宁定已加量至 600 μg/min，患者血压仍未得到有效的控制，直至入院当日晚 20 点，患者血压仍高达 180/120 mmHg，且心率仍为 80 次 / 分。此时患者烦躁不安，难以平卧，头晕、恶心、呕吐症状逐渐加重，视物模糊未能缓解。此时，我们及时对患者降压方案进行调整。

我们分析，患者恶心呕吐的症状不仅与高血压急症有关，也与对患者静脉大剂量泵入 α 受体阻滞剂亚宁定有关。考虑到患者对亚宁定不能耐受，且静脉降压药物不适宜长期持续应用，仍需要向口服降压药物过渡，因此调整降压方案。首先，以硝苯地平控释片为代表的二氢吡啶类 CCB 加量，调整为硝苯地平控释片 30 mg bid，其次，将原有的 β 受体阻滞剂倍他乐克停用，改为降压效果更显著的 α / β 受体阻滞剂盐酸阿罗洛尔 10 mg bid，在此基础上再加用另一种 α 受体阻滞剂，以替代静脉 α 受体阻滞剂，即盐酸特拉唑嗪 2 mg qn。

可喜的是，在调整用药后，患者血压得到有效控制，头晕、恶心、呕吐及视物模糊症状较前明显缓解，可平卧休息。患者入院当日晚至次日晨，血压水平较前良好控制，波动在 130 ～ 140/90 ～ 100 mmHg 范围内。按照高血压急症的治疗原则，患者的血压已在 24 h 以内较峰值降低了 25%，而且收缩压降到 160 mmHg 以下并已达标，心率得到了明显的控制（图 51-2）。因此，我们予患者撤除心电监护，继续上述方案治疗。

患者血压得到有效控制后，进一步完善各项检查，对继发性高血压的因素进行筛查。患者肾素＋血管紧张素Ⅱ（立卧位）、血浆醛固酮（立卧位）、血浆皮质醇（0 AM、8 AM、4 PM）水平均正常，且符合成人 24 h 内正常动态演变。血儿茶酚胺水平未见异常，双肾动脉超声未见肾动脉狭窄，双肾上腺超声未见占位。患者腹部超声示双肾回声增强，未见双肾萎缩，肝胆胰脾未见异常。因此基本

日期	时间	体温	呼吸 次/分	收缩压 mmHg	舒张压 mmHg	心率 次/分	脉氧饱和度 %	备注
2021/6/11	15:00		17	205	153	81	99	
2021/6/11	16:00		16	188	139	77	99	
2021/6/11	17:00		19	171	129	81	96	
2021/6/11	18:00	36.6	16	196	149	82	99	
2021/6/11	19:00		18	182	126	75	97	
2021/6/11	20:00		19	165	121	75	99	调整降压方案
2021/6/11	21:00		22	144	100	77	96	
2021/6/11	22:00		20	138	93	79	98	
2021/6/11	23:00		16	153	110	80	98	
2021/6/12	0:00		17	137	92	69	98	
2021/6/12	1:00		16	136	93	69	98	
2021/6/12	2:00		18	131	92	69	99	
2021/6/12	3:00		19	142	99	70	99	
2021/6/12	4:00		18	137	96	72	100	
2021/6/12	5:00	36.1	19	146	105	76	99	
2021/6/12	6:00		18	148	108	76	99	
2021/6/12	7:00		18	146	102	78	99	遵医嘱停止心电监护

图 51-2　入院当日至次日心电监护显示血压、心率情况：予患者调整降压方案后，患者症状缓解，血压较前得到有效控制，次日撤除心电监护

除外继发性高血压因素。由于患者病史小于3个月，无双肾萎缩等肾形态病理改变，故无慢性肾病诊断证据，因此肾损伤考虑是急性肾病理改变过程，而非慢性肾病所致。

同时，完善相关检查评估各靶器官损害程度。患者头颅CT、脑血流图、颈动脉超声未见明显异常。双下肢动静脉超声未见动脉硬化及静脉血栓。

患者发病后视物模糊症状明显，完善眼底照相示：视网膜动脉明显收缩，可见出血、渗出，视盘水肿，符合高血压眼病Ⅳ级的表现。眼底光学相干断层成像（OCT）提示：双视盘水肿（图51-3）。因此患者视物模糊是高血压对视网膜动脉、视盘等眼底靶器官的损害所致。

入院后第6日，患者血压水平已平稳达标，我

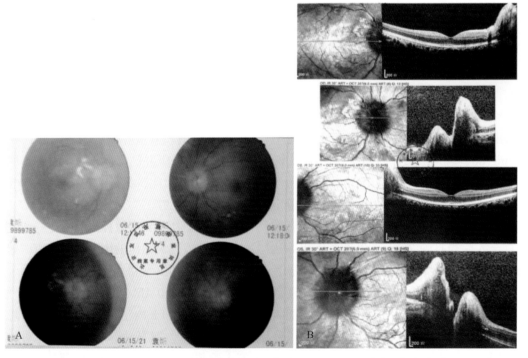

图 51-3　眼底照相与眼底 OCT：A. 眼底照相示视网膜动脉明显收缩，可见出血、渗出，视盘水肿；**B.** 眼底 OCT 示双视盘水肿。以上均符合高血压眼病Ⅳ级表现

们为明确患者肾功能不全的病因，对患者进行了肾穿刺病理活检，病理结果令人触目惊心：肾穿刺组织中的 33 个肾小球中，8 个肾小球缺血性硬化，其余肾小球毛细血管基底膜缺血性皱缩，肾小管上皮细胞颗粒变性，约 70% 肾小管萎缩，约 60% 的肾间质纤维化，小动脉内膜水肿增厚，部分小动脉管腔狭窄闭塞。HBsAg、HBeAg 均阴性。免疫荧光示：IgG、IgA、IgM、C_3、C_{1q} 等免疫球蛋白及补体均阴性。以上病理结果符合高血压急症肾损害，良性小动脉肾硬化症的病理特征，无纤维素样坏死、微血栓形成、系膜细胞增生及新月体形成等恶性小动脉性肾硬化症的病理表现。由于患者自身抗体均阴性，故已明确排除患者急性肾小球肾炎、乙型肝炎病毒相关肾炎、IgA 肾病、系统性红斑狼疮肾损害等疾病，我们给患者制订肾病治疗方案时，不需要予患者加用激素和免疫抑制剂，只需要对患者血压进行有效控制即可。

此后，患者血压、心率控制较稳定，不适症状逐渐缓解，并顺利出院。在出院处方上，降压方案为硝苯地平控释片 30 mg bid、盐酸阿罗洛尔 10 mg bid、盐酸特拉唑嗪 2 mg qn，除上述降压药物外，同时予患者处方阿托伐他汀 10 mg qn 调脂及降尿酸、保肾等药物。此后患者规律在我院门

诊复诊，患者出院 1 个月后，已无不适症状，活动耐量正常。复查 24 h 动态血压监测，结果（图 51-4）显示：24 h 平均血压 123/82 mmHg，24 h 平均心率 70 次 / 分，均控制达标，治疗有效。复查尿常规显示，尿蛋白微量，隐血阴性。血生化显示，血肌酐降至 289.0 μmol/L，血尿素氮降至 14.28 μmol/L，血尿酸降至 314.9 μmol/L，血脂总胆固醇降至 3.50 mmol/L，低密度脂蛋白胆固醇降至 2.01 mmol/L，治疗效果显著。出院 3 个月后，患者复查血肌酐降至 235.0 μmol/L，血尿素氮降至 11.13 μmol/L，复查 24 h 尿蛋白定量 0.29 g，肾功能较前明显改善。目前患者继续规律药物治疗，定期复诊，无不适症状，生活状态明显改善。

二、病例解析

高血压急症是临床医生经常面对的急危重症之一，它是指一组以血压突然和显著升高，即收缩压超过 180 mmHg 和（或）舒张压超过 120 mmHg，同时伴有进行性心、脑、肾、眼底、神经系统等重要靶器官功能急性损害为特征的临床综合征[1]。高血压急症的病因由多种神经体液及内分泌因素参与其中，且几种不同的病理生理改变在疾病的

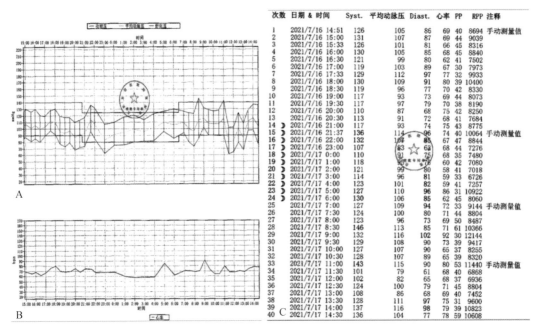

图 51-4 出院 1 个月后复查 24 h 动态血压监测：A. 24 h 血压波动曲线；B. 24 h 心率波动曲线；C. 24 h 血压、心率测量值。 患者 24 h 平均血压 123/82 mmHg，24 h 平均心率 70 次 / 分，均控制达标

进展过程中相互促进，形成恶性循环。由于肾素-血管紧张素系统、利尿钠肽系统等因素的综合作用，导致终末器官灌注减少与功能损伤，最终诱发心、脑、肾等重要器官缺血，导致高血压急症的靶器官功能损伤[2]。我们需要注意的是，血压的高低并不完全代表患者的危重程度。此外，血压升高的幅度比其绝对数值更有意义。对患者进行病史询问、体格检查、临床检查（包括血液学、影像学等），重视患者的基础血压以及既往的基础疾病，综合评估病情的严重程度，明确靶器官损害直接决定了治疗方案的选择和患者的预后。对于大多数高血压急症患者来说，往往不宜过快或过多地降压，结合 2017 修订版中国急诊高血压诊疗专家共识[3]：初始阶段即 1 h 内，降压幅度不超过治疗前水平的25%；在 2～6 h 内将血压降至 160/100 mmHg，同时根据不同的疾病调整降压速度和降压目标；在24～48 h 内将血压逐渐降至正常水平。2018 欧洲 ESH/ESC 高血压指南[4] 指出，针对这种血压较高的紧急情况，建议优先应用半衰期短的静脉药物，静脉内给药起效快，且易于调整给药剂量，同时我们还应该积极寻找引起血压升高的诱因，明确受损的靶器官。当病情稳定后，尽早过渡到口服降压药物，例如高血压患者同时合并有严重的肾功能损害，根据指南推荐的一线用药包括拉贝洛尔、尼可地平，其次为硝普钠和乌拉地尔。当患者出院后定期进行血压监测，避免血压控制不佳出现不良事件，尽可能地去除可纠正的原因及诱因，定期评估靶器官损害，从而提高患者的生存质量。

本患者在入院时，符合典型的高血压急症临床表现，诊疗过程主要分三步：第一步是急症抢救；第二步是寻找病因；第三步是对高血压造成的靶器官损害及明确病因，并调整降压方案，对患者进行血压监测与管理。在高血压急症的抢救方面，患者入院时，双上肢血压及双下肢血压都接近 190/130 mmHg，属于极高危高血压的范畴。同时，双肾超声显示，患者的双肾大小分别是 9.2 cm×4.2 cm 和 8.9 cm×4.2 cm，而正常人的肾大小在 10 cm×4.5 cm 左右，可见患者双肾略微偏小。因此对于 37 岁男性，血压极高，出现肉眼血尿，肾功能进行性恶化，肾偏小，有眼

底渗出，可以明确此患者同时存在血压显著升高及肾、眼底等靶器官损害，同时肾功能不全使 RAAS 系统过度激活，反过来再加重患者眼底、肾缺血性病理改变。

需要注意的是，高血压急症只是一种临床表现，并不是疾病原因，也不是病理改变。此患者外院心脏彩超显示，患者左心室内径为正常高限，二尖瓣轻度关闭不全，心电图显示患者窦律，左心室高电压，继发 ST-T 改变。患者眼底照相显示，患者视网膜有渗出，以上均说明患者不是短期高血压引起的血管痉挛性收缩导致的眼底、肾等靶器官损害，而应该是长期高血压所致的病理改变。同时，患者肾穿刺活检病理显示，33 个肾小球中有 8 个肾小球缺血性硬化，提示肾亦有病理改变。如果患者短期血压急剧升高，则不会产生肾小球硬化、肾小球毛细血管基底膜缺血性皱缩、肾小管坏死等病理改变[5]。因此，肾的病理改变提示患者可能在此发病前，已存在长期的高血压病史。而长期高血压导致患者肾损害亦会促进 RAAS 系统过度激活促进血压升高，即存在肾性高血压等继发因素。在临床工作中，医生遇到高血压急症患者时一定要有效控制血压，同时在关注血压之外积极寻找病因，并改善心脏、肾功能，保护靶器官，这些方面都是治疗高血压急症的重要过程。

三、要点提示

- 对于无前驱感染史，肾功能进行性加重伴血压明显升高的患者，需考虑恶性高血压肾损害。

- 高血压合并肾功能不全，RAAS 过度激活，ARNI/ACEI/ARB 类药物存在禁忌证，此时 CCB 类药物有较好的效果。

- 中青年高血压患者，交感神经兴奋性增高且外周血管阻力增加，α/β 阻滞剂更适合应用于降压治疗。

- 有效控制血压，寻找发病原因及保护心脏、肾等靶器官功能，均是治疗高血压急症的重要环节。

参考文献

[1] ROSSI G P, ROSSITTO G, MAIFREDINI C, et al. Management of hypertensive emergencies: a practical approach. Blood Press, 2021, 30 (4): 208-219.

[2] BRATHWAITE L, REIF M. Hypertensive Emergencies: A Review of Common Presentations and Treatment Options. Cardiol Clin, 2019, 37 (3): 275-286.

[3] 中国医师协会急诊医学分会. 中国急诊高血压诊疗专家共识（2017 修订版）. 中国实用内科杂志, 2018, 38 (5): 421-433.

[4] WILLIAMS B, MANCIA G, SPIERING W, et al. 2018 ESC/ESH Guidelines for the management of arterial hypertension. Eur Heart J, 2018, 39 (33): 3021-3104.

[5] HOSTE E A J, KELLUM J A, SELBY N M, et al. Global epidemiology and outcomes of acute kidney injury. Nat Rev Nephrol, 2018, 14 (10): 607-625.

（化冰）

第七篇

异常解剖及其他类疾病

左心室心尖部膨出瘤究竟是什么？

一、病例重现

患者为 66 岁男性，因"间断胸闷 9 个月余"由门诊入院。该患者 9 个月前因突发胸闷、憋喘就诊于外院，胸部 CT 示左侧大量气胸，经胸腔闭式引流后症状缓解，治疗期间发现心电图胸前导联呈广泛 T 波倒置、$V_1 \sim V_4$ 导联可见 Q 波形成（图 52-1），化验超敏 TnT 0.618 ng/ml（正常 < 0.1 ng/ml），外院考虑陈旧性前壁心肌梗死可能，予患者抗血小板等冠心病二级预防治疗。近两月来患者劳累后再发胸闷，活动耐量下降，为进一步诊治以"劳力性心绞痛"收入院。

既往史： 患者既往高血压史 6 年余，慢性阻塞性肺疾病史 10 余年，有大量吸烟史 35 年。

入院查体： 血压 132/86 mmHg，心率 76 次/分，律齐。心脏方面无阳性发现，视诊呈桶状胸，听诊双肺呼吸音粗，两肺可闻及少量湿啰音。

辅助检查：

- 入院心电图：窦性心律，胸前导联 R 波递增不良，较 9 个月前心电图胸前导联 T 波均恢复直立（图 52-2）。
- 心肌损伤标志物：CK、CK-MB 及肌钙蛋白均在正常范围。
- 经胸二维超声心动图提示左心房内径正常高限，余房室内径正常；左室射血分数 62%；各瓣膜无异常；室壁不厚，室壁运动协调；肺动脉内径正常。

初步诊断： 结合患者临床表现及心电图所见，入院诊断"冠状动脉粥样硬化性心脏病、恶化劳力性心绞痛、陈旧性前壁心肌梗死？"。

入院后诊疗经过： 患者于入院后第二天接受

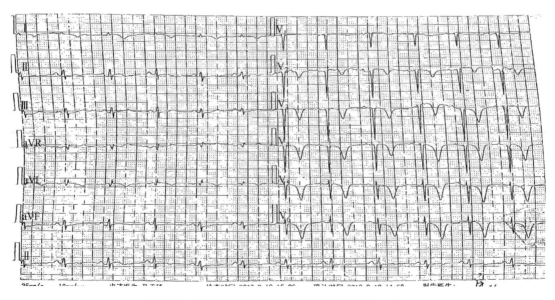

图 52-1　患者 9 个月前发作左侧气胸时外院心电图

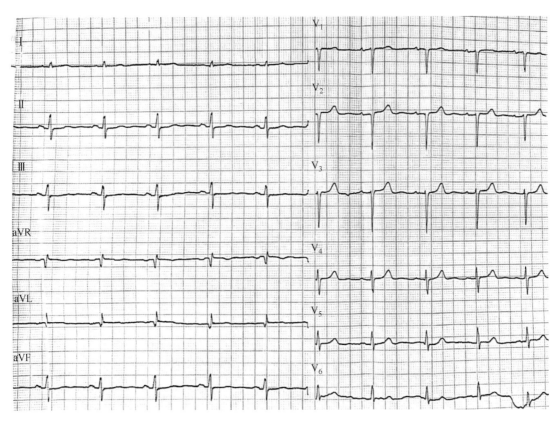

图 52-2　患者入院心电图

了经桡动脉入径的冠状动脉造影检查,造影示三支冠状动脉均无狭窄病变。随后的左心室造影发现,心尖部存在一个花瓣状局限性瘤样膨出;瘤颈部明显小于扩张的瘤腔和左心室腔;瘤壁较周围室壁薄,壁内外侧面光滑;瘤的室壁运动相对减弱(图 52-3)。

冠状动脉造影未见狭窄病变却在左心室造影时发现如此异常结构,未免让人一时难下结论。患者下台后立即复查了经胸超声心动图,此次发现(图 52-4):左心室心尖呈瘤样向外凸出,壁薄舒张期厚约 0.2 cm,收缩期厚约 0.3 cm,呈矛盾运动,大小约 1.68 cm×1.2 cm,开口处宽 1.13 cm(舒张期)。

为进一步明确该异常结构的性质,该患者进一步接受了 CMR 检查。CMR 显示左心室心尖部凸

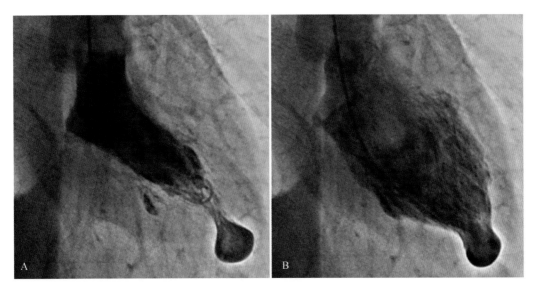

图 52-3　左心室造影显示心尖部瘤样膨出物:**A.** 收缩期末;**B.** 舒张期末

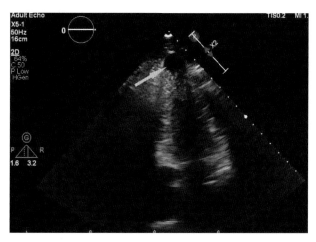

图 52-4 超声心动图于两腔心切面发现左心室心尖部呈瘤样凸出（箭头）

出一 1.66 cm×1.2 cm 的瘤样物（图 52-5），该组织含较薄心肌，并通过窄颈与心室尖相连，其内未见血栓形成。晚期延迟扫描未见钆对比剂延迟强化。

综合患者多个影像学所见，考虑心尖部瘤样膨出物为左心室心尖部憩室。先天性左心室憩室是由于先天性的局部心肌数量减少或缺失（或纤维组织占优），在左室腔压力作用下致使局部心肌薄弱的部位异常膨出而形成的结果，发病率不足 0.05%[1]。组织学中憩室分为纤维型和肌型，肌型是由心肌组织和纤维组织共同组成，常伴有其他心脏畸形和（或）胸腹中线的缺失，多位于心尖部、下壁；瘤壁有收缩运动；可早期诊断。纤维型憩室是由纤维组织组成，极少合并胸腹中线缺失或其他的先天性心脏畸形，故常为孤立性憩室，多位于心尖部和瓣

下。继发性左室憩室多为缺血性心肌病所致，是心肌梗死后心室长期重塑的结果。憩室的心电图多为窦性心律，可以有病理性 Q 波（13.4%），可以有 T 波变化（32.3%），电轴右偏更多见。

憩室常见并发症包括系统性血栓栓塞，心律失常如室性心动过速，亚急性感染性心内膜炎，心力衰竭，亚急性心脏破裂（少见，多于 18 岁前发生）等。

该患者符合孤立性憩室表现，目前无血栓形成、心律失常、心力衰竭等并发症出现，予长期口服抗凝药治疗。患者胸闷症状经规律吸入支气管扩张剂后缓解，考虑与其慢性阻塞性肺疾病相关。患者住院 10 天后出院，嘱其定期复查超声心动图，如发现憩室进行性增大则建议外科手术。

二、病例解析

1. 患者心电图动态变化如何解释？是否能够排除陈旧性前壁心肌梗死？

患者 9 个月前于外院行心电图检查见胸前导联呈广泛 T 波倒置，$V_1 \sim V_4$ 导联 Q 波形成；此次入院心电图示胸前导联 R 波递增不良，T 波均恢复直立。这一心电图的显著变化是否证明患者此前发生过前壁心肌梗死呢？考虑到 9 个月前患者是因左侧大量气胸就诊，我们查阅文献发现，发生左侧气胸时心电图就可出现异常表现，包括电轴偏移、ST 段抬高、T 波倒置以及右束支传导阻滞等。其机制

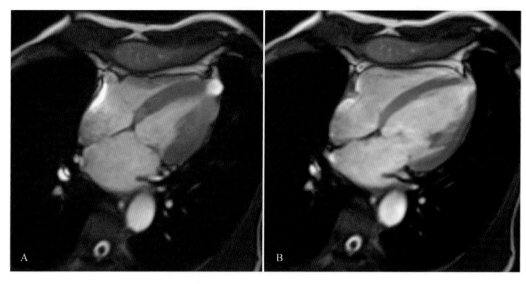

图 52-5 CMR 于左心室长轴面发现心尖部瘤样膨出物：**A.** 收缩期末；**B.** 舒张期末

可能是纵隔移位明显导致低血压状态，从而引发冠状动脉血流减少[2]。

该患者造影未见冠状动脉狭窄，超声心动图未发现左心室前壁运动减弱，MRI也未见延迟强化等心肌梗死征象，因此可以排除陈旧性前壁心肌梗死的诊断，其心电图变化与当时左侧大量气胸有关。这样也同时排除了左心室膨出瘤是由于心肌梗死继发心尖部室壁瘤的可能。

2. 左心室心尖部膨出瘤的鉴别诊断

除了常见的心肌梗死后并发室壁瘤形成外，左心室心尖部膨出瘤还需与下列疾病相鉴别[3]：

假性室壁瘤：多由于透壁心肌梗死、外伤导致的心脏破裂，多位于左心室下后壁；游离壁透壁破裂及邻近脏壁层心包增厚粘连，可包裹经心室破口流出的血液，延缓心脏压塞的发生；冠脉造影可见瘤区未见心外膜冠状动脉的分布；左心室造影可见左心室壁局部口小底大的膨出结构，与左心室腔狭窄的交通口相连。

心尖球囊样综合征：好发于绝经后女性，发病前常有高度紧张的情绪或生理应激事件；心电图示前壁ST段抬高和T波倒置；冠脉造影完全正常或接近正常（狭窄＜50%），无严重狭窄或斑块破裂；左心室造影示左心室心尖和中部球囊样膨出，室壁运动减弱、消失或矛盾运动，而基底部收缩正常或代偿性增强，使左心室呈瓶颈样。该病最大特点是短期内可逆，即应激过后心尖部囊样膨出可消失，室壁运动恢复正常。

肥厚型心肌病合并心尖部室壁瘤：肥厚型心肌病是一种较为常见的遗传性心肌病，而合并心尖部室壁瘤是其非典型表现。在我国心尖肥厚型心肌病患者中，左心室心尖部室壁瘤的患病率为2.3%，合并左心室心尖部室壁瘤者的预后明显较差。该患者没有任何左心室室壁增厚的表现，因此不考虑为肥厚型心肌病所致。

三、要点提示

- 突发胸痛、憋喘合并心电图缺血性改变时，一定注意要与气胸相鉴别。左侧大量气胸时可以出现心电图ST段抬高、T波倒置等"心肌梗死"表现，甚至还会出现肌钙蛋白的轻度升高。
- 左心室心尖部憩室诊断主要依赖于影像学检查，超声心动图常因心尖部图像质量不佳难以发现心尖部瘤样膨出，尤其对直径＜20 mm的小瘤体更难以识别，CMR仍是诊断左心室心尖部憩室的金标准[4]。

参考文献

[1] OHLOW M A, VON KORN H, LAUER B. CHARACTERISTICS AND OUTCOME OF CONGENITAL LEFT VENTRICULAR ANEURYSM AND DIVERTICULUM：ANALYSIS OF 809 CASES PUBLISHED SINCE 1816. INT J CARDIOL, 2015, 185：34-45.

[2] SCHMIDT D C, ANDERSSON C, SCHULTZ H H. ECG WITH ALTERNATING ELECTRIC AXIS IN RELATION TO LEFT-SIDED TENSION PNEUMOTHORAX：A CASE REPORT AND REVIEW OF THE LITERATURE. EUR CLIN RESPIR J, 2018, 5（1）：1495982.

[3] ZHOU L, CHEN H, LI H W. Adult with exertional dyspnoea and abnormal ECG. Heart. 2021, 107：1039-1102.

[4] YANG K, SONG Y Y, CHEN X Y, et al. Apical hypertrophic cardiomyopathy with left ventricular apical aneurysm：prevalence, cardiac magnetic resonance characteristics, and prognosis. Eur Heart J Cardiovasc Imaging, 2020, 21（12）：1341-1350.

（周力　陈晖）

高血压、呼吸困难、吞咽困难
——右位主动脉弓合并 Kommerell 憩室一例

一、病例重现

患者女性，52 岁。主因间断气短 1 年，胸闷 10 天入院。患者 1 年前快步走 300 m、提重物后出现气短，持续 5～8 min，休息后可缓解，伴夜间右侧卧位时心前区压迫感，更换位置可缓解。就诊于外院，行 ECG 示下壁 II、III、aVF 导联 ST 段压低 0.05 mV，超声心动图示：左心房前后径 48.9 mm，左心室舒张末期内径 55.7 mm，左室射血分数（LVEF）69%，提示左心房增大，室间隔增厚，予单硝酸异山梨酯、曲美他嗪、氟伐他汀治疗，症状未见明显缓解，患者日常快步走 300～500 m 后仍可出现上述症状，未再进一步诊治。患者 10 天前无明显诱因静息时出现胸闷，心前区压迫感，持续 10～20 min 自行缓解，于我院急诊化验心肌损伤标志物未见异常，ECG 示 II、aVF 导联 ST 段压低 0.1 mV。

既往史： 高血压史 30 年，最高 175/90 mmHg，规律服用硝苯地平控释片 30 mg qd，海捷亚（氯沙坦钾氢氯噻嗪）1 片 qd，未规律监测血压；发现双上肢血压相差较大 20 年（右上肢高于左上肢，相差 20～30/10～15 mmhg），未进一步明确原因；脊柱胸椎侧弯、腰椎前凸 10 余年，近 2 年畸形突然明显，未治疗；慢性支气管炎 7 年，未治疗；反流性食管炎 7 年，未治疗（2020-7 外院胃镜）；间断进固体食物吞咽困难 1 年，未就诊；高脂血症 1 年，规律服用氟伐他汀 80 mg qn。

家族史： 否认家族中传染病史、遗传病史及肿瘤史。

入院查体： 体温 36.3 ℃，脉搏 67 次 / 分，呼吸 18 次 / 分，SpO$_2$ 98%（未吸氧），左上肢血压 119/83 mmHg，右上肢血压 150/95 mmHg，左下肢血压 116/64 mmHg，右下肢血压 106/74 mmHg，体重 77 kg，身高 165 cm，BMI 28.51 kg/m^2，腹围 90 cm。颈软无抵抗，颈动脉双侧搏动强弱不对称，右侧较强，可闻及明显杂音。气管居中，甲状腺不大。左桡动脉搏动未触及。胸廓畸形，胸椎侧弯，呼吸运动对等，节律规整，两侧胸廓扩张度对称，双侧语颤对称。双肺呼吸音粗，双肺未闻及干湿啰音，无胸膜摩擦音。心前区无异常隆起及凹陷，叩诊心界不大，心率 67 次 / 分，律齐，P2 ＝ A2，第一心音正常，各瓣膜听诊区未闻及病理性杂音及额外心音，无心包摩擦音。腹软，肝脾肋下未触及。双侧足背动脉搏动弱。

辅助检查：

- 胸部 CT：双肺少量慢性炎性病变；右位主动脉弓，动脉瘤形成。建议进一步行 CTA 检查，进一步观察血管走行及分支情况。

初步诊断： 胸闷待查，冠心病？高血压 2 级（很高危），左心增大，室间隔增厚，高脂血症，右位主动脉弓，降主动脉瘤？食管裂孔功能障碍，反流性食管炎（LA-C 级），慢性非萎缩性胃炎伴糜烂，乳腺结节，双肺少量慢性炎性病变，慢性支气管炎，脊柱畸形。

入院后诊疗经过： 入院后进一步完善检查，NT-proBNP 338 pg/ml，同型半胱氨酸 15.3 μmol/L，尿蛋白 4 项、肿瘤标志物、糖化血红蛋白、甲状腺系列、便常规、TnT、肝肾功能均未见异常。eGFR 123 ml/（min · 1.73 m^2）。

超声心动图显示左心房前后径 5.22 cm 增大、左心室内径 5.53 cm 增大，LVEF 66%，室间隔基底段增厚约 1.36 cm，肺动脉内径增宽，冠状静脉窦内径增宽约 1.13 cm。房间隔中段菲薄，向右房面膨凸。

主动脉 CTA 显示：升主动脉直径 3.2 cm，粗细不均；头臂干及左颈总动脉起自升主动脉；右位主动脉弓，主动脉弓局部管腔明显增宽并局限性膨大，最宽处管径 6.9 cm；左锁骨下动脉起自弓部膨大结构，开口处管腔中度狭窄，近端管腔局部瘤样扩张；降主动脉位于右侧管腔，走形迂曲，全程管腔明显增宽，最宽处管径 4.6 cm。食管下端壁增厚，部分胃腔向上疝乳后下纵隔（图 53-1）。

冠状动脉造影：冠状动脉起源及分布正常，右优势型；左前降支中段，狭窄程度＜30%，病变长度局限性；回旋支及右冠未见明显狭窄。升主动脉造影结果提示：右位主动脉弓，可见降主动脉瘤样

扩张（图 53-2）。

颈部血管超声：双侧颈动脉内-中膜不均匀增厚伴多发斑块形成；左侧锁骨下动脉起始段显示欠清，双侧锁骨下动脉可显示段血流通畅。经颅多普勒：右侧颈内动脉起始部轻度狭窄，左侧锁骨下动脉近心段重度狭窄——闭塞，左侧桡动脉血流速度及搏动性均显著低于对侧。

肺功能检查：阻塞性通气功能障碍，弥散功能正常。FEV1 1.54 L（Pre 2.62 L），FEV1/VCmax 62（Pre 79）。

经与心外科、血管外科讨论后，征求患者意见，采取药物保守治疗。

出院诊断：右位主动脉弓，降主动脉瘤样扩张，左锁骨下动脉狭窄，冠状动脉粥样硬化，主动脉缩窄，继发性高血压，左心增大，室间隔增厚，高脂血

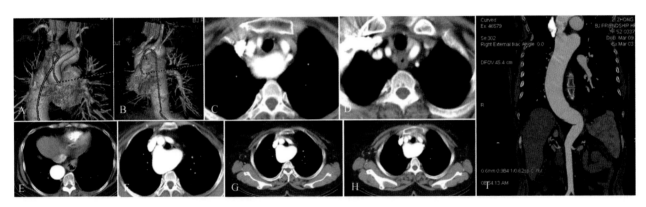

图 53-1 **A～D.** 主动脉弓分支依次：左颈总动脉、头臂干（右颈总动脉、右锁骨下动脉）、左锁骨下动脉。迷走左锁骨下动脉［左：起源于主动脉弓远端（Kommerell 憩室）；右上：迷走 LSA 开口；右下：迷走 LSA 走行于食管左后方］；**E.** 食管裂孔疝；**F.** 胸主动脉瘤压迫气管、食管；**G、H.** 主动脉褶皱畸形

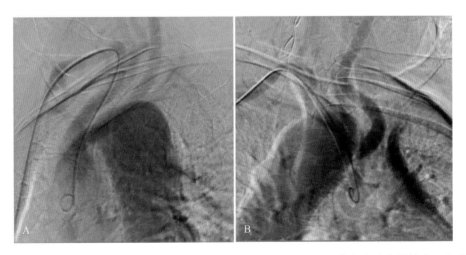

图 53-2 **主动脉弓造影：A.** 左前斜 30°；**B.** 右前斜位 30°，显示右位主动脉弓，降主动脉瘤样扩张。主动脉弓分支依次：左颈总动脉、头臂干（右颈总动脉、右锁骨下动脉），主动脉褶皱

症，食管裂孔疝，反流性食管炎（LA-C 级）慢性非萎缩性胃炎，乳腺结节，慢性支气管炎，脊柱畸形。

随访 1 年，患者症状未再进一步加重。

二、病例解析

1. 右位主动脉弓

1763 年 Fioratti 和 Aglietti 最先描述了右位主动脉弓；右位主动脉弓较罕见，人群中放射检出率为 0.06% ~ 0.1%，尸检检出率为 0.04% ~ 0.1%，并且尸检提示 50% 的右位主动脉弓合并迷走左锁骨下动脉。其原因为：22q11 染色体微缺失（也称为 22q11.2 远端微缺失综合征）。胚胎发育过程中，正常情况下左侧第 4 对动脉弓近端退化消失，右侧发育形成主动脉弓。右位主动脉弓是左侧第 4 对动脉弓近端未退化引起。

1963 年，Folson 和 Palayow 将右位主动脉弓分为 I 型和 II 型；I 型又称为镜面右位主动脉弓，即主动脉弓跨越右主支气管后与右位降主动脉相连，自主动脉升-弓部依次发出左无名动脉、右颈总动脉、右锁骨下动脉；II 型又称为右位主动脉弓及迷走左锁骨下动脉，即自主动脉升部及弓部依次发出左颈总动脉、右颈总动脉、右锁骨下动脉、左锁骨下动脉。依照此分型，该患者属于 II 型右位主动脉弓。其迷走左锁骨下动脉起源于主动脉弓远端 Kommerell 憩室[1]（图 53-1）。

临床症状：右位主动脉弓在儿童期一般不出现症状，成年期最常见的症状为胸背部疼痛伴吞咽困难、咳嗽、喘鸣、咯血等，吞咽困难与咳嗽的组合应高度疑诊动脉瘤，如图 53-1 所示，该患者食管、气管受动脉瘤压迫而出血相应症状；无症状右位主动脉弓患者约占 18%；89% 右位主动脉弓为迷走左锁骨下型，11% 为镜像型。最常见的病理类型为 Kommerell 憩室起源的动脉瘤，其次为主动脉夹层。

右位主动脉弓手术指征：①有明显的气管、食管压迫症状；②一般认为 Kommerell 憩室直径超过 50 mm 是干预指征。手术方法包括全动脉弓置换，全弓置换＋软象鼻＋ TEVAR，全弓置换＋支架象鼻，胸降主动脉置换＋锁骨下动脉-静脉移植/移位术，动脉瘤腔内缝合术等[2]。

2. 高血压

年轻人高血压，要考虑到继发性高血压可能性。该患者发现高血压时 20 岁，应详细查找继发性高血压的原因。主动脉褶曲畸形（图 53-1）是继发性高血压原因之一。另外，该患者合并了迷走左锁骨下动脉开口狭窄，因此，左上肢血压较右上肢血压低。继发性高血压中，如双下肢血压明显低于双上肢，最常见于主动脉缩窄的患者。但类似于主动脉缩窄病理生理特点的病变，如本例患者主动脉褶曲畸形，由于主动脉扭曲导致类似与局部缩窄，因此，也可以导致下肢血压低于上肢。

三、要点提示

- 右位主动脉弓是一种罕见的疾病，可合并动脉瘤，压迫食管、气管，出现吞咽困难、呼吸困难等表现。合并主动脉褶皱畸形时可出现继发性高血压。

参考文献

[1] ARAZIŃSKA A, POLGUJ M, SZYMCZYK K, et al. Right aortic arch analysis-Anatomical variant or serious vascular defect？BMC Cardiovasc Disord, 2017, 17（1）：102.

[2] BARR J G, SEPEHRIPOUR A H, JARRAL O A, et al. A review of the surgical management of right-sided aortic arch aneurysms. Interact Cardiovasc Thorac Surg, 2016, 23（1）：156-162.

（姚道阔）

心包内惊现不明占位，多种影像学检查合力揭开谜底

一、病例重现

患者青年男性，31岁。主因"胸闷、心悸4天"于2019-12-3入院。4天前患者无诱因出现胸闷、气短，伴乏力及畏寒，未测体温，自服感冒药症状缓解。无胸痛，无咳嗽、咳痰，无恶心、呕吐，无头晕、黑蒙，与体位及活动无关，近4天反复发生上述症状，持续时间不等。1天前夜间睡眠中再次胸闷、气短，持续1h，就诊于我院急诊，心电图示Ⅱ、Ⅲ、aVF、V₄～V₆导联T波倒置，TnI 0.046 ng/ml，初步诊断为心肌炎收入院。

既往史及个人史：有高血压史，血压最高160/90 mmHg，未服药。脂肪肝、过敏性鼻炎史。

入院查体：体温36.5℃，呼吸18次/分，血压（双上肢）150/70 mmHg，BMI 24.3 kg/m²，心率76次/分，律齐，A2＝P2，胸骨左缘3～5肋间可闻及收缩期2/6级吹风样杂音。

辅助检查：

- TnT（2019-12-3）：0.038 ng/ml。
- ECG（2019-12-3，图54-1A）：Ⅱ、Ⅲ、aVF、V4～V6导联T波倒置。

初步诊断：高血压2级，心肌炎？

入院后诊疗经过及随访：TnT及TnI的变化：TnT（2019-12-4）0.015 ng/ml↑，TnI（2019-12-4）0.037 ng/ml↑，TnT（2019-12-8）＜0.01 ng/ml，TnI（2019-12-8）0.005 ng/ml。CRP 26.68 mg/L↑，ESR 27 mm/h，结核感染T阴性，抗核抗体谱阴性，抗ENA抗体谱阴性。蛋白C活性142%↑，蛋白S活性159%↑，HCY 50.9 μmol/L↑，肿瘤标志物（AFP、CEA、CA125、CA199、CYFR211、

NSE、TPSA、FPSA、CA-50、CA724）阴性。

ECG（2019-12-7）Ⅱ、Ⅲ、aVF、V₄～V₆导联T波直立（图54-1B）。入院后UCG（图54-2）：LA 3.98 cm，EDD 5.15 cm，LVEF 60%，胸骨旁大动脉短轴切面主动脉右后方房间隔位置可见约6.83 cm²圆形低回声区，与心脏各腔室无联通。胸部X线片（图54-3A）未见异常。CMR（图54-3B、图54-4）：房间沟区可见类圆形囊性异常信号，凸向左房生长，边缘光整，直径大小约3.4 cm，增强检查未见明显强化。冠脉CTA（图54-5）：冠脉各支未见斑块及狭窄，心肌密度均匀，未见肥厚或变薄，心腔内未见异常密度影，左心房间沟见大小约2.6 cm×2.9 cm类圆形低密度影，左心房受压，增强未见强化。胸部CT（图54-6A）见双肺门及纵隔未见明显增大淋巴结，房间沟可见一类圆形低密度影，凸向左心房生长，大小约2.7 cm×2.9 cm，CT值约25 HU，增强后未见强化。主动脉、肺动脉主干及其分支造影剂充盈良好，管径正常，血管边缘清晰。心脏运动负荷＋静息门控心肌灌注SPECT显像（图54-7）：左心室心肌未见明确缺血征象，左心室各壁运动未见明显异常，左心室室壁机械收缩同步性好。全身SPECT左心房间沟处类圆形低密度灶伴钙化，FDG代谢缺损，左心房受压，双颈部、左锁骨上区大小不等淋巴结，部分FDG代谢增高，考虑炎性反应性增生。

经过一系列检查，诊断为心包内囊性占位（心包内囊肿）。该患者拒绝手术切除此囊性占位，建议定期复查相应影像学检查，观察病情变化。

3个月后复查胸部CT（图54-6B），心包内囊性占位无变化，继续观察。1年、2年后复查胸部CT，心包内囊性占位无变化。

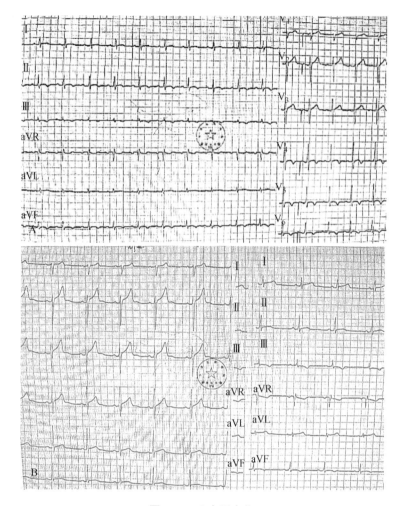

图 54-1　心电图变化

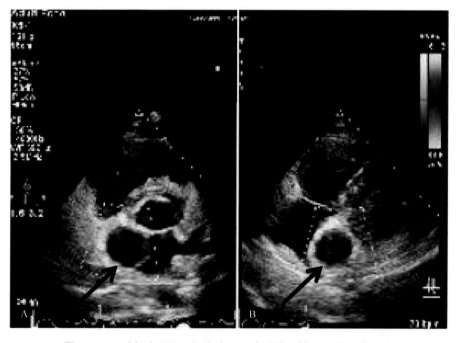

图 54-2　心脏超声所见心包囊肿：**A.** 大动脉短轴；**B.** 胸骨旁四腔

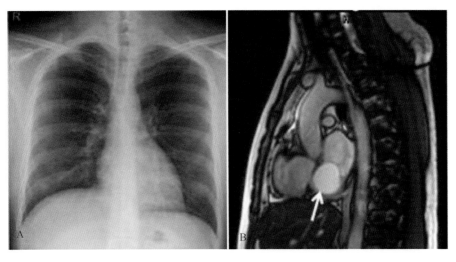

图 54-3 A. 胸部 X 线片未见心包囊肿迹象；B. CMR 人体矢状位可见心包囊肿

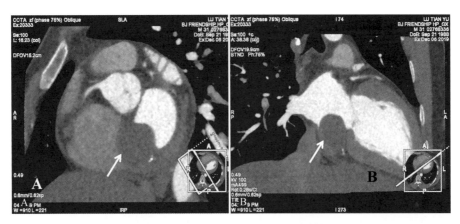

图 54-4 CMR 明确心包囊肿对左心房压迫：A. 轴位；B. 心脏两腔心

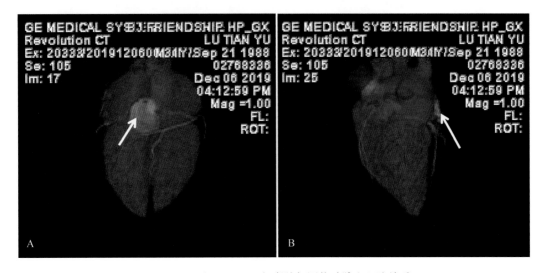

图 54-5 冠脉 CTA：心包囊肿与冠状动脉和心腔关系

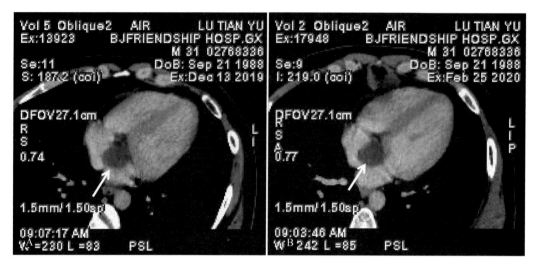

图 54-6　心包囊肿胸部 CT：**A.** 住院期间；**B.** 出院 3 个月随访

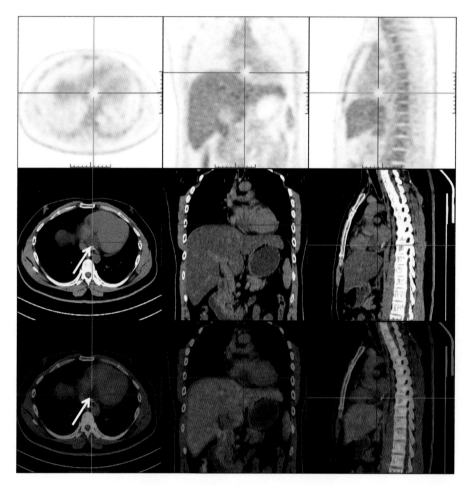

图 54-7　心包囊肿在全身 SPECT 的影像

二、病例解析

1837 年，爱尔兰的一个医院首次报道了心包囊肿病例。1931 年在纽约，心包囊肿的病例被手术治疗[1]。心包囊肿是一种罕见的疾病，发病率约为每 10 万人 1 例[2]。70% 的心包囊肿位于右心膈角，22% 的病例位于左侧膈角，8% 的病例位于纵隔后部[3]或前上纵隔[4]。大多数（50%～75%）

心包囊肿的患者没有症状。心包囊肿引起症状是因为囊肿压迫心脏、大动脉、腔静脉[6]、食管、气管。常见的症状包括咳嗽[7]、胸痛、呼吸困难、胸部压迫感、心悸。患者也可能出现如下并发症：晕厥[8]、猝死[9]、心脏压塞[10]、心肌炎[11]、房颤、充血性心力衰竭[12-13]、心脏流出道梗阻、囊肿感染、出血[14]及破裂[15]、气道梗阻、肺栓塞、腔静脉受侵蚀。这些并发症比较少见。本例患者因囊肿位于房间沟，压迫左心房，没有造成血流动力学影响，因此心包囊肿引起的症状不明显。

没有症状的心包囊肿常常在检查胸部 X 线片时偶然被发现。心包囊肿在胸部 X 线片上的表现常常是左心缘[16]或右心缘的占位。胸部 X 线片上表现在右心缘的占位容易被诊误为右位心[17]。胸部 CT、CMR、心脏超声都有助于心包囊肿的发现[18]、诊断、定位和并发症的判断。本例患者胸部 X 线片未见异常表现，与囊肿位置（纵隔后部、左房间沟处）相关。

心包囊肿如果无症状、未造成附近脏器的压迫和侵蚀，未出现并发症，可以保守治疗，定期复查相关影像学检查，评估心包囊肿大小变化、与附近脏器的关系、是否出现并发症。炎症相关的心包囊肿可以做经皮囊肿抽吸或酒精硬化治疗。一旦出现危及生命的症状和并发症，应该对心包囊肿进行外科处理。外科处理方式包括影像学引导下的经胸囊肿切开术或囊肿切除术[19-20]。本例患者的心包囊肿未造成附近脏器及血管的压迫和侵蚀，随访期间囊肿大小无变化、无危及生命的并发症出现，因此，暂可不进行有创性治疗。

三、要点提示

- 心包内囊肿发病率低，位于房间沟的心包囊肿更少见。心包囊肿虽属于良性病变，但是如果出现威胁生命的并发症，还是应该手术切除。
- 临床症状个体差异性较大，心脏超声、胸部 CT、CMR 都有助于心包囊肿的诊断。

参考文献

[1] PICKHARDT O C. Pleuro-diaphragmatic cyst. In：transactions of the new York surgical society-stated meeting held april 12, 1933. Ann Surg, 1934, 99（5）：814-816.

[2] MAISCH B, SEFEROVIC P M, RISTIC A D, et al. Task Force on the diagnosis and management of pericardial diseases of the European Society of Cardiology. Guidelines on the diagnosis and management of pericardial diseases executive summary；the task force on the diagnosis and management of pericardial diseases of the european society of cardiology. Eur Heart J, 2004, 25（7）：587-610.

[3] ERSHADI R, VAHEDI M. Uncommon Location of a Giant Pericardial Cyst：A Case Report. Iran J Med Sci, 2021, 46（4）：308-311.

[4] DEMOS T C, BUDORICK N E, POSNIAK H V. Benign mediastinal cysts：pointed appearance on CT. J Comput Assist Tomogr, 1989, 13（1）：132-133.

[5] GUVEN A, SOKMEN G, YUKSEL M, et al. A case of asymptomatic cardiopericardial hydatid cyst. Jpn Heart J, 2004, 45（3）：541-545.

[6] KAUL P, JAVANGULA K, FAROOK S A. Massive benign pericardial cyst presenting with simultaneous superior vena cava and middle lobe syndromes. J Cardiothoracic Surg, 2008, 3：32.

[7] SOKOUTI M, HALIMI M, GOLZARI S E J. Pericardial cyst presented as chronic cough：a rare case report. Tanaffos, 2012, 11（4）：60-62.

[8] ARNÁIZ-GARCÍA M E, RUIZ-OLGADO M J, SANTOS-IGLESIAS J L, et al. Giant pericardial cyst as the cause of syncope. Eur J Cardiothorac Surg, 2020, 58（3）：657.

[9] LEY M B, LARSEN M K. Pericardial Cyst：Cause of Sudden Cardiac Death？J Forensic Sci, 2019, 64（1）：295-297.

[10] CHO J S, HUH U, LEE J, et al. Giant pericardial cyst with cardiac tamponade：A case report. Asian J Surg, 2021, 44（5）：794-795.

［11］JIMÉNEZ MARTÍNEZ C，ESPAÑA BARRIO E，SANZ MERINO A I，et al. Complete resolution of typical pericardial cyst after acute pleuropericarditis. Rev Esp Cardiol（Engl Ed），2021，74（12）：1110-1112.

［12］VALSCHAERTS AS，DUPONT M，SELDRUM S. Idiopathic pericardial cyst causing heart failure. Acta Cardiol，2019，74（2）：174-175.

［13］ZHU M Z L，GANGAHANUMAIAH S，ROWE K，et al. Giant pericardial cyst causing acute right heart failure 11 years after incidental diagnosis. Eur Heart J Cardiovasc Imaging，2021，22（5）：e16.

［14］OGURI M，OHGUCHI S，TAKAHARA K，et al. Hemorrhagic Pericardial Cyst Complicated with Constrictive Pericarditis. Intern Med，2018，57（24）：3565-3568.

［15］LAK H，SHAH R，VERMA B R，et al. A rare complication of a rare disease：Pericarditis due to ruptured pericardial cyst. Echocardiography，2020，37（8）：1300-1303.

［16］SALLADE T D，KRAUS C K，HOFFMAN L. Symptomatic Pericardial Cyst：An Atypical Case of Pleuritic Chest Pain. Clin Pract Cases Emerg Med，2019，3（3）：199-201.

［17］HAMAD H M，GALRINHO A，ABREU J，et al. Giant pericardial cyst mimicking dextrocardia on chest X-ray. Rev Port Cardiol，2013，32（1）：49-52.

［18］PANFILOV D，MOCHULA O，MOCHULA A. Silence of a huge pericardial cyst. Eur J Cardiothorac Surg，2021，59（1）：280.

［19］PAELINCK B P，DE BOCK D，LAGA S，et al. Thoracoscopic resection of a symptomatic pericardial cyst. Kardiol Pol，2020，78（10）：1057-1058.

［20］AKKUŞ M，KAYA M，SATILMIŞOGLU M H，et al. Video-assisted thoracoscopic surgery for the treatment of pericardial hydatid cyst. Acta Chir Belg，2020，120（3）：190-192.

（王萍）

病例 55

多发性巨大动脉瘤一例

一、病例重现

男性，65 岁。主因"间断心前区紧缩感 2 天"入院。患者 2 天前午后无明显诱因出现心前区紧缩感，伴恶心、呕吐，呕吐物为胃内容物，轻度胸闷、胸痛，无黑矇、晕厥，自述测血压 60/50 mmHg，心率 48 次 / 分，立即就诊查心电图及心肌酶，心电图示：窦性心律，Ⅰ、aVL 导联 ST 段压低 0.1 mV，Ⅱ、Ⅲ、aVF 导联 ST 段抬高 0.1 mV，Ⅱ、Ⅲ、aVF 导联 q 波，胸前导联 T 波双向倒置，血 TnI 0.114 ng/ml，CK-MB（质量）6.60 ng/ml，TnT 0.032 ng/ml，考虑诊断"急性下壁心肌梗死"于 2020-12-10 收入院。

既往史及个人史： 吸烟史 40 年，每天 30 支。高血压史 20 年，收缩压最高达 170 mmHg，福辛普利 10 mg qd，硝苯地平控释片 30 mg qd 降压治疗，血压控制尚可，近 2 个月未规律用药。高脂血症史 5 年，服用他汀类降脂治疗。前列腺增生史 5 年，保列治（非那雄胺）1 片 qd 治疗。脑梗死病史 4 年，未遗留肢体活动障碍。否认糖尿病史。手术史：2015 年体检发现腹主动脉瘤，行腹主动脉支架置入术，2019 年 8 月行腹主动脉瘤二型内瘘凝血酶及蛋白胶腔内注射，2020 年 4 月行腹主动脉瘤切除术。患者无明确心血管疾病家族史。

入院查体： 神清，自主体位，生命体征平稳，未见明显颈静脉充盈，双肺呼吸音清，未闻干湿啰音，心率 70 次 / 分，律齐，各瓣膜区未闻病理性杂音，腹部可见手术瘢痕，肝脾未触及，双下肢无水肿，双足背动脉搏动弱。

入院后诊疗经过： 入院后给予阿司匹林 100 mg、氯吡格雷 75 mg、依诺肝素钠 6000 U q12 h、瑞舒伐他汀 10 mg 治疗，并给予吸氧、心电监护等治疗措施。病情平稳，于住院 3 天后行冠状动脉造影检查。冠状动脉起源及分布：正常，右优势型；左主干，狭窄程度 < 30%，病变长度弥漫性，TIMI Ⅲ 级；左前降支近段，狭窄程度 30% ～ 50%；扩张；左前降支中段，狭窄程度 100% 完全闭塞，TIMI 0 级；右冠圆锥支造影可见前降支侧支循环；回旋支近段发出后巨大动脉瘤，远段血管显影不清，血流无法评估；右冠状动脉近段扩张；近段发出后巨大动脉瘤，远段血管显影不清，血流无法评估；左心室造影：左心室心尖收缩功能减弱，左室射血分数 42.5%。

超声心动图： 双房、左心室增大，下壁、前壁、前室间隔运动减弱，左室射血分数 55%。

冠脉 CTA： 冠状动脉呈右优势型，右冠状动脉近段及中远段部分血管内径明显增宽，最宽处 5.3 cm，中远段血管显影欠佳，右冠近段狭窄 50% ～ 60%。回旋支近段及中段部分管腔内径明显增宽，最宽内径 4.8 cm，远端显影欠佳。左主干、前降支近段、中远段可见斑块，狭窄程度轻到重度，见图 55-1、图 55-2。

本次住院行头颅 MRA 检查发现脑部动脉粥样硬化表现，未见动脉瘤及瘤样扩张改变。

患者冠脉巨大动脉瘤诊断明确，既往腹主动脉瘤病史如下：

5 年前（2015 年）因突发腹痛行超声检查发现腹主动脉瘤伴附壁斑块，入院行腹主动脉造影，并行左侧髂内动脉栓塞术及经股动脉腹主动脉覆膜支架腔内修复术，术后主动脉 CTA 见图 55-3、图 55-4。

3 年前（2017 年）常规复查时发现腹主动脉瘤

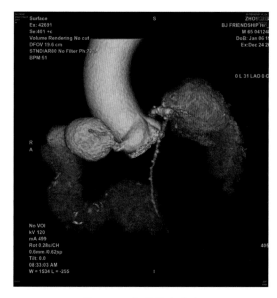

图 55-1　右冠状动脉瘤

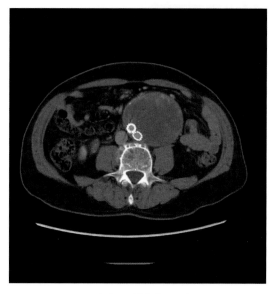

图 55-3　髂动脉瘤覆膜支架置入术后

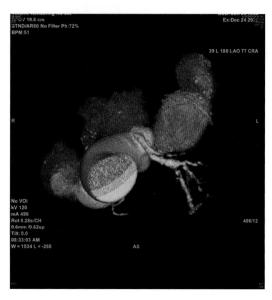

图 55-2　左回旋支动脉瘤

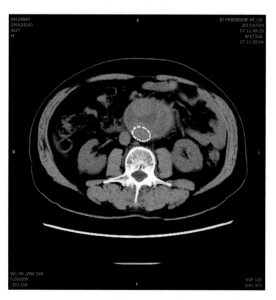

图 55-4　腹主动脉瘤覆膜支架置入术后

瘤体增大，入院行腹主动脉造影，显示肾下腹主动脉瘤样扩张，双侧髂总动脉及双侧髂内动脉扩张，肠系膜上动脉一分支动脉经肠系膜动脉弓，与肠系膜下动脉分支相联通，肠系膜下动脉可见逆向血流并与瘤体联通，瘤体内浅淡显影，考虑存在Ⅱ型内漏，于 2017-7-12 行腹主动脉造影＋肠系膜上动脉造影＋肠系膜下动脉栓塞术。

1 年前（2019 年）因腹痛行超声检查提示：腹主动脉瘤，腹主动脉支架术后，Ⅱ型内漏。在超声引导下行腹主动脉瘤Ⅱ型内瘘凝血酶及蛋白胶腔内注射，术后患者腹痛缓解。

半年前（2020 年）因食欲不振、腹胀而食量减少，明显消瘦，住院在全麻下行经股动脉穿刺，腹主动脉、髂动脉造影，并剖腹探查，行腹主动脉动脉瘤切除术，腰动脉缝扎术，肠系膜下动脉切断，腹主动脉缩窄成形术。

腹主动脉瘤切除病理报告：腹主动脉镜下见内膜明显增厚，中膜萎缩，弹力纤维断裂和纤维化，甚至钙化，外膜纤维性增生，伴明显非特异性炎症反应。

根据患者腹主动脉、髂动脉动脉瘤病史，结合冠状动脉表现，考虑诊断：多发大动脉瘤。

患者行冠脉造影后第三天，突发意识丧失，心电图示室性逸搏心律，经抢救无效临床死亡。

二、病例解析

本患者腹主动脉及髂总动脉瘤病史 5 年，此次因急性心肌梗死入院，造影发现冠状动脉粥样硬化合并巨大动脉瘤，多发巨大动脉瘤诊断明确，但还需要明确动脉瘤病因。

动脉瘤在临床上并不少见，但多发巨大动脉瘤较为罕见。动脉瘤形成的原因很多，有先天性及后天获得性，后天获得性包括感染（梅毒、真菌）、炎症、风湿免疫疾病、肿瘤等，如儿童期的川崎病、大血管炎如多发性大动脉炎、巨细胞动脉炎、或 Behçet 综合征均可导致动脉瘤的形成，但动脉瘤最常见原因仍为动脉粥样硬化。2020 年英国指南建议[1]应对有吸烟史的 65 ～ 75 岁男性、有腹主动脉瘤家族史的男性和女性进行腹主动脉瘤常规筛查。本患者有长期吸烟史及高血压史，5 年前发现腹主动脉瘤，此次住院发现冠状动脉巨大动脉瘤，同时有动脉粥样硬化斑块及狭窄，故本例患者考虑动脉瘤最有可能的原因为动脉粥样硬化。文献报道冠状动脉瘤合并胸主动脉瘤或腹主动脉瘤的发生率大约为 17%[2]。

大部分冠状动脉瘤累及右冠状动脉，且多数无症状。冠状动脉瘤的诊断通常通过冠状动脉造影。本例患者，在行选择性冠状动脉造影时发现动脉瘤样扩张，之后，又进行了冠脉 CTA 检查，获得的 CTA 图像显示了巨大的右冠状动脉瘤及左回旋支冠状动脉瘤。

巨大冠状动脉瘤的患者常合并心绞痛及心肌梗死，这是动脉瘤区域心肌供血不足造成的，可能是由于斑块破裂血栓形成，也可能是动脉瘤内血栓脱落造成的冠脉栓塞。冠状动脉瘤其他并发症还包括动脉瘤破裂、冠脉夹层、动脉瘤对周围组织的机械压迫等。

动脉瘤的发生机制为动脉壁的结构的破坏，由此导致的中膜变薄，加上血流对动脉壁冲击，导致动脉壁的渐进式扩张，形成局限性扩张节段和动脉瘤节段，本例患者腹主动脉瘤病理表现与此相符。但本例患者冠脉及髂动脉扩张明显，应考虑是否与先天异常发育或基因相关，但有关巨大动脉瘤基因突变未见相关研究报道。

动脉瘤的治疗需根据患者的具体情况进行选择，总体来说治疗困难，胸主动脉或腹部大动脉瘤可选择开放手术或主动脉腔内覆膜支架置入[3]。冠状动脉巨大动脉瘤往往推荐外科手术治疗，包括动脉瘤的结扎，切除，冠脉搭桥手术等。最常见的外科手术是打开冠状动脉瘤，缝合其近段血管和远端血管，最后进行远端血管搭桥。本例患者腹主动脉瘤采取了开放手术＋覆膜支架置入，治疗效果较好，但冠状动脉瘤未及时处理导致患者死亡，考虑死亡原因可能为急性心肌梗死导致心脏骤停，其次不能除外动脉瘤破裂，提醒我们对有动脉瘤的患者应对其他部位动脉情况进行检查，早期诊断，早期治疗。

三、要点提示

- 临床工作中，如果发现有明显的局部动脉瘤样扩张，应注意对全身动脉进行筛查，可以做到早发现早治疗。
- 动脉瘤样扩张，往往涉及多科情况，病情凶险，容易发生动脉瘤破裂出血危及生命，多科合作综合治疗可能会取得更好效果。

参考文献

[1] National Institute of Health and Care Excellence（NICE）. Abdominal aortic aneurysm：diagnosis and management. NICE guideline.（2020-03-19）[2021-04-16]. https://www.nice.org.uk/guidance/ng156.

[2] BALDERSTON J R, GIRI J, KOLANSKY D M, et al. Coronary artery aneurysms associated with ascending aortic aneurysms and abdominal aortic aneurysms：pathophysiologic implications. Catheter Cardiovasc Interv, 2015, 85（6）：961-967.

[3] PATEL R, POWELL J T, SWEETING M J, et al. The UK EndoVascular Aneurysm Repair（EVAR）randomised controlled trials：long-term follow-up and cost-effectiveness analysis. Health Technol Assess, 2018, 22（5）：1-132.

（沈爱东）

谷固醇血症一例

一、病例重现

患儿 4 岁，女，主因"发现黄色皮疹 4 年"于 2017-8-29 入院。4 年前（出生后 6 个月）家属发现其双手腕部、双脚踝、大腿根部、骶尾部可见黄色皮疹，为长条形，长度不等，与皮面平齐，不伴疼痛、痒感，就诊于当地医院，考虑皮癣，予外用药物（具体不详）局部涂抹，效果不佳。2 年前就诊于浙江大学医学院附属儿童医院，查生化总胆固醇 13.36 mmol/L，低密度脂蛋白胆固醇 7.8 mmol/L，其余指标未见明显异常，考虑黄色瘤，嘱低脂饮食，未予特殊用药；但皮疹无明显缩小，在未控制饮食时皮疹逐渐形成丘疹或结节样隆起，其间以骶尾部皮疹增长速度最快，突出皮面，形成数个小结节样隆起，且不受饮食影响。偶有髋关节疼痛。同年至河北省儿童医院就诊，辅助检查示总胆固醇 9.69 mmol/L，低密度胆固醇 6.06 mmol/L，余指标未见异常，未予特殊处理。1 年前患儿及家属为明确高脂血症病因就诊于北京大学第一医院，行基因检测结果提示为谷固醇血症（AR，ABCG5 基因变异）。目前以饮食控制为主，但患儿生长发育迟缓，营养状况差，骶尾部等黄色瘤生长明显，现为求进一步诊治至我院就诊，以"谷固醇血症（AR，ABCG5 基因变异）"收住我院肝移植科。

既往史及个人史：否认心脏病史，否认精神疾病史。否认肝炎史、结核史、疟疾史。否认手术、外伤、输血史，否认食物、药物过敏史，预防接种史按计划执行。其他系统回顾无特殊。

入院查体：体温 36.3℃，脉搏 85 次/分，呼吸 20 次/分，血压 100/70 mmHg。全身皮肤巩膜未见苍白、黄染，手腕部、双脚踝、下肢根部、骶尾部可见大小约 2 cm×8 cm 高出皮面的黄色皮疹，皮下未见出血点、瘀点、瘀斑，颈胸部未见蜘蛛痣。未闻及颈部血管杂音；双肺呼吸音清，未闻及干湿啰音；心前区无异常隆起及凹陷，心尖搏动位于胸骨左侧第五肋间锁骨中线内 0.5 cm，搏动范围 1 cm，各瓣膜区未触及震颤，叩诊心界不大，心率 85 次/分，律齐，P2 < A2，无心包摩擦音；呼吸运动正常，呼吸音正常。腹部稍膨隆，无脐疝、腹壁静脉曲张，无皮疹、色素沉着，未见胃肠型及蠕动波。腹壁柔软，无压痛、反跳痛、肌紧张。肝脾未触及。胆囊区无压痛，墨菲征（－）。肾未触及，振水音阴性。肝浊音界正常，肝区、肾区无叩击痛，移动性浊音阴性。肠鸣音正常。双下肢未见水肿。

辅助检查：
- 血生化（2013-6-15，外院）：总胆固醇 13.36 mmol/L ↑，低密度脂蛋白胆固醇 7.8 mmol/L ↑。
- 血生化（2015-8-3，外院）：总胆固醇 9.69 mmol/L ↑，低密度脂蛋白胆固醇 6.06 mmol/L ↑。
- 基因检测报告（2016-7-8）：突变基因：ABCG5；染色体位置：chr2：44050063；核酸改变：c.1336C > T（E10）；氨基酸改变：p.446，R > X（206）；rs199689137；纯合；与疾病相关性较高；基因功能或关联疾病表型：谷固醇血症，AR. 患儿及父母基因检测报告见图 56-1。

初步诊断：谷固醇血症，黄色瘤。

入院后诊疗经过：患儿入院时皮疹见图 56-2。

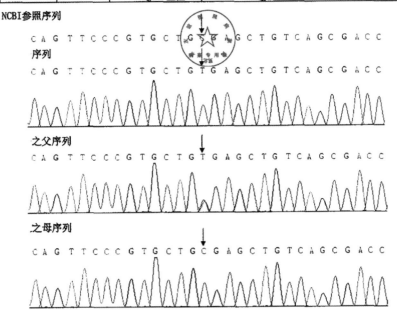

姓名	基因	突变类型	核酸突变	氨基酸突变	突变影响
	ABCG5	纯合	c.1336C>T (E10)	p.446, R>X(206)	有疾病相关报道
之父	ABCG5	杂合	c.1336C>T (E10)	p.446, R>X(206)	有疾病相关报道
之母	ABCG5		c.1336C野生型		

NCBI参照序列

CAGTTCCCGTGCTGGAGCTGTCAGCGACC

序列

CAGTTCCCGTGCTGTGAGCTGTCAGCGACC

之父序列

CAGTTCCCGTGCTGTGAGCTGTCAGCGACC

之母序列

CAGTTCCCGTGCTGCGAGCTGTCAGCGACC

图 56-1　患儿基因检测结果

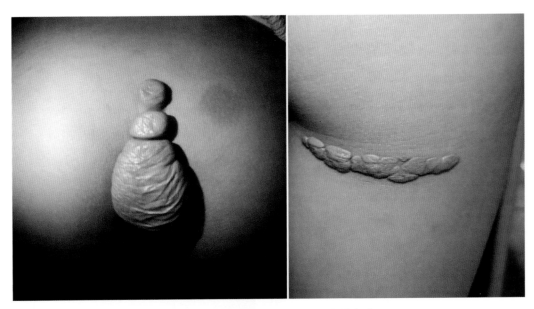

图 56-2　患儿骶尾部和右下肢根部黄色瘤

入院后完善血尿便常规、肝肾功能、电解质、胆红素、凝血功能、甲状腺功能等未见异常。总胆固醇9.62 mmol/L；低密度脂蛋白胆固醇6.19 mmol/L。胸部X线片示心影饱满。超声心动图未见异常。患儿偶有髋关节疼痛，为排除关节受累行双上肢＋

骨盆平扫X线未见明显异常。为排除肝病变行腹部CT示肝未见异常密度影，门脉血管形态如常，肝内外胆管未见扩张。腹主动脉重建示胸主动脉下段、腹主动脉上段管壁稍增厚，请结合临床；肝动脉起源变异。行冠脉CTA示冠状动脉呈右优势型；

左冠主干及前降支中段可疑低密度斑块形成伴管腔中度狭窄。请心内科会诊,为进一步明确冠脉病变行冠脉造影未见明确病变狭窄(图56-3)。结合患儿病史考虑明确谷固醇血症诊断,目前无明确血管受累,肝移植手术仅作为治疗谷固醇血症的备选方案,制订低甾醇饮食方案,长期服用依折麦布片降低甾醇治疗后出院。

出院后1年复查血脂示总胆固醇3.54 mmol/L,低密度脂蛋白胆固醇1.96 mmol/L。出院后5年外院复查血脂示总胆固醇3.45 mmol/L,低密度脂蛋白1.92 mmol/L。患儿黄色瘤体积较前明显减小(图56-4)。

二、病例解析

1. 谷固醇血症

谷固醇血症最早于1974年由Bhattacharyya和Conner命名,他们报道了表现为肌腱和结节性黄色瘤的两姐妹,化验结果显示血液中植物甾醇、谷甾醇、菜籽醇和豆甾醇水平升高,放射性标记β-谷甾醇的吸收比正常受试者高35倍[1]。随后的病例报告描述了谷固醇血症更多的临床表现,包括

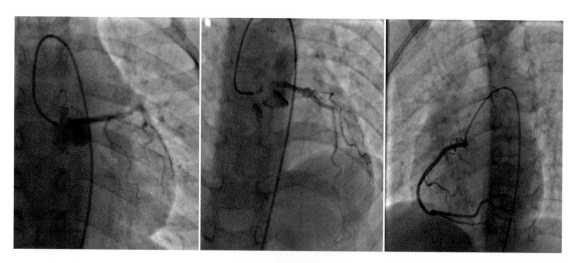

图56-3 冠脉造影结果

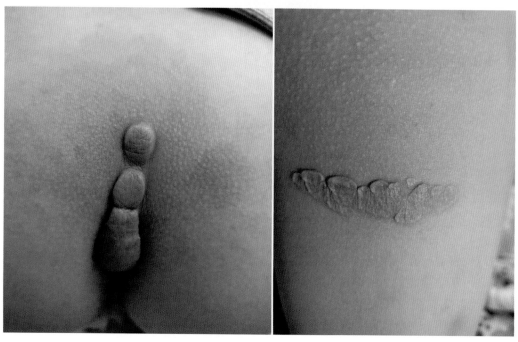

图56-4 服用依折麦布5年后骶尾部和右下肢根部黄色瘤

低密度脂蛋白胆固醇升高、早发冠状动脉疾病和死亡、溶血性贫血、大血小板减少、脾大、肾上腺功能障碍、肝功能异常和肝硬化[2-5]。遗传学研究表明谷固醇血症由 ABCG5 或 ABCG8 的突变引起，ABCG5 和 ABCG8 编码一对 ATP 结合盒蛋白半转运体，形成异源二聚体（G5G8），然后转运到肝细胞和肠细胞表面，促进胆固醇和甾醇分泌进入胆汁和肠腔。对谷固醇血症患儿的临床研究显示，胆固醇合成、胆道胆固醇分泌、血浆清除和粪便中甾醇清除减少[6]。

谷固醇血症发病率约为 20 万分之一，谷固醇血症的诊断面临的挑战包括该病临床表现的异质性和临床实验室检测无法区分植物甾醇和胆固醇[7]。目前尚无明确的血脂水平定义标准，日本一项研究在 31 个家庭中确定了 36 名符合谷固醇血症临床诊断标准的患儿。患儿的诊断年龄中位数为 13 岁。甾醇中位数为 100 μg/ml，低密度脂蛋白胆固醇中位数为 193 mg/dl（四分位距为 108 ～ 295 mg/dl）。最典型的临床表现为母乳喂养期间的皮肤黄色瘤和早发冠状动脉疾病[8]。对大群体的基因组和外显子组序列分析表明，功能缺失突变的携带者远比以前认为的更常见，并且他们患冠状动脉疾病的风险更高[9]。尽管植物甾醇的吸收表型和代谢为胆汁酸，但对这些患儿采用低甾醇饮食和胆汁酸结合树脂的治疗降低血浆植物甾醇的效果并不一致[10]。依折麦布应用于谷固醇血症患儿后对血浆甾醇的详细分析显示，除了胆固醇外，血浆中的植物甾醇也被降低，这表明植物甾醇和胆固醇有一个共同的敏感的吸收途径[11]。在一项为期两年的随访研究中，应用依折麦布可以使谷固醇血症患儿血浆谷甾醇和菜籽醇水平分别降低 44% 和 51%[12]，并且改善了黄色瘤、溶血性贫血、肝功能异常等多种临床表现[13]。

谷固醇血症需要与家族遗传性高胆固醇血症鉴别，谷固醇血症患儿黄色瘤表现比家族遗传性高胆固醇患儿更为常见和典型，低植物甾醇饮食有利于降低谷固醇血症患儿低密度脂蛋白水平，而常规低脂饮食因主要减少动物脂肪含量增加植物固醇含量，反而可升高谷固醇血症患儿血脂水平。血液甾醇水平测定和基因检测是谷固醇血症和家族遗传性高胆固醇血症患儿鉴别的主要标准。

2. 黄色瘤

黄色瘤在皮肤、肌腱和筋膜的结缔组织中形成泡沫细胞簇，偶尔在骨膜中形成泡沫细胞簇。泡沫细胞由巨噬细胞形成，是特定受体或吞噬机制吸收脂质在细胞内逐渐积累的结果[14]。黄色瘤的形成机制与参与动脉粥样硬化斑块形成早期阶段的机制类似。有研究显示黄色瘤与遗传或后天血脂异常有关，在遗传性脂质代谢异常中以常染色体显性高胆固醇血症较为常见。包括由编码 LDL 受体（LDLR）基因突变引起的家族性高胆固醇血症、PCSK9 基因突变的非家族性高胆固醇血症和 ABCG5 或 ABCG8 突变所致的谷固醇血症[15]。严重高甘油三酯血症和原发性异常 β 脂蛋白血症等也可有黄色瘤表现。

结节性黄色瘤是位于真皮和皮下组织的扁平或隆起的黄色结节，大小从 3 毫米到几厘米不等。主要表现在关节（肘部、膝盖、手脚关节）或臀部的皮肤上。结节性黄色瘤可发生于常染色体显性高胆固醇血症、家族性脂肪异常血症、谷固醇血症或脑腱性黄色瘤病的患儿，继发性脂蛋白异常血症（如肾病综合征或甲状腺功能减退症）很少发生[16]。一项对 22 项基因诊断为家族性高胆固醇血症患儿的荟萃分析，存在肌腱和结节性黄色瘤患儿心血管风险疾病风险增加 3.2 倍[17]。

本例患儿以黄色瘤为最初表现，经单纯低脂饮食控制后仍有进展，进一步完善基因检测明确诊断，评估冠状动脉及肝功能未见明显异常。患儿髋关节疼痛等症状，完善相关影像学检查未见明显受累。给予低甾醇饮食及依折麦布治疗后低密度脂蛋白胆固醇降至正常范围，且黄色瘤明显逆转。回顾患儿及父母基因检测报告（图 56-1），患儿为纯合子型，父亲为杂合型，母亲基因一代测序结果未见明显异常，考虑存在杂合缺失，建议患儿母亲进一步完善二代测序，家属表示拒绝。另建议患儿外送检测血浆甾醇浓度，患儿家属考虑基因诊断明确并治疗有效，故未进一步检测血浆甾醇浓度。

三、要点提示

- 谷固醇血症作为一种单基因疾病是相当罕见的，但目前这种疾病的流行率被低估了。

婴幼儿时期的黄色瘤经常为首发表现，患儿或杂合突变携带者的亲属通常表现为谷甾醇和低密度脂蛋白胆固醇水平升高且伴随多种临床表现。基因检测发现 *ABCG5* 或 *ABCG8* 突变结合临床表现可明确诊断，低甾固醇有饮食联合依折麦布治疗有效，必要时可考虑引用 PSCK-9 抑制剂等其他降脂类药物。

参考文献

［1］BHATTACHARYYA A K, CONNOR W E. Beta-sitosterolemia and xanthomatosis. A newly described lipid storage disease in two sisters. J Clin Invest, 1974, 53（4）：1033-1043.

［2］MIETTINEN T A. Phytosterolaemia, xanthomatosis and premature atherosclerotic arterial disease：a case with high plant sterol absorption, impaired sterol elimination and low cholesterol synthesis. Eur J Clin Invest, 1980, 10（1）：27-35.

［3］KWITEROVICH P O Jr, BACHORIK P S, SMITH HH, et al. Hyperapobetalipoproteinaemia in two families with xanthomas and phytosterolaemia. Lancet, 1981, 1（8218）：466-469.

［4］SHULMAN R S, BHATTACHARYYA A K, CONNOR W E, et al. Beta-sitosterolemia and xanthomatosis. N Engl J Med, 1976, 294（9）：482-483.

［5］Beta-Sitosterolemia and xanthomatosis. Nutr Rev, 1976, 34（6）：172-174.

［6］WILLIAMS K, SEGARD A, GRAF G A. Sitosterolemia：Twenty Years of Discovery of the Function of ABCG5ABCG8. Int J Mol Sci, 2021, 22（5）：2641.

［7］WANG J, JOY T, MYMIN D, et al. Phenotypic heterogeneity of sitosterolemia. J Lipid Res, 2004, 45（12）：2361-2367.

［8］TADA H, KOJIMA N, YAMAGAMI K, et al. Clinical and genetic features of sitosterolemia in Japan. Clin Chim Acta, 2022, 530：39-44.

［9］NOMURA A, EMDIN C A, WON H H, et al. Heterozygous *ABCG5* Gene Deficiency and Risk of Coronary Artery Disease. Circ Genom Precis Med, 2020, 13（5）：417-423.

［10］NGUYEN L B, COBB M, SHEFER S, et al. Regulation of cholesterol biosynthesis in sitosterolemia：effects of lovastatin, cholestyramine, and dietary sterol restriction. J Lipid Res, 1991, 32（12）：1941-1948.

［11］SALEN G, VON BERGMANN K, LÜTJOHANN D, et al. Ezetimibe effectively reduces plasma plant sterols in patients with sitosterolemia, Circulation, 2004；109（8）：966-971.

［12］LÜTJOHANN D, VON BERGMANN K, SIRAH W, et al. Long-term efficacy and safety of ezetimibe 10 mg in patients with homozygous sitosterolemia：a 2-year, open-label extension study. Int J Clin Pract, 2008, 62（10）：1499-1510.

［13］ESCOLÀ-GIL J C, QUESADA H, JULVE J, et al. Sitosterolemia：diagnosis, investigation, and management. Curr Atheroscler Rep, 2014, 16（7）：424.

［14］PARKER F, BAGDADE J D, ODLAND G F, et al. Evidence for the chylomicron origin of lipids accumulating in diabetic eruptive xanthomas：a correlative lipid biochemical, histochemical, and electron microscopic study. J Clin Invest, 1970, 49：2172.

［15］RENNER R, TEUWEN I, HARTH W, et al. Eruptive Xanthome bei Hypertriglyzeridämie［Eruptive xanthomas with hypertriglyceridemia］. Hautarzt, 2008, 59（12）：995-999.

［16］SINGH R K, SIMALTI A K. Tuberous xanthoma. Indian Pediatr, 2009, 46（8）：727.

［17］OOSTERVEER D M, VERSMISSEN J, YAZDANPANAH M, et al. Differences in characteristics and risk of cardiovascular disease in familial hypercholesterolemia patients with and without tendon xanthomas：a systematic review and meta-analysis. Atherosclerosis, 2009, 207（2）：311-317.

（何晓全）